全国中等卫生职业教育规划教材

供护理、助产及其他医学相关专业使用

护理学基础

（修订版）

主　编	王　静　冉国英	
副主编	冯新华　王全华	
编　者	（以姓氏笔画为序）	
	王　波	辽宁营口市卫生学校
	王　静	淄博职业学院
	王全华	首都医科大学附属卫生学校
	平菊梅	新乡卫生学校
	冉国英	重庆市医药卫生学校
	冯新华	桐乡市卫生学校
	刘青松	北京海淀卫生学校
	孙京文	淄博市第一医院
	肖　红	郑州市卫生学校
	吴秋颖	黑河市卫生学校
	陈丽平	许昌学院医学院
	赵　静	新疆吐鲁番职业技术学院
	高　燕	包头市卫生学校
	韩丛丛	淄博职业学院护理学院
	冀　萌	西安市卫生学校

科学出版社

北　京

内 容 简 介

本书共20章,分为三部分。第一部分包括第1~7章,为临床应用护理理论部分,是护理活动过程中必须遵循的理论与规则;第二部分包括第8~13章,为初级护理技术部分,是护理活动中为患者提供的基本生活护理及护理技术;第三部分包括第14~20章,为高级护理技术部分,是护理活动中重要的护理治疗部分。共144学时,其中理论72学时,实践72学时。全书由"学习要点""重点提示""链接""讨论与思考"组成,理论部分强调内容的实用性和新颖性,基础护理技术部分注重实践技能的培养,每项操作都以"目的""评估""计划""实施""注意事项"及"操作后评价"的格式编写,其中,"实施"以表格的形式突出"操作流程""操作步骤"及"要点与说明",并附以插图说明。课后的"讨论与思考"运用情景教学和病例讨论方式。

本书供全国中等卫生职业院校护理、助产及其他医学相关与专业使用。

图书在版编目(CIP)数据

护理学基础 / 王静,冉国英主编 . —修订本 . —北京:科学出版社,2016
全国中等卫生职业教育规划教材
ISBN 978-7-03-048652-3

Ⅰ. 护… Ⅱ. ①王… ②冉… Ⅲ. 护理学–中等专业学校–教材
Ⅳ. R47

中国版本图书馆 CIP 数据核字(2016)第 127601 号

责任编辑:郝文娜 杨小玲 / 责任校对:郭瑞芝
责任印制:徐晓晨 / 封面设计:黄华斌

科 学 出 版 社出版
北京东黄城根北街 16 号
邮政编码:100717
http://www.sciencep.com

北京虎彩文化传播有限公司印刷
科学出版社发行 各地新华书店经销

*

2016 年 6 月第 一 版 开本:787×1092 1/16
2021 年 1 月第五次印刷 印张:26 3/4
字数:644 000
定价:49.00 元
(如有印装质量问题,我社负责调换)

全国中等卫生职业教育规划教材
编审委员会
（修订版）

全国中等卫生职业教育规划教材

教材目录

（修订版）

全国中等卫生职业教育规划教材
修 订 说 明

《全国中等卫生职业教育规划教材(护理、助产专业)》在编委会的组织下,在全国各个卫生职业院校的支持下,从2009年发行至今,已经走过了8个不平凡的春秋。在8年的教学实践中,教材作为传播知识的有效载体,遵照其实用性、针对性和先进性的创新编写宗旨,落实了《国务院关于大力发展职业教育的决定》精神,贯彻了《护士条例》,受到了卫生职业院校及学生的赞誉和厚爱,实现了编写精品教材的目的。

这次修订再版是在前两版的基础上进行的。编委会全面审视前两版教材后,讨论制定了一系列相关的修订方针。

1. 修订的指导思想 实践卫生职业教育改革与创新,突出职业教育特点,紧贴护理、助产专业,有利于执业资格获取和就业市场。在教学方法上,提倡自主和网络互动学习,引导和鼓励学生亲身经历和体验。

2. 修订的基本思路 首先,调整知识体系与教学内容,使基础课更侧重于对专业课知识点的支持、利于知识扩展和学生继续学习的需要,专业课则紧贴护理、助产专业的岗位需求、职业考试的导向;其次,纠正前两版教材在教学实践中发现的问题;最后,调整教学内容的呈现方式,根据年龄特点、接受知识的能力和学习兴趣,注意纸质、电子、网络的结合,文字、图像、动画和视频的结合。

3. 修订的基本原则 继续保持前两版教材内容的稳定性和知识结构的连续性,同时对部分内容进行修订和补充,避免教材之间出现重复及知识的栅架现象。修订重点放在四个方面:①根据近几年新颁布的卫生法规和卫生事业发展规划及人民健康标准,补充学科的新知识、新理论等内容;②根据卫生技术应用型人才今后的发展方向,人才市场需求标准,结合执业考试大纲要求增补针对性、实用性内容;③根据近几年的使用中读者的建议,修正、完善学科内容,保持其先进性;④根据学生的年龄和认知能力及态度,进一步创新编写形式和内容呈现方式,以更有效地服务于教学。

现在,经过全体编者的努力,新版教材正式出版了。教材共涉及33门课程,可供护理、助产及其他相关医学类专业的教学和执业考试选用,从2016年秋季开始向全国卫生职业院校供应。修订的教材面目一新,具有以下创新特色。

1. 编写形式创新　在保留"重点提示,适时点拨"的同时,增加了对重要知识点/考点的强化和提醒。对内容中所有重要的知识点/考点均做了统一提取,标列在相关数字化辅助教材中以引起学生重视,帮助学生拓展、加固所学的课程知识。原有的"讨论与思考"栏目也根据历年护士执业考试知识点的出现频度和教学要求做了重新设计,写出了许多思考性强的问题,以促进学生理论联系实际和提高独立思考的能力。

2. 内容呈现方式创新　为方便学生自学和网络交互学习,也为今后方便开展慕课、微课等学习,除了纸质教材外,本版教材创新性提供了手机版 APP 数字化辅助教材和网络教学资源。其中网络教学资源是通过网站形式提供教学大纲和学时分配以及讲课所需的 PPT 课件(包含图表、影像等),手机版数字化教辅则通过扫描二维码下载 APP,帮助学生复习各章节的知识点/考点,并收集了大量针对性强的各类练习题(每章不低于 10 题,每考点 1~5 题,选择题占 60% 以上,专业考试科目中的案例题不低于 30%,并有一定数量的综合题),还有根据历年护士执业考试调研后组成的模拟试卷等,极大地提高了教材内涵,丰富了学习实践活动。

我们希望通过本次修订使新版教材更上一层楼,不仅继承发扬该套教材的针对性、实用性和先进性,而且确保其能够真正成为医学教材中的精品,为卫生职教的教学改革和人才培养做出应有的贡献。

本套教材第 1 版和第 2 版由军队的医学专业出版社出版。为了配合当前实际情况,使教材不间断地向各地方院校供应,根据编委会的要求,修订版由科学出版社出版,以便为各相关地方院校做好持续的出版服务。

感谢本系列教材修订中全国各卫生职业院校的大力支持和付出,希望各院校在使用过程中继续总结经验,使教材不断得到完善和提高,打造真正的精品,更好地服务于学生。

编委会

2016 年 6 月

修订版前言

《护理学基础》是护理专业的基础课程及主干课程之一,其所含的护理理论和技术操作是所有护理专业学生学习临床课程和日后从事临床护理工作的基础。同时,为了贯彻《国务院关于大力发展职业教育的决定》精神,执行国家的教育方针、政策,实践教育改革与创新,提高护理专业学生整体素质,规划具有中职护理教育特色的教材,在科学出版社的大力支持下,来自全国 13 所学校的护理专业教师与来自 1 所三级甲等医院的护理专家共同承担了全国中等卫生职业教育规划教材(护理、助产专业)《护理学基础》的修订任务。

本书的编写突出"以人为中心,以整体护理为框架"的护理理念,将技术操作与护理理论完美地结合,将护理程序有机地贯穿于教材之中,并在各项护理技术操作中具体体现。

本教材以《护士执业考试大纲》和《教学大纲》为标准,注重中等职业教育学生"三基"能力的培养,结合全国职业院校护理技能大赛要求,将学生必须掌握的"三基"内容列为重点,有机地融入人文学科的基本知识。同时注重学生创新能力和评判性思维能力的培养,以"链接"的方式,将临床的护理前沿知识,如压疮护理新进展、医院护理文件书写等引入到教材中,为学生拓展知识面提供了很好的平台。

本书共 20 章,分为三部分。第一部分包括第 1~7 章,为临床应用护理理论部分,主要内容有:护理学的发展、基本理论、护士的素质与行为规范、整体护理及护理程序、护理工作与法、卫生保健服务体系、医院感染的预防和控制,是护理活动过程中必须遵循的理论与规则;第二部分包括第 8~13 章,为初级护理技术部分,主要内容有:患者入院和出院的护理、舒适与安全、饮食与营养、生命体征的评估与护理、排泄护理、冷热疗法,以患者入院后的初步护理为线索展开,是护理活动中为患者提供的基本生活护理及护理技术;第三部分包括第 14~20 章,为高级护理技术部分,主要内容有给药、静脉输液与输血、标本的采集、病情观察和危重患者的抢救与护理、临终护理、医疗护理文件的记录与保管及病区的护理管理,以临床主要护理任务的完成为线索展开,正确实施护理活动与患者的安全密切相关,是护理活动中重要的护理治疗部分。教材结构采用前两版格式,由"学习要点""重点提示""链接""讨论与思考"组成,为教师的"教"和学生的"学"指明了方向。理论部分强调内容的实用性和新颖性。基础护理技术部分注重实践技能的培养,每项操作都以"目的""评估""计划""实施""注意事项"及"操作后评价"的格式编写,其中,"实施"以表格的形式突出了"操作流程""操作步骤"及"要点与说明",并附以插图来说明,将理论与实践有机结合,让学生学习技术操作不再感到枯燥、难记。课后的"讨论与思考"运用情景教学和病例讨论的方式,注重学生的实际动手能力、创新能力和应变能力的培养与训练,真正起到了启发学生独立思考的作用。

此外,本教材还结合《护士执业考试大纲》的要求,编写了与执业考试题型相似的练习题,以光盘形式随教材出版。

本书在编写过程中,得到了编写组全体同仁及其单位领导的大力支持与帮助,在此一并致谢!

书中错误和疏漏之处恳请使用本教材的师生和护理界同仁批评指正,并提出宝贵意见,以求再版时完善。

《护理学基础》课时安排

单元	总学时	理论	实践
临床应用护理理论			
1. 绪论	3	3	
2. 护士的素质及其行为规范	4	2	2
3. 护理学理论及相关理论	4	4	
4. 整体护理与护理程序	10	4	6
5. 护理工作与法	2	2	
6. 卫生保健服务体系	2	2	
7. 预防与控制医院感染	10	4	6
初级护理技术			
8. 患者入院和出院的护理	12	4	8
9. 舒适与安全	16	6	10
10. 饮食与营养	5	3	2
11. 生命体征的评估与护理	7	4	3
12. 排泄护理	10	4	6
13. 冷热疗法	4	2	2
高级护理技术			
14. 给药	15	7	8
15. 静脉输液与输血	10	5	5
16. 标本采集	4	2	2
17. 病情观察与危重患者的抢救与护理	14	6	8
18. 临终护理	4	3	1
19. 医疗护理文件的记录与保管	5	2	3
20. 病区护理管理	3	3	
总学时	144	72	72

编　者
2016 年 6 月

目　录

第 *1* 章

绪　论

学习要点

1. 护理学发展经历的五个阶段
2. 南丁格尔对护理专业的主要贡献
3. 现代护理学发展经历的三个阶段
4. 护理学的性质及任务
5. 护理实践的主要范畴
6. 护理学四个基本概念及相互关系

　　护理学是以自然科学和社会科学为理论基础,研究维护、促进和恢复人类健康的护理理论、知识、技能及其发展规律的综合性应用科学。其研究内容、范畴与任务涉及人类健康的各个方面,并随着社会的发展、人们生活水平的提高和健康需求的增加而不断地深入和扩展,通过应用科学思维方法对护理学对象进行整体研究,从而揭示护理学的本质及其发展规律。

第一节　护理学的发展史

　　护理学的形成与发展与人类文明、健康和科学的进步密切相关。概括起来,护理学的发展经历了人类早期护理、中世纪护理、文艺复兴时期护理、近代护理和现代护理等五个阶段,其发展形势从自我护理、家庭护理、宗教护理、医院护理逐步向近代护理、现代护理演变。

一、护理学的各个历史阶段

（一）人类早期护理

　　1. **自我护理**　在远古时代,人类生活在山林或洞穴中,生存环境恶劣。当人们受伤或患病时,因不会救治而受到死亡的威胁。生活的磨难,使他们积累了许多经验和做法,如用舌头舔伤口,用溪水冲洗血污,用烧热的石头热敷患处等,形成了"自我照顾"式的护理。

　　2. **家庭护理**　在与恶劣的生存环境做斗争的过程中,人们以群居方式抵御天灾人祸,并按血缘关系组成氏族公社。当生病或受伤时,通常由妇女照顾,使用一些原始的治疗和护理方法,如伤口包扎、止血、热敷、按摩及饮食调理等,形成了"家庭式"的医护合一的照顾方式。

3. 宗教护理 在原始社会,人们对疾病的认识比较肤浅,遇到天灾、人祸或一些不能解释的自然现象时,常认为是鬼神作祟,因而出现了巫师。生病后请巫师作法驱赶鬼神或用祷告、念咒等方式祈求神灵的保佑,使医护照顾长期与宗教和迷信活动联系在一起,形成宗教护理。同时,也有人应用草药或一些简单的治疗手段来医治疾病。于是,迷信、宗教与医药混在一起,医巫不分。

4. 集医、护、药于一身的原始医师形成 随着社会的发展,人们对疾病的认识逐渐深入,开始摒弃祈求、献祭和巫术,使用草药和一些简单的医疗手段治病,同时配合使用饮食调理和生活照顾,形成了集医、护、药于一身的原始医师。此时,医巫分开。

5. 护理雏形的形成 公元初年,随着基督教的兴起,一些献身于宗教的妇女,在从事教会工作的同时,还参与对老、弱、病、残、幼的护理,使护理工作由家庭走向社会,她们虽然未接受过专门的训练,但因工作认真、服务热忱、有奉献精神,受到社会的欢迎,形成了护理的雏形。

（二）中世纪护理

中世纪时期,由于宗教和战争的影响,护理工作由家庭走向社会,建立了许多军队性和民俗性的护理社团。由于连年战乱,伤病者大量增多且伤寒、麻风、疟疾等疾病大肆流行,许多医院应运而生,这些医院由教会控制和管理,护理工作主要由修女承担,由于未受过专业训练,又没有足够的护理设备,护理工作多限于简单的生活照顾。

（三）文艺复兴时期护理

文艺复兴时期,西方国家又称之为科学新发展时代。由于十字军东征沟通了东西方文化,使欧洲资产阶级对新旧文化知识的研究产生了兴趣,促进了文学、艺术、科学包括医学科学等领域的发展。人们开始从解剖、生理的角度探索疾病,破除迷信,治疗疾病有了新的依据,教会医院逐渐减少,而公立、私立医院逐渐增多,护理逐步摆脱教会的控制,从护人员开始接受部分工作训练,专门照顾伤病者。但是,1517 年发生的宗教改革,使护理工作不再由神职人员担任,新招聘的护理人员既无临床经验,又未经适当的训练,致使护理质量大大下降,护理发展进入了长达 200 年的黑暗时期。

（四）近代护理

近代护理是在南丁格尔创建科学护理专业的基础上发展起来的。19 世纪中叶,南丁格尔首创了科学的护理专业,护理学理论逐步形成与发展,护理工作逐渐得到认可,护士的地位有所提高。

1836 年,德国牧师弗里德尔（Fliedner T）在德国凯塞威尔斯城建立医院并开办女执事训练所,招收年满 18 周岁、身体健康、品德优良的女性进行护理训练,这是最早具有系统化组织的护士学校。佛罗伦斯·南丁格尔（Florence Nightingale）曾在此接受了为期 3 个月的护士训练。

链　接

南丁格尔简介

佛罗伦斯·南丁格尔（1820—1910）,英国人,1820 年 5 月 12 日出生于父母旅行地佛罗伦萨,家境优裕,受过良好的教育,精通英国、法国、德国、意大利等国语言。从小具有慈爱之心,立志从事救死扶伤的护理工作。

1854 年,克里米亚战争爆发,南丁格尔率领 38 名护士前往战地救护伤员。通过改善环境,消毒物品,消灭害虫,清洗伤口,改善饮食等措施。仅半年时间,就使英国伤兵的死亡率由 50% 下降到 2.2%。士兵们誉颂南丁格尔为"提灯女神"和"克里米亚天使"。国际上称这一时期为南丁格尔时代。这是护理发展的转折点,是护理真正走向专业化的开端。

1860 年,南丁格尔在英国圣托马斯医院创立了世界上第一所正式的护士学校,采用新的教育体制和方法培养护士,为护理教育事业奠定了基础。

南丁格尔一生撰写了大量的笔记、报告及论著,其中最著名的两部著作是《护理札记》和《医院札记》,书中阐述了她对医院管理、建设和护理的意见与建议,成为各国护士借鉴与参考的经典护理著作。

1907 年,南丁格尔获英国政府颁发的最高国民荣誉勋章,成为英国历史上第一个获此最高荣誉的妇女。为纪念南丁格尔的伟绩,1912 年,国际护士会将南丁格尔生日(5 月 12 日)定为国际护士节,并在同年召开的第九届国际红十字会上宣布设立南丁格尔奖章,奖给那些在护理学和护理工作中做出突出贡献的人士,包括以身殉职的护士,表彰他们在战时或平时为伤、病、残疾人员忘我服务的献身精神。1920 年首次颁发南丁格尔奖章。

重点提示

1. 世界上第一所护士学校是由南丁格尔于 1860 年在英国的圣托马斯医院创立的。

2. 在克里米亚战争中,南丁格尔率领 38 名护士前往战地救护伤员,使英国伤兵的死亡率由 50% 下降到 2.2%。

(五) 现代护理

1. 以疾病为中心的阶段　由于人们对健康和疾病的认识还比较肤浅,认为"没有躯体疾病和身体虚弱就是健康","疾病是由生物因素导致的",医学模式是生物医学模式,医学指导思想是以疾病为中心。因此,一切医疗行为都是围绕疾病进行,以消除病灶为基本目标。护理成为一个专门的职业,护士从业前须经过专业的训练,护士是医师的助手。护理工作的主要内容是执行医嘱和完成各项护理技术操作。

以疾病为中心的护理是现代护理学发展初期的必然产物,为护理学的进一步发展奠定了基础。但是,它只关心患者的局部病症,以协助医师消除患者躯体上的病灶为目标,忽视了人的整体性。因而护理从属于医学,护理研究领域十分局限,束缚了护理专业的发展。

2. 以患者为中心的阶段　1977 年,美国医学家恩格尔(Engel GL)提出了"生物-心理-社会医学模式",认为健康和疾病不仅受到生物因素的影响,还受到心理、社会、精神、文化等因素的制约。强调对人的关注,护理工作不仅关心患者的病症和障碍,而且还注意到引起病症和障碍的心理、行为、家庭、社会角色、经济,甚至伦理方面的问题。护理被认为是一个独立的专业,在整体护理观的指导下,采用护理程序的方法开展工作,护理工作者是科学的工作者,是健康保健系统中的专业人员,医护双方是合作伙伴。护理学开始建立自己的学科体系。

3. 以人的健康为中心的阶段　由于疾病谱的变化,过去威胁人类健康的传染病得到较好控制,而与人类生活方式和行为有关的疾病成为目前人类死亡的主要因素,如心脑血管疾病、肿瘤、意外伤害等。同时,随着人们物质生活水平的提高,对健康的需求也日趋多元化,对护理服务便提出了更高的要求,护理工作不仅关注患者目前的病症和障碍,而且还要注意潜在影响健康的因素,并为所有的人(包括患病的人、亚健康状况的人及健康人)提供预防疾病和健康保健方面的服务,从而将工作范围从医院扩展到家庭、社区和社会等范畴,护士成为向社会提供健康保健的主要力量,护理学成为一门独立的学科。

> **重点提示**
>
> 　　现代护理学的形成经历了以疾病为中心、以患者为中心、以人的健康为中心的三个阶段。

二、中国护理学的发展

(一)古代护理发展

中国古代护理是伴随着中医学的发展而产生的。中医学历史悠久,有其独特的理论体系,为护理学的起源奠定了基础,当时的医学特点是医、护、药不分,护理寓于医学之中。强调"三分治,七分养",其中"养"即"护理"之意,强调了护理的重要性。中医学有关护理技术和护理理论的记载较为丰富。如我国最早的一部医学经典《黄帝内经》,提出了扶正祛邪、增强自身抵抗力、"圣人不治已病治未病"的观点,强调了疾病与饮食调节、心理因素、环境和气候改变的关系;隋朝孙思邈的《备急千金要方》中提到"凡衣服、巾、栉、枕、镜不宜与人同之"的预防、隔离观点,并以细葱叶去尖,插入尿道,导出尿液,首创了导尿法。

(二)近代护理发展

中国近代护理事业的发展始于鸦片战争前后,随着西方列强侵入中国,宗教和西方医学也随之进入。1835年,英国传教士巴克尔(P. Parker)在广州开设了第一所西医院,并于1837年在这所医院以短训班形式培训护理人员。1884年,美国护士兼传教士麦克尼(L. Mckechnie)来华,在上海妇孺医院推行现代护理并于1887年开设护士培训班。

1888年,美国护士约翰逊(E. Johnson)在福州一所医院里开办了我国第一所护士学校。1900年,中国教会医院在各大城市陆续建立,并开办护士学校或训练班培养男女护理人员,学制3~4年,为我国培养了最早的护理人员。

1909年,中国护理界群众性的学术团体"中华护士会"在江西牯岭成立,会长由外籍护士担任。1937年改为"中华护士学会",1964年改为"中华护理学会"并沿用至今。

1920年,北京协和医院开办高等护理教育,学制4~5年,对5年制的毕业生授予学士学位。1934年,教育部成立护士教育专门委员会,将护士教育改为高等护士职业教育,招收高中毕业生,学制3~4年。从此,护理教育被纳入国家正式教育系统,直至1950年停办。

1922年,国际红十字会正式接纳中华护士会为第11个会员国。

1931年,"中央红色护士学校"在江西成立,学制3~4年,招收高中毕业生,是我国第一所公立护士学校。

1941年,"中华护士学会延安分会"在延安成立。毛泽东于1941年和1942年2次为护士题词:"护理工作有很大的政治重要性"和"尊重护士、爱护护士"。

至1949年,全国共建立护士学校183所,拥有护士32 800人。

重点提示

1. 我国第一所护士学校是由美国护士约翰逊于 1888 年在福州一所医院里开办。
2. 中华护理学会于 1909 年在江西牯岭成立。
3. 1922 年,国际红十字会正式接纳中华护士会为第 11 个会员国。

(三) 现代护理发展

新中国成立后,我国护理工作进入了一个新的历史时期,特别是党的十一届三中全会以后,改革开放政策推动了护理事业的迅速发展。

1. 护理教育

(1)中等护理教育:1950 年,我国第一届全国卫生工作会议上,将中等专业教育作为培养护士的唯一途径,并由卫生部制定全国统一教学计划和编写统一教材,护理教育纳入国家教育体系。

(2)高等护理教育:1983 年,天津医学院率先开办了 5 年制护理本科专业,毕业获学士学位。中断了 30 年的中国高等护理教育从此恢复,极大地促进了我国护理学科的发展。此后,其他院校也纷纷开设 4 年或 5 年制护理本科教育。

(3)硕士、博士教育:1992-1993 年,北京医科大学、第二军医大学护理系获得护理硕士学位授予权,开始招收护理硕士研究生。之后,在全国建立了多个护理硕士学位授予点。

2004 年,第二军医大学首批招收护理博士生 2 名,从而结束了我国大陆没有护理博士教育的历史。

(4)继续护理教育:自 20 世纪 80 年代以来,许多地区开展了多种形式的护理成人教育,体现了护理终身教育,促进了护理人才的培养,为低学历护士继续深造创造了条件。1987 年国家发布《关于开展大学后继续教育的暂行规定》,1996 年卫生部继续教育委员会正式成立,1997 年中华护理学会制定护理继续教育的规章制度及学分授予办法,使护理继续教育制度化、规范化及标准化。

2. 护理实践 1950 年以来,我国临床护理工作一直以疾病为中心,护理技术操作常规多围绕完成医疗任务而定,医护分工明确,护士为医师的助手,护理工作处于被动状态。1980 年以后,随着改革开放,逐渐引入国外的护理概念和理论,使临床护理工作开始探讨以患者为中心的整体护理,为患者提供积极、主动的护理服务。同时护理范围的不断扩大,使护理人员在社区及其他卫生机构开展护理服务。

3. 护理管理 1950 年各医院开始实行科主任负责制,取消护理部。1960 年恢复护理部对医院护理工作的管理。十年动乱期间又再次取消护理部。

1979 年,卫生部加强了对护理工作的管理,明确提出护理是一门专业,并明确规定了护理专业人员的高、中、初级职称。各级医院开始健全护理管理体制。

1993 年,中华人民共和国卫生部颁发了新中国成立以来第 1 个关于护士执业和注册的部长令与《中华人民共和国护士管理办法》。1994 年开始第 1 次注册。

2008 年,国务院公布了《护士条例》,并于当年 5 月 12 日起施行。条例强调护士人格尊严、人身安全不受侵犯,护士依法履行职责,受法律保护,全社会应当尊重护士。

4. 护理科研 解放初期,护理科研局限于一些护理技术操作规程的革新。1976—1985

年,恢复杂志教育工作,引入护理理论、责任制分工方式,护理科研主要围绕责任制护理和专科管理。1985 年至今,护理科研涉及护理管理、护理教育、专科护理、基础护理、心理护理等领域,研究范围扩大,合作伙伴增多。护理杂志从 1 种增至 30 多种,护理论文数量和质量都有较大提升。护理教材、专著和科普读物越来越多。1993 年中华护理学会设立护理科技进步奖,每 2 年评奖 1 次。1980 年以后,中华护理学会和各地分会多次举办国际学术会议、研讨会等,各医学院校也积极参与国际学术交流。同时也选派一批护理骨干和师资出国深造或短期进修,通过国际交流,开阔了眼界,活跃了学术气氛,增进了与世界各国护理界的友谊,促进了护理学科的发展。

> **重点提示**
>
> 《中华人民共和国护士管理办法》于 1993 年颁布和实施,1994 年开始第一次注册。《护士条例》于 2008 年 5 月 12 日起施行。

第二节　护理学的性质、任务与实践范畴

一、护理学的性质

护理学是以自然科学、社会科学为理论基础,研究有关预防保健、治疗疾病及康复过程中护理理论、知识技术及发展规律的综合性的应用科学,是医学科学中的一门独立学科。它的研究目标是人类健康,不仅包括患者,也包括亚健康状况的人和健康人;研究内容是维护人类健康的护理理论、知识及技能,也包括如何诊断和处理人类对现存的和潜在的健康问题的反应。

> **重点提示**
>
> 护理学是一门综合性的应用科学,是医学科学中的一门独立学科。

二、护理学的任务

随着护理学科的发展和护理理念地变化,护理学的任务也在不断地变化。1978 年 WHO 指出:护士作为护理的专业工作者,其唯一的任务就是"帮助患者恢复健康,帮助健康者促进健康"。此项任务必须通过护士履行"促进健康、维持健康、恢复健康和减轻痛苦"的基本职责来完成。

> **重点提示**
>
> 护理学的任务是帮助患者恢复健康,帮助健康者促进健康。

三、护理学的实践范畴

(一)临床护理

服务对象是患者,包括基础护理和专科护理。

1. **基础护理** 以护理学的基本理论知识、基本实践技能和基本态度方法为基础,结合患者生理、心理特点及治疗康复的需求,以满足患者的基本需要。内容包括清洁护理、饮食护理、排泄护理、给药护理、病情观察、护理文件的记录和书写等。

2. **专科护理** 以护理学及各医学专科理论知识、技能为基础,结合各专科患者的特点及诊疗要求,为患者提供全身心的整体护理。主要包括内科、外科、妇产科、儿科等专科护理和急救护理等。

(二)社区护理

社区护理是借助有组织的社会力量,将公共卫生和护理学的知识与技能相结合,以社区人群为服务对象,对个人、家庭和社区提供促进健康、预防疾病、早期诊断、早期治疗、减少残障等服务,提高社区人群的健康水平。社区护理是针对整个社区人群实施连续及动态的健康服务,其护理实践属全科性质。

(三)护理教育

护理教育分为基本护理教育、毕业后护理教育和继续护理教育三大类。基本护理教育包括中专、专科和本科教育;毕业后护理教育包括研究生教育(硕士、博士学位教育)和规范化培训;继续护理教育是对从事护理工作的在职人员,提供以学习新理论、新知识、新技术和新方法为目的的终身性的在职教育。

(四)护理管理

运用管理学的理论和方法,对护理工作的诸要素——人、财、物、时间、技术、信息、资金等进行科学的计划、组织、指挥、协调和控制,以保证护理机构提供成本效益合理、正确、及时、安全、有效的护理服务。

(五)护理科研

护理科研是运用科学方法探索未知,回答和解决护理领域中的问题,直接或间接指导护理实践的过程,是推动护理学科发展,促进护理理论、知识、技能更新的护理实践活动。其内容包括促进正常人健康、减轻患者痛苦、保护危重患者生命的护理理论、方法、技术与设备研究。研究的方法有观察法、实验法、调查法和理论分析法。

重点提示

护理学的实践范围包括临床护理、社区护理、护理教育、护理管理、护理科研。

第三节　护理学的基本概念

现代护理学的理论框架由四个基本概念组成,即人、环境、健康、护理,其核心是人。对这四个基本概念的理解和认识水平直接影响护理工作内容、实践范畴、研究领域以及护理的角色功能与专业行为。

一、人

人是护理的对象,也是护理学研究的对象之一。人是生理、心理、社会、精神、文化相统一的整体的人,是在环境中活动的个体的人和群体的人,是一个开放系统,不断地与周围环境进行着物质、能量和信息的交换。随着护理学科的发展，护理服务对象已从单纯的患者扩大到健康的人群，包括个人、家庭、社区和社会四个层面，也包括从婴幼儿到老年人乃至整个全人类。护理的最终目标不仅是维持和促进个体高水平的健康，更重要的是提高整个人类社会的健康水平。

二、环　　境

(一)概念

环境是人类生存或生活的空间，人的一切活动都必须在环境中进行。环境包括内环境和外环境，内外环境之间不断进行物质、信息、能量的交换，保持着动态平衡。

内环境是指机体各器官功能与调节机制的运转状态。外环境包括自然环境、社会环境和治疗性环境。自然环境也称生态环境，指存在于人类周围自然界中各种因素的总称，包括物理环境(如空气、阳光、水、土壤等)和生物环境(如动物、植物、微生物等)；社会环境也称人文环境，是人们为了满足物质和精神文化生活的需要而创建的环境，优良的社会环境是人类健康保障的决定因素，社会环境中有危害健康的各种因素可以间接或直接影响人类的健康；治疗性环境是专业人员在以治疗为目的的前提下创造的一个适合患者恢复身心健康的环境，包括温度、湿度、通风、空间、噪声、光线等方面。

(二)环境与健康的关系

人类的一切活动都离不开环境，人类与环境相互依存，相互影响。人类的健康与环境状况息息相关。一方面，人们通过自身的应对机制在不断地适应环境，通过征服自然与改造自然来不断地改善和改变自己的生存与生活环境；另一方面，环境质量的优劣又不断地影响着人们的健康。作为护理人员应了解环境与人类的依存关系，理解环境对人类健康的影响，最大限度地创造适宜人们生活、休养的良好环境，帮助人们提高对环境的适应能力，维持身心平衡，以恢复和促进人类的健康。

三、健　　康

(一)概念

健康是机体的一种安适状态，护理活动的终极目标是提高全人类的健康水平。因此，对健康概念的认识和理解直接影响护理人员的行为方式、服务态度和服务范畴。

在不同的历史条件、文化背景和个体价值观等影响下，人们对健康有不同的理解和认识。最初人们认为"没有疾病就是健康"，之后又认为"生理、心理健全就是健康"及"完整的生理、心理状况和良好的社会适应能力就是健康"。1948 年，WHO 将健康定义为："健康，不但是没有疾病和身体缺陷，还要有完整的生理、心理状态和良好的社会适应能力。"

(二)影响健康的因素

影响健康的主要因素有环境因素、生物学因素、心理因素、生活方式、社会因素。环境因素是对人类健康影响极大的因素，包括住宅、卫生条件、气候、食物、空气、水、土壤等因素。生物学因素是影响人类健康的主要因素，包括遗传、年龄、种族、性别。心理因素对健康有着明显的影响，主要是通过情绪和情感作用对健康产生，影响消极的心理因素会引发多种疾病，如"喜伤心、怒伤肝、思伤脾、忧伤肺、恐伤肾"。生活方式是指人们长期受一定文化、民族、经济、社会、风俗、规范，特别是家庭影响而形成的惯有的行为和意识，包括生活习惯、生活制度和生活意识等。个体的生活方式可对健康产生积极或消极影响，产生积极影响的生活方式称健康生活方式,产生消极影响的生活方式称健康危险因素。社会因素影响人们的健康水平和健康意识,包括社会政治经济、职业环境、社会治安、文化教育背景等因素。

(三)健康与疾病的关系

健康与疾病是生命连续统一体中的一对矛盾,随时都在变化,并在一定的条件下可以相互转化。如一个慢性疾病的患者,其病情稳定后可以参加社会活动,并逐渐恢复健康。在任何时候,一个人的健康总是相对的,没有完全的健康,健康与疾病之间没有明显的分界线。

四、护 理

(一)概念

护理的概念是随着护理专业的形成和发展而不断变化发展的。在不同的时期,人们对护理的概念有不同的解释和说明。

1859 年,南丁格尔认为:"护理的独特功能在于协助患者置身于自然而良好的环境下,恢复身心健康。"1885 年,她又指出"护理的主要功能在于维护人们良好的状态,协助他们免于疾病,达到他们最高可能的健康水平。"

1966 年,美国护理学家韩德森(Henderson)认为:"护士的独特功能是帮助患病的或健康的人,实施有利于健康、健康的恢复或安详死亡等活动,这些活动在个人拥有体力、意愿与知识时,是可以独立完成的,护理的贡献在于协助个人尽早不必依靠他人来执行这些活动。"

1970 年,美国护理学家罗杰斯(Rogers)认为:"护理是一种人文方面的艺术和科学,它直接服务于整体的人。护理要适应、支持或改革人的生命过程,促进个体适应内外环境,使人的生命潜能得到发挥。"

1973 年,国际护士会(International Council of Nurses,ICN)对护理定义为:"护理是帮助健康的人或患病的人保持或恢复健康,或者平静地死去。"

1980 年,美国护士协会(ANA)将护理定义为:"护理是诊断和处理人类对现存的或潜在的健康问题的反应。"

20 世纪后期,许多护理理论家发展了他们自己对护理的理论界定,这些定义中包含了对护理解释的共同观点:①护理是照护;②护理是一门艺术;③护理是一门科学;④护理是以患者为中心;⑤护理是整体的;⑥护理是适应;⑦护理关心的是健康促进、健康维持和健康恢复;⑧护理是一种帮助性专业。

(二)内涵

1. 护理是科学和艺术的结合 护理是在科学指导下进行的活动,其科学指导来源于自然科学和社会科学知识。护理工作又是充满创造性的艺术,正如南丁格尔指出:"护理使千差万别的患者能达到治疗和康复需要的最佳身心状况,这本身就是一种最精细的艺术。"

2. 护理是助人的活动 在护理活动中,运用所掌握的专业知识、技能与技巧为服务对象提供帮助与服务,满足其特定的需求,达到恢复、维持和增进人们健康的目的。

3. 护理的核心是照顾 照顾是护理的核心和永恒的主题。纵观护理发展史,无论在什么年代,也不管以何种方式提供护理,对服务对象提供照顾始终是护理工作的重心与职责。

4. 护理是一个过程,其方法是护理程序 护理活动是一个过程,由护理程序组成。通过系统收集服务对象的健康资料,分析存在的或潜在的问题,提出护理诊断,制定计划并实施,最后进行评价。

5. 护理是一门专业 20 世纪 50 年代以后,国内外护理界在完善护理教育体制、开发护理理论模式、提高护理科研水平、完善专业团体功能等方面做出了许多努力,使护理逐渐由一门职业发展成为一门专业。

(三)护理与健康的关系

护理贯穿于人的生命全过程,通过护理活动,为护理对象创造良好的环境,帮助护理对象提高应对和适应能力,以满足多方面需要,从而促进机体的健康状况向最佳健康方面转化。护士在健康促进和健康保护中承担着重要的角色。

重点提示

1. 护理学由人、环境、健康、护理四个基本概念组成,其核心是人。
2. 美国护士协会将护理定义为:"护理是诊断和处理人类对现存的或潜在的健康问题的反应。"

第四节 护理工作方式

护理工作方式是指护理工作过程中,护理人员的组织形式和工作任务的分配方式。临床护理工作离不开护理工作方式,每个医疗机构都必须采用一定的护理工作方式来完成护理工作任务;同时,护理工作方式又是在护理实践中形成并不断完善的。因此,护理工作方式产生于临床、服务于临床。

一、个 案 护 理

个案护理由专人负责实施个体化护理,一名护理人员负责一位患者全部护理的工作方式。适用于危重患者、某些特殊病例(如脏器移植)和临床教学。优点是护士责任明确,能掌握患者全部情况。缺点是耗费人力。

二、功能制护理

功能制护理以完成各项医嘱和常规的基础护理为主要工作内容,按工作内容分配护理工作,各司其职。适用于人员不足的情况。优点是护士分工明确,易于组织管理,节省人力。缺点是工作机械,无整体观念,缺乏与患者交流沟通的机会,较少考虑患者的心理社会需求,护士较难掌握患者的全面情况。

三、小组制护理

小组制护理是以小组形式(3~5 位护士)对一组患者(10~20 位)进行整体护理。组长制定护理计划和措施,小组成员共同合作完成患者的护理。小组成员由不同级别的护理人员组成,各司其职。优点是能发挥各级护士的作用,能了解患者一般情况。缺点是护士个人责任感相对减弱。

四、责任制护理

责任制护理由责任护士和辅助护士按护理程序对患者进行全面、系统和连续的整体护理。

其结构是以患者为中心,以护理程序为核心,以责任制为特点,责任护士 8h 在岗,24h 负责,评估患者情况,制定护理计划和实施护理措施。优点是责任护士的责任明确,能较全面了解患者的情况。缺点是过于理想化,对患者 24h 负责难以实现,文字记录书写任务较多。

五、系统化整体护理

系统化整体护理是以现代护理观为指导,以护理程序为核心,将临床护理与护理管理的各个环节系统化的方式。是一种通过最有效地利用人力资源,最恰当地选择并综合应用上述几种工作方式,为服务对象提供节约成本、高效率、高质量的护理服务。这种护理方式要求明确不同层次的护士以及与护理相关的辅助系统(如后勤、医技、药房等)各自不同的角色和职责,保证具有不同经验、能力、学历层次的护士在工作中得到合理的分配和使用,从而最佳地运用人力资源。优点是护士的主动性、积极性和潜能得到充分的发挥,显示了护理专业的独立性和护士的自身价值。缺点是需要较多的护士,并且对护士的知识构架有较高的要求。

以上几种护理工作方式,在护理学的发展历程中都起着重要作用,各种方式是有继承性的,新的工作方式是在原有基础上的改进和提高。值得注意的是,任何护理工作方式都应以整体护理观念为指导,其区别在于护理服务的分工、排班和责任有所不同,在临床护理实践中可择优选用。护理管理者可根据其所在机构的特性和资源配置情况,选择符合自身特点的工作方式和流程,最终达到促进患者康复、维持最佳健康的目标。

> **重点提示**
>
> 护理工作方式包括个案护理、功能制护理、小组制护理、责任制护理、系统化整体护理。

第五节　中国护理工作的发展趋势

一、护理工作国际化

护理工作国际化是指专业目标国际化、专业标准国际化、职能范围国际化、教育国际化、管理国际化、人才流动国际化、跨国护理援助和护理合作。此期,多元文化护理、外语以及计算机的普遍应用成为护理工作的主要特点。因此,21 世纪的护理人才应该是具有国际竞争意识、国际交往能力、国际竞争能力和相应知识与技能的高素质、复合型人才。

二、护理工作市场化

护理工作市场化是指随着市场经济的发展和卫生保健体制的改革,护理工作已被推向市场,表现为护理人员的流动和分布由市场供需关系来调节,护理服务的内容和范畴也随市场需求而变化。如护理人员聘用制、护士独立开业、家庭护理和社区护理的推广等,都是护理工作市场化特点的体现。

三、护理人员高学历化

20 世纪末是我国护理本科教育的加速期,21 世纪护理研究生教育正加速发展。许多护理院校已开始招收护理硕士研究生。从 2004 年第二军医大学成功申请护理博士学位授权以来，国内一批一流护理院校已陆续开展护理博士研究生教育。目前，我国的护理教育层次已经与国际接轨，高学历护理人员逐渐增多。今后，护理人员的基本学历将从中专为主逐步转向以大专、本科为主，本科以上护理人员将逐步增多，护理队伍的整体素质将明显提高。

四、护理工作社会化

随着人口老龄化趋势的逐渐加剧，慢性疾病发病率随之增加；同时，由于竞争日趋激烈，人们生活节奏加快，不良行为与不良生活方式所致疾病也随之增多，人们对健康保健的需求日益趋于多元化，对健康保健服务便捷化的要求也日益强烈。因此，大力发展社区护理已成为大势所趋，广大护理工作者将走出医院，深入社区、家庭，广泛开展预防保健工作，对社区人群实施健康教育和预防保健，提供维护和恢复健康的技术支持，以提高全社会人口的健康水平。

五、护理工作法制化

在任何一个法治国家，护理工作都将受到法律的保障和监督。随着医疗护理法律和法规的逐步健全，人们的维权意识和监督医疗护理实践的能力增强，护理工作将更多地受到法律的保障和监督。一方面，护士执业前均要参加国家医学考试中心组织的统一考试，考试合格后方可申请注册成为法律意义的护士，依法享有护士的权利并履行相应的义务，这就保证了进入护理队伍的护士必须达到规定的标准，对保证和提高护理质量起到了非常重要的作用。另一方面，法律也规定了患者的权利和义务，护理人员在执业过程中不能侵犯患者的权利。

2008 年 5 月 12 日开始实施的《护士条例》，以立法的形式，明确了各级卫生行政部门、医疗机构在护理工作管理方面的责任，保障了护士的合法权益，完善了护士执业准入制度，规范了护士执业行为，保证了护理队伍的整体素质，为保障人民群众健康和生命安全做出了巨大的贡献。

六、中国护理特色化

中医学博大精深，中医护理技术正以其独特的效果博得全国护理界的认可。将中医护理理论融入现代护理理论与实践，将成为我国护理界一个重要的研究方向和课题，而结合阴阳、五行学说进行辨证施护则是这种崭新的护理理论的主要特点。中医护理理论和技术，将为全人类做出非凡的贡献。

讨论与思考

1. 现代护理学的发展经历了哪几个阶段？各阶段的特点是什么？
2. 南丁格尔的主要贡献有哪些？
3. 护理学的学科性质和任务是什么？护理学的实践范畴包括哪些？
4. 护理学的基本概念有哪些？谈谈你对这些概念的理解和认识。
5. 讨论目前中国的护理处于一个什么阶段？这种局势受什么因素的影响？你如何为之努力改善？

（冉国英）

第 2 章

护士素质及其行为规范

学习要点

1. 护士的专业素质、思想道德素质、科学文化素质、体态素质、心理素质
2. 护士的语言行为和非语言行为
3. 护士的仪表仪态
4. 护士电话礼仪、接待住院患者礼仪

第一节 护士素质

随着医学模式的转变,护理全球化进程的进一步深入,整体护理在临床的运用越来越广泛,人们对护士素质的要求也越来越高。护士的素质决定着护士对待工作及患者的态度,影响并制约着护士的行为和护理质量。因此,提高护士的自身素质具有决定性的作用。

一、护士素质的含义

素质是以人的先天禀赋为基础,在后天环境和教育影响下形成并发展起来的内在的、相对稳定的身心组织结构及其质量水平,是人的一种特质。素质的形成是一个长期反复的过程,是自我基础、环境与教育等多方面作用的共同结果。人的素质是一个动态的不断发展的过程,是先天和后天形成的生理和心理的性格特征与教养的综合,是个体一切思想和行为的内在基础。

护士素质是指在一般素质基础上,对从事护理专业所需要的特殊素质方面的要求。护士的素质包括:思想道德素质、科学文化素质、专业素质、体态素质和心理素质。具有良好的职业素质是护士从事护理工作的基本条件,也是护理专业发展的决定性要素。

二、护士素质的基本内容

(一) 思想道德素质

思想道德素质包括政治思想素质和职业道德素质。政治思想素质指热爱祖国,热爱人民,热爱护理事业。具有高尚的道德情操及正确的人生观、价值观,具有自尊、自重、自强不息的奋斗精神,具有为人类健康服务的无私奉献精神。职业道德素质指具有高尚的护理道德和情操,

有强烈的责任感、真挚的同情心,忠于职守、救死扶伤,实行人道主义。具有良好的慎独修养,具有终身学习的信念和创新精神,在奉献中提高自己的精神境界。

> **链 接**
>
> **慎独**
>
> 慎独是儒家的一个重要概念,讲究个人道德水平的修养,看重个人品行的操守,是儒风(儒家风范)的最高境界。医学中的慎独理解为:医师、护士在无人监督,一个人独立工作的情况下,仍能高度自觉地尽职尽责做好工作的一种道德准则。

(二)科学文化素质

护士良好的科学文化素质,必须建立在科学的知识结构基础之上,它包括基础文化知识、人文科学及社会科学知识。基础文化知识是指基本的数、理、化、语文、外语及计算机应用知识,它能促使护士更快地接受现代科学发展的新理论、新技术,为终身学习打下基础。人文科学及社会科学知识指心理学、伦理学、哲学、美学、政治经济学、社会学、法学、统计学等,它能扩展护士的知识视野,更好地把握护理对象的心理特点,融洽人际关系,实现以人为中心的整体护理。

(三)专业素质

专业素质包括扎实的专业理论知识、规范的实践操作能力、敏锐的观察能力、较强的应变能力、综合分析和解决问题能力、评判性思维能力等。专业理论知识指基本理论、基本知识,是决定护士能否胜任护理工作的基本条件之一。实践操作能力指具有规范的操作技能,它是护士的基本功,对护理安全起着保护作用。敏锐的观察和较强的应变能力可及时发现患者的身心变化,预测及果断判断其需要,协助诊断及治疗。综合分析和解决问题能力能对护理对象的具体问题,做出决断,采取适当措施加以解决。评判性思维是一种理性思维,是反思和推理的过程,它可以帮助护士进行有效的护理决策,为护理对象提供高质量的服务。

(四)体态素质

护士必须具有良好的生活方式,拥有健康的体格、整洁大方的仪表、端庄稳重的举止,精神饱满,精力充沛,言语精练,待人真诚热情、有礼貌。具有高度的责任心和感知力、较强的适应能力,工作作风严谨细致、敏捷、主动、果断、实事求是。

(五)心理素质

护士应具有健康的心理,开朗、稳定的情绪,宽容豁达的胸怀。护士良好的心理素质表现为:能了解自身的感受、控制冲动和愤怒、理智面对各种考验、保持乐观心态。在患者面前展现出积极向上,热情开朗,能用积极的情绪去感染患者,给患者一种温馨和信任感。具有良好的人际关系,同事间相互尊重,团结协作。

护士素质的形成和提高是一个终身学习的过程,护士要不断加强自身素质的修养,并随着时代的变化与时俱进。

> **重点提示**
>
> 护士素质包括思想道德素质、科学文化素质、专业素质、体态素质、心理素质。

第二节　护士的行为规范

一、护士的语言行为

语言是人类重要的交际工具,它反映了一个人的思想道德情操和文化修养。在护理工作中,护士不同的语言会对患者产生不同的效果,恰当的语言能使患者感到心理满足、心情愉快,而不良的语言刺激会引起患者的不信任、忧郁、恐惧,甚至丧失信心,拒绝合作。所以护士在工作中应运用恰当的语言与患者进行沟通,用良好的语言来维护护士的形象。

(一)基本要求

1. **注重语言的规范性**　语言是丰富多彩、千变万化的,但护理语言的运用必须遵守其基本的规范性。

(1)语言要通俗易懂:护士与患者进行沟通交流时,应针对不同文化层次的人采用不同的语言方式。多运用日常生活语言,讲话口语化、通俗化,避免使用医学术语或医院常用的省略语句。

(2)语音要清晰:护士要针对不同的人群使用恰当的语言,护士应讲普通话,吐字要清晰,发音要正确,语调要适中,语速不宜过快。护士还应当准确掌握当地的方言,以避免交流中出现困难。

(3)语义要准确:用语言表达时,意思要准确,要正确地传达信息。护士的语言要能正确地表达护理意图,交代护理意图要通俗、易懂、符合伦理道德原则。

2. **注重语言的原则性**　护士与患者进行沟通时要根据不同的对象、不同的情景,采用不同的方式,做到原则性与灵活性的统一,严肃性与亲切性的统一。当患者提出不合理要求时,护士既要诚恳,又要坚决地明确表明自己的态度,体现原则性。比如:医院内规定医师查房和护士治疗时,患者家属必须离开病房,但患者坚持要家人陪伴,作为护士首先应表明自己的态度"不能留",然后讲明道理。告诉患者:"我理解您需要家人陪伴的心情,但是您看看病房就这么大,如果每个患者都留下家人来陪伴,那么我们医师和护士给您治疗时站在哪里呢? 再说病房内人员太多还会引起交叉感染,对您的病情也不好。医院内的规章制度,需要我们每个人来遵守。请您放心,护士会随时巡视病房的,还有床边也有呼叫装置,您有什么需要我们会及时帮您解决的,好吗?"这样,患者理解了护士的做法,护士也坚持了自己的原则性。

3. **注重语言的情感性**　语言具有双重性,既能治病,也能致病。良好的语言能给患者带来精神上的安慰,抚平心灵上的创伤,给人以温暖、幸福、信心和力量。护士在护理工作中运用温馨亲切的语言可以解除患者的思想顾虑和心理负担,取得患者的积极配合,融洽护患关系,促进疾病的康复,有时能起到药物不能达到的效果。如护士早晨查房时,面带微笑,向患者问候"您好,昨晚睡得好吗? 今天感觉怎么样?"病房里的氛围必然会变得很融洽,患者的心情也会非常愉快。心理学研究表明:情绪具有信号作用,是可变的,它是人们在工作、学习和生活中相互影响的一种重要方式。作为护理人员本身,应使自己始终处于心境愉快的状态,随时给患者以开朗、豁达、友好的亲切感。通过自身的情绪感染患者,使其感到愉快、振奋。如看似简单的两个字"您好!"却能缩短护士与患者间的距离,使患者心情变得轻松、愉快。当一个人被迫离开温暖的家来到医院,总是处于抑郁和不安的心理状态中,尤其是有特殊困难的患者,这就需要医护人员的理解、关怀和体贴,护士所说的每句话,所做的每件事,都能给患者带来莫大的安慰,同时对疾病的康复也起着积极的促进作用。

4. 注重语言的保密性和委婉性　护士在工作中可能会知道患者的隐私或一些重要的事情,但必须尊重患者的尊严、文化背景和隐私权,对生理缺陷、精神病、性病等要保密,不能随便与他人谈论这些事情。当向患者传达一些不好的消息时,护士的语言要尽量委婉、含蓄。比如在工作中遇到患者欠费的问题或是向癌症患者交代病情时,使用委婉的语言会起到事半功倍的效果。

5. 注重语言的礼貌性　护士在与患者进行交流的过程中,要使用礼貌用语,要做到来有迎声,去有送声,合作有谢声,见面有问候声。比如:当患者配合你的操作后应说声:"谢谢您的配合。"操作时打扰患者说声:"不好意思,打扰您了。"语言或行为欠妥时,及时说道歉的话,比如在静脉穿刺没能一次成功时,应向患者说声:"对不起",不能强调客观原因,更不能责怪患者。礼貌用语会让患者感觉到温馨,亲切自然,有利于护患关系的融洽。

> **重点提示**
>
> 　护士与患者交流时,切忌使用医学术语,避免使用省略句;切忌用命令或训斥的方式同患者讲话。

(二)礼貌用语

1. 日常礼貌用语　礼貌用语可使患者感到温暖、亲切。护士在工作中要做到"请"字开头、"谢"字结尾、多用"您好"。

2. 称呼患者用语　称呼患者时,视其年龄和职业的不同,称呼也应不同,如爷爷、奶奶、先生、女士、专家、教授等亲切、贴切的称呼。恰当的称谓可以拉近护患之间的距离,融洽护患关系。称呼患者时不可直呼其名或用床号代替姓名。

3. 护理操作常用语　患者有知情同意权,因此,护理操作前护士必须与患者及家属进行沟通,讲清本次操作的目的、注意事项及配合方法,从而取得患者的同意和配合。护理操作解释用语一般分为3部分:操作前解释、操作中指导、操作后交代。

(1)操作前解释:①对患者进行核对;②解释操作的目的;③患者需要做的准备工作;④操作的方法、程序和患者可能会出现的情况;⑤操作中的注意事项;⑥向患者承诺护士将用最熟练的技术进行操作,并最大限度地减轻不适。

(2)操作中指导:①交代操作的配合方法;②使用安慰性语言,减轻患者的不适;③鼓励患者,增强其信心,协助完成操作。

(3)操作后交代:①再次进行查对;②询问患者的感受,观察是否达到预期的效果;③交代相关的注意事项;④感谢患者的配合。

4. 表达真诚关怀的用语　患者生病住院,总希望得到同情、关心和体贴,当护士使用安慰性用语,声音柔和,便能减轻和消除患者的精神及身体痛苦,如:对疼痛剧烈、难以忍受的患者可以说:"您要是痛得厉害就喊两声吧,我们会理解的",或对心情不佳的患者可以说:"没关系,有我在您身边,我会帮助您的",让患者感觉到你真切的关怀和帮助。

5. 健康教育用语　健康教育是一种有计划、有组织、有评价的教育活动,其教育的核心是让患者通过卫生知识的宣教和行为干预,改变不良的生活方式,提高健康水平。患者的健康教育已经成为护理工作的重要内容,护士是健康教育的执行者,因此,护士的健康教育用语对患者知识的掌握起着关键的作用。护士一开始就要明确教育的目的,击中要害,避免无意义的解释以免引起患者的焦虑,如:对喉癌患者进行术后语言功能的恢复可以说:"我们针对您的情况制订了发音训练的方案,首先应该从单个字母开始"等。

6. 患者出院时用语　患者出院时,护士应该热情地护送患者出院,用送别语言与患者告别,如"请您慢走""请多保重""请记得按时服药""请定时来医院复查""有事请记得打电话"等。温馨的道别,让患者觉得护理人员对他们的关爱还在继续。

二、护士的非语言行为

非语言行为是指以人体语言作为载体,通过人的眼神、表情、动作和空间距离等来进行人与人之间的信息交流,是信息传递的一种工具。在人际交往及护患关系中,非语言行为占所有沟通形式的65%,是个体难以用语言表达的情感、情绪及感觉。

(一)仪表

一个人的外表是首先被对方所关注的对象,仪表、姿态、服饰是一种无声的语言,通过它人们可以表现自己、了解别人。如护士端庄稳重的仪容、和蔼可亲的态度、高雅大方及训练有素的举止,不仅构成护士的外表美,而且可在一定程度上给患者留下很好的印象,产生良好的沟通效果。

(二)面部表情

面部表情是沟通交流中最丰富的源泉,是一种共同的语言,不同国家、不同种族、不同文化背景的人们面部表情所表达的情感是相似的。护士应认识面部表情的重要性,尽可能控制容易引起误解或影响护患关系的表情,如不喜欢、厌恶、不耐烦、敌意等。患者常常会通过观察护士的面部表情,将其与自己的需要或病情相联系,护士面部表情的高兴与悲伤会影响到患者的心情和病情。微笑是护士最重要的面部表情,是人的教养与人格的升华,它不仅是对美好事物喜悦情绪的表达,也是对他人的尊重、友好和关爱的表示。因此,护士应多给予患者真诚的微笑,以缓解疾病给患者带来的心灵上和身体上的痛苦。护士也可以从患者的面部表情了解到患者的病情变化,如疼痛患者会出现非常痛苦的面部表情,焦虑时会紧皱眉头,高兴时会面带微笑等。但微笑也不可滥用,在患者伤心时、病故时,都不可用。

(三)目光的接触

目光又称眼神,目光的接触是交流的信号,表示尊重并愿意倾听对方的讲述,是人们交流中通过眼神的变化表达思想感情、传递信息的一种形式。护士应恰当地运用眼神来调节护患双方的心理距离,亲切的目光可以让患者获得安全感和亲切感。如在巡视病房时,尽可能地用眼神环顾每个患者,使之感到自己不被冷落。当患者向护士诉说时,护士应专心聆听,聚精会神,让患者感觉到自己被重视、被尊重,并愿意继续交流。护士通过目光的接触还可判断患者的需求。

(四)专业性皮肤接触

专业性皮肤接触是指护理工作中出于工作目的,护患之间进行的皮肤接触,也称为护理专业性触摸。护理工作中的触摸是评估和诊断健康问题的重要手段,也是一种无声的语言,可缩短护患之间的距离,是有效的沟通方式。在护理工作中,护士对患者及时恰当的触摸可以表达对患者的关心、体贴、理解、安慰和支持。如当患者害怕时,护士可以紧紧地握住患者的手,表达护士能够理解、体谅患者的处境、心情及尽力去帮助他,可以给予患者精神上的鼓励。对烦躁、哭闹的婴幼儿给予必要的拥抱、抚摸可以使其安静,减少哭闹。当患者痛苦呻吟时,护士主动靠近患者站立,恰当抚摸其肢体或为其擦去泪水,会给患者以体恤、安慰的感觉。但是由于受宗教信仰、年龄、性别、社会文化背景等的影响,触摸表达的方式应非常个体化,同时要避免不必要的误解。

(五)倾听和沉默

倾听是指全神贯注地接受和感受对方发出的全部信息,并做出理解。很多人认为交流就是"说",而忽略最重要的"听"。听不仅是学问,也是艺术。护士要懂得怎样去听,要有兴趣去听,要能听懂患者的话外之音。护士在听的时候要注意观察患者想讲什么,体会患者的表情动作、情绪反应。切忌随便打断患者的谈话,或急于做出判断。除了用心倾听外,还要学会沉默,适当的沉默会使患者感到舒适,让患者感觉到你的支持,有时也为护患双方提供思考的机会。当患者因抢救无效而死亡,家属悲痛欲绝哭泣时,护士应陪伴在家属的身旁,不用任何语言,只需要轻轻扶住家属的肩膀,会让患者家属得到安慰。恰当的沉默可以表达"此时无声胜有声"的意境。

> **重点提示**
>
> 在护理工作中,护士应正确使用微笑,不可滥用,在患者伤心时、病故时,都不可用。

三、护士的仪表仪态

护士的仪表仪态是情感传递的途径之一,体现护士特有的精神风貌,象征着护士的自信,凝聚着护士的骄傲和希望。在护理人际交往中,每个护士的仪表仪态都会引起患者的特别关注,并将影响到患者对自己的整体评价。因此,护士在工作中应注意自己的仪表仪态,给患者一种美好的形象。

(一)护士仪容

护士的仪容包括发型、面容等,要求整洁干净、容貌端庄、打扮得体、淡妆上岗,即自然美、修饰美、内在美的高度统一。

(二)护士着装

着装是指服装穿着,护士服装一般包括护士帽、护士服、护士裤、护士鞋和护士袜。

1. **护士帽** 有圆帽和燕尾帽2种。

(1)圆帽:手术室、骨髓移植室、重症监护室及特殊科室护士在无菌环境严格的情况下必须佩戴圆帽。圆帽可以防止由于头屑造成或可能造成的污染,同时保护护理人员本身免受异物污染。佩戴时要求头发全部遮在帽子里面,不露发际,前不遮眉,后不外露,帽缝放在后面,边缘平整。圆帽要干净整洁不留污渍。

(2)燕尾帽:在一般性的治疗环境下,护士进行护理操作可以选择燕尾帽。佩戴时,头发要清洁整齐,长发要盘起或用网罩罩起,做到前不压眉,侧不盖耳,后不触领。燕尾帽前缘距离发际4~5cm,戴正戴稳,用同色发卡左右对称固定于帽后,发卡不得显露于帽子的正面。燕尾帽要洁白无皱褶,使护士的着装更加美丽大方,显示了护士特有的精神风貌。

2. **护士服** 卫生部设计的护士服多为连衣裙式,给人以纯洁、活泼、轻盈、勤快的感觉,以整齐洁净、大方适体和便于操作为原则。穿着中要求尺寸合身,以衣长刚好过膝,袖长刚好至腕为宜。腰部用腰带调整,宽松适度。下身一般配白色长工作裤或白裙,夏季着工作裙时,裙摆不超过护士服。领扣扣齐,衣服内领不外露。衣服要求整洁、美观,衣服上不能留下药液等污渍,以免影响护士的形象。

3. **工作鞋袜**　工作时应穿低跟、软底防滑、大小合适的白色护士鞋。工作鞋应经常刷洗,保持洁白干净。袜子以浅色为宜,应与白鞋协调一致。穿工作裙时,长袜口一定不能露在裙摆外。

(三)护士仪态

护士仪态是一种无声的语言,优美的姿态是以站姿为基础的,辅以优雅的微笑可以使人减轻疲劳,给人以轻松愉悦的感觉。

1. **微笑**　微笑是护理工作中不可缺少的重要内容。在护理工作中,护士适当的微笑是优质服务和亲和力的表现。微笑可以拉近护患间的距离,可以使患者感到被尊重,使患者的疾病早日康复。护士的微笑是发自内心的,应双目平视,表情自然,下颌微收,面带笑容,自然真诚。

2. **姿势**　优美的姿势给人一种美的享受,护士在工作中应注意运用正确的姿势,保持良好的体态。

(1)站姿:护士的站姿应体现出护士的稳重、端庄贤淑以及有教养。在正规的场合,头平、颈直,嘴角微微上翘,双眼平视,两肩外展,双臂自然下垂。挺胸、收腹,收臀并膝,两脚脚尖稍分开,脚跟并拢,也可采用两脚一前一后呈丁字形、"V"字式或平行式站立,两手交叉于腹部。要表现出轻盈、娴静、典雅的韵味,要给人一种美感。站立时切忌东倒西歪,手脚随意乱摆,不要把手交叉在胸前,更不要把手插在腰两侧或插在衣袋内。切忌腿不停地抖动或将其他物品作为支撑点、倚物站立或倚靠在墙上。

(2)坐姿:护士坐椅时,应注意先后顺序,左进左出,从椅子后面走到椅子前面。抬头,上身挺直,双目平视前方,下颌微收,双肩平正放松;双手交叉相握于腹前;双膝自然并拢,男士可略分开,但不可超过肩宽;双脚并拢;双腿正放、侧放或叠放;躯干与大腿、大腿与小腿之间均呈直角。入座后,不应坐满座位,一般只坐前1/2或2/3座椅,以表示对对方的敬意。坐椅时,不能坐得太靠椅背,显出很懒散的样子,或斜扭着身子,胳膊架在椅背上,跷着二郎腿,给人不雅观、粗俗、浅薄的感觉。切忌坐在患者的床上。

(3)行姿:在站立姿势的基础上,双手臂自然前后摆动30°左右,双脚落地在一条直线,不要扭动臀部。要求抬足有力,柔步无声,两腿有节奏地交替向前迈步,并且在一条直线的两侧,两臂随身体自然摆动。禁忌行走时左右摇晃,扭腰摆臀,左顾右盼,背手叉腰,嬉笑打闹。

(4)蹲姿:分为全蹲和半蹲。半蹲式蹲姿一般是在行走时捡拾地面物品的采用。要求走近物体,一脚后退半步,屈膝下蹲,下蹲后双腿一高一低,互为倚靠,左脚在前,右脚在后,双脚靠紧,左手扶住裙摆,俯身拾物,保持美观省力。注意不要弯腰低头拾物,也不要背对他人蹲下。

(5)持物姿:端治疗盘时,应用双手拇指和示指握住盘的两侧,其余三指分开托于盘的底部,肘关节成90°,双手不能触及盘的内缘,保持治疗盘重心的平稳。持病历时,左手持牌1/3或1/2处,轻放在左胸前,右手轻托病历牌右下角或自然下垂。推治疗车时,两手扶治疗车左右两侧扶手,身体略向前倾,治疗车距身体前侧约30cm,肘部自然放松,向前轻轻推动治疗车,治疗车推行过程中不宜发出过大的声响。进入病房前先停下,用手推开门,才能推车进入病室,严禁用治疗车撞门。

> **重点提示**
>
> 护士在坐姿中躯干与大腿、大腿与小腿之间均呈直角,入座后不应坐满座位,一般只坐前 1/2 或 2/3 座椅。

四、护士礼仪

(一)电话礼仪

1. **打电话的礼仪**

(1)通话时间合适:通话时间应选择双方预定或对方方便的时间,尽量不要在私人休息时间打工作电话。要耐心等待,如果铃响了五六声还没人接,可以挂断电话。

(2)通话长短适宜:一般情况下遵循"3min 原则",每次通话时间长短有所控制,以短为佳,宁短勿长。

(3)通话内容简练:通话前应准备好通话内容,通话时问候完毕,即应直奔主题,语音和语速要清晰、自然,不要占用对方宝贵的时间。

(4)通话表现文明:听到对方声音时首先问候对方,再报出自己的姓名或单位,并说出你要找的人。在得到对方帮助时应说:"非常感谢,给您添麻烦了"等。当对方不在时要用"对不起,打扰了"等结束通话;请求留言时说:"如果可以的话,麻烦您转告他,×××给他打过电话。"当打错电话时要说:"对不起"、"打扰您了"。结束通话时要真诚表达谢意:"谢谢您","非常感谢"等。要礼貌地等对方说了"再见"后再挂电话。

2. **接电话礼仪**

(1)及时接听:当电话铃响时,通常铃声不过 3 声就要接听,一般 1~2 声。如果因有要紧事耽搁,铃声响了多遍才接,应主动向对方致歉:"对不起,让您久等了,我刚刚在……"

(2)应对谦和:拿起电话,首先问好,然后自报科室与姓名(接者)。应使用"您好,××科(部门)"等用语。工作时间接听电话,应态度谦和,尽量使自己的声音亲切热情而且有礼貌。切忌态度傲慢,语言冷漠生硬。转接别人的电话时应说:"请稍候,我马上帮您找。"然后尽快通知接电话的人,不能把电话放在一边,做自己的事情,让对方久等。当被找的人不在时,应说:"很抱歉,×××不在,请您过一会再打过来,好吗","请问需要转告吗?""请问,您需要留言吗?"

(3)语言文明:接听电话期间应采用"嗯""对""是吗""好的"等积极的语言表示你的回应,不能一言不发,让对方不知所措。接到打错的电话也应有礼貌地说:"对不起,您可能打错电话了"。结束通话前要认真道别"再见","谢谢您","我挂机了",不能突然挂断电话,让对方感到不解或受到伤害。

(二)接待住院患者礼仪

1. **护士** 患者持入院资料来到护士站,护士应立即起身热情接待,说:"××,您好!"接收住院证。同时说:"我们给您安排的床位是××床。"

2. **主管护士** 接待患者时先进行自我介绍:"××,您好! 我是您的主管护士,您可以叫我××"。"现在我送您到病房,请随我来"将患者带至床边进行介绍:"这是您的病床,床下有脸盆架,墙上是中心呼叫器,您有什么事情可以按呼叫器",再进行有关疾病的一些健康教育,缓解患者对疾病的恐惧和焦虑。"您刚到病房,我向您介绍一下您的主管医生、病区环境、作息时间、探视陪护制度、卫生清洁、用餐等情况,好吗?","请您测一下体温","现在请您先休息一下,我去请主管医生来给您做检查,好吗?""我会经常来看您的,如果您有什么事,可随时找我"。

讨论与思考

1. 作为一名护生,你心目中的护士形象应该是什么样的?

2. 讨论:刘女士,30 岁,因乳腺癌入院。

(1)患者入院时,作为护士你如何进行接待?

(2)当患者知道病情后,情绪低落,不愿手术,试图自杀。你如何运用护理语言帮助患者树立战胜疾病的信心?

(3)患者接受治疗后,你为她进行各种操作时应如何运用指导性的语言?

(4)请运用角色扮演完成以上内容。

(舟国英)

第 3 章

护理学理论及相关理论

学习要点

1. 一般系统论在护理中的应用
2. 人的基本需要层次理论的内容、一般规律及在护理中的应用
3. 应激、应激源、应激反应模式及应激理论在护理中的应用
4. 弗洛伊德的性心理学说、艾瑞克森的心理社会发展学说、皮亚杰的认知发展理论
5. 护士角色、患者角色及角色理论的应用
6. 护理学理论的内容及其与护理实践的关系

任何学科的发展都应建立在可用于指导实践的理论知识体系之上,护理学也不例外,在其发展过程中,运用和借助其他相关学科的理论,丰富和完善护理理论的知识体系,使护理理论能全面、准确地解释护理现象之间的关系,指导护理实践,预测护理活动的结果。

第一节　护理学相关理论

一、一般系统论

20 世纪 20 年代,由美籍奥地利理论生物学家贝塔朗菲(L. V. Bertalanffy)提出将有机体当作一个整体或系统来考虑的观点。1937 年,贝塔朗菲首次提出"一般系统论"的概念。

(一)系统的基本概念与分类

1. 概念　系统是指由若干相互联系、相互作用的要素所组成的具有一定功能的有机整体。其含义:一是指系统是要素的集合,要素之间相互联系、相互作用;二是指系统中的每一个要素都有自己独特的结构和功能,但组成整体后又具备新的功能。如:呼吸系统是由多个次系统(鼻腔、咽、喉、气管、支气管、肺)组成,各次系统都有自己的结构和功能,但这些次系统集合起来成为一个整体系统后,又具有各次系统所没有的整体功能。

2. 分类　在自然界和人类社会,存在着各种各样的系统,可从不同角度分类。

(1)按组成系统的因素性质分类:分为自然系统和人为系统。自然系统是由自然物所组

成的、客观存在的系统,如生态系统。人为系统是为某特定目标而建立的系统,如护理质量管理系统、机械系统。实际生活中的大多数系统都是自然系统和人为系统综合而成的复合系统,如医疗系统。

(2)按系统与环境的关系分类:分为开放系统和闭合系统。开放系统是指不断与周围环境进行物质、能量和信息交换的系统,如人体系统。闭合系统是指不和周围环境进行物质、能量和信息交换的系统。闭合系统是相对的、暂时的,绝对的闭合系统是不存在的。开放系统和环境之间的交换是通过输入、输出和反馈来完成的(图 3-1)。

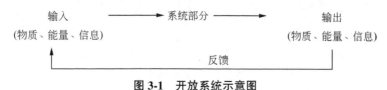

图 3-1　开放系统示意图

输入是物质、能量和信息由环境进入系统的过程。输出是经系统处理、改变后的结果(物质、能量和信息)进入环境的过程。反馈是系统的调节部分,将输出部分与预期目标进行比较后,回馈给输入,进行调节和控制,达到最终目标。

(3)按组成系统的内容分类:分为物质系统和概念系统。物质系统是指以物质实体构成的系统,如机械系统。概念系统是由非物质实体构成的系统,如计算机系统。在多数情况下,物质系统和概念系统是相互联系,以整合形式出现。物质系统是概念系统的基础,概念系统为物质系统提供指导服务。

(4)按系统的运动状态分类:分为动态系统和静态系统。动态系统是系统的状态会随时间的变化而改变,如生物系统。静态系统是指系统的状态不随时间的变化而变化,具有相对稳定性的系统,是动态系统的一种暂时的极限状态。绝对的静态系统是不存在的。

(二) 系统的基本属性

1. 整体性　表现为系统的整体功能大于系统各要素功能的简单相加。要增强系统的整体功效,就要提高每个要素的功能,充分发挥每个要素的作用;同时各要素之间要保持合理和优化原则。

2. 相关性　是指系统各要素之间是相互联系、相互制约的,其中任何要素发生了功能或作用的变化,都会影响其他要素,甚至引起整体功能的相应变化。

3. 动态性　是指系统随时间的变化而变化。系统的运动、发展与变化过程是其动态性的具体反映。系统为了生存和发展,一方面调整自己内部结构达到最佳功能状态;另一方面又不断与环境进行物质、能量和信息交换,以适应环境。

4. 目的性　每个系统的存在都有其特定的目的。系统的结构是根据其功能和需要设立的。如:学校系统的目的是教书育人、培养人才。

5. 层次性　任何系统都是有层次的。较简单、低层次的系统称为次系统,较复杂、高层次的系统称为超系统。对于某一系统而言,它既是由一些次系统组成;同时,它自身又是组成更大系统,即超系统的一个次系统(图 3-2)。

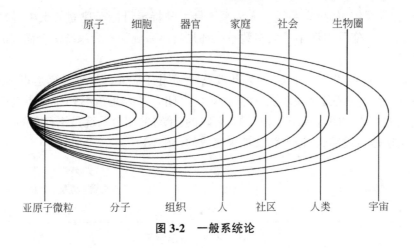

图 3-2　一般系统论

（三）一般系统论在护理中的应用

1. **促进整体护理理念的形成**　护理的服务对象是人，人是由生理、心理、社会、精神、文化组成的统一整体。人不断与周围环境进行着物质、能量和信息的交换，当机体的某一器官或组织发生疾病时，不仅需要提供疾病护理，而且还应提供包含生理、心理、社会等要素的整体性照顾。因此，一般系统论促进整体护理理念的形成。

2. **构成护理程序的理论框架**　护理程序是建立在开放系统基础上的科学的工作方法，包含评估、诊断、计划、实施和评价五个步骤。其中，输入的信息是护士经过评估后患者的基本健康状况，经诊断、计划和实施后，输出的信息是经过护理后患者的健康状况。最后经过对护理效果的评价，进行信息反馈，决定护理活动终止或继续进行，直到患者达到预定健康目标。因此，一般系统论组成护理程序的理论框架（图 3-3）。

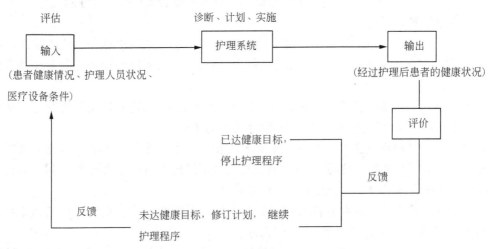

图 3-3　护理程序

3. **作为护理理论或模式发展的框架**　许多护理理论家应用一般系统论的观点，作为发展护理理论或模式的基本框架，如罗伊的适应模式、纽曼的系统模式等。这些理论或模式又为护理实践提供了科学的理论指导，也为护理科研提供了假设的依据。

4. 为护理管理者提供理论支持　根据一般系统论,医院护理系统被视为医院整体系统的一个次系统,与医院的其他次系统(如医疗、医技、后勤、行政等)相互联系、相互作用。因此,护理管理者在实施管理过程中应运用系统方法,调整与各部门的关系,争取得到医院行政领导、医疗和后勤等部门的支持和配合,并不断优化自身内部结构,使护理系统高效、合理地运行。

二、人的基本需要层次理论

19 世纪 50 年代,许多心理学家、哲学家和护理学家从不同角度对人的基本需要进行研究,其中以美国心理学家马斯洛(Maslow)提出的人的基本需要层次理论影响力最大,并在护理中应用较为广泛。

(一)马斯洛基本需要层次理论的内容

马斯洛将人的基本需要按其重要性和发生的先后顺序排列成 5 个层次,并用"金字塔"形状加以描述(图 3-4)。

1. 生理的需要　是人类最原始、最基本的需要,包括对空气、水、食物、排泄、休息、睡眠等需要。生理需要是最低层次的需要,是首先要给予满足的需要。

2. 安全的需要　是个体需要有保障、受保护、有安全感、生活稳定。安全需要包括生理安全和心理安全。生理安全是指个体需要处于一种生理上的安全状态,以防身体上的伤害或生活受到威胁;心理安全是指个体在心理上需要有一种安全感觉,避免恐惧、害怕、焦虑等的发生。

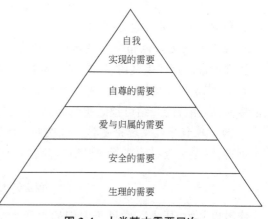

图 3-4　人类基本需要层次

3. 爱与归属的需要　又称社交需要,属情感上的需要。其中爱的需要包括给予爱和得到爱两个方面,即个体需要去爱别人,同时也需要被别人爱,以建立良好的人际关系;归属的需要是指被接纳和有所属。

4. 自尊的需要　是个人对尊严和价值的追求,具有双重含义,即自尊和受他人尊敬。

5. 自我实现的需要　是指个人的能力和潜能得到充分发挥,实现自己在工作及生活上的理想和抱负,并能从中得到满足,使人感到最大的快乐。自我实现的需要是最高层次的需要。

(二)马斯洛基本需要层次理论的一般规律

(1)人的基本需要中的 5 个层次是人类普遍存在的。

(2)一般情况下,首先要满足生理需要,只有它得到满足之后,人才得以生存,然后才考虑其他的需要,但不是绝对固定的。

(3)有些需要须立即和持续予以满足(如空气),而有些需要则可暂缓(如食物、睡眠),但最终还是要得到满足的。

(4)通常一个层次的需要被满足之后,更高层次的需要才出现,并逐渐明显。

(5)各层次需要间可相互影响,如有些高层次需要并非生存所必须,但它的满足可促进生理功能更加旺盛,生活质量更高。

(6)人的需要满足程度与健康成正比。当一个人的需要大部分得到满足时,就将处于一种平衡的健康状态。否则,个体可能陷入焦虑、紧张等负性情绪中,影响健康。

(7)需要层次越高,满足的方式差异越大,如对空气、食物的满足方式基本相同,而对自我实现的满足方式却因人而异。

重点提示

马斯洛的人的基本需要层次理论,按先后次序由低到高依次划分为5个层次。各需要层次间要先满足低层次需要,再满足高层次需要。

(三)马斯洛基本需要层次理论在护理中的应用

1. 帮助护士识别患者未满足的需要　这些未满足的需要就是护士要确定的,患者需要得到帮助和解决的问题,即护理问题。

2. 帮助护士更好地领悟和理解患者的言行　如患者住院怕得不到良好的治疗和照顾,容易对各种检查治疗产生疑虑,这是安全的需要;患者思念亲人,这是爱与归属的需要。

3. 预测患者尚未表达的需要或对可能出现的问题采取预防性措施　如患者入院时,护士热情接待,做相应的介绍可预防患者因环境不熟悉而引起的紧张、焦虑等情绪。

4. 为护理程序提供理论支撑　如按照人的基本需要层次理论,系统地收集和评估患者的基本资料,以避免资料的遗漏,判别护理问题的轻、重、缓、急,确定护理计划的优先顺序。

三、应激与适应理论

应激也称为"压力",常见于人们的生活之中,一个人一生可能会经历无数的应激。应激对个体既可产生负面影响,也可产生正面影响。正确认识应激,并采取有效应对措施,已成为现代人们生存与生活所必备的能力。

(一)应激与应激理论

1. 应激　"应激学之父"——塞利认为:应激是环境中的刺激所引起人体的一种非特异性反应。这种非特异性反应是一种无选择地影响全身各系统或大部分系统的反应。

2. 应激源　任何对个体内环境的平衡造成威胁的因素均称为应激源,是造成应激的因素。生活中常见的应激源有以下几类。

(1)生理性应激源:正常生理功能变化,如青春期、妊娠期等。

(2)病理性应激源:病理性改变,如缺氧、生病等。

(3)心理性应激源:是导致心身疾病的主要应激源,如焦虑、恐惧、烦恼、挫折等。

(4)社会性应激源:日常生活中的事件,如孤独、人际关系紧张、学习成绩不理想、工作表现欠佳等;灾难性事件,如地震、海啸、战争等。

(5)物理性应激源:如温度过冷或过热、光线过暗或过亮、噪声过大等。

(6)化学性应激源:如空气、水污染,药物毒副作用等。

(7)文化性应激源:社会文化环境的改变,如人从一个熟悉的文化环境到另一个陌生的文化环境中常出现的紧张、焦虑等不适应反应。

3. 应激反应　塞利从生理角度描述了人体对应激的反应,将应激的生理反应分为:全身适应综合征(GAS)和局部适应综合征(LAS)。GAS是机体面临长期不断的应激而产生的一些共同的症状和体征,如免疫力下降、血压增高、疲乏、失眠、肠胃功能紊乱等,这些症状是通过神经——内分泌系统、免疫系统等途径所产生。LAS 是机体应对局部应激源而产生的局部反应,如身体局部炎症而出现的红、肿、热、痛等反应。

(二)应激反应模式

塞利认为 GAS 和 LAS 的反应过程可分为 3 个阶段(图 3-5)。

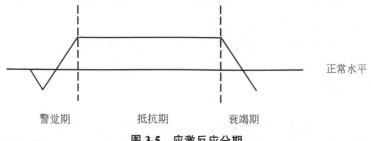

图 3-5 应激反应分期

1. **第一阶段(警觉期)** 是应激源作用于身体的直接反应,即在应激源的刺激下,出现一系列以交感神经兴奋为主的改变,如血糖和血压的升高、心跳加快、肌肉紧张度的增加等。这些复杂生理反应的目的是动用机体潜能来对抗应激源。

2. **第二阶段(抵抗期)** 是机体内部的抵御力量动员起来的表现,若应激源持续存在,机体进入抵抗期。此期,机体的抵抗力处于高于正常水平的状态,机体防御力量与应激源形成对抗。对抗的结果有两种:一是机体成功抵御了应激,内外环境重建稳定;二是应激持续存在,机体进入衰竭期。

3. **第三阶段(衰竭期)** 是由于应激源过强或长时间侵袭机体,使机体的所有适应性资源被耗尽,已没有能量来抵御应激源的损害,这样,不良的生理反应就会不断出现,最终导致个体抵抗力下降、疾病、衰竭,甚至死亡。

> **重点提示**
>
> 1. 应激、应激源的概念及应激反应过程。
> 2. 塞利的应激反应模式的三个阶段:①警觉期;②抵抗期;③衰竭期。

(三)应激理论在护理中的应用

1. **明确应激与疾病的关系** 应激理论清楚地揭示了应激与疾病的关系,应激可能成为众多疾病的原因或诱因,而疾病对机体来说又是新的应激源。

2. **帮助护士识别患者存在的应激** 应激理论系统地描述了医院常见应激源以及个体在对抗应激源过程中的反应。这为护士系统全面地识别患者的应激提供了观察要点,也为护士制定措施缓解和解除应激提供了依据。

3. **帮助护士认识自身存在的应激** 运用应激理论,护士可正确认识工作中的应激,并通过相关知识调节、舒缓或减轻工作中的应激。

四、成长与发展理论

人类的成长与发展是一个自然的不断变化的动态过程,包括生理、心理、社会、认知、情感、道德、精神等多方面。在每一个阶段中，均有其特殊的问题要解决。护理工作贯穿于人的生命过程，其服务对象涉及各个年龄段的人群。因此，护理人员应了解生命过程中不同年龄阶段护理对象的身心特征及其基本需要，以便更好地把握服务对象特有的身心特征及其影响健康的因素，为其提供适合护理对象的高水平的整体护理。

（一）弗洛伊德的性心理学说

弗洛伊德（Sigmund Freud）是奥地利神经科医师，被誉为"现代心理学之父"，他通过精神分析法观察人的行为，创建了性心理学说。

弗洛伊德理论可以帮助护理人员了解服务对象的身心发展过程，特别是健康人格形成过程中的心理需求。其在护理中的应用，是按照不同的性心理发展时期提供护理，以保证服务对象健全人格的形成（表3-1）。

表 3-1　弗洛伊德性心理发展的五个阶段与护理应用

阶段	年龄	特点	护理应用
口欲期	0~1 岁	口部成为快感来源的中心	喂养可为婴儿带来快乐、舒适和安全感。因此喂养应及时且方法得当
肛门期	1~3 岁	肛门和直肠成为快感来源的中心	对大便的控制和最终排泄可为小孩带来快感和一种控制感。因此，在对小孩大小便训练时，应给他愉快的经历，并适当鼓励，以利于健康人格的发展
性蕾期	3~6 岁	生殖器成为快感来源的中心	孩子对异性父母的认识有助于日后建立起自己正确的道德观与良好的两性关系，因此应鼓励他对性别的认同
潜伏期	6~12 岁	精力主要放在智力活动与身体活动上	鼓励孩子追求知识，认真学习与积极锻炼
生殖期	13 岁以后	能量和精力逐步转向建立成熟的异性关系上	鼓励自立、自强和自己做决定

（二）艾瑞克森的心理社会发展学说

艾瑞克森（Erikson EH）是弗洛伊德的学生，美国哈佛大学心理及人类发展学教授，著名的奥地利精神病医学家。他将弗洛伊德的理论扩展至社会方面，故称为心理社会发展学说。

艾瑞克森认为人格的各部分分别是在发展的各阶段形成的，个体应通过所有这些阶段发展成一个完整的个体。艾瑞克森的心理社会发展过程（表3-2）。

表 3-2　艾瑞克森的心理社会发展过程

阶段	年龄	危机	正性解决指标	负性解决指标
婴儿期（口感期）	出生至 18 个月	相信-不相信	学会相信别人，学会自控而不失自尊	不信任、退缩或疏远别人
幼儿期（肛-肌期）	18 个月至 3 岁	自主-羞愧	能与人共处	常出现过度自我约束或依从别人的行为
学龄前期（生殖运动期）	3~5 岁	主动-内疚	敢于有目的地去影响和改变环境，并能评价自己的行为	缺乏自信，态度消极，怕出错，过于限制自己的活动

续表

阶段	年龄	危机	正性解决指标	负性解决指标
学龄期 (潜在期)	6~12 岁	勤奋-自卑	求得创造与自我发展,并能控制自己的世界	对自己失望,并从学校的学习及同学的交往中退缩下来
青春期	12~18 岁	自我认同-角色紊乱	有自我认同感及发展自身潜能的计划	角色模糊不清,难以进入角色要求
青年期	18~25 岁	亲密-孤独	与异性建立起亲密关系,对工作与家庭尽职尽责	缺乏人际交往,逃避工作或家庭中的责任
成年期	25~65 岁	繁殖-停滞	富有创造性,生活充实,关心他人	纵容自己,自私,缺乏责任心与兴趣
老年期	65 岁以上	完善-失望	感到一生值得,能乐观对待死亡	失望感,鄙视他人

运用艾瑞克森学说,护士可通过评估者所表现出的正性或负性危机解决指标,分析在其相应的发展阶段上的心理社会危机,给予相应的护理。

(三)皮亚杰的认知发展学说

皮亚杰(Jesn Piaget)是瑞士杰出的心理学家,他通过对儿童行为的详细观察发展了认知发展学说。其认为儿童思维的发展并不是由教师或父母传授的,而是通过儿童主动与环境相互作用、主动寻求刺激、主动发现的过程。皮亚杰将认知发展过程(表 3-3)分为 4 个时期。

表 3-3　皮亚杰发展认知过程

阶段	年龄	特点
感觉运动期	0~2 岁	婴幼儿通过自己身体的动作和感觉来认识周围的世界
运思期	2~7 岁	思维发展到了使用符号的水平,开始使用语言来表达自己的需要,但思维缺乏系统性和逻辑性
具体运思期	7~11 岁	儿童摆脱了以自我为中心,开始具有逻辑思维能力,能同时考虑问题的多个方面
形式运思期	12 岁以后	人的思维迅速发展,不再依赖具体形象进行思维,进入纯粹抽象和假设的领域。他们能独自整理自己的思想,并按所有的可能做出推测和判断

皮亚杰的认知发展学说被护理工作者广泛用于对儿童的教育和与儿童的沟通上。护士应了解儿童的认知、思维、沟通方式等,才能对不同年龄阶段的儿童采用不同的语言和方法进行护理。

五、角 色 理 论

角色理论是阐释社会关系对人的行为具有重要影响的社会心理学理论。角色理论的中心概念是角色,即社会角色,是处于一定社会地位的个体或群体,在实现与这种地位相联系的权利与义务中,所表现出的符合社会期望的模式化的行为,是人们在现实生活中的社会位置及相应的权利、义务和行为规范。

(一)护士角色

护士角色是社会所期望的护士的行为,其形成源于职业的要求,并随着社会的变迁而变化。当代护士被赋予了多元化的角色,使之履行多重角色功能。

1. **护理者** 护士独特的功能就是在人们不能自行满足其基本需要时,提供各种护理照顾,以满足生理、心理、社会、文化、精神等方面的需要。

2. **计划者** 护士运用专业知识和技能,收集护理对象各方面的资料,评估护理对象的健康状况,提出护理问题,制定相应的护理计划,并负责护理计划的实施、评价。

3. **管理者** 护士需对日常工作中的人、财、物、信息、时间、空间有计划地组织管理。充分发挥护士的管理才能,合理利用资源,最大限度地满足患者需要。

4. **教育者** 护士应针对不同护理对象的特点进行健康教育,传授日常生活的保健知识、疾病预防和康复知识,改善护理对象的健康态度和行为。另外,护士之间也应相互学习,并参与临床带教,向下一级护士传授理论知识和实践经验。

5. **协调者** 护理对象所获得的医疗照顾是整体的,由多部门共同完成的。护士需联系并协调与之有关的人员和机构,使诊断、治疗、救助和有关的卫生保健工作得以互相配合、协调。

6. **咨询者** 护士应运用沟通技巧和自己的专业知识与技能,来解答护理对象的问题,提供有关信息,使护理对象清楚地认识到自己的健康状况,并采取积极有效的措施。

7. **代言人和维护者** 护士有义务反映患者及家属的要求,并与有关人员联系和沟通,尽量满足其需要。

8. **研究者和改革者** 护士应通过科学研究来验证、扩展护理理论和护理实践,改革护理服务模式,发展护理新技术,从而推动护理事业的不断发展。

(二)患者角色

患者角色就是社会对一个人患病时的权利、义务和行为所做的规范。患者过去是指患有疾病、忍受疾病痛苦的人,而现在指服务对象。

1. **患者角色的特征** 美国著名的社会学家帕森斯提出患者的角色特征应包括以下4个方面。

(1)可免除一般社会角色所应承担的责任:即患者可以全部或部分免除其日常的角色行为及所应承担的社会责任,免除的程度取决于疾病的性质、严重程度等。

(2)对其陷入疾病状态是没有责任的,有权利获得帮助:患病是超出患者意志所不能控制的,不是患者的过错,并且患者对疾病状态是无能为力的。因此,应获得照顾和帮助。

(3)有恢复健康的义务:社会要求每一个患者都要主动恢复健康,尽快承担起应尽的社会责任。大多数患者也都期望早日恢复健康,并为之努力。

(4)应主动寻求专门技术的帮助:患者可从医师、护士的技术和知识上得到帮助,并在恢复健康的过程中与医护人员合作,争取亲友感情上的支持,促进疾病早日康复。

2. **患者角色的适应** 当人们从其他角色转变为患者角色,或从患者角色转变为社会角色时,常常在角色适应上会出现许多心理和行为上的改变。常见的行为改变包括以下几种。

(1)角色行为缺如:指患者没有进入患者角色,不承认自己是患者,不能很好地配合医疗和护理。具体表现为患者自我感觉良好,认为医师的诊断有误;或认为症状不严重,采取等待观望的态度。这是患者的一种心理防御表现,常发生于由健康角色转向患者角色及疾病突然加重或恶化时。

（2）角色行为冲突：指患者在适应患者角色过程中，与其患病前的各种角色发生心理冲突而引起行为的不协调。患者常表现为烦躁不安、痛苦或悲伤，从而使病情加重。这是一种视疾病为挫折的心理表现，常发生于由健康角色转向患者角色时。

（3）角色行为强化：指对患者角色产生过度依赖，表现为安于患者角色，对自我能力表示怀疑，或者自觉病情严重程度超过实际情况，小病大养；另外，生病使患者免除了其原来的社会责任，并可逃避某些责任、获得某些权利等。常发生于由患者角色转向社会角色时。

（4）角色行为消退：指患者已适应了患者角色，由于某种原因，又重新承担起本应免除的社会责任，而放弃患者角色，不顾自身病情而从事一些力所能及的活动。

（三）角色理论在护理中的应用

1. 患者角色适应不良的护理　护士应预测患者可能出现的角色适应问题，通过交谈和观察，明确角色适应不良的原因，帮助患者充分认识患者角色。同时注意患者家属、朋友、同事等对患者角色适应的影响，取得他们的配合，帮助患者尽快适应患者角色，避免或缓解各种患者角色适应不良，使其能积极配合治疗和护理，早日恢复健康。

2. 护士角色的冲突与协调　在对患者进行整体护理过程中，护士扮演着众多的角色，其不同的角色伙伴对她们有不同期望，往往会造成角色冲突，引起护士心理和行为上的不协调，影响身心健康。因此，护士要通过角色学习，提高角色扮演能力，并协调与其他角色的关系，取得家人、朋友等角色伙伴的理解、支持和帮助。

第二节　护理学理论

一、奥瑞姆的自护理论

（一）内容

奥瑞姆的自护理论包括 3 个相关理论结构：自我护理结构、自理缺陷结构和护理系统结构。

1. 自我护理结构　自我护理是个体为维持自身结构和功能正常、维持正常生长发育过程而进行的自我照顾活动，是人的本能。

2. 自理缺陷结构　是奥瑞姆理论的核心部分，描述了个体在什么时候需要护士提供护理帮助。奥瑞姆认为：在某一特定的时间内，个体有特定的自理能力及治疗性自理需要，当这种自理需要大于自理能力时就需要护理照顾（图 3-6）。

3. 护理系统结构　护理系统结构指出护士应根据患者的自理需要和自理能力的不同而分别采取三种不同的护理系统。各护理系统的适用范围以及护士和患者在各系统中所承担的职责（图 3-7）。

（1）全补偿护理系统：患者没有能力完成自理，需要护士进行全面帮助，以满足患者所有的基本需要。如全麻未苏醒者、昏迷患者，神志、体力完全没有能力自理。

（2）部分补偿系统：患者有一定的自理能力，但还有一部分需要护士的帮助。护士和患者共同承担患者的自理活动，在满足自理需要方面都能起主要作用。如手术后患者，尽管他能满足大部分自理需要，但需护士提供不同程度的帮助。

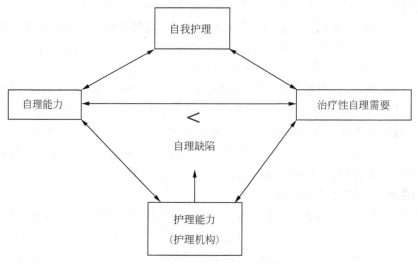

图 3-6 奥瑞姆的自理缺陷结构

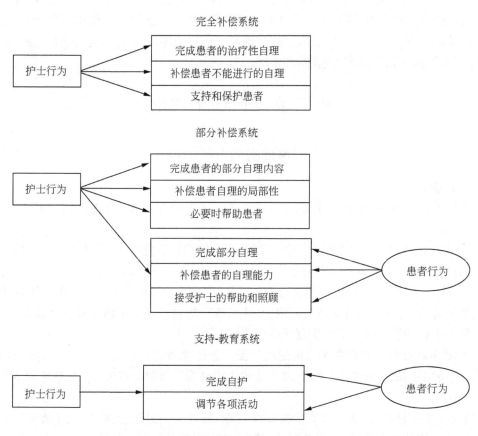

图 3-7 奥瑞姆的护理系统结构

（3）支持-教育系统：患者能完成所有的自理活动，但需要在护士的协助下做出决策、控制行为和学习相关知识和技能。如糖尿病患者自己进行胰岛素注射，注射技能需要护士指导，而患者则需要学习该操作技能。

> **重点提示**
>
> 　　自护理论强调了患者在维持和恢复健康中的主体作用,以自理为核心,将理论分为三个结构。①自我护理结构:指个体为维持生命和健康而需要自己进行的活动,其按一定形式连续进行;②自理缺陷结构:阐明了人在何时需要护理;③护理系统结构:依据个体自理缺陷的程度设计了三种护理补偿系统。

(二)奥瑞姆自护理论与护理实践的关系

奥瑞姆的自护理论被广泛地应用在护理实践中,以其为框架的护理工作方法分为 3 步。

1. 评估患者的自理能力和自理需要　护士可通过收集资料,确定患者存在哪些方面的自理缺陷,评估患者的自理能力和自理需要,从而决定患者是否需要护士帮助。

2. 设计恰当的护理系统　评估患者的自理需要和自理能力,在全补偿系统、部分补偿系统和支持-教育系统中选择一个恰当的护理系统,并制定详细的护理计划。

3. 实施护理措施,评价护理结果　根据护理计划实施护理,协调和帮助患者恢复和提高自理能力。同时,收集实施护理后的效果,对护理结果进行评价。

二、纽曼的健康系统模式

(一)内容

纽曼的健康系统模式是一个综合的、动态的、以开放系统为基础的护理概念性框架。模式重点叙述了 3 部分内容:与环境互动的人、应激源、面对应激源人体做出的反应以及预防。

1. 人　纽曼认为,人是一个与环境持续互动的开放系统,称为服务对象系统。服务对象系统可以是个体,也可以是家庭、社区、社会群体。纽曼着重描述了个体,并用围绕着一个核心的一系列同心圆来表示(图 3-8)。

从图中可见,核心部分为基本结构,是机体的能量源。它由生物体共有的生存基本因素组成。机体通过 3 种防线抵抗有害因素的干扰,维持自身系统的稳定与完整。

(1)弹性防线:是最外层虚线圈,是保护基本结构的最外层防御机制,是系统对应激源的最初反应或是系统的保护防线,常处于波动之中。失眠、营养不足、生活不规律、身心压力过大等都可削弱其防御效能。弹性防线的主要功能是防止应激源入侵,缓冲、保护正常防线。

(2)正常防线:是弹性防线内侧的实线圈,是个体在其生命历程中建立起来的健康状态或稳定状态,也是个体在生长发育及与环境互动过程中不断调整和适应的结果。其强弱与个体在生理、心理、社会文化、发展、精神等方面对环境中应激源的适应与调节程度有关,若应激源侵犯到正常防线,个体将表现出稳定性降低和疾病。正常防线的功能是调动机体各方面因素,对应激源做出适当的调整,维持机体的稳定状态。

(3)抵抗线:是紧贴基本结构外层的一系列虚线圈,由支持基本结构和正常防线的一系列已知和未知因素组成,如白细胞、免疫功能等。当应激源入侵到正常防线时,抵抗线被激活,若能有效发挥功能,可促使个体回复到正常防线的较强水平。若功能发挥无效,可导致个体能量耗竭,甚至死亡。抵抗线的主要功能是保护基本结构,稳定并使个体恢复到正常防线的健康水平。

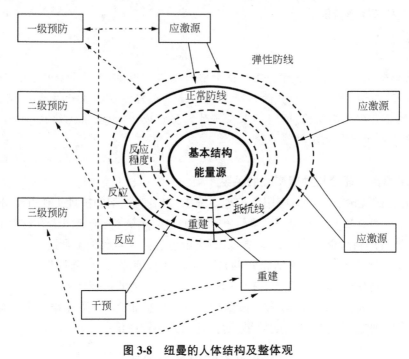

图 3-8　纽曼的人体结构及整体观

2. 应激源　是引发个体紧张和导致个体不稳定的所有刺激。纽曼将应激源分为以下几种。

(1)个体内的应激源:指来自于个体内与内环境有关的应激,如愤怒、悲伤、自我形象改变、自尊紊乱、疼痛、失眠等。

(2)人际间的应激源:指来自于两个或多个个体之间的应激,如夫妻关系、上下级关系、护患关系紧张,父母与子女间的角色期望冲突等。

(3)个体外的应激源:是指发生于体外、距离比人际间压力更远的压力,如经济状况欠佳、环境陌生等。

3. 反应　纽曼认为护理的目的是通过护理干预来维持和恢复机体的平衡。护士应根据个体对应激源的反应采取不同的干预,提出三个级别的预防措施,特别强调一级预防的作用。

(1)一级预防:当怀疑或发现应激源确实存在而应激反应尚未发生时,一级预防便可开始。主要措施是采取减少或避免与应激源接触、巩固弹性防线和正常防线。

(2)二级预防:当应激源穿过正常防线后,个体出现症状或体征时,就可开始二级水平的干预,即早期发现病例、及时治疗、增强抵抗线。

(3)三级预防:指在积极治疗之后或个体达到相当程度的稳定性时,为能彻底康复、减少后遗症而采取的干预。三级预防的目的是进一步维持个体的稳定性、防止复发。

(二)纽曼的健康系统模式与护理实践的关系

纽曼发展了以护理诊断、护理目标和护理结果为步骤的工作方法,其反映了系统论思想。

1. 护理诊断　护士需要对个体的基本结构、各防线的特征以及个体现存和潜在的应激源进行评估,然后收集、分析个体在生理、心理、社会文化、精神与发展各个方面对应激源的反应及其相互作用的资料。对其中偏离强健的方面做出诊断,并排出优先顺序。

2. 护理目标　护士以保存能量,恢复、维持和促进个体稳定性为前提,与患者及家属一起,共同制定护理目标以及为达到目标所采取的干预措施,并设计预期护理结果。纽曼强调应用一级、二级、三级预防原则来规划和组织护理活动。

3. 护理结果　是护士对干预效果进行评价及验证。评价内容包括个体内、外及人际间应激源是否发生了变化,机体防御功能是否增强,应激反应症状是否缓解等。评价的结果可作为再次制定护理目标和护理干预的依据。

重点提示

纽曼健康系统模式是用整体人的方法看待人与环境不断相互作用的模式,重点叙述了3部分内容:与环境有关的人、应激源以及反应。提出机体防御疾病的三道防线及护理干预是通过三级预防完成的。

三、罗伊的适应模式

(一)内容

罗伊的适应模式涉及对人、护理目标、护理活动、健康和环境五个基本要素的描述。

1. 人　罗伊认为作为护理对象的人,是具有生物、心理和社会属性的有机整体,包含了系统和适应两个方面。一方面,人作为一个有生命的系统,不断与环境间存在着信息、物质和能量的交换,是一个开放系统。另一方面,由于人与环境间的互动可以引起自身内在的或者外部的变化,人在这种变化的环境中必须保持其完整性,因此每个人都需要适应。罗伊用图3-9具体说明了人作为一个适应系统的适应过程。

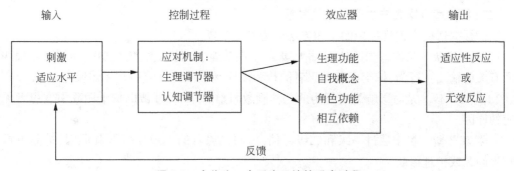

图3-9　人作为一个适应系统的适应过程

(1)输入:由刺激和人的适应水平构成。刺激是指来自外界环境或人体内部的可以引起反应的信息、物质或能量单位,分为3类。①主要刺激:是指直接面对、必须适应的刺激,通常引起机体发生变化,如外伤、住院等;②相关刺激:是指除主要刺激以外的其他因素,促使主要刺激引起行为改变,如遗传因素、年龄、文化等;③固有刺激:是指可能引起行为改变,但是否有效无法得到证实的刺激,如个人经验、态度等。适应水平是输入的一部分,如果刺激在人的适应区内,则人可能适应,如果刺激在适应区外,则人不能适应刺激。

(2)过程:罗伊用应对机制来说明人这个适应系统的控制过程。她认为有些应对机制是先天获得的,称其为生理调节器,是通过神经-化学物质-内分泌途径来进行应答,如白细胞对抗细菌的入侵;而有些应对机制则是后天学习得到的,称其为认知调节器,是通过感觉、加工、学习、判断和情感等复杂的过程来进行应答,如应用消毒药清洗伤口。生理调节器和认知调节器协调一致共同发挥作用,以维护人的完整性。

(3)效应器:生理调节器与认知调节器共同作用于 4 个适应层面,即效应器,包括①生理功能,是人与基本生理需要相关的适应方式,包括氧气、营养、排泄等;②自我概念,是个人在特定时间内对自己的看法与感觉,包括躯体自我和人格自我;③角色功能,是个人在社会中所承担角色的履行情况;④相互依赖,是个人与其重要关系人及社会支持系统间的相互关系。通过对以上 4 个层面个体行为的观察,护士可识别个体所做出的反应是适应性反应还是无效反应。

(4)输出:指人的行为。罗伊将输出分为适应性反应和无效反应。适应性反应是机体对刺激做出的积极反应,可促进人的完整性。无效反应则不能达到此目的。护理的目的就是减少无效性反应和促进适应性反应。

2. 护理目标 罗伊认为护理目标就是减少无效性反应和促进适应性反应,即促进人在 4 个适应层面上的适应性反应。适应性反应是对健康有利的反应。

3. 护理活动 护士可通过两个途径来增进个体的适应性反应。①采取有效护理措施控制各种刺激,使刺激强度在个体的适应范围之内;②扩展人的适应范围,增强个体对刺激的耐受能力,来促进适应性反应。

4. 健康 罗伊认为健康是“个体成为一个完整和全面的人的状态和过程”,若一个人失去完整性就意味着失去健康。人的完整性表现为有能力达到生存、成长、繁衍、主宰和自我实现。健康是人的功能处于对刺激的持续适应状态。

5. 环境 罗伊认为环境是围绕并影响个人或群体发展与行为的所有情况、事件及因素,是刺激的来源。环境中包含主要刺激、相关刺激和固有刺激。

(二) 罗伊适应模式与护理实践的关系

罗伊根据适应模式将护理的工作方法分为 6 个步骤。

1. 一级评估 又称行为评估,是指收集与生理功能、自我概念、角色功能和相互依赖四个方面有关的输出性行为,护士可确定患者的行为反应是适应性反应还是无效反应。

2. 二级评估 是对影响患者行为的三种刺激因素的评估,可帮助护士明确引发患者无效反应的原因。

3. 护理诊断 护士通过一级和二级评估,可明确患者的无效反应及其原因,进而可推断出护理问题或护理诊断。

4. 制订目标 目标是对患者经护理干预后应达到的行为结果的陈述。制订目标时护士应注意要在尊重个人权力和利益的基础上,尽可能与患者共同制订,且制订的目标要可观察、可测量和可达到。

5. 干预 是护理措施的制订和落实。罗伊认为护理干预可改变或控制各种作用于适应系统的刺激,使其全部作用于个体适应范围内。控制刺激的方式有消除刺激、增强刺激、减弱刺激或改变刺激。干预也可着重于提高人的应对能力、扩大适应范围。

6. 评价 是护士将干预后患者的行为改变与目标行为相比较,确定护理目标是否达到,找出未达到的原因,然后根据评价结果修订或调整计划。

罗伊适应模式强调围绕人的适应性组织护理活动,通过护理活动促进人的适应能力,达到帮助人恢复健康的目的,内容包括对人、护理目标、护理活动、健康和环境五个基本要素的描述。

四、佩普劳的人际关系模式

(一)内容

佩普劳的人际关系模式重点描述护士与患者之间人际关系的形成与终止过程,这种人际关系在整个护理过程中起着重要的作用,可以分为以下 4 个时期。

1. 认识期　也称熟悉期,是护士和患者相互认识的时期。此期护士要与患者及其家属共同分析情境,一起认识和明确患者存在的问题,然后对所需要专业服务的方法做出初步计划。此期开始时,护士和患者是陌生的,结束时,双方已能齐心协力地辨别问题,相处得比较自然。

2. 确认期　也称确定期,是护士确定适当的专业性帮助的时期。护士通过收集资料和观察患者,确定了为患者提供帮助的方向;患者选择性地做出反应,表达对健康问题的看法,一般有 3 种情况:①独立自主,不依赖护士;②与护士分担、相互依赖;③被动地完全依赖护士。选择哪一种常和护士与患者相处的态度有关。因为在此期要求双方有更多的理解,才有利于患者做出适当的选择。

3. 开拓期　此期患者可以得到所有可能的服务,其程度是根据患者的需要和利益而定的。患者从护理中获益,感受到所提供的服务能使其情况好转,并对为达到目标应有的行为显示出主动性。

4. 解决期　是护士帮助患者从生理上逐渐到心理上自立的过程,患者的需要已经在护士和患者的共同努力下得到满足,因而他们之间的治疗性关系可以结束。

(二)佩普劳人际关系模式与护理实践的关系

1. 正确理解护患关系　佩普劳人际关系模式的核心是特定的护患关系。要求在护患关系建立的整个过程中,贯穿和谐的、互相理解的、互相尊重的氛围,才可更广泛地理解患者的问题和提出切实可行的方法,从而使护患双方得到满足和成长的体验。佩普劳人际关系模式的前提是互动,这是理解护患关系的独特见解。

2. 正确应用护患关系　佩普劳人际关系模式为护理临床实践、理论、研究各领域做出了贡献,增加了现代护理的知识基础,是当今护理中不可缺少的内容,也是我国护理事业中亟待提高的环节。但护患互动对无意识患者工作时是绝对受限的,在应对不能有效沟通的自弃者时严重受阻,因此无法完成以上两类患者的护理。

佩普劳人际关系模式的核心是特定的护患关系,包括认识期、确认期、开拓期和解决期四个连续的时期。

讨论与思考

1. 叙述一般系统论在护理中的应用。

2. 阐述马斯洛的人类基本需要层次理论的内容和一般规律。

3. 记录自己 1 周内所面临的应激源,评估一下自己对应激的反应及应对方法是否有效?

4. 成长与发展理论对护理工作有何帮助?

5. 讨论:

患者,女性,72 岁,因脑血栓致一侧肢体偏瘫,生活不能完全自理。请用所学的护理理论正确指导该患者。

(舟国英)

第 **4** 章

整体护理与护理程序

学习要点

1. 整体护理的概念
2. 护理程序、护理诊断、护理目标的概念
3. 护理程序的步骤
4. 护理诊断的排序原则
5. 患者入院护理评估单的书写
6. 护理记录单(PIO 格式)的记录

在现代护理阶段,随着人类对健康与疾病认识的深化,护理逐步转变为以人为中心,重视心理护理和环境的调节,强调护患关系的和谐和患者的主观能动性,整体护理观应运而生。整体护理以护理对象为中心,在实践过程中以护理程序为框架,以现代护理理论为基础,系统、科学地为护理对象分析问题、解决问题,促进健康。

第一节 整体护理

一、概　述

整体护理是一种以护理对象为中心,以现代护理观为指导,以护理程序为框架,将临床护理和护理管理各个环节系统化的工作模式。整体护理是一种护理行为的指导思想或护理理念,视护理对象为生物、心理、社会多因素构成的开放性有机整体,根据护理对象的需求和特点,以满足护理对象的身心需要、恢复和促进健康为目标,运用护理程序的理论和方法,实施系统的、有计划的、全面的护理实践活动。

整体护理的对象不仅包括个体,也包括群体;不仅包括个人,也包括家庭、社区。不仅包括患病的人,也包括健康的人;不仅帮助人们恢复健康,也帮助人们维护健康和提高健康水平。整体护理贯穿于人生命的全过程,整体护理贯穿于人的疾病和健康的全过程。

整体护理的发展背景

整体护理其发展过程经历了3个阶段。①现代医学模式的提出。1977年美国医学家恩格尔(Enger)提出生物-心理-社会医学模式,该模式特点是将研究对象和服务对象作为一个整体,护理是以患者为中心的整体护理。②贝塔朗菲(Bertalanffy LV)系统理论的渗透,构成了整体护理的理论核心。③现代护理理论体系的基本形成,护理人员转变为独立的决策者,整体护理成为适应现代护理发展的必然趋势。

二、整体护理的实践特征

(一)以现代护理观为指导

护理是以人的健康为中心,护理对象不仅是患者,还包括健康人;护理服务范畴不仅在医院,而且还包括家庭和社区。现代护理观的确立为整体护理的开展奠定了实践基础。

(二)以护理程序为核心

整体护理以护理程序为基本思维和工作框架,从而保证最佳的护理效果。

(三)实施主动的计划性护理

整体护理中护士是主动的思想者、决策者,以全面评估、科学决策、系统实施、客观评价的主动调控,充分显示了护理专业的独立性和护士的自身价值。

(四)体现护患合作过程

整体护理充分重视患者及家属的自护潜能,强调通过健康教育,提供机会让他们参与自身的护理活动,提高患者及家属的自护能力。

重点提示

整体护理以患者为中心,以护理程序为核心,强调人的整体性、护理的整体性以及护理专业的整体性。

第二节　护理程序

护理程序是一种科学的工作方法,是护理工作程序化、规范化、科学化的重要标志,是临床护理、护理科研及护理教育的基础。

一、护理程序的概念及特征

(一)护理程序的概念

护理程序是以促进和恢复患者的健康为目标所进行的一系列有目的、有计划的护理活动,是一个综合的、动态的、具有决策和反馈功能的过程。对护理对象进行主动、全面的整体护理,使其达到最佳健康状态,是一种科学的确认问题和解决问题的思想方法和工作方法。综合性是指其应用多学科知识处理服务对象对健康问题的反应;动态性是指其护理措施应根据服务对象健康问题的变化而随时调整;决策性是指其针对服务对象的健康问题决定采取的护理措施;反馈性是指其实施护理措施后的结果及影响,是制定下一步护理措施的依据。

链　接

护理程序发展介绍

1955 年美国护理学者利迪亚·赫尔(Lydia Hall)首次提出责任制护理,强调以患者为中心实施护理。1961 年奥兰多撰写了《护士与患者的关系》一书,首次使用了"护理程序"一词,并提出了 3 个步骤。1967 年尤拉(Yura H)和渥斯(Walsh)完成了第一本权威性教科书《护理程序》,确定护理程序有 4 个步骤:评估、计划、实施、评价。1975 年罗伊等护理专家提出护理诊断这一概念,从而将护理程序发展为 5 个步骤:评估、诊断、计划、实施和评价。

(二)护理程序的特征

1. **整体性**　护理程序贯穿以服务对象为中心的观念,体现以人为中心的整体护理。

2. **系统性**　护理程序是系统理论在护理学科中的应用,其本身就是一个开放的系统,以此协调共同实现护理目标。

3. **动态性**　护理程序的实施中,需及时对护理对象的健康状况做出反应和调整。因此,护理程序是动态、循环的过程。

4. **互动性**　护理程序的进行是以护士与护理对象、家属、医师及其他医务人员相互沟通、相互影响为基础的。需要护理对象的参与和配合,需要护理人员间的合作。

5. **目标性**　护理程序使护理人员与护理对象合作制定与健康状况相关的特定目标,使每一位护士能清楚地知道如何执行计划并帮助护理对象达到其目标。

6. **普遍性**　护理程序是一种护理工作的方法,可以在任何护理情境下,为任何护理对象提供系统化的护理服务。

护理程序是科学推理的一种简单变化形式,是一种科学的工作方法,它帮助护士组织护理实践,并使之系统化和概念化、程序化。

重点提示

护理程序是一个综合的、动态的、具有决策和反馈功能的过程,是一种科学的确认问题和解决问题的思想方法和工作方法。护理程序以系统论、人类基本需要层次论、解决问题论和信息交流论等为理论基础。系统论是护理程序的结构框架。

二、护理程序的步骤

护理程序包括 5 个步骤:评估、诊断、计划、实施和评价(图 4-1)。

护理程序的 5 个步骤相互联系、相互依赖、相互影响,是一个循环往复的过程。①评估阶段需要收集与护理对象健康有关的资料,并对资料进行分析和整理;②诊断阶段要求护士对评估获得的资料对照标准进行分析,以确认护理对象存在的问题,明确护理诊断;③计划阶段要求护士以确定的护理诊断为依据制定护理计划,列出护理诊断的次序,确定预期护理目标,制

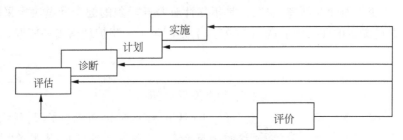

图 4-1　护理程序的基本步骤

定相应的护理措施;④实施阶段要求护士执行和完成护理计划的具体护理活动,护士每天按照护理计划,选择性地为护理对象提供护理措施,解决其护理问题;⑤评价阶段要求护士根据护理活动后护理对象身体及心理变化的结果,对照预期目标进行判断,评价实施质量和效果,确定目标达到的程度。

重点提示

护理程序的步骤:评估、诊断、计划、实施、评价。评估是护理程序的第一步,但贯穿于护理程序的全过程。

(一)评估

评估是护理程序的第一步,包括收集资料、整理分析资料、记录资料。对新入院患者护士须进行初次、系统而全面的护理评估,收集健康资料,并填写住院患者首次护理评估单、住院患者风险评估表及跌倒或坠床评分表。住院患者首次护理评估单一般要求于患者入院后 24h 内完成。因患者的病情是动态的,护士又须对患者进行随时评估,发现新问题,及时调整护理计划。因此,评估是护理程序的第一步,但却贯穿于护理程序的全过程。

1. 收集资料

(1)收集资料的目的:①为护理诊断提供依据;②为制订护理计划提供依据;③为评价护理效果提供依据;④为护理科研积累资料。

(2)资料的类型:①主观资料。即患者的主诉,包括其经历、感觉及他所看到、听到或想到的对健康状况的主观感觉。如"我感到胸闷""我的头很痛"等。②客观资料。即护士通过观察、体格检查或借助医疗仪器、实验室检查而获得有关患者症状和体征的资料。如"患者面色苍白""呼吸 20 次/分"等。

(3)资料的来源:①直接来源。患者是健康资料的直接来源,也是主要来源。主要通过对患者的主诉、观察及体检获得的资料。②间接来源。患者的重要关系人,当患者为婴幼儿、病情危重或神志不清者时,患者的亲属、抚养人或关系密切的朋友、同事等成为资料的间接来源;其他健康专业人员,如主治医师、理疗师、营养师、心理医师等;住院病历记录,包括目前病案记录、既往的医疗病历、既往健康检查记录、儿童预防接种记录等;实验室检查报告;医疗和护理的有关文献资料。

(4)资料的内容:①患者的一般资料。主要有患者的姓名、性别、年龄、民族、职业、文化程度、婚姻状况等。②现在健康状况。此次发病情况、入院方式及医疗诊断等。③既往健康状况。既往患病史、家族病史、过敏史、住院史、手术史等。④生活状况及自理程度。如饮食、睡眠或休息、排泄、自理能力等。⑤护理体检。包括生命体征、意识、瞳孔、皮肤、四肢活动度、营养状况及心、肺、肝、肾的主要阳性体征。⑥心理状况。如性格特征、情绪状态、对疾病的认识和态度、康复信心、对护理的要求、希望达到的健康状态、应对能力等。⑦社会状况。医疗保健待遇、经济状况、工作环境、家属成员对患者患病的态度及对疾病的了解和认识等。⑧近期的应激事件。如失业、丧偶、离婚、家人生病等。

(5)收集资料的方法:主要有观察、交谈、护理体检、查阅。

1)观察。是护士运用感官或借助简单诊疗器械进行护理体检而获得健康信息资料的方法,包括视、触、听、嗅。通过观察,可以获得患者生理、心理、精神、社会、文化等多方面的资料,同时也培养和提升了护士敏锐、细致的观察能力。

2)交谈。是护士与患者沟通的有效方法。有效的沟通可以直接获取患者信息,了解患者的健康状况;沟通感情,建立良好的护患关系;及时向患者反馈,如有关其病情、检查、治疗、康复等方面的信息;为患者提供心理支持。交谈分为 3 个阶段:开始阶段,与患者建立友善关系,告之交谈的目的及所需的时间;进行阶段,依据交谈提纲收集资料;结束阶段,暗示要结束谈话,对患者表示感谢,并对谈话进行核实、小结。

交谈的注意事项:选择合适的环境和舒适的体位,交谈环境应安静、舒适、不受干扰,并有适宜的光线和温度;交谈前向患者说明谈话的目的和所需要的时间,使患者有思想准备;引导患者抓住交谈的主题,引导谈话的方向,不要催促,不要随意打断或提出新的话题,语句表达清晰,语意明确,语速适当,及时反馈;注意沟通技巧,认真倾听患者主诉,关心体贴护理对象,适当使用非语言交流技巧,如面部表情、专业性皮肤接触等,避免使用专业词汇。

3)护理体检。是护士系统地运用视、触、叩、听、嗅等体格检查手段和技术,对护理对象的生命体征和各个系统功能状况进行检查而收集资料的方法。

4)查阅。护士可在评估前及护理活动中,查阅相关资料,包括医疗病历、护理病历、各种医疗、护理记录,各种辅助检查结果、实验室检查报告、有关书籍、资料等。

2. 整理分析资料　将所收集到的资料进行核实、分类、筛选、分析的过程。

(1)核实:为保证资料的真实、准确,护士需要通过护理体检等方法对主观资料进行核实,如患者自觉发热,则应测量体温加以核实。对含糊不清或不确定的主诉,需重新调查、确认。

(2)分类:将收集的健康资料按一定的方法进行分类。

常用分类方法有以下几个。①马斯洛的需要层次论。为目前最常用的分类法。即按照生理需要、安全需要、爱与归属需要、自尊与被尊敬需要、自我实现需要进行分类。②戈登的功能性的健康形态。主要有健康管理、代谢、排泄、运动、睡眠、感知、自我概念、关系、生殖、应激耐受和信念。③北美护理诊断协会的个人反应形态。构架为交换、沟通、关系、价值、选择、移动、感知、认识、感觉。

(3)筛选:将所收集的全部资料加以选择,剔除对患者健康无意义或无关的部分,集中要解决的问题。

(4)分析:护士需要分析资料,发现异常的、有临床意义的资料,找出相关因素及危险因素,为确定护理诊断做准备。

3. 记录资料　记录资料要及时,应客观记录患者的叙述和临床所见,资料必须反映事实,不能有护士主观的判断和结论;主观资料的记录尽量用患者自己的语言;客观资料的描述应使用专业术语、可测量的词描述;资料记录应能全面、准确地反映患者的情况;记录应清晰、简洁、避免错别字。

> **重点提示**
>
> 收集资料的方法主要有观察、交谈、护理体检、查阅。其中,交谈是获取资料的主要手段。

(二)护理诊断

1. 护理诊断的定义　"是关于个人、家庭或社区对现存的或潜在的健康问题或生命过程的反应的一种临床判断,是护士为达到预期目标选择护理措施的基础"。该定义是由北美护理诊断协会在1990年召开的第9次会议上提出并通过的。

护理诊断的定义表明了如下内涵:①护理对象包括个人、家庭或社区等;②护理诊断描述的是人类现存的或潜在的健康问题或生命过程的反应,反映了护理的预见性,而并非护理需要和护理措施;③护理诊断涉及与人生命过程有关的生理、心理、社会、精神、文化、发展等各方面的问题;④护理诊断描述的人类健康问题,是可以通过护理措施解决或缓解的。

2. 组成部分　护理诊断是由名称、定义、诊断依据、相关因素等4部分组成。

(1)名称:是对护理对象健康问题的概括性描述。常用受损、缺陷、障碍、无效、低效等特定用语表述,但不能说明变化的程度。包括现存的、危险的和健康的3种护理诊断。①现存的护理诊断:护理对象现在已经存在的问题,如"体温过高""皮肤完整性受损"等;这类护理诊断的诊断依据已经具备,直接观察即可获得。②潜在的护理诊断:有危险因素存在,若不采取护理措施,将来会发生的问题,如"有皮肤完整性受损的危险""有感染的危险"等;此类护理诊断要求护士具有预见性,通过观察获取患者的健康问题。③健康的护理诊断:是个人、家庭或社区从特定的健康水平向更高的健康水平发展的护理诊断,如"执行治疗方案有效""母乳喂养有效"等。这类护理诊断可在护理人员为健康人群提供护理时采用。

目前,我国使用NANDA的155项护理诊断。

(2)定义:是对护理诊断名称的一种清晰、正确的描述,以此确定每一个护理诊断的特性,与其他护理诊断相鉴别。例如"压迫性尿失禁"的定义是个体处于在腹压增加时即能排出少于50ml尿液的状态。

(3)诊断依据:是做出护理诊断时的临床判断标准(相关的症状、体征和有关病史)。诊断依据可分为主要依据和次要依据:①主要依据,是指证实一个特定诊断必须存在的症状和体征;②次要依据,是指可能出现的症状和体征。如"便秘"的主要依据是排便次数每周少于3次,粪便干硬、成形,次要依据是直肠胀满感、排便费力等。

(4)相关因素:即指影响个体健康状况,导致健康问题的直接因素、促发因素或危险因素。常见的有5种:①病理生理方面是指与病理生理改变有关的因素,如"腹泻"的相关因素可能是胃肠道疾病、内分泌代谢性疾病、营养性疾病等。②治疗方面是指与治疗措施有关的因素,如"气体交换受损"的相关因素可能是气管插管引起的呼吸道梗阻等。③心理方面是指与心理状态有关的因素,如"便秘"可能是与护理对象长期处于精神紧张状态有关。④情境方面是指涉及环境支持系统、生活经历、生活习惯、角色等多方面因素,如"清理呼吸道无效"可能是与过度疲劳、焦虑、恐惧和缺乏咳嗽知识有关。⑤发展方面是指涉及与年龄相关的各方面,主要包括认知、生理、心理、社会、情感的发展状况等,比单纯年龄因素所包含的内容更广泛。如老年人容易发生便秘,常与肠蠕动减慢,活动量少有关。

3. 护理诊断的陈述方式 护理诊断的陈述包括3个要素:健康问题(problem),即护理诊断的名称;症状或体征(symptoms or signs),即与健康问题有关的症状、体征;原因(etiology)或相关因素,指导致健康问题的直接因素、促发因素或危险因素。陈述方法有3种,常用PES、PE、P公式进行阐述。

(1)三部分陈述:即PES或PSE公式,多用于现存的护理诊断。

如:体温过高:T 39℃,面色潮红,皮肤发热:与肺部感染有关
　　　　P　　　　　　　　S　　　　　　　　　E

(2)二部分陈述:即PE公式,多用于"危险"的护理诊断。

如:有皮肤完整性受损的危险:与长期卧床、被迫体位有关
　　　　　　P　　　　　　　　　　　E

有受伤危险:与头晕有关
　　P　　　　E

(3)一部分陈述:多用于健康护理诊断的陈述。如:"潜在的精神健康增强""母乳喂养有效"。

4. 护理诊断与医疗诊断的区别 表4-1。

表4-1 护理诊断与医疗诊断的区别

区别点	护理诊断	医疗诊断
研究对象	对个体、家庭、社区现存的或潜在的健康问题或生命过程反应的一种临床判断	对个体病理生理变化的一种临床判断描述
描述内容	是对个体健康问题的反应	是一种疾病
决策者	护理人员	医疗人员
问题状态	现存的、潜在的、健康的	现存的
职责范围	在护理职责范围内进行	在医疗职责范围内进行
稳固性	随患者的反应变化而变化	在病程中保持不变
举例	胸痛:与心肌缺血缺氧有关	冠心病

5. 书写护理诊断的注意事项

(1)诊断明确,书写规范,简单易懂。

(2)一项护理诊断只针对患者的一个护理问题。

(3)护理诊断必须有客观依据,不能以护士的主观感觉和标准判断患者的反应。

(4)相关因素是制订护理措施的依据,因此必须准确,陈述的连词用"与……有关",无法确定相关因素时,可写"与未知因素有关"。

(5)护理诊断陈述的健康问题必须是护理措施能够完全或部分解决的。

(6)患者的护理诊断可以同时有数个,并随病情的发展而变化。

6. 合作性问题 是医师与护士共同合作才能解决的问题,多指由于脏器的病理生理改变所致的潜在并发症。陈述方式,即"潜在并发症:××××"。简写为"PC:××××"。如"潜在并发

症:心律失常"。严格地说,合作性问题不属于护理诊断的范畴。对于护理诊断,护理人员能够独立做出一定的处理从而达到护理目标,而合作性问题,护理人员的重点在于监测,及时发现情况变化,这项工作需要医护合作共同完成,即护理人员运用医嘱和护理措施共同处理以减少并发症发生。

护理诊断与医护合作性问题的区别(表4-2)。

表4-2　护理诊断与医护合作性问题的区别

区别内容	护理诊断	医护合作性问题
决策者	护理人员	医师和护士
预期目标	制订预期目标作为评价护理效果的标准	不强调预期目标,注重过程监测评价
采取措施	护理干预	通过药物、手术等治疗手段医护共同进行干预
工作重点	实施护理,达到预期护理目标	预防、监测并发症的发生和病情的变化,
陈述的方式	胸痛:与心肌缺血缺氧有关	潜在并发症:心律失常

重点提示

护理诊断陈述的三要素,健康问题、症状体征、相关因素;护理目标的陈述公式,三部分(PES公式)、二部分(PE公式)、一部分(P公式)。

(三)护理计划

护理计划是护理程序的第3步,是针对护理诊断制订的具体护理措施,是护理行动的指南。护士与护理对象合作,以护理诊断为依据,制订护理目标和护理措施,预防、缓解和解决健康问题,促进患者康复。制订护理计划的步骤包括:设定优先次序、制订预期目标、制订护理措施、护理计划成文。

1. 设定优先次序

(1)问题排序:根据护理问题的重要性和紧迫性可将护理问题分为3类。①首优问题。是指直接威胁患者生命、需要立即行动去解决的问题,多是有关生命体征方面或基本需要不能满足的问题,如"心排血量减少""气体交换受损""疼痛"等。②中优问题。是指虽不直接威胁患者的生命,但也能导致身体上的不健康或情绪上变化的问题,如"躯体活动障碍""有感染的危险""恐惧"等。③次优问题。在护理过程中可稍后解决的问题,是指与此次发病关系不大,不属于此次发病反应的问题,如"营养失调:高于机体需要量""社交障碍"等。

护理诊断的先后顺序并不是固定不变的,它可随着病情及患者反应的变化而发生变化。当首优问题解决后,中优和次优问题就可以上升为首优问题。工作中可同时解决几个问题,但护理重点放在首优问题上。

(2)排列原则:根据健康问题的轻、重、缓、急,将多个护理诊断按其紧迫性和重要性进行排序。①首先解决对护理对象有生命威胁的、需要立即采取行动的问题。②按马斯洛的人类基本需要层次论进行排序,优先解决生理需要问题。③在无原则冲突的情况下,可考虑患者认为最重要的问题予以优先解决。④现存的问题优先处理,但不要忽视潜在的、有危险性的问题。一般认为现存问题应优先解决,但有时"有……危险"和"潜在并发症"的问题,虽尚未发生,却常被列为首优问题而需立即采取措施解决。护士应根据理论知识与临床经验对这类问题进行全面评估。

2. 制订预期目标　护理目标是护理活动预期的结果,是护士期望护理对象通过接受护理照顾后的健康状态、功能或行为、情感等方面的变化。制订有效的护理目标可以:①明确护理工作的方向。②指导制订护理措施。③作为护理工作效果评价标准。

(1)预期目标的分类:可分为近期目标和远期目标。①近期目标,又称短期目标。是指在相对较短的时间内(几个小时或一周以内)可达到的目标,适用于病情变化快、住院时间短的患者。如"3d 内,患者独立行走 20m"。②远期目标,又称长期目标。是指需要相对较长时间(几周或几个月)才能实现的目标。常适用于慢性疾病和康复患者,如"化疗期间不发生感染"。有些诊断可能只有短期目标或长期目标,而有些诊断可能同时具有短期目标和长期目标。

(2)预期目标的陈述:护理目标的陈述方式包括 5 个部分:主语 + 谓语 + 行为标准+ 条件状语 + 时间状语。①主语:是护理对象或护理对象的机体或生理功能(如皮肤、体重等),如主语为护理对象时可以省略。②谓语:是护理对象将能完成的行为,能够被观察到的。③行为标准:是护理对象完成该行为所要达到的程度(时间、距离、速度、次数等)。④条件状语:是护理对象完成某行为所具备的条件。⑤时间状语:是护理对象完成行为目标期望达到的时间。

举例:　出院前　　产妇　　学会　　给新生儿洗澡
　　　　时间状语　主语　谓语　行为标准

　　　　4d 后　　患者　借助双拐　行走　　20m
　　　　时间状语　主语　条件状语　谓语　　行为标准

(3)陈述目标的注意事项:①目标必须是患者的行为。预期目标的主语必须是护理对象或护理对象的一部分。有时在目标的陈述中,主语可能会被省去,但逻辑主语一定是护理对象或护理对象的某一部分。制定目标应体现出护理对象是实施护理计划最大受益者。②每个预期目标应针对一个具体问题。即来自一个护理诊断,并只能提出一种行为反应。陈述简单明了,切实可行,患者认可,乐意接受,属于护理工作范围之内。③一个护理诊断,可有多个目标。④应有具体日期,并可被观察和测量。⑤行为标准应尽量具体,避免含糊。

3. 制订护理措施　护理措施又称护理干预,是护士运用自身的专业知识和实践经验,围绕患者已经明确的护理诊断,制订帮助护理对象实现预期目标的护理活动和具体实施方法的过程,是一个决策的过程。

(1)护理措施的类型:护理措施分为 3 种类型。①独立性护理措施:围绕护理评估中确立的护理诊断,采取法律上允许的治疗及护理方法,是护士运用护理知识和技能独立完成的护理活动。如为患者实施健康教育、提供心理支持等。②依赖性护理措施:是护士执行医嘱的护理活动。如给药、治疗和有关操作等。③合作性护理措施:是护士与其他专业人员共同合作完成的护理活动。

(2)制订护理措施的参考因素:①患者的具体情况:如年龄、文化程度、身体素质、康复的愿望等。②护理人员的构成情况:如数量、知识水平、技术水平等。③医院设施、设备。如医院、病区现有条件、设施等。

(3)制订护理措施的注意事项:①针对性:护理措施只能针对一个目标,一个目标可通过几项护理措施来实现。②可行性和安全性:护理措施应具体,具有可行性。应考虑患者的病情和耐受能力,如肢体的活动锻炼应循序渐进。③科学性和个体性:护理措施要有理论依据并注重个体化实施。护理人员应以循证护理为基础,结合个人知识、技能、临床经验以及护理对象的实际情况,选择并制订恰当的护理措施。④合作性和一致性:护理措施应与其他医疗措施协调一致。⑤参与性:鼓励护理对象参与制订护理措施,有助于他们更好地接受、配合护理活动,从而获得护理措施的最佳效果。

重点提示

护理措施的类型有 3 种,独立性、依赖性、合作性护理措施。

4. 护理计划　是将护理诊断、预期目标、护理措施等各种信息按一定格式书写成文,构成护理计划。护理计划应体现个体差异,一份护理计划只对一个患者的护理活动起指导作用。护理计划还应具有动态发展性,它应反映患者病情的动态变化,也是护士与护士、护士与其他医务人员之间交流患者信息的工具。各医院的护理计划格式不完全相同,大致包括日期、护理诊断、预期目标、护理措施、效果评价等几项内容。

(四)实施

护理程序的第 4 个步骤,执行护理计划的过程称为实施。即将护理计划付诸行动,实现护理目标的过程。要求护士不仅具备丰富的专业知识,还要具备熟练的操作技能和良好的人际沟通能力,以保证患者得到高质量的护理。

1. 实施的过程　包括实施前准备、实施过程和实施后记录 3 部分。

(1)实施前准备:①组织,将计划中的多个措施按照执行的方式进行重组,便于集中执行;②确定执行人员;③决定执行方法和采用的技能;④选择执行的时间。

此阶段要求护士思考以下几个问题:做什么(what,措施内容);谁去做(who,实施人);怎么做(how,技术和技巧);何时做(when,措施时间);何地做(where,实施措施的场所)。即解决问题的"4W1H"。

(2)实施过程:护士既是护理活动的决策者和组织者,又是措施的执行者、健康知识的教育者。此阶段是护士运用各种知识、操作技术、沟通技巧、观察能力、合作能力和应变能力去实施护理措施的过程;同时也是护士继续收集资料,评估和评价患者在护理活动中的身心反应及新的健康状况的过程。①实施的内容:包括协助日常生活活动的措施、预防性措施、治疗性措施、弥补不良反应的措施、抢救性措施等;执行医嘱,保持护理与医疗活动协调一致;为护理对象及家属提供有关健康问题的咨询,进行健康教育。②实施方法:计划的实施方法有 3 种,护士独立完成、与其他医务人员合作完成、指导患者及家属共同参与完成。③实施过程中要注意:a. 合作性,实施过程中与其他护士合作为护理对象提供24h 连续的整体护理。b. 连续性,为保持护理工作实施的连续性,必须有书面或口头交接班。c. 参与性,实施中教育指导患者及家属参与护理活动,充分发挥患者及家属的积极性。

重点提示

护理计划的实施方法有 3 种:护士独立完成、与其他医务人员合作完成、指导患者及家属共同参与完成。

(3)实施后记录:实施各项护理措施后应准确进行记录,亦称护理病程记录或护理记录。记录内容包括所执行的护理措施及执行过程中观察到的问题;对出现新的健康问题与病情变化所采取的临时性治疗、护理措施;患者身心需要及其满足情况、心理状态等。

记录格式有 2 种,PIO 格式最常用。P(problem)代表问题;I(intervention)代表措施;O(outcome)代表结果;SOAPE 格式记录格式是按照主观资料、客观资料、评估、计划、干预、评价的格式进行记录。S(subjective data):代表主观资料,即护理对象的感觉、主诉,如头痛、恶心、乏力等;O(objective data):代表客观资料,即护理人员观察、检查结果,如生命体征、化验报告等;A(assessment):代表估计,指护理人员对上述资料的分析、解释及对问题的判断;P(plan):代表计划,即护理人员为解决护理对象的问题所采取的措施;E(evaluation):代表评价,即采取护理措施后的效果。

记录的要求:护理记录要求简明扼要、及时准确、客观完整,不得提前记录,防止漏记,以避免漏做或重复实施相同的措施。

2. 实施过程的注意事项

(1)整体性:实施过程中应全面考虑其各个方面的情况,如年龄、健康状况、价值观、信仰等,尽可能满足患者的需要。

(2)安全性:护理措施必须保证患者的安全,预防并发症的发生。

(3)明确性:明确医嘱,不盲目实施,护士在执行医嘱时,应明确其意义,对有疑问的医嘱应先澄清后执行。

(4)科学性和灵活性:护理活动的实施应以科学知识和护理科研结果为基础,把评估和评价贯穿于实施过程中,根据病情变化灵活实施计划。

(5)互动性:应鼓励患者积极主动地参与护理活动,并注意与患者交流,给患者以支持和教育。

重点提示

PIO 记录格式。

(五)评价

评价是实施护理计划后,将护理对象的健康状况与预期的护理目标进行比较并做出判断的过程。评价是护理质量控制的重要措施,是护理计划实施的反馈过程,贯穿于护理的全过程。评价是护理程序的最后一步,但这并不表示只有到最后阶段才能评价,事实上评价存在于护理程序的每一步,是有计划地持续收集、整理、分析患者的资料,评价的核心是护理对象的行为和身心健康的改善情况。通过护理评价,确认护理人员的判断分析能力、解决问题能力、理论技术水平,及时吸取经验教训,为以后完善护理工作打下坚实基础,它贯穿于护理程序的始终。

1. 评价方式

(1)护士进行自我评价。

(2)护士长、护理教师、护理专家的检查评价。

(3)护理查房。

2. 评价内容

(1)护理过程的评价:是评价护士进行护理活动的行为过程是否符合护理程序的标准。如护理病历质量、护理措施实施情况、对护理程序的理解与运用是否符合标准。

(2)护理效果的评价:是评价中最重要的方面。最主要的是确定患者健康状况是否达到预期目标,包括患者的行为和身心健康的改善情况。

（3）评价目标实现程度：护理目标实现的程度有 3 种：目标完全实现、目标部分实现、目标未实现。如：预期目标为"患者术后 1 周独立行走 50m"，1 周后的评价结果为：

患者术后 1 周独立行走 50m——目标实现

患者术后 1 周独立行走 30m——目标部分实现

患者术后 1 周拄着拐杖行走 20m——目标未实现

3. 评价步骤

（1）收集资料：收集患者目前健康状态的资料进行分析。

（2）判断效果：将患者目前的健康状态与预期目标进行比较，衡量目标实现情况。

（3）分析原因：目标部分实现或未实现常见的原因有以下几个。①原始资料不充足，即收集的资料不准确、不全面；②护理诊断不确切；③制订的目标不恰当，措施不具有针对性、切实可行性；④护理措施不当或执行不得力，不具有针对性或是无效的措施；⑤患者及其家属不合作；⑥患者的病情发生了变化。

（4）修订护理计划：根据目标实现的程度，修订计划有 3 种情况。①停止：完全达标时，护理计划停止；②继续：部分达标时，护理诊断正确可以继续执行护理计划；③修订：未达标时，重新评价后修改护理计划。患者健康问题仍然存在的，应重新收集资料，分析目标未实现的原因，修正不适当的诊断、目标或措施。

评价贯穿于护理程序的各个阶段。在评估阶段，评价资料的完整性；在诊断阶段，评价护理诊断的正确性、全面性、统一性；在计划阶段，评价护理诊断排序的合理性、目标及措施的可行性；在实施阶段，评价护理措施执行的准确性及效果等。护理诊断是随患者的身心变化而变化，因此护理计划也是动态的，需要不断增加新的护理内容。

重点提示

1. 评价目标实现的程度有 3 种：目标完全实现、目标部分实现、目标未实现。
2. 目标部分实现与未实现的原因。

三、评判性思维与护理程序

在临床护理工作中，护理人员经常需要面对不断变化的情境。当事情突然发生时，评判性思维可以能够帮助护士找到解决问题的线索和途径，尽快实施解决问题的办法。现代护理观要求护理人员必须具备一定的评判性思维能力，以便在临床实践中能更好地观察、发现和解决问题，满足患者的护理需要。评判性思维首先是一种理性思维，护理过程中运用强调的是一种观念、一种意识。评判性思维理论是一个完整体系。反思和推理是评判性思维的实质过程。临床决策是护理评判性思维的核心目的。护理程序是评判性思维的应用工具。

（一）评判性思维的概念

评判性思维或称批判性思维，其思维过程依据理性思考，而不是个人情感偏好。20 世纪 30 年代，德国法兰克福学派创立评判性思维理论；20 世纪 70 年代评判性思维作为一种教育思维方式和教育价值观，开始运用于教学；20 世纪 80 年代初，评判性思维理论被引入了护理，并作为护理科学的理论基础和哲学基础。评判性思维是指个体在复杂的情境中，灵活地运用已有的知识、经验，对问题的解决方法进行选择、识别、假设，在反思的基础上进行分析、推理，并做出合理判断和正确取舍的高级思维方法。从护理学的角度来看,评判性思维是对临床复杂护理问题所进行的有目的、有意义的自我调控性的判断、反思、推理和决策过程。

(二)评判性思维与护理程序

评判性思维是一种理性思维,是反思和推理的过程。在临床护理实践中应用评判性思维可以帮助护士进行有效的护理决策,评判性思维与护理程序之间存在着相互关联和相互依赖的关系。①评估阶段:护士需要通过收集患者资料,进行可靠的观察、分析,判断患者的资料是否与健康问题有关,整理核实资料。②诊断阶段:护士要以评判性思维的方式去识别和分析有效的资料信息,据此做出准确的护理诊断。③计划阶段:护士根据已具备的知识和经验,根据患者的病情,分析判断相关因素,制定预期目标及护理措施。④实施阶段:护士运用评判性的思维方式,用护理知识及相关学科知识进行检测与反馈,为患者解决问题,有效地实施护理措施。⑤评价阶段:护士通过观察等方法将收集的资料与评价标准相比较,以判断预期目标是否达到。这种用标准进行评价的方法,也是评判性思维的过程。

讨论与思考

1. 请你说出护理程序、护理诊断、护理目标的概念。
2. 说出护理程序的 5 个步骤及各阶段的主要护理工作。
3. 收集资料的方法有哪几种？护士如何在工作中灵活运用？
4. 护理诊断陈述方式有几种？如何进行排序？
5. 护理措施有几种类型？
6. 讨论评判性思维在护理工作中的应用。

（王　静）

住院患者首次护理评估单

科别_____　床号_____　姓名_____　年龄_____岁　住院号_____

文化程度：□文盲　□小学　□初中　□中专/高中　□大专及以上
入院方式：□步行　□扶行　□轮椅　□平车　□担架　□其他_____
门(急)诊诊断：_____

基本情况评估
意识状态：□清楚　□嗜睡　□模糊　□昏睡　□昏迷
体　　位：□主动体位　□被动体位　□被迫体位(　□端坐位　□半坐卧位　□侧卧位
　　　　　□俯卧位)　□其他_____
皮肤黏膜：□正常　□压疮　□烫伤　□外伤　□其他_____

饮　　食：□普食　□半流质　□流质　□禁食　□鼻饲　□治疗饮食_____
排　　便：□正常　□便秘(1 次/_____日;辅助排便:□无　□有_____)　□腹泻(_____次/日)
　　　　　□失禁　□造瘘(能否自理:□能　□否)　□其他_____
排　　尿：□正常　□尿失禁　□尿潴留　□排尿困难　□留置尿管　□其他_____
过敏史：药物:□无　□不详　□有_____
　　　　食物:□无　□不详　□有_____　□其他_____
吸　　烟：□无　□有
饮　　酒：□无　□偶尔　□经常　□每天

续表

生活自理能力:□完全自理　□部分自理 □完全不能自理

跌倒风险评估:□跌倒史　　□活动异常 □辅助用具　　□睡眠异常 □视力异常

慢 性 病:　□无　　　□心脏病　　□高血压　□糖尿病　□脑卒中

其他_____

疼痛评估:□无　□有(部位:_____)

疼痛程度:□0分 无痛;□1-3分 轻微痛;□4-6分 比较痛;□9分 非常痛;□10分 剧痛

| 0 | 1 | 2 | 3 | 4 | 5 | 6 | 7 | 8 | 9 | 10(分) |

入院介绍:□住院须知　□环境设施　□经管医护人员　□饮食　□安全管理制度

□告知疾病相关知识_____

其他_____

_____

其他:_____

护士签名:

年　　月　　日

住院患者风险评估表

科室_____　床号_____　住院号_____

一般资料	姓名_____性别_____年龄_____职业_____民族_____ 初步诊断_____ 入院时间_____ 入院方式:□步行　□轮椅　□平车　□背入　　　第_____次入院 病史采集、体检:□经管医师　□值班医师　□进修医师 联络人_____ 电话_____ 与患者关系_____ 态度:□关心　□不关心　□过于关心　□无人照顾
基本情况评估	病情简介: 过敏药物或食物:□无　□有:_____ 手术外伤史:□无　□有:_____ 个人特殊嗜好:□无　□有:_____ 家族遗传及传染病史:□无　□有:_____ 大小便:□正常　□异常:_____ 意识状态:□清楚　□嗜睡　□烦躁　□昏迷　□其他_____ 自主能力:□正常　□全瘫　□截瘫　□偏瘫　□其他_____ 体格检查:T _____　P _____　R _____　BP _____　体重_____ 阳性体征:□无　□有:_____ _____ 重要的辅助检查:□无　□有:_____ _____ 特殊的阴性体征:□无　□有:_____

风险因素评估	心脑血管：□无　□有：_____
	呼吸系统：□无　□有：_____
	消化系统：□无　□有：_____
	神经系统：□无　□有：_____
	其他：□无　□有：_____
	_____

其他	不良后果及预后：_____
	_____
	患者及家属注意事项：_____
	_____
	诊疗计划：_____
	_____
	_____

评估等级：□一般　□病重　□病危　　处置结果：□收治　　□转院
护理等级：□特级护理　□一级护理　□二级护理　□三级护理

收集资料时间_____ 提供资料者签名_____
评估医师签名_____ 主治医师签名_____ 科主任签名_____

跌倒或坠床评分表

病区：_____ 床号：_____ 姓名：_____ 年龄：_____ 性别：_____ 护理等级：_____

评估项目	评分及依据			评估日期与结果			
	1分	2分	3分				
年龄	65~70岁	71~79岁	≥80岁				
跌倒史	入院前一年内跌倒过一次	入院前一年内跌倒过2~3次	入院前一年内跌倒过4次及以上				
活动情况	仅能在床上活动	行走需要工具或使用辅助工具或步态紊乱	站立时平衡障碍				
神经精神状态	昏睡或昏迷	昏睡	意识模糊或烦躁不安或痴呆				
感觉功能	单眼或双眼矫正视力小于0.3	单盲	双盲				
疾病因素：低血压（包括体位性低血压）、眩晕症、帕金森病、癫痫、贫血、短暂性脑缺血发作（TIA）、关节炎	任意一种疾病	任意两种疾病	任意三种或三种以上疾病				

续表

评估项目	评分及依据			评估日期与结果				
	1分	2分	3分					
药物因素： 麻醉药物、抗组胺类药物、缓泻药或导泻药、利尿药、降压药、降糖药、抗惊厥药、抗抑郁药、镇静催眠药	任意1种药物	任意2种药物	任意3种或3种以上药物					
总　　　分								
发生跌倒或坠床风险								
评估护士签名								
患者家属签名								

1~7分：低风险　　　　8~14分：中等风险　　　　15~21分：高风险

鉴于患者有跌倒或坠床高危因素，特告知家属，加强看护，注意以下事项，以便共同预防患者跌倒或坠床：
1. 患者下床时，应先坐稳于床沿，再由家属搀扶下床。如厕时需有人陪伴。
2. 如发现地面潮湿有水渍，请告诉告知人员，并避免在有水渍的地方行走，以防跌倒。
3. 请将物品尽量放置于橱柜内，以免妨碍走路。
4. 当你所照顾的患者有意识障碍、躁动不安请将床栏拉起，必要时还须增加约束带保护。
5. 请穿防滑的鞋子。病房夜间打开壁灯，便于患者辨认方向。
6. 患者服用安眠药或感到头晕，需要帮助而无家属在场时，请立即拉床边呼叫铃通知护士。
以上情况已向家属告知。
家属签名：_____　　护士/护士长签名：_____/_____　　日期：_____

155项护理诊断一览表（按NANDA分类法Ⅱ排列）

领域1：健康促进
执行治疗方案有效
执行治疗方案无效
家庭执行治疗方案无效
社区执行治疗方案无效
寻求健康行为（具体说明）
保持健康无效
持家能力障碍
领域2：营养
无效性婴儿喂养形态
吞咽障碍
营养失调：低于机体需要量
营养失调：高于机体需要量
有营养失调的危险：高于机体需要量
体液不足
有体液不足的危险

体液过多
有体液失衡的危险
领域3：排泄
排尿障碍
尿潴留
完全性尿失禁
功能性尿失禁
压力性尿失禁
急迫性尿失禁
反射性尿失禁
有急迫性尿失禁的危险
排便失禁
腹泻
便秘
有便秘的危险

感知性便秘

气体交换受损

领域 4：活动/休息

睡眠形态紊乱

睡眠剥夺

有失用综合征的危险

躯体活动障碍

床上活动障碍

借助轮椅活动障碍

转移能力障碍

行走障碍

缺乏娱乐活动

漫游状态

穿着/修饰自理缺陷

沐浴/卫生自理缺陷

进食自理缺陷

如厕自理缺陷

术后康复迟缓

能量场紊乱

疲乏

心排血量减少

自主呼吸受损

低效型呼吸形态

活动无耐力

有活动无耐力的危险

功能障碍性撤离呼吸机反应

组织灌注无效(具体说明类型：肾脏、大脑、心肺、胃肠
道、外周)

领域 5：感知/认知

单侧性忽视

认识环境障碍综合征

感觉紊乱(具体说明：视觉、听觉、运动觉、味觉、触觉、
嗅觉)知识缺乏(具体说明)

急性意识障碍

慢性意识障碍

记忆受损

思维过程紊乱

语言沟通障碍

领域 6：自我感知

自我认同紊乱

无能为力感

有无能为力感的危险

无望感

有孤独的危险

长期自尊低下

情境性自尊低下

有情境性自尊低下的危险

体像紊乱

领域 7：角色关系

照顾者角色紧张

有照顾者角色紧张的危险

父母不称职

有父母不称职的危险

家庭运作中断

家庭运作功能不全：酗酒

有亲子依恋受损的危险

母乳喂养有效

母乳喂养无效

母乳喂养中断

无效性角色行为

父母角色冲突

社交障碍

领域 8：性

性功能障碍

无效性性生活形态

领域 9：应对/应激耐受性

迁居应激综合征

有迁居应激综合征的危险

强暴创伤综合征

强暴创伤综合征：隐匿性反应

强暴创伤综合征：复合性反应

创伤后反应

有创伤后反应的危险

恐惧

焦虑

对死亡的焦虑

长期悲伤

无效性否认

预感性悲哀

功能障碍性悲哀

调节障碍

应对无效

无能性家庭应对

妥协性家庭应对

防卫性应对

社区应对无效

有增强家庭应对的趋势

有增强社区应对的趋势

自主性反射失调

有自主性反射失调的危险

婴儿行为紊乱
有婴儿行为紊乱的危险
有增强调节婴儿行为的趋势
颅内适应能力低下

领域 10：生活准则

有增强精神健康的趋势
精神困扰
有精神困扰的危险
抉择冲突(具体说明)
不依从行为(具体说明)

领域 11：安全/防御

有感染的危险
口腔黏膜受损
有受伤的危险
有围术期体位性损伤的危险
有摔倒的危险
有外伤的危险
皮肤完整性受损
组织完整性受损
有皮肤完整性受损的危险
牙齿受损
有窒息的危险
有误吸的危险
清理呼吸道无效

有外周神经血管功能障碍的危险
防护无效
自伤
有自伤的危险
有对他人施行暴力的危险
有对自己施行暴力的危险
有自杀的危险
有中毒的危险
乳胶过敏反应
有乳胶过敏反应的危险
有体温失调的危险
体温调节无效
体温过低
体温过高

领域 12：舒适

急性疼痛
慢性疼痛
恶心
社交孤立

领域 13：成长/发展

成长发展迟缓
成人心身衰竭
有发展迟滞的危险
有成长比例失调的危险

护理诊断内容举例

一、体温过高

【定义】

个体体温高于正常范围的状态。

【诊断依据】

主要依据：体温在正常范围以上。

次要依据

1. 皮肤潮红、触摸发热。

2. 心率、呼吸增快。

3. 可有抽搐或惊厥发生。

【相关因素】

1. 病理生理因素：各种感染性疾病及非感染性致热疾病。

2. 治疗因素：药物或麻醉影响散热过程，体温升高。

3. 情境因素：在高温环境暴露过久；剧烈运动、衣着不当等。

4. 年龄因素：未成熟儿。

二、便秘

【定义】

个人正常排便习惯改变，便次减少和(或)排出干、硬便的状态。

【诊断依据】

主要依据

1. 排便次数每周少于 3 次。

2. 排出干、硬成形便。

次要依据：主诉直肠饱胀感，排便费力；左下腹可触及包块；此外可能有食欲减退、口臭、口腔溃疡、头痛、腰背痛、使用缓泻药等。

【相关因素】

1. 病理生理因素：感觉运动障碍，内分泌疾病，电解质紊乱，营养不良，肛门、会阴、腰背部疼痛性病灶，结肠发育不良等。

2. 治疗因素：腹部手术治疗等治疗性限制；麻醉药、钙剂、抗生素等药物副反应。

3. 情境因素：活动量少；精神、工作压力大；环境陌生等干扰排便规律。此外，饮食过细、过精、缺乏纤维素及饮水过少等。

4. 年龄因素：儿童饮食过精、没有接受定时排便训练；老年人肠蠕动减慢，活动量少。

三、腹泻

【定义】

个人排便次数增多，大便不成形或排出松散、水样便的状态。

【诊断依据】

主要依据：便次增多(>3次／日)；松散、水样便。

次要依据：腹痛、肠鸣音亢进；大便量增多及颜色变化；有里急后重感。

【相关因素】

1. 病理生理因素：胃肠道疾病，内分泌代谢性疾病，营养性疾病等。

2. 治疗因素：药物副反应，管喂饮食等。

3. 情境因素：饮食改变；环境改变(水土不服等)；焦虑及应激状态。

4. 年龄因素：①婴幼儿生理性腹泻、辅食添加不当；②老年人胃肠及括约肌功能减退。

四、清理呼吸道无效

【定义】

个体不能清除呼吸道分泌物或阻塞物使呼吸道不能保持通畅状态。

【诊断依据】

主要依据

1. 无效咳嗽或咳嗽无力。

2. 无力排除呼吸道分泌物或阻塞物。

次要依据：呼吸形态异常(呼吸频率、节律、深度变化)；烦躁不安、口唇发绀；异常呼吸音。

【相关因素】

1. 病理生理因素：呼吸系统感染；因疼痛咳嗽无效；神经系统疾病使咳嗽反射受抑制或感知、认知障碍。

2. 治疗因素：手术导致咳嗽无力或无效；麻醉药、镇静安眠药抑制咳嗽反射；医疗性限制卧床过久等。

3. 情境因素：过度疲劳、焦虑、恐惧、张口呼吸使分泌物黏稠和缺乏咳嗽知识。

4. 年龄因素：新生儿咳嗽反射低下；老年人活动少、反射迟钝、咳嗽无力。

五、有皮肤完整性受损的危险

【定义】

个体皮肤处于可能受损状态。

【诊断依据】

有致皮肤损害的危险因素存在。

【相关因素】

1. 个体因素：①躯体感觉、活动障碍、循环不良，代谢异常及营养障碍(消瘦或肥胖)。②皮肤水肿、干燥、多汗，皮肤变薄或弹性降低，色素沉着等。③缺乏保持皮肤卫生的知识和习惯。

2. 环境因素：理化刺激因素存在及缺乏皮肤卫生的条件。

第 **5** 章

护理工作与法

学习要点

1. 护理工作中护士与护生应承担的法律责任
2. 首次护士执业资格考试的时间及取得护士执业资格考试应具备的条件
3. 护理工作中常见的法律问题
4. 医疗事故的概念、分级、应承担的法律责任及处理程序
5. 护理差错、护理事故的概念、分类及处理

随着我国法治工作的逐步健全和卫生行政法规的逐步完善,医疗护理工作中的法律问题已备受社会的关注。在医疗护理工作过程中,存在或潜在许多的法律问题。因此,护理人员必须做到知法、守法、懂法,增强法律意识,知道如何运用法律保护患者和自己,工作中遇到法律问题时应如何处理,做到有法可依,有章可循,这样才能保证护理专业规范有序地发展。

第一节　护理工作中的法律问题

每个合格的护理人员不仅应该熟知国家的法律条文,而且更应明确自身在护理工作中的法律责任,护理专业的规范要求,以保护自己和服务对象的一切合法权益,维护法律的尊严。

一、护理立法的历史现状

护理立法是以法律的形式来约束护理人员在教育、培训、服务、实践、注册等方面的问题,由国家制定或认可,并受国家宪法制约。19 世纪中叶,南丁格尔首创了世界上第一所护士学校,改变了人们对护理的看法。随着欧洲各国医院雨后春笋般的兴起,对护理人员的需求也日益增多,致使一些未受过正规护理教育的妇女、教徒等从事护理工作,使护理人员的资质标准和职责范围变得模糊不清,为改变这种状况,世界各国相继颁布了适合本国政治、经济、文化特点的护理法。

(一) 世界各国的护理立法概况

第一部护理立法源于 20 世纪初,英国在 1919 年颁布的《英国护理法》。于 1921 年,荷兰颁布了本国的护理法。随后,芬兰、意大利、波兰等许多国家也相继颁布、实施了护理立法,使

护理立法工作得到了很快的发展。1947 年,国际护士委员会发表了一系列有关护理立法的专著。1953 年,WHO 发表了第一份有关护理立法的研究报告。同年,国际护士学会制定了《国际护士学会护士守则》,并于 1965 年和 1973 年分别进行修订。1968 年,国际护士委员会成立护理立法专家委员会,制定了世界护理立法史上划时代的纲领性文件——《系统制定护理法规的参考指导大纲》,为各国制定护理法所涉及的内容提供了权威性的指导。近年来,许多国家反复修改并完善了本国的护理法,已逐步形成了与本国卫生管理体制相适应的一整套的专门法规,对本国的护理工作法制化起到非常重要的作用。根据 1984 年 WHO 的调查报告指出:欧洲 18 国、西太区 12 国、东亚 10 国及非洲 16 国均已制定了护理法规,各国护理法主要内容包括总纲、护理教育、护士注册、护理服务 4 个方面的内容。

(二)中国护理立法概况

在旧中国,国民党政府卫生署在 1936 年颁布了《护士暂行规则》。新中国成立后,国家先后颁布了有关护理的法规、文件,特别是在十一届三中全会以后,我国护理立法进入一个新的历史时期,社会法制得到健全,护理学科的法制建设也得到加强。

1979 年,卫生部颁发《卫生技术人员职称及晋升条例(试行)》及《关于护理工作的意见》。

1981 年,卫生部颁发《关于在"卫生技术人员职称及晋升条例(试行)"中增设主管护师职称等几个问题的通知》。

1982 年,卫生部颁发的《全国医院工作条例》第九条强调了医院要加强对护理工作的领导。同年,卫生部颁发的《医院工作制度》和《医院工作人员职责》中,明确规定了护理工作制度和各级护理人员的工作职责。

1993 年,卫生部颁发《中华人民共和国护士管理办法》,明确了护士执业资格考试制度和护士执业许可制度。并于 1994 年 1 月 1 日起正式实施。

1997 年,卫生部颁发《关于进一步加强护理工作的通知》及《继续护理教育试行办法》。

2002 年,国务院令第 351 号公布《医疗事故处理条例》。

2007 年,卫生部颁发《专科护理领域护士培训大纲》,对各专科护士的培训对象、目标、时间、内容做了具体规定。

2008 年,国务院颁布了《中华人民共和国护士管理条例》(见附录 A),卫生部颁布了《护士执业注册管理办法》,并且两部法规一起于 2008 年 5 月 12 日正式实施。这些护理法规的制定,一方面明确了护士的执业要求、权利、义务和法律责任,另一方面对维护护士的权益及保证公民的就医安全也具有重要的意义。

护理工作是面对患者生命安全的具有风险的专业,为了规范医疗护理行为,保证就医者的生命安全,为了维护护士与患者双方的权益,世界各国均颁发了护理法,对护士的执业、服务、教育等以法律的形式给予规定。

二、护理中法的功能

(一)规范护理质量标准

护理质量标准规定了护理人员的职责范围,规范了护理行为,要求护理人员在护理工作中必须遵守,以保证护理工作的安全性和护理质量的提高。

1. **护理法规**　由国家或地方政府制定。目前,我国最高的护理法规是由国务院颁布的《中华人民共和国护士管理条例》,它要求护理人员在护理实践中必须自觉遵守,对不合理或违反法规的行为,公众有权依据法律条例追究护理人员的法律责任。

2. 专业团体的规范要求　是护理专业团体根据法律制定的各种护理标准和操作规范,使护理人员清楚地明白在护理实践中哪些不该做,哪些该做,该怎样做等。

3. 工作机构的有关要求、政策和制度　是各级医疗机构对护理工作制定的详细的工作要求和规范,护士应熟知并严格遵守这些要求和规范。

(二)规范护士的法律责任

1. 处理和执行医嘱　医嘱是护理人员对患者实施治疗的重要依据,具有一定的法律效应。并且护士必须严格执行医嘱,不得随意篡改或无故不执行医嘱。

护理人员在执行医嘱时,必须认真核查,确认无误后,准确及时地执行。为了保护患者和自己,护理人员执行医嘱时还应注意以下几点:①如医嘱准确无误,并且医师签名后,护理人员应及时准确地执行。②如患者对医嘱提出疑问,护士应重新核对,确认无误后再执行。③如患者病情发生变化,护理人员应及时通知医师,医师根据患者的病情重新调整医嘱,护理人员应及时准确执行调整后的医嘱。④口头医嘱的处理:一般情况下护理人员不执行口头医嘱,在抢救、手术过程中,护理人员可以执行口头医嘱,但是在执行时护士必须向医师重述一遍,双方确认无误后方可执行。医嘱执行后,应及时进行记录,记录内容包括医嘱的时间、内容、患者当时的情况等等,抢救结束后,请医师在 6h 内及时补写医嘱。⑤慎重对待"必要时"医嘱。⑥对不清楚或不完整的医嘱,护士有责任向医师进行确认,如医嘱中药物的名称、剂量、用法等。

2. 临床护理记录　护理记录是病案的重要组成部分,是医师了解患者病情变化、观察治疗或抢救后的效果、调整治疗方案的重要依据,也是衡量医院护理质量的重要指标,具有法律效应。

3. 麻醉药品与物品的管理　麻醉药品应专人负责。护理人员如有窃取、盗卖或私自使用,则可能按贩毒或吸毒罪进行处理。临床上使用的各种药品、医疗用品、办公用品等均应有严格的管理制度,护理人员不得利用职务之便占为己有,否则犯盗窃公共财产罪。

(三)规范护生的法律责任

护生是指正在学习护理专业的学生,未取得护士执业资格,不得单独进行任何护理操作,必须在执业护士或专业教师的严密督导下,为患者实施护理。如护生擅自行事,给患者造成损害时,护生应承担法律责任;如在带教护士的督导下发生差错或事故,除护生本人要负法律责任外,其带教护士也要负法律责任。

另外,护士在护理实践中,除应明确护士的法律责任,还应明确患者的权利,如名誉权、隐私权、知情同意权等,避免在护理实践中发生侵权行为。

重点提示

执行医嘱是护理工作中的重要工作之一,护士应熟练掌握执行医嘱的方法及其注意事项。

三、护士的执业资格

为了加强护士管理,保证患者就医安全和护理质量,1993 年,卫生部颁发了新中国成立以来第一个关于护士执业和注册的部长令和《中华人民共和国护士管理办法》。1995 年 6 月,全国举行了首次护士执业考试。要求凡在我国从事护理工作的人员,必须通过国家护士执业考试,考试合格者方可提出申请、注册,注册成功后才能成为具有法律意义的护士。

护士在申请注册时应具备以下条件:①应是完全具有民事行为能力者。②在中等职业学校、高等学校完成国务院教育部和卫生部主管部门规定的普通全日制 3 年以上的护理、助产专业课程学习,包括在教学、综合医院完成 8 个月以上临床护理实习,并取得相应学历者。③通过国务院卫生主管部门组织的护士执业资格考试。④符合国务院卫生主管部门规定的健康标准。护士执业注册有效期为 5 年。

护士执业注册申请应自通过护士执业资格考试之日起 3 年内提出,逾期未申请,除应具备以上条款之第一、第二、和第四项外,还应在符合国务院卫生主管部门规定条件的医疗卫生机构接受 3 个月临床护理培训并考核合格。

重点提示

护士的执业资格首次举行考试的时间、申请注册时应具备的条件及注册的有效期。

四、护理工作中常见的法律问题

(一)护理工作中潜在的法律问题

1. **侵权行为与犯罪**　侵权行为是指对国家、集体或个人的人身权利的行为侵犯,可通过民事形式来解决。如住院的患者,因治疗或护理的需要,而限制患者的自由或某些活动,则不属于侵权行为;但如果护士不尊重患者、泄露患者隐私或未经患者允许公开其病例资料,造成患者损害的,则属于侵权行为;犯罪是指一切触犯国家刑法的行为,应依法受到惩处。犯罪根据行为人主观意愿的不同分为故意犯罪和过失犯罪。

2. **疏忽大意与渎职罪**　疏忽大意是护理人员因一时疏忽或遗忘而造成的过失行为。常因护理人员未严格执行查对制度、工作中不专心所致。通常可导致两种结果:一种是导致患者残疾或死亡;另一种是虽未造成身体损害,但给患者生活和健康带来一定的影响。第一种结果构成了渎职罪;第二种结果则属于侵权行为。

3. **收礼与受贿**　护士不得借工作之便向患者索取额外报酬,如主动向患者及家属索取红包等,超过一定数额者则构成索贿、受贿罪。

(二)导致过失常见的原因

在医疗护理工作中,导致过失的原因主要有主观、客观两方面因素。主观方面是指护理人员缺乏工作主动性、责任心不强;客观方面是指护理人员虽工作努力、尽职尽责,但由于技术水平、业务素质等原因导致的差错事故。

1. **违反有关的规章制度**

(1)不严格执行查对制度:如患者床号、姓名、药名、用法等查对失误。

(2)不严格执行医嘱:如处理医嘱时漏掉、出院患者未停医嘱、盲目执行错误医嘱、擅自篡改医嘱等。

(3)违反交接班制度:如对危重患者未执行床旁交接班、病情变化未及时记录、遗忘危重患者的特殊处置、遗忘医嘱等。

(4)违反值班制度:如擅自脱岗、未及时观察患者病情变化、本班的治疗任务未完成、推诿或拒绝危重患者、延误抢救时机等。

2. 违反操作规程

(1)违反注射、输液操作的相关规程:如无菌操作不严格导致药物污染、注射部位感染;违反药物配伍禁忌;短时间内输入过量的药液导致患者出现急性肺水肿;由于操作不当或未及时巡视,空气进入血液循环,导致患者出现空气栓塞;由于药液外渗造成皮下组织坏死;断针等。

(2)常规护理中的问题:如未按护理要求对患者实施护理;违反护理操作常规进行操作导致不良后果;在无医嘱的情况下,擅自处理患者;发现医嘱错误未及时与医师沟通,而是根据自己的经验擅自更改等。

第二节　护理工作中差错事故的预防及处理

一、医 疗 事 故

(一) 医疗事故的定义

医疗事故是指医疗机构及其医务人员在医疗活动中,违反医疗卫生管理法律、行政法规、部门规章和诊疗护理规范、常规等,过失造成患者人身损害的事故。其要素包括:主体是医疗机构及其医务人员;行为的违法性:违反医疗卫生管理法律、行政法规、部门规章和诊疗护理规范、常规;过失造成患者人身损害。为正确处理医疗事故,保护患者和医疗机构及医务人员的合法权益,国务院于2002年2月20日通过了《医疗事故处理条例》,并于2002年9月1日起开始施行。

(二) 医疗事故的分级

《医疗事故处理条例》规定,根据对患者人身损害程度,将医疗事故分为4级。

1. 一级医疗事故　造成患者死亡、重度残疾的。

2. 二级医疗事故　造成患者中度残疾、组织器官损伤导致严重功能障碍的。

3. 三级医疗事故　造成患者轻度残疾、组织器官损伤导致一般功能障碍的。

4. 四级医疗事故　造成患者明显人身损害的其他后果的。

(三) 医疗事故的法律责任

1. 行政责任　医疗机构发生医疗事故,医疗卫生行政部门可根据医疗事故等级和情节,给予警告;情节严重的,可限期停业整顿或吊销执业许可证;对负有责任的医务人员给予行政处分或纪律处分。

2. 刑事责任　对已构成犯罪的医务人员,依照刑法关于医疗事故罪的规定,依法追究刑事责任。如因医务人员失职,严重损害患者的健康或造成患者死亡的,可处以拘役或3年以下有期徒刑。

3. 民事责任　根据民法规定,医疗机构及其医务人员发生医疗事故,还应承担相应的损害赔偿责任。

(四) 医疗事故的处理程序

1. 医疗事故的报告　医务人员在医疗活动中发生或发现医疗事故后,医疗机构及医务人员应立即按规定逐级上报。医务人员立即向所在科室负责人报告,科室负责人向本医疗机构负责人报告。本医疗机构负责人接到报告后,立即进行核实、调查,同时向患者通报、解释。

《医疗事故处理条例》规定,当发生重大医疗事故,如导致患者死亡或可能为二级以上的医疗事故等,医疗机构应在12h内向所在地卫生行政部门报告。

2. 相关证据的收集与保存　当发生医疗事故时,应收集、保管好医疗事故相关原始资料,并在医患双方共同在场时封存现场实物、原始资料,严禁涂改、伪造、隐匿和销毁。因抢救患者未能及时书写病历的,相关医务人员应在抢救结束后6h内据实补记,并加以注明。

患者有权复印门诊病历、体温单、医嘱单、检验报告单、医学影像检查资料、特殊检查及手术同意书、手术及麻醉记录单、病理资料、护理记录以及国务院卫生行政部门规定的其他病例资料。但按照规定,医师的会诊记录、病例讨论不允许复印。

3. 医疗事故的技术鉴定　医疗事故应由医疗事故鉴定组进行调查,如患者死亡,医患双方当事人不能确定患者死因或对死因有异议时,应当在患者死亡后48h内进行尸检,尸检前必须经死者近亲同意并签字。

4. 医疗事故的赔偿与处罚　根据医疗事故的等级、医疗过失行为在医疗事故损害后果中的责任程度、医疗事故损害后果与患者原疾病之间的关系,对医疗事故的责任人进行查处,对受害者及其家属进行经济补偿。

5. 医疗事故的善后工作　医疗机构的有关领导应认真做好患者及家属的安抚工作,及时支付应赔偿的钱款。患者家属在接到医疗机构通知后,应及时处理尸体,尸体存放时间不得超过2周。对以医疗事故为借口,寻衅滋事、辱骂或殴打医务人员、损坏公物或扰乱正常医疗秩序的患者或家属,应及时报告公安机关,依法处理。

有下列情形之一者,则不属于医疗事故。

1)在紧急情况下,为抢救患者生命而采取紧急医疗措施造成不良后果的。

2)在医疗活动中由于患者病情异常或者患者体质特殊而发生医疗意外的。

3)在现有医学科学技术条件下,发生无法预料或者不能防范的不良后果的。

4)无过错输血感染造成不良后果的。

5)因患者方面的原因延误诊疗造成不良后果的。

6)因不可抗力造成不良后果的。

> **重点提示**
>
> 医疗事故的分级主要根据对患者损害的程度;在发生重大医疗事故后,医疗机构上报卫生行政部门的时限及患者可以复印的病历材料;虽给患者造成不同程度的损害,但由于某些客观原因并不属于医疗事故。

二、护　理　差　错

目前,引发医患纠纷的最常见的原因之一为护理差错,它也是构成医疗事故的危险因素。

(一)护理差错的概念

护理差错是指在护理工作中,护理人员因责任心不强、工作疏忽大意、不严格执行规章制度和违反技术操作规程,给患者的精神及身体带来痛苦,但未造成死亡、残疾、组织器官损害、功能障碍等不良后果。

(二)护理差错的分类及评定标准

凡在护理工作中发生差错,对患者产生直接或间接的影响,无不良后果者为一般差错;凡影响治疗效果,增加患者痛苦,延长治疗时间,出现严重不良后果者,为严重差错。

1. 一般差错

(1)错抄、漏抄医嘱而影响患者治疗。

(2)错服、漏服、多服药物(包括未看服到口)、提前或延迟给药,时间超过 2h。

(3)错做、漏做冷热敷、滴眼药、滴鼻药等临床处置。

(4)误服、漏服、误发、漏发各种治疗饮食,对病情有一定的影响;手术患者应禁食而未禁食,导致手术时间延迟。

(5)各种检查、手术,因漏做皮肤准备或备皮时造成多处皮肤划破,而影响手术及检查。

(6)因手术器械、敷料等用物准备不全,延误手术时机,但未造成不良后果者;手术标本未及时送检或丢失,影响诊断者。

2. 严重差错

(1)漏做药物过敏试验或已做过敏试验而未及时观察结果,导致重做;未做过敏试验而直接注射,但未发生严重后果者。

(2)因护理不当,责任心不强,使患者发生Ⅱ度烫伤或Ⅱ度压疮,经短期治疗,未造成严重后果者。

(3)抢救或护理心功能不全、严重脱水、休克、肺炎等危重患者时,未按医嘱要求给予相关治疗、护理,影响疗效或引起明显不良反应;静脉输液时药液外渗,造成局部组织感染、坏死,经治疗痊愈者。

(4)未严格执行查对制度,误将过期或已被污染的药物注入静脉,未发生严重后果。

(5)护理昏迷、躁动或小儿等患者时,因管理不严或护理不当导致的坠床,造成软组织损伤,经治疗后无功能障碍者。

(6)精神病患者发生自伤、伤人或自杀等行为,工作人员虽有护理不足之处,但未造成严重后果者。

(7)分娩时婴儿牌挂错或出院时婴儿抱错,但被纠正者;或婴儿性别写错引起矛盾者,或产下畸形婴儿在 24h 内未被发现者。

(8)手术室不按规定清点手术器械、纱布等物品,将纱布、器械、棉片等遗留在伤口或被检查器官中,经及时治疗和纠正后无严重不良后果者。

(9)因责任心不强,丢失标本而贻误诊断,从而增加患者痛苦和经济负担,但未造成严重后果者。

(三)护理差错事故的处理

(1)各科室应建立差错登记制度。一旦发生差错,由本人及时登记差错发生的原因、经过及造成的后果。科室护士长及时组织讨论、总结,查找漏洞,以便改进。

(2)发生护理差错后,当事人要立即上报本科室的护士长,护士长要在 24h 内填写报表上报护理部。一旦发生护理事故,应立即报告科主任和上级有关部门,积极采取补救措施,最大限度地降低由于差错事故造成的不良后果。

(3)发生严重差错后,应对各种检验报告及相关的记录及对造成差错事故的药品、器械等进行妥善保管,不得擅自涂改、销毁,同时保留患者的标本,以备鉴定。

(4)差错发生后,根据其性质与情节,分别组织全院和全科有关人员进行讨论分析,以提高认识,吸取教训,查找原因,改进工作,并提出处理意见。

（5）发生差错、事故的单位或个人，应按规定及时上报或填写报告表。如不按规定上报或有意隐瞒，事后被发现者，应根据情节轻重给予相应的处分。

（6）为了弄清事实真相，应认真倾听当事人的意见。讨论时可允许当事人参加、允许发表个人意见。决定处分时，应做好思想工作，以达到教育的目的。

（7）护理部应定期组织护士长分析差错事故发生的原因，并提出防范措施及整改意见。

重点提示

发生护理差错后，当事人要立即上报本科室的护士长，护士长要在 24h 内填写报表上报护理部。

讨论与思考

1. 护理人员在执行医嘱时，应注意哪些问题？

2. 护士在临床护理工作中如何预防护理差错的发生？一旦出现护理差错应如何进行处理？

3. 随着医疗纠纷的日益增多，作为护士，你应如何运用法律来保护自己的合法权益？

4. 患者，张某，男，76 岁。因脑血栓致右侧肢体偏瘫而入院，病情较稳定，医嘱给予二级护理。次日凌晨 1 时 30 分，患者发生坠床，造成颅内出血，虽经全力抢救，但因伤势过重而死亡。根据对患者造成的伤害程度，该事故应属于几级医疗事故？作为值班护士应承担什么责任？

（吴秋颖）

第 *6* 章

卫生保健服务体系

学习要点

1. 卫生保健服务体系的组织结构与功能
2. 医院的功能、医院分级管理
3. 门诊、急诊科、病区的设置和布局
4. 门诊、急诊的护理工作

第一节　我国卫生保健服务体系的组织结构与功能

卫生保健体系是贯彻实施国家卫生工作方针政策,领导全国卫生工作,制定具体政策和卫生规划,组织专业人员和群众运用医药卫生知识和技术,提供卫生保健服务工作的专业组织机构,是由不同层次的医疗卫生机构组成的有机整体。卫生保健体系的主要功能是治疗、预防疾病、健康保护或卫生保健、教育和科学研究。其主要任务是预防疾病、保障人类健康和提高人口素质。我国现行的卫生保健服务体系始建于 1949 年,是多部门高度集中的一个系统。护理人员应了解卫生保健体系的结构及其功能。

一、组织结构及其功能

我国卫生组织系统根据其性质和任务,分为 3 大类:卫生行政组织、卫生事业组织和群众卫生组织。

(一)卫生行政组织

卫生行政组织是贯彻实施国家对卫生工作的方针、政策,领导全国和地方卫生工作,提出卫生事业发展的战略目标、规划,制定具体政策法规和监督检查的机构。

我国的卫生行政组织包括国家卫生计生委、国家中医药管理局和国家药品监督管理局等,以及各地的卫生计生委(局、所)和药品监督管理部门等。

(二)卫生事业组织

1. 医疗服务机构　包括各级综合医院、专科医院、疗养院、康复医院、卫生院、门诊部、社区卫生中心、血站等。通过门诊、住院医疗服务和社区医疗服务等形式,以承担治疗疾病为主要任务,结合预防、康复和健康咨询,为保障人民健康进行医疗服务的医疗劳动组织。目前是我国分布最广、任务最繁重、卫生人员最集中的机构。

2. 卫生防疫机构 包括各级疾病预防控制中心和专科防治机构。这些机构运用预防医学理论及技术进行卫生防疫工作监测、预防、管理和研究公共卫生问题,如传染性疾病、各种地方病、常见的非传染性慢性病的流行病学研究和干预;监测、监督环境卫生、食品卫生和营养、儿童、青少年卫生;建立疾病监测网络和死亡报告制度等。此机构是我国执行卫生法规"以预防为主"的核心机构。

3. 妇幼保健机构 包括各级妇幼保健院、所、站及儿童保健所。计划生育部门独立成立的地、县、乡各级计划生育技术指导站(服务站)。其任务以承担妇女、儿童预防保健为主,负责制定妇女、儿童卫生保健规划;妇女、儿童卫生监测、妇幼保健、计划生育技术指导、婚前体检、优生、遗传咨询工作以及保健、临床医疗、科研、教学和宣传工作。

4. 药品检验机构 全国药品检验机构包括国家药品监督管理局以及下属的省(自治区、直辖市)、地(市、州)、县(市)各级药品检验机构。以承担发展我国现代化医药学和传统医药学为主要任务。各级药品检验机构的共同职责和任务包括:依法实施药品审批、药品质量监督、检验和技术仲裁工作;有关药品质量、药品标准、中草药制剂、药检新技术等科研工作;各药品检验机构以及药品生产、经营、使用单位质检机构的业务技术工作指导、药品检验工作交流、人员培训等。

5. 医学教育机构 由高等医学院校、中等医药学校和卫生干部进修学院、学校等机构组成。以承担发展医学教育,培养医药卫生人才为主要任务。每年输送各类卫生人员,并对在职人员进行专业培训。

6. 医学研究机构 我国医学研究机构按管理隶属关系分为独立和附设性研究机构两类,按专业设置分为综合性和专业性两类,按规模分为研究院、研究所、研究室三类。以承担医药卫生科学研究为主要任务,贯彻党和国家有关发展科学技术的方针政策和卫生工作方针,为推动医学科学和人民卫生事业的发展奠定基础。

(三)群众卫生组织

1. 群众性卫生机构 由国家机关和人民团体的代表组成的群众性卫生组织,如爱国卫生运动委员会、血吸虫病或地方病防治委员会等。全国和各级爱国卫生运动委员会是国务院和各级人民政府的非常设机构,以协调有关各方面的力量,推动群众性除害灭病、卫生防病为主要任务。

2. 社会团体组织 由卫生专业人员组成的学术性社会团体,如中华医学会、中华预防医学会、中国药学会、中华护理学会等,各学会下设不同的专科学会;各省、市设相应的学会。其主要工作是开展学术交流,编辑出版学术刊物,普及医学卫生知识,开展国际学术交流等。学术型社会团体组织的业务部门是中国科学技术协会,行政主管部门是卫生部。

3. 群众团体 由广大群众卫生工作者和群众卫生积极分子组成的团体,如中国医师协会、农村卫生协会等。

4. 红十字会 是一个全国范围的组织,与政府共同合作,组织民众积极参与爱国卫生运动、医疗和社会服务、建立国际关系、进行国际交流与合作。

二、我国城乡卫生保健体系

(一)城市医疗卫生网

大城市的医疗卫生机构一般分为市、区、基层三级(图 6-1),中小城市一般分为市、基层二级。

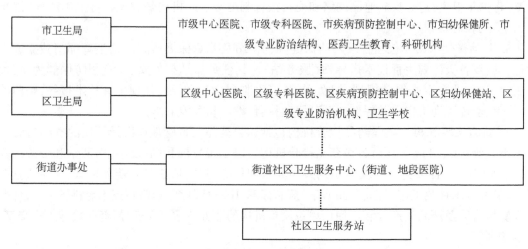

图 6-1　城市医疗卫生网

(二)农村医疗卫生网

国家十分重视农村的医疗卫生工作,在农村建立了三级医疗卫生网(图 6-2),其职能是组织和实施公共卫生活动、人员培训、开展农村医疗卫生工作和健康调查等。

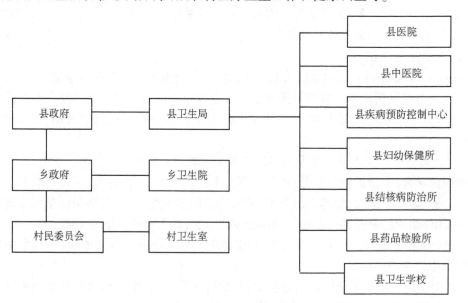

图 6-2　农村医疗卫生网

第二节 医 院

一、医院的概念和功能

医院是对个人或特定人群进行防病、治病的场所,具备一定数量的病床设施、医务人员和相应的医疗设备,通过医务人员的集体协作,对住院或门诊患者实施诊疗护理的医疗卫生事业机构。

医院的功能即医院的主要任务。卫生部颁布的《全国医院工作条例》指出:医院任务是"以医疗为中心,在提高医疗质量的基础上保证教学和科研任务的完成,并不断提高教学质量和科研水平。同时做好扩大预防,指导基层和计划生育的技术工作"。医院的基本功能有以下几点。

1. 医疗工作 医疗是医院的主要功能。医疗工作以诊疗和护理两大业务为主体,与医院医技部门密切配合,形成一个医疗整体,为患者服务。医院医疗分为门诊医疗、住院医疗、急救医疗和康复医疗。门诊、急诊是医疗的第一线,医疗工作是医院的中心任务。

2. 教学工作 医学教育是指对不同专业、不同层次的专业人员、技术人员的培养,包括学校教育和临床实践两个阶段。在职人员也需不断接受继续教育,及时更新知识和技术,适应医学科技的发展。因此,教学工作是医院的一项重要任务。

3. 科学研究 医院是发展医学科学的主要阵地,许多临床上的问题是科学研究的课题。开展临床研究,才能促进医学发展,提高医疗质量。

4. 预防和社区卫生服务 不同层次的医院除为患者实施医疗服务外,还需进行预防保健服务、社区和家庭的卫生保健服务,指导基层、开展计划生育、健康教育和咨询、疾病普查,提倡健康的生活方式和增强人们的自我保健意识,以延长人们的寿命和提高生活质量。

重点提示

医院的任务是以医疗工作为中心。

二、医院的特征

医院的服务对象是广大的人民群众,特别是患病的人群,医院应始终围绕人民的健康开展工作,为此,医院工作具有以下特征。

1. 科学性、技术性强 医院的所有工作都是以医学科学为基础。因此,医院应重视医务人员的培训和技术建设,注意设备的装备、更新和管理,以保证医疗工作的科学性和技术性。

2. 随机性大、规范性强 医院内由于疾病种类多、病情变化快,意外事故和灾难的突发性和难预料性,医院会经常派遣医护人员去处理意外突发事件,致使医院工作的随机性较大。另一方面,医疗护理服务关系到人的生命安全,医院必须有严格的医疗规章制度、岗位责任制度,严格遵循相关的医疗、护理工作程序和技术操作规范,以达到医疗护理质量标准的要求。

3. 时间性、连续性强 时间就是生命,医疗救治必须争分夺秒。由于疾病是一个连续过程,医院工作是常年日夜不间断的,医护人员必须连续观察患者的病情变化,特别是在急救或紧急救治过程中。

4. **社会性、群众性强** 医院是一个开放的社会系统,是最复杂的社会单位之一。一个人在其生命过程中不可避免地会接受医院提供的服务。医院工作必须满足社会广泛的医疗护理需要,包括整个社会、家庭、公众和个体;医务人员必须发扬救死扶伤的精神。

5. **复杂性劳动** 医院工作是复杂的创造性劳动,不仅需要医护人员进行脑力劳动,如制定护理计划、学习相关医学知识等,还要求医护人员从事体力劳动,如搬运患者等。

三、医院的类型

医院根据不同的分类方法,可划分为不同的类型(表6-1)。

表6-1　医院的类型

划分方法	医院类型
按收治范围分类	综合医院、专科医院
按特定任务分类	军队医院、企业医院、医学院校附属医院
按所有制分类	公立医院、私立医院、独资医院、合资医院
按经营目的分类	非营利性医院、营利性医院
按卫生部医院分级管理	一级医院、二级医院、三级医院

四、医院的分级

根据卫生部提出的《医院分级管理标准》,将医院划分为三级(一、二、三级),十等(每级分甲、乙、丙三等,三级医院增设特等)。

1. **一级医院** 是指向一定人口的社区提供预防、医疗、保健、康复服务的基层医院、卫生院。如农村乡、镇卫生院和城市街道医院等,

2. **二级医院** 是指向多个社区提供医疗卫生服务并承担一定教学、科研任务的地区性医院,包括市、县医院、城市的区级医院和有一定规模的厂矿职工医院。

3. **三级医院** 是国家高层次的医疗卫生服务机构,直接向几个地区甚至全国范围提供全面而连续的医疗护理、预防保健、康复服务和高水平的专科服务等区域性以上的医院,包括国家、省、自治区、市直属的市级大医院和医学院校的附属医院。

五、医院的组织结构

根据我国医院现状,组织结构(图6-3)可分三大部门:诊疗部门、诊疗辅助部门、行政后勤部门。

各级医院的每个部门都设有护理工作岗位,在护理部的统一领导下,护士在自己的工作岗位上,按照一定的工作流程,和其他医务人员一起努力地工作。

六、医院业务科室的设置和护理工作

医院内为患者提供服务的业务科室分为3种:门诊部、急诊科和病区。护理工作贯穿于医院各业务科室工作之中,是医院工作的重要组成部分。

(一)门诊部

1. 门诊的设置和布局 门诊的诊察室内应备有诊察床,床前有遮隔设备,设洗手池。桌

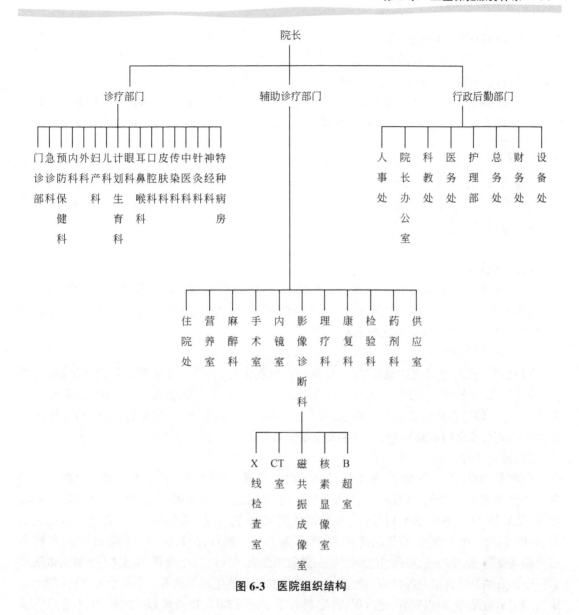

图 6-3 医院组织结构

面放置电脑、各种检查用具及化验单、检查申请单等,桌面应保持整洁,物品摆放有序。门诊还设有综合治疗室,并配备必要的急救药品、设备,如氧气、吸引器、各种急救用物等。

2. 门诊部的护理工作

(1)预检分诊:预检分诊需由临床经验丰富的护士担任。患者就诊时,护士应主动、热情,通过简要询问病史、观察病情后做出初步判断,再预检分诊,挂号诊疗。

(2)安排候诊与就诊:①开诊前准备好各种检查器械和用物,并保持良好的诊疗和候诊环境。②分理初诊和复诊病历,收集整理各种检验报告。③根据患者病情测量生命体征等,并在门诊病历上做好记录。④按挂号的先后顺序叫号就诊。⑤随时观察候诊者的病情,对高热、剧痛、呼吸困难、出血、休克等危重患者应安排提前就诊或送急诊科进行处理;对年老体弱者,可适当调整就诊顺序。⑥门诊结束后,回收门诊病历,整理、消毒环境。

(3)健康教育:利用候诊时间,可采用口头、墙报、电视录像等不同形式开展健康教育,并耐心、热情地解答患者提出的问题。

(4)实施治疗：如患者需要在门诊部进行治疗，如注射、换药、导尿、灌肠、穿刺等，护士必须严格执行查对制度和操作规程，确保治疗的安全、有效。

(5)消毒隔离：门诊部人群流量大，患者集中，病种复杂，易发生交叉感染，因此要认真做好消毒隔离工作。对传染患者或疑似传染患者，应分诊到隔离门诊就诊，同时做好疫情报告。

重点提示

患者到达门诊后，应先由门诊护士进行初步检查、判断，即先预检分诊，然后再挂号诊疗；患者在候诊过程中，护士应加强巡视，一旦发现患者病情发生变化，应立即安排提前就诊或调整就诊顺序；另外，还需做好消毒隔离工作。

(二)急诊科

1. 急诊科的设置和布局　一般设有预检分诊处、诊疗室、治疗室、抢救室、监护室、留观室、清创室等。此外，还设有药房、化验室、X射线室、心电图室、挂号室及收款室等，形成相对独立的单元，以确保高效率地完成急救工作。

2. 急诊科的护理工作

(1)预检分诊：患者到达急诊科后，应有专人负责出迎，分诊护士要掌握急诊就诊标准，做到一问、二看、三检查、四分诊。遇有危重患者，应立即通知值班医生及抢救室护士；遇意外灾害事件，应立即通知护士长和有关科室；遇有法律纠纷、交通事故、刑事案件等，应迅速与医院保卫部门或公安部门取得联系，并请家属或陪同者留下。

(2)抢救工作

1)物品准备：①一般物品，如血压计、输液架、吸氧管、吸痰管、胃管等。②无菌物品及无菌急救包，如静脉切开包、气管插管包、气管切开包、导尿包、各种穿刺包、各种注射器、输液器、输血器、无菌手套及各种无菌敷料等。③抢救器械，中心供氧系统(氧气加压给氧设备)、电动吸引器、心电监护仪、电除颤器、心脏起搏器、呼吸机、超声波诊断仪、洗胃机等。④抢救药品，各种中枢神经兴奋药、镇静药、镇痛药、抗休克药等；急救用激素、解毒药、止喘药、纠正水、电解质紊乱及酸碱平衡失调类药物以及各种输入的液体；局部麻醉药及抗生素类药等。急救物品管理做到"五定"，即定数量品种、定点安置、定人保管、定期消毒、灭菌和定期检查维修。此外，护士还应熟悉急救物品的性能和使用方法，并能排除一般性故障，使各种设备始终处于备用状态。

2)配合抢救：抢救过程中，护士必须严格遵守操作规程，争分夺秒地救治患者。在医生到达之前，应根据初步的评估和判断对患者实施紧急处理，如测量血压、给氧、吸痰、止血、配血型、建立静脉通路、进行心肺复苏等；医生到达后，立即汇报处理情况和效果，并配合医生进行抢救，包括正确执行医嘱、观察病情变化并及时报告医生。

抢救过程中，应该及时、准确、清晰地做好抢救记录，包括医疗记录和护理记录，并详细记录与抢救有关的事件的发生时间，如患者送到急诊科的时间、医生到达的时间、各项抢救措施执行的时间、执行医嘱的内容和病情的动态变化等。凡口头医嘱必须向医生复诵一遍，双方确认无误后方可执行。抢救结束后，请医生及时补写医嘱和处方(6h内)。抢救所用药品的空安瓿、输液瓶、输血袋等均需两人核对后再处理。

3)病情观察：急诊室设有一定数量的观察床，收治已明确诊断或暂不能明确诊断者，或病情危重暂时住院困难者。留观时间一般为 3~7d,护士应对留观的患者进行入室登记,建立病历,详细填写观察记录,书写病情报告。护士还应主动巡视、密切观察,准确及时地执行医嘱;做好晨晚间护理及身心护理,做好出入室患者及其家属的管理。

重点提示

　　急诊的护理工作重在"急"上,因此,急救物品一定要做到"五定",在配合医生抢救时要争分夺秒。在医生未到前,护士可根据患者的病情做出初步判断,然后实施紧急处理,以提高抢救成功率。

(三)病区

　　病区是患者住院接受诊疗、护理及休养的场所,也是医护人员开展医疗、护理、预防、教学、科研活动的重要基地。

　　1. 病区的设置和布局　病区设有普通病室、危重病室、抢救室、治疗室、护士站、医生办公室、配膳室、浴室、盥洗室、库房、厕所及医护值班室等。每个病区设 30~40 张病床为宜,每个病室 1~6 床,病床之间距离至少 1m,设有屏风或帘布,以便需要时遮挡患者。

　　2. 病区的环境管理　详见第 9 章。

　　3. 病区的护理工作　临床护理工作的核心内容是以患者为中心,运用护理程序的方法为患者实施整体护理,以满足患者生理、心理及社会各方面的需要,促进其早日康复。病区护理工作主要包括以下内容。

　　(1)评估患者的健康状况,做出正确的护理诊断,准确及时地制定和执行护理计划,并评价护理效果,适时补充和修改护理计划。

　　(2)密切观察病情,主动巡视病室,及时了解患者的病情变化和治疗效果。准确执行医嘱,协助医师完成各种技术操作,包括诊断技术、治疗技术和护理技术等,严格执行查对制度,杜绝差错事故的发生。

　　(3)为患者提供日常生活护理,满足患者生理和安全的需要。根据患者及其家属的心理需要和变化,及时提供有针对性的心理护理。

　　(4)做好病室消毒隔离工作,预防院内交叉感染。开展健康教育,指导患者学会自我护理和进行康复训练。根据要求书写和保管各种护理文件。

　　(5)做好入院、出院、转院和死亡患者的护理。做好病房环境管理,避免和消除影响患者康复的各种危险的环境因素。

讨论与思考

　　1. 医院的概念?医院有哪些功能?

　　2. 如何做好门诊护理工作?

　　3. 急诊室抢救物品应做到哪"五定"?

　　4. 张某,男,48 岁。在上班期间,突感心前区不适前来门诊就诊,护士巡视时,发现患者手捂胸口,主诉胸痛剧烈,作为门诊护士应采取哪些措施?

　　5. 病区的主要护理工作有哪些?

(吴秋颖)

第 **7** 章

预防与控制医院感染

学习要点

1. 医院感染的含义、分类、发生原因、预防与控制措施
2. 清洁、消毒、灭菌的概念,消毒、灭菌的方法
3. 无菌技术的基本概念、无菌技术操作基本原则、无菌技术基本操作方法
4. 隔离的概念、隔离区域的设置与划分、隔离消毒原则、隔离技术操作方法

第一节 医 院 感 染

一、医院感染的概念与分类

(一) 医院感染的概念

医院感染,又称医院获得性感染,是指住院患者、医院工作人员在医院内获得的感染,包括患者住院期间发生的感染和在医院内获得而出院后发生的感染。不包括入院前已经感染或入院时已处于潜伏期的感染。涉及对象包括患者、陪护人员、探视人员及医院工作人员。广义的概念包括所有发生于医院内的感染,狭义概念仅指住院患者在住院期间遭受病原体侵袭而引起的感染。

医院感染的内涵包括:病原体的获得或感染的发生是在医院内,包括出院后才出现症状的感染;医院感染所涉及的对象包括一切在医院内活动的人员;除患者外,其他人员流动性较大,院外感染因素较多,所以医院感染的主要研究对象是住院患者。

(二) 医院感染的分类

医院感染按病原体来源可分为外源性感染和内源性感染两大类。

1. **外源性感染** 也称交叉感染,是指来自于患者体外的病原体,通过直接或间接感染途径,传播给患者而引起的感染。病原体可来自工作人员、其他患者或外环境(物品、空气、水)等。

2. **内源性感染** 也称自身感染,是指寄居在患者体内的正常菌群或条件致病菌,在患者机体免疫功能低下时引发的感染。内源性感染的病原体来自于寄居在患者自身体内或体表的

正常菌群或条件致病菌,通常不致病,但当人的免疫功能受损或正常菌群发生移位时就可能引起感染,如肝硬化患者引发的原发性腹膜炎。

重点提示

医院感染又称医院获得性感染,分为外源性感染和内源性感染;医院感染的主要研究对象是住院患者;内源性感染主要见于抵抗力低下的患者。

二、医院感染的形成

(一)医院感染形成的条件

医院感染的形成必须具备 3 个条件,即感染源、传播途径和易感人群,当三者同时存在并相互联系构成了感染链,感染即可发生。主要感染源有已感染者、病原携带者、医务人员、医院环境和动物等。传播途径主要包括接触传播、空气传播、生物媒介传播和共同媒介传播等途径。医院是易感人群集中的地方,易引起感染的发生和流行。

(二)医院感染形成的原因

(1)医院环境布局设置不合理,环境污染严重。

(2)医院管理机构和管理制度不健全。

(3)医务人员责任心不强,对医院内感染的严重性认识不足,不能严格执行无菌技术和消毒隔离制度。

(4)介入性诊治手段增多。如各种导管、内镜、穿刺针的使用。介入操作损伤机体防御屏障,如果操作时不严格按无菌操作进行,容易使病原体侵入机体造成感染。

(5)不合理地使用抗生素,导致人体正常菌群失调,耐药菌株增加。

(6)易感人群增加。慢性病、恶性病、老年患者所占比例逐渐增加;接受化疗、放疗者,使用激素或免疫抑制药者,自身免疫功能下降者也成为易感者。

三、医院感染的预防与控制

(一)建立三级监控体系

医院建立感染管理委员会或管理小组。在医院感染管理委员会领导下,建立由专职医生和护士为主体的医院感染管理监控办公室和层次分明的三级监控体系:病区护士长和兼职监控护士为一级管理;专科护士长为二级管理;护理部主任(医院感染委员会副主任)为三级管理。及时评估医院感染发生的危险性,发现问题及时处理。

(二)完善各项规章制度

医院感染管理制度的健全必须依照国家有关卫生行政部门的法律、法规实施。

1. 管理制度 如清洁卫生制度、消毒隔离制度以及感染管理报告制度等。

2. 监测制度 包括对灭菌效果、消毒剂使用效果、一次性医疗器材及门诊和急诊室常用器械的监测;对感染高发科室,如手术室、供应室、分娩室、换药室、监护室、透析室等消毒卫生状况的检测。

3. 消毒质控标准 医院的消毒质控标准必须符合卫生部颁布的医院消毒卫生标准。规定各类从事医疗活动的空气环境、物体表面、医护人员手、医疗用品、消毒药、污水污物处理卫生标准。

(三)落实医院感染管理措施

改善医院结构,增加必要设备,使医院环境布局合理,设施有利于消毒隔离;清洁、消毒、灭菌并进行效果监测;严格执行无菌技术及隔离技术;合理使用抗生素,根据药敏试验选择敏感抗生素,严格掌握使用指征,采用适当剂量、给药途径和疗程,一般不宜预防性使用抗生素;做好医院污水污物的处理;控制感染源和易感人群,医院工作人员定期进行健康检查。

(四)教育和培训医务人员

医院感染管理科要定期对全体医务人员进行预防和控制医院感染知识和技能的教育和培训,提高医务人员的整体素质,使其明确在医院感染中的职责,增加预防与控制医院感染的自觉性、积极性,认真履行其在医院感染管理中的职责。

第二节 清洁 消毒 灭菌

一、清洁、消毒、灭菌的概念

(一)清洁

清洁是指用清水、清洁剂及机械刷洗等方法清除物品上及环境中的尘埃、污垢和有机物,达到去除和减少微生物的过程。清洁是医疗护理用品消毒灭菌前的重要准备。

> **链 接**
>
> **常见污渍的清除法**
>
> 碘酊污渍:用乙醇擦拭。甲紫污渍:用乙醇或草酸擦拭。高锰酸钾污渍:用维生素 C 溶液或 0.2%~0.5% 过氧化氢溶液浸泡后洗净。陈旧血渍:用过氧化氢溶液浸泡后洗净。凡士林或液状石蜡污渍:将污渍折夹在吸水纸中,用熨斗熨烫吸去污渍。

(二)消毒

消毒是指用物理或化学方法清除或杀灭除芽孢以外的所有病原微生物,使其数量减少到无害程度的过程。

(三)灭菌

灭菌是指用物理或化学方法杀灭全部微生物,包括致病的和非致病的微生物以及细菌芽孢的过程。

二、消毒、灭菌的方法

(一)物理消毒灭菌法

1. **热力消毒灭菌法** 是利用热力破坏微生物的蛋白质、核酸、细胞壁和细胞膜,从而导致其死亡的方法。分干热法和湿热法两种。前者以空气导热为主,传热慢;后者通过空气和水蒸气导热,导热快,穿透力强。

(1)燃烧灭菌法:是一种简单、迅速、彻底的灭菌方法,分为 3 种。①焚烧法:将无保留价值的污染物品直接在焚烧炉内焚烧。常用于污染的废弃纸张,破伤风、气性坏疽、铜绿假单胞菌等特殊感染的敷料,带有虱、虮的头发,某些标本(如痰标本)的处理。②火焰烧灼法:急用或临时用的物品用酒精灯进行烧灼。培养用的试管或烧瓶口,在火焰上来回旋转烧灼 2～3 次;急用的某些金属器械(刀剪等锐器除外,以免锋刃变钝)在火焰上烧灼 20s。③酒精燃烧法:搪瓷类容器倒入少量 95%～100%乙醇后,使乙醇分布均匀,然后点火燃烧使其内面全部被火焰烧到。

注意:①远离氧气、乙醇、乙醚、汽油等易燃易爆物品;②在燃烧过程中不得添加乙醇,以免引起火灾或烧伤;③贵重器械及锐利刀剪禁用燃烧法灭菌,以免刀刃变钝或器械被破坏。

> **重点提示**
>
> 　无保留价值或污染严重的敷料等用焚烧灭菌法;锐利器械的消毒、灭菌用燃烧法易使锋利面变钝从而影响使用;用燃烧法消毒器械的时间是 20s。

(2)干烤法(表 7-1):利用特制的烤箱进行消毒灭菌。其热力传播与穿透主要靠热空气的对流与介质的传导,效果可靠。适用于高温下不变质、不损坏、不蒸发的物品,如金属器械、玻璃器皿、油剂、粉剂等物品的消毒或灭菌。

表 7-1　干烤消毒灭菌的温度及时间要求

消毒灭菌效果	温度	时间
消毒	120～140℃	10～20min
灭菌	160℃	2h
	170℃	1h
	180℃	30min

(3)煮沸消毒法:是应用最早、家庭常用的消毒方法。适用于耐湿、耐高温的物品,如金属、搪瓷、玻璃和橡胶类等。不能用于外科手术器械的灭菌。

方法:将物品刷洗干净,全部浸没在水中,加热煮沸(100℃),经 5～10min(从水沸开始计时,如中途加入物品,计时从再次水沸后开始计时),可杀灭细菌繁殖体,达到消毒效果;15min 可将多数芽胞杀灭,破伤风杆菌芽胞需煮沸 60min 才可杀灭。将碳酸氢钠加入水中,配成 1%～2%的浓度时,沸点可达到 105℃,增强杀菌效果,并有去污防锈的作用。

注意事项:①煮沸消毒前,物品必须刷洗干净,以保证消毒效果。②空腔导管内预先灌水,器械的轴节及容器的盖要打开再放入水中,大小、形状相同的容器不能重叠,以保证物品每个面都能与水充分接触。③玻璃类物品用纱布包裹,应在冷水或温水时放入;橡胶类物品用纱布包好,水沸后放入,以免水煮过久变软、变色。④海拔每增高 300m,消毒时间延长 2min。

(4)压力蒸汽灭菌法:压力蒸汽灭菌法是灭菌中使用最普遍、效果最可靠的,是医院首选的灭菌方法。压力蒸汽灭菌的三大因素是指作用时间、作用温度及饱和蒸汽。压力蒸汽之所以有强大的杀菌作用,主要是因为处于一定压力之下的蒸汽能迅速穿透到物品的内部,同时蒸汽冷凝成水时,能释放潜热,使物体温度迅速升高,从而达到杀菌目的。压力蒸汽灭菌利用高温、高压和饱和蒸汽所释放的潜热进行灭菌,是热力消毒灭菌中效果最为可靠、临床使用最广泛的一种方法。主要用于耐高温、耐高压、耐潮湿物品的灭菌,如各类器械、敷料、搪瓷、橡胶、玻璃制品及溶液等。

1)分类:压力蒸汽灭菌器根据排放冷空气的方式和程度不同,分为下排气式压力蒸汽灭菌器和预真空压力蒸汽灭菌器。①下排气式压力蒸汽灭菌器:利用重力置换的原理,即利用冷热空气的相对密度差,热空气集于容器上部,下部有排气孔,借助上部的热蒸汽压迫使冷空气自底部的排气孔排出。其灭菌条件是压力在103~137kPa,温度达121~126℃,经过15~30min达到灭菌效果。下排气式压力蒸汽灭菌器又分为手提式和卧式高压蒸汽灭菌器。②预真空压力蒸汽灭菌器:作用原理是利用真空泵机械抽真空的方法,抽出灭菌器内的冷空气,使灭菌柜室内形成2.0~2.7kPa的负压,再输入蒸汽,在负压吸引下蒸汽能迅速渗入物品,当压力达到205.8kPa,温度达到132~134℃,经4~5min即达灭菌目的。

2)注意事项:①灭菌包的包裹材料要求有良好的蒸汽穿透性,允许物品内部空气的排出和蒸汽的透入,能阻挡外界微生物、有一定的强度和耐温性。市售的普通铝饭盒与搪瓷盒不得用于装放灭菌的物品,应用自动启闭式或带通气孔的器具装放。②灭菌包不宜过大(用下排气式压力蒸汽灭菌器时不能大于30cm×30cm×25cm,用预真空压力蒸汽灭菌器时不能大于30cm×30cm×50cm),放置物品总量不宜过多(不应超过灭菌器柜室容积的80%)。金属包的重量不超过7kg,敷料包不超过5kg,包裹封口,物品捆扎不宜过紧,外用化学指示胶带贴封,灭菌包每大包内和难灭菌部位的包内应放置化学指示物。所有灭菌物品应分类包裹,包内物品应按顺序摆放,盘、碗、盆等器具尽量单个包装,包装时应将盖打开,若必须多个包装在一起时,所有器具的开口应朝向一个方向,摆放时,器具间用吸湿巾或纱布隔开,以利蒸汽的渗入。③灭菌包放置合理。布类物品应放在金属、搪瓷物品之上,以免蒸汽遇冷凝结成水使布类潮湿而影响灭菌效果。④灭菌前打开盛装物品容器的盖子或通气孔,有利于蒸汽流通。消毒灭菌完毕,立即关闭容器的盖子或通气孔,以保持物品于无菌状态。⑤灭菌物品须干燥后才能取出。从灭菌器卸载,待温度降至室温时才可移动,冷却时间大于30min。随时观察压力与温度情况。无菌包掉落在地上或不洁处应视为污染。

3)压力蒸汽灭菌效果的监测。①物理监测法:用150℃或200℃的留点温度计。使用前将甩至50℃以下的温度计放入待灭菌的包裹内,灭菌后检查其读数是否达到灭菌温度。②化学监测法:方法简便,是目前广泛使用的常规检测方法。常用的有化学指示胶带法、化学指示卡法。化学指示胶带法,使用时将其粘贴在所需灭菌物品的包装外面;化学指示卡法,使用时将其放在标准试验包的中央部,在121℃、20min或132℃、4min后,根据指示卡颜色或性状的改变来判断灭菌效果。③生物监测法:是最可靠的监测法。利用对热耐受力较强的非致病性嗜热脂肪杆菌芽胞作为检测菌株,制成菌纸片,使用时将10片菌纸片分别置于拟灭菌包的中央和四角,待灭菌完毕,用无菌持物钳(镊)取出后放入培养基,56℃温箱中培养2~7d,如全部菌片均无细菌生长表示灭菌合格。

2. 光照消毒法(辐射消毒)　要利用紫外线的杀菌作用,使菌体蛋白光解、变性而导致细菌死亡。对杆菌杀灭作用强,球菌次之,真菌较弱;对生长期细菌敏感;对芽胞敏感性差。

(1)日光暴晒法:由于日光具有热、干燥和紫外线,对物品有一定的杀菌作用。常用于床垫、毛毯、衣服、书籍等物品的消毒。将物品放在直射阳光下,暴晒6h,且每2h翻动1次,使物品各面接受日光照射。

(2)紫外线灯管消毒法:紫外线灯是低压汞石英灯管,通电后汞气化放出紫外线。消毒使用的紫外线是C波紫外线,杀菌作用最强的波段为250~270nm,一般以254nm作为杀菌紫外线波长的代表。常用紫外线灯管有 15W、20W、30W、40W 四种。

1）作用机制：①破坏菌体蛋白质中的氨基酸，使菌体蛋白光解变性；②干扰微生物的 DNA，使其失去转化能力；③降低菌体内氧化酶的活性，使其氧化能力失活；④使空气中的氧电离产生有极强杀菌作用的臭氧。

2）适用范围及方法：紫外线多用于空气和物体表面消毒。①空气消毒：消毒前需作室内清洁卫生工作（紫外线易被灰尘微粒吸收），关闭门窗，停止人员走动，每 10m² 安装 30W 紫外线灯管一只，有效距离不超过 2m，照射时间不少于 30min；②物品消毒：消毒时将物品摊开或挂起以减少遮挡，有效距离为 25～60cm，照射时间不少于 30min。

3）注意事项：①保持灯管清洁、无污垢，灯管表面至少每 2 周用无水乙醇擦拭 1 次；消毒物品时将物品摊开或挂起，定时翻动，使其表面受到直接照射。②照射时人应离开房间，必要时给患者戴防护镜或用纱布遮住眼睛，用被单遮盖肢体，防止引起眼炎或皮炎。③紫外线消毒的适宜温度为 20～40℃，相对湿度为 40%～60%。④消毒时间须从灯亮 5～7min 后开始计时，因紫外线使氧发生电离产生臭氧的时间需要 5～7min。关灯后如需再开启，应间歇 3～4min。照射后病室应通风换气。⑤紫外线灯管照射强度监测：每隔 3～6 个月用紫外线强度测定仪检测 1 次，如辐照强度低于 70W/cm² 应予更换灯管；无紫外线强度测定仪时，可建立使用时间登记卡，凡使用时间超过 1000h 应予以更换。⑥定期进行空气培养，以监测消毒效果。

（3）臭氧灭菌灯消毒法：灭菌灯内装有臭氧发生管，在电场作用下，将空气中的氧气转化成高纯度的臭氧。臭氧以其强大的氧化作用而杀菌。可杀灭细菌繁殖体、芽孢、病毒、真菌，并可破坏肉毒杆菌毒素等。主要用于空气、医院污水、诊疗用水、物品表面等的消毒。臭氧对人体有害，消毒时人须离开现场，消毒结束后 30min 方可进入。

3. 电离辐射灭菌法　又称为"冷灭菌"，是应用放射性核素 ^{60}Co（钴）发射的 γ 射线或电子加速器产生的高能电子束（阴极射线）进行辐射灭菌。常用于不耐热的物品灭菌。如金属、塑料、橡胶、高分子聚合物（如一次性注射器、输液器、输血器、血液透析膜、聚乙烯心瓣膜等）、精密医疗器械、生物制品及节育用具等灭菌。

4. 微波消毒灭菌法　微波是频率高、波长短的超高频电磁波，可穿透布、纸、玻璃、陶瓷、塑料等物质。在电磁波的高频交流电场中，极性分子发生极化，高速运动，并频繁改变方向，互相摩擦，使温度迅速上升，达到消毒灭菌的目的。常用于食品、餐具、药杯、化验单据、票证、医疗药品及耐热非金属材料器械的消毒灭菌。微波消毒的优点是作用时间短，普通加热只需数分钟。微波无法穿透金属，不能用于金属物品的消毒。

5. 机械除菌法　是指利用机械的方法，如冲洗、刷、擦、扫、抹、铲除、过滤等，除掉物品表面、水、空气、人畜体表的有害微生物，以减少微生物的数量和感染机会的方法。如医院中的手术室、ICU、产房、母婴室、保护性隔离室及制剂室等采用的层流通风、过滤除菌法均属于机械除菌法。

过滤除菌：通过过滤器可除掉空气中 0.5～5μm 的尘埃，使空气中的细菌总数 ≤10cfu/cm³，空气的洁净度达到 99.98%。用于烧伤病房、手术室、器官移植病房等。

6. 等离子体灭菌法　是利用氧化氮气或氧、氮、氩等混合气体，在特制的容器内进行辉光放电，产生低温等离子体进行灭菌。适用于注射器、导管等一次性医疗用品的灭菌。其优点是无毒性残留，灭菌时间短，低热不损坏灭菌材料等。

重点提示

压力蒸汽灭菌法是热力消毒灭菌法中效果最为可靠、临床使用最广泛的一种方法。紫外线消毒对杆菌杀灭作用强,球菌次之,真菌较弱;对生长期细菌敏感;对芽孢敏感性差。

(二)化学消毒灭菌法

是利用液体或气体的化学药物抑制微生物的生长繁殖或杀灭微生物的方法。凡不适用热力消毒灭菌的物品,都可采用化学消毒灭菌法,如患者皮肤、黏膜、排泄物、周围环境、金属锐器、光学仪器和某些塑料制品的消毒。其原理是使菌体蛋白质变性,如乙醇等;抑制酶的活性,引起微生物生长和代谢障碍,如漂白粉等;破坏细菌细胞膜结构,改变其通透性,使细菌破裂或溶解,如苯扎溴铵等。

1. 化学消毒灭菌剂的使用原则

(1)根据物品的性能及不同微生物的特性选用合适的化学消毒剂。

(2)严格掌握消毒剂的有效浓度、消毒时间及使用方法。

(3)消毒剂应定期更换,易挥发的药物要加盖,并定期检测,调整浓度。

(4)待消毒的物品必须洗净擦干。物品浸泡时要全部浸泡在消毒液内,并将器械轴节或套盖打开;有管腔的,腔内应注满消毒液。

(5)消毒液中不能放置纱布、棉花等物,因其吸附消毒剂而降低消毒效力。

(6)消毒后的物品须用无菌生理盐水冲洗;气体消毒后的物品,应待气体散发后再使用,以免消毒剂刺激组织。

2. 化学消毒灭菌剂的使用方法

(1)浸泡法:将物品洗净、擦干后浸没于消毒液中,按标准的浓度与时间达到消毒灭菌目的。用于耐湿不耐热的物品、器械的消毒。精密仪器如纤维内镜的消毒灭菌宜用2%戊二醛浸泡法。

(2)擦拭法:用标准浓度的消毒剂擦拭物品表面或皮肤等以达到消毒目的的方法。如用消毒剂擦拭桌椅、墙壁、家具等。

(3)喷雾法:将标准浓度的消毒液用喷雾器均匀喷洒于空气中和物体表面,按规定时间达到消毒目的的方法。如墙壁、地面、环境等的喷雾消毒。

(4)熏蒸法:将消毒剂加热或加入氧化剂,使消毒剂呈气体,在规定的浓度和时间内达到消毒灭菌目的。可用于空气和物品的消毒。

1)空气消毒:将消毒剂加热或加入氧化剂,密闭门窗进行熏蒸,消毒完毕打开门窗通风换气。常用的空气熏蒸消毒剂见表7-2。

表7-2 空气熏蒸消毒法

消毒剂	剂量	消毒方法	消毒时间
2%过氧乙酸	8ml/m³	加热熏蒸	密闭门窗 30～120min
纯乳酸	0.12ml/m³	加等量水,加热熏蒸	密闭门窗 30～120min
食醋	5～10ml/m³	加热水 1～2 倍,加热熏蒸	密闭门窗 30～120min

2) 物品消毒：用 40% 甲醛 40~80ml/m³，按每 2ml 甲醛 1g 高锰酸钾的比例加入高锰酸钾，放在甲醛熏蒸柜中，密封熏蒸 6~12h。也可在柜内放置电灯泡，通电加热熏蒸。常用于易腐蚀对湿热敏感、不耐湿、不耐高温的物品，如精密仪器、血压计、听诊器、传染患者使用过的票证、书报等物品的消毒。

3. 常用的化学消毒剂　见表 7-3。

表 7-3　常用的化学消毒剂

名称	效力	适用范围	注意事项
戊二醛	灭菌剂	(1) 2% 碱性戊二醛，用于浸泡器械、内镜等，消毒需 20~45min，灭菌需 10h (2) 2% 戊二醛液喷雾或熏蒸作用 1h 可达消毒目的	(1) 浸泡金属物品时，加入 0.5% 亚硝酸钠防锈 (2) 内镜连续使用，需间隔消毒 10min，每日使用前后各消毒 30min，消毒后用冷开水洗净 (3) 每周过滤 1 次，每 2 周更换消毒剂 1 次 (4) 消毒后的物品，在使用前用无菌蒸馏水冲洗；因对皮肤、黏膜有刺激性，对眼睛刺激性较大，应注意防护； (5) 碱性戊二醛稳定性差，应加盖，现配现用
环氧乙烷（又名氧化乙烯）	灭菌剂	(1) 精密仪器、化纤、器械消毒、灭菌，剂量为：800~1200mg/L，温度为 54℃±2℃，相对湿度为 60%±10%，时间 2.5~4h (2) 少量物品放入丁基橡胶袋中消毒；大量物品放入环氧乙烷气体灭菌柜内消毒，时间 6h	(1) 易燃、易爆且有一定毒性，操作者必须熟悉使用方法，严格遵守安全操作规程 (2) 置于阴凉通风、无火源及电源开关处，严禁放入电冰箱 (3) 贮存温度不超 40℃，以防爆炸 (4) 灭菌后的物品需做通气处理，待清除环氧乙烷残留物后方可使用 (5) 每次消毒时均应进行效果监测
福尔马林（37%~40% 甲醛）	灭菌剂	(1) 4%~10% 的福尔马林用于解剖材料、病理组织标本灭菌、防腐和固定 (2) 甲醛熏蒸柜消毒某些物品 (3) 10% 甲醛浸泡器械消毒	(1) 熏蒸穿透力弱，衣物间留空隙，暴露污染面 (2) 温度 18℃ 以上，相对湿度 70%~90% (3) 对人有毒性和刺激性，使用时注意防护；消毒后用抽气通风或氨水中和法去除残留气体 (4) 甲醛有致癌作用，不宜用于室内空气消毒
过氧乙酸	灭菌剂	(1) 0.2% 过氧乙酸溶液用于皮肤消毒；0.02% 溶液用于黏膜冲洗消毒 (2) 0.2%~0.5% 溶液用于环境喷洒、物品表面擦拭消毒 (3) 0.2%~1% 溶液用于浸泡消毒，时间 30~60min	(1) 对金属有腐蚀性，对纺织品有漂白作用 (2) 易氧化分解而降低杀菌力，故需加盖并现配现用 (3) 浓溶液有刺激性及腐蚀性，配制时需戴口罩和橡皮手套等加强个人防护 (4) 存于阴凉避光处，防高温引起爆炸

续表

名称	效力	适用范围	注意事项
过氧化氢	高效消毒剂	(1) 3%过氧化氢溶液用于物品消毒,浸泡30min,或用于物品表面擦拭消毒 (2) 1%~1.5%的溶液用于漱口 (3) 3%的溶液用于冲洗伤口	(1) 存放于阴凉通风处,使用前应测定有效含量 (2) 对金属有腐蚀性,对织物有漂白作用 (3) 稀释液不稳定,应现配现用;配制时忌与还原剂、碱、碘化物、高锰酸钾等强氧化剂相混合 (4) 使用浓溶液时,谨防溅入眼睛内或皮肤黏膜上,一旦溅上,应及时用清水冲洗
碘酊	高效消毒剂	(1) 皮肤消毒:2%碘酊溶液擦后待干,用70%乙醇脱碘 (2) 脐带断端消毒:2.5%浓度擦后待干,用70%乙醇脱碘	(1) 对伤口及黏膜有刺激性,不能用于黏膜消毒 (2) 对碘过敏者禁用 (3) 对金属有腐蚀性,不能用于金属器械的消毒
含氯消毒剂(常用的有漂白粉、漂白粉精、氯胺T、84消毒液)	中、高效消毒剂	(1) 餐具、便器消毒:0.5%漂白粉溶液、0.5%~1%氯胺溶液浸泡30min (2) 地面、墙壁或物品:1%~3%漂白粉液、0.5%~3%氯胺溶液喷洒或擦拭 (3) 排泄物消毒:排泄物5份加漂白粉1份搅拌,放置2~6h	(1) 置于阴凉、干燥、通风处,密封保存 (2) 配制的溶液不稳定,应现配现用 (3) 对金属有腐蚀作用、对织物有漂白作用,不宜用于金属制品、有色衣物及油漆家具的消毒 (4) 用于餐具消毒时,及时用清水冲净 (5) 被消毒物品上有大量有机物时,须适当增加浓度,并延长作用时间 (6) 定期更换消毒液
安尔碘 AED-1	中、高效消毒剂	0.2%有效碘原液,用于外科手消毒,手术部位皮肤黏膜、外科换药、注射前皮肤消毒,口腔黏膜消毒	(1) 使用后及时将瓶盖盖紧 (2) 手术部位皮肤消毒时,如使用高频电刀,须等消毒剂干后再进行
聚维酮碘(碘伏)	中效消毒剂	(1) 手术及注射部位皮肤消毒:0.5%~1.0%有效碘溶液,擦拭2遍,2min (2) 体温计消毒:0.1%有效碘溶液,浸泡30min (3) 黏膜及创面消毒:0.05%~0.1%有效碘溶液,冲洗3~5min	(1) 稀释后稳定性差,宜现用现配 (2) 置于阴凉、避光处,防潮、密闭保存 (3) 对铜、碳钢等2价金属制品有腐蚀作用,不做相应金属制品的消毒 (4) 皮肤消毒后不用乙醇脱碘 (5) 受有机物影响大,消毒时如存在有机物,应提高药物浓度或延长消毒时间
乙醇	中效消毒剂	(1) 70%~75%乙醇溶液作为消毒剂,多用于消毒皮肤、浸泡锐利金属器械及体温计 (2) 95%溶液可用于燃烧灭菌	(1) 挥发须加盖保存,定期测定保持有效浓度;消毒用的浓度切勿超过80%。浓度过高或过低均影响杀菌效果; (2) 有刺激性,不宜用于黏膜及创面消毒 (3) 易燃,忌明火 (4) 因不能杀灭芽胞,故不适于手术器械的消毒

续表

名称	效力	适用范围	注意事项
氯己定 （洗必泰）	低效消毒剂	（1）0.02%～0.1%氯己定溶液用于手的消毒,浸泡3～5min （2）0.05%液用于创面消毒 （3）0.05%～0.1%溶液用于阴道、膀胱等的消毒	（1）与肥皂、洗衣粉、碘、高锰酸钾等阴离子表面活性剂有拮抗作用 （2）不可放入纱布、棉花等有吸附作用的物品 （3）低效消毒剂,不可用于手术器械的消毒 （4）冲洗消毒时如有脓性分泌物,应适当延长时间
苯扎溴铵 （新洁尔灭）	低效消毒剂	（1）0.01%～0.05%苯扎溴铵溶液消毒黏膜；0.1%～0.2%液消毒皮肤、浸泡消毒金属器械 （2）0.1%～0.2%溶液浸泡、喷洒、擦拭物品,时间15～30min	（1）与肥皂、洗衣粉、碘、高锰酸钾等阴离子表面活性剂有拮抗作用 （2）不可放入纱布、棉花等有吸附作用的物品 （3）浸泡金属器械加入0.5%的亚硝酸钠用以防锈 （4）对铝制品有破坏作用,故不可用铝制品盛装 （5）目前已较少使用

重点提示

化学消毒剂的使用原则和分类

1. 灭菌剂：能杀灭一切微生物,包括芽胞,如戊二醛、过氧乙酸、甲醛、环氧乙烷。

2. 高效类消毒剂：能杀灭细菌繁殖体、真菌、病毒,并对芽胞有显著杀灭作用,如过氧化氢、部分含氯消毒剂。

3. 中效类消毒剂：能杀灭细菌繁殖体、真菌、病毒等除芽胞以外的其他微生物,如碘酊、碘伏、乙醇、部分含氯消毒剂。

4. 低效类消毒剂：杀灭细菌繁殖体、部分真菌和亲脂病毒,不能杀灭芽胞,如氯己定（洗必泰）、苯扎溴铵（新洁尔灭）。

三、洗手与手的消毒

(一)洗手

【目的】去除手上污垢和大部分暂居微生物；保护工作人员和患者,避免交叉感染；避免污染清洁物品。适用于各种操作前后手的清洁。

【评估】

手的污染程度、准备进行的操作、患者的情况。

【计划】

1. 操作者准备 着装整洁,剪指甲,取下手表及手上饰物。

2. 用物准备 洗手池设备,肥皂或洗手液,毛巾(纸巾)及盛放容器,一次性消毒纸巾或自动干手器。

3. 环境准备 清洁、宽敞、安全、干燥;物品放置合理,取用方便。

【实施】

操作流程	操作步骤	要点与说明
1. 湿润双手	取下手表及手上饰物,卷袖至腕关节上10cm 以上,打开水龙头,调节合适水流及水温,流水浸湿双手,关闭水龙头	水龙头最好选用感应式、肘式或脚踏式与水池保持合适距离,水流不可太大,避免溅湿工作服
2. 洗手	取适量洗手液涂抹双手,按"七步洗手法"充分搓洗掌心、手背、指缝、手指关节、拇指、指尖、手腕上 10cm(图 7-1)	选择质量好,刺激小的肥皂或洗手液注意拇指、指尖、指缝、指关节等处,每部位至少揉搓 10 次,揉搓时间不少于10~15s
3. 冲洗双手	打开水龙头,从上至下彻底冲洗双手	冲洗时,肘关节高于腕关节,防止浸湿衣袖
4. 擦干手	关闭水龙头,取纸巾擦干或烘干双手,如用小毛巾,一次一换	关闭水龙头时手不可直接接触水龙头

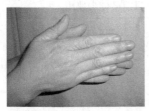 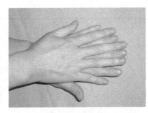 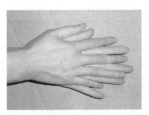

(1) 手指并拢,掌心对 掌心,互相揉搓　　(2) 手指交错,掌心对手背 揉搓,双手交替　　(3) 手指交叉,掌心对掌心, 互相揉搓,双手交替

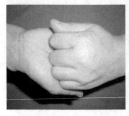 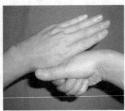 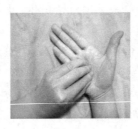 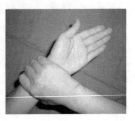

(4) 两手相握,掌心与 指背互相揉搓　　(5) 拇指于掌心中旋转 揉搓,双手交替　　(6) 指尖并拢,在掌心中 旋转揉搓,双手交替　　(7) 掌心握手腕旋转揉搓, 双手交替

图 7-1 七步洗手法

【注意事项】

(1)操作按程序进行,手各部位要洗到、冲净。

(2)保持工作服和周围环境不被污染。

【操作后评价】

手各部位均洗到冲净;工作服不潮湿,周围环境未受污染;洗手后,手上未检出病原体。

(二)手的消毒

【目的】 杀灭手上暂居的微生物,预防感染和交叉感染,避免污染清洁物品。适用于接触感染源后手的消毒。

【评估】

手的污染程度、准备进行的操作、患者的情况。

【计划】

1. 操作者准备 着装整洁，剪指甲，取下手表。

2. 用物准备 消毒剂或消毒液，手刷 4 把、一次性消毒纸巾或毛巾。

3. 环境准备 清洁、干燥、宽敞、安全；物品放置合理，取用方便。

【实施】

操作流程	操作步骤	要点与说明
刷手法		适用于有洗手池设备的手消毒
1. 湿润双手	打开水龙头湿润双手	
2. 刷洗	用手刷蘸洗手液或肥皂液，按前臂、腕部、手背、手掌、手指、指缝、指甲顺序刷洗，范围应超过被污染部位，每只手刷 30s，用流动水冲净，同法刷另一只手。按上述顺序再刷一遍，共刷 2min	注意刷洗指甲、指缝和皮肤皱褶处 用流动水冲洗时，水流自前臂流向指尖
3. 关水	用手刷或避污纸将水龙头关闭；如为脚踏或感应开关，则冲水后立即关闭水龙头	避免双手再接触水龙头
4. 擦干手	用纸巾、小毛巾自上而下擦干双手或用干手机烘干	
浸泡消毒法		适用于无洗手池设备的手消毒
1. 浸泡	将双手完全浸入消毒液中	消毒液要浸没肘部及以下
2. 刷洗	用手刷按前臂、腕部、手背、手掌、手指、指缝、指甲顺序刷洗 2min	注意刷洗指甲、指缝和皮肤皱褶处
3. 擦干	用清水洗净后擦干双手	

【注意事项】

1. 接触传染患者及其污染物、分泌物、排泄物等后应立即进行手的消毒。

2. 进行某项操作前消毒手时，应先洗净手并保持干燥。

3. 浸泡消毒手时，消毒液要浸没肘部及以下。

【操作后评价】

消毒后手离开消毒液时未触及容器边缘；洗手后卫生学检测达标。

四、医院清洁、消毒、灭菌工作

(一)医院环境的清洁消毒

1. Ⅰ类环境的空气消毒 包括层流洁净手术室和层流洁净病房。这类环境要求空气中细菌总数≤10cfu/cm³，只能采用层流通风才能达到要求的标准。

2. Ⅱ类环境的空气消毒 包括普通手术室、产房、婴儿室、早产儿室、普通保护性隔离室、烧伤病房、重症监护室、供应室无菌区。这类环境要求空气中细菌总数≤200cfu/cm³，可采用循环风紫外线空气消毒器或静电吸附式空气消毒器消毒。

3. Ⅲ类环境的空气消毒　包括儿科病房、妇产科检查室、注射室、换药室、治疗室、供应室清洁区、急诊室、化验室、各类普通病房和诊室。这类环境要求空气中细菌总数≤500cfu/cm³,除可采用循环风紫外线空气消毒器或静电吸附式空气消毒器消毒外,还可采用紫外线消毒、臭氧消毒、过氧乙酸、含氯消毒剂熏蒸或喷雾消毒。

4. Ⅳ类环境的空气消毒　包括传染病科及病室。严格按传染病消毒隔离方法进行。

(二)预防性消毒和疫源地消毒

1. 预防性消毒　是指在没有发现明显的感染源存在的情况下,为预防感染的发生,对可能被病原微生物污染的环境、物品施行的消毒处理。

2. 疫源地消毒　是指存在或者曾经存在感染源的情况下,为杀灭或清除感染源排出的病原体,预防感染的传播和扩散,而对被病原体污染的环境、物品施行的消毒处理。包括随时消毒和终末消毒。

(三)被服类消毒

各科患者用过的被服可集中起来,送到被服室,经环氧乙烷灭菌后,再送洗衣房清洗备用。如无环氧乙烷灭菌间,可根据不同的物品采用不同的消毒方法:

(1)棉织品如普通患者的床单、衣服经一般洗涤后高温消毒。

(2)毛毯、棉胎、枕芯、床垫可用日光暴晒或紫外线消毒。

(3)传染患者或感染患者的被服应与普通患者的被服分开清洗和消毒。

(4)工作人员的工作服及值班室被服应与患者的被服分开清洗与消毒。

(5)婴儿衣被应单独洗涤,不可与其他衣被混洗。

(四)清洁用具的使用与消毒

扫床巾采用湿扫法,一床一巾,用后浸泡消毒,洗净晾干备用。不同地方的抹布分别使用,用后浸泡消毒,洗净晾干备用。病区内拖布严格分区使用:一般病室、治疗室、换药室、办公室、走廊等每次用后用水洗净晾干备用;治疗室、换药室、病室等地面有血液、分泌物、排泄物等时,先倒适量0.1%有效氯或有效溴消毒液于污染地面上,30min后用拖布拖净,用后将拖布用0.05%有效氯或有效溴消毒液浸泡30min,洗净晾干备用。

(五)物体表面的消毒

1. 病室各类用品表面的消毒　病床、床旁桌、椅等,一般用浸有消毒液的抹布2次/天擦拭。当用品表面遇有特殊污染时,必须采取严格的消毒处理措施。

2. 地面消毒　一般是湿式清扫后,用清水或清洁剂拖地1~2次/天;当受到病原微生物污染时,通常采用含0.5%有效氯或有效溴的消毒液拖地或喷洒地面。

3. 墙面消毒　受到病原体污染时,可采用化学消毒剂喷雾或擦拭消毒。

(六)医疗废物的消毒处理

2002年卫生部的《消毒技术规范》对污物消毒的方法和要求进行了规范。

1. 医疗废物的分类　分为生活垃圾、感染性废弃物、病理性废弃物、锋利物、药物性废弃物、放射性废弃物等6类。

2. 医疗废物的收集处理　医院内设置3种以上不同颜色的污物袋用于对污物进行分类收集处理。黑色袋装生活垃圾、黄色袋装医用垃圾(感染性废弃物)、有特殊标记的污物袋装放射性废弃物。锐器不应与其他废弃物混放,用后应放入锐器盒中或桶中。

3. 一次性注射器、输液器、输血器等使用后的处理　必须就地消毒毁形,并由当地卫生行政部门指定单位定点回收,集中处理。严禁出售给其他非指定单位或随意丢弃。

五、消毒供应中心(供应室)工作

消毒供应中心是指医院内承担各科室所有诊疗器械、器具和物品的清洁、消毒、灭菌以及无菌物品供应的部门。其工作内容包括物品回收、初步处理、物品分类洗涤、物品包装和灭菌、无菌物品的储存和发放、一次性使用物品的管理等。

消毒供应中心周围应清洁、无污染源,区域相对独立,平面设计应有利于实现"由污到洁"的工作流程,不得出现洁污交叉或物品回流的现象,应做到物品流向从污→洁→无菌,空气流向从洁→污,人员流向有专用通道,采用强制性通过方式,不得交叉和逆行。

工作区域分为去污区、检查包装区、无菌物品存放区,3区划分清楚,区域间有实际屏障,设立人员出入缓冲间(带)和物品通道。

1. 去污区 ①回收:各种污染的医疗器械、器具和物品,并进行清点、核查和分类,以便处理;②清洗:去除器械、器具和物品上污物的全过程,有机械清洗和手工清洗两种方法;③消毒:对清洗后的器械、器具和物品进行消毒处理;④干燥:将清洗、消毒后的物品用烘干机烘干,用清洁毛巾擦干或用95%的乙醇纱布擦干,但不能让其自然干燥。

2. 检查包装区 ①器械的检查与保养:采用目测法或带光源的放大镜检查干燥后的器械、器具的清洗质量、器械的完好性、灵活性及咬合性等,并用润滑剂对器械进行保养;②装配与包装:将检查合格的器械、器具和物品按要求装配、包装、封包,并注明标识,为进一步灭菌做准备;③灭菌。

3. 无菌物品存放区 灭菌后的物品分类存放,按灭菌日期先后顺序发放,物品一旦发出,不能再退回存放区,同时做好无菌物品发放记录。

器械的清洗、消毒、灭菌应遵循回收、分类、初步消毒或灭菌、清洗、消毒、检查、包装、灭菌、存储与发放的基本工作流程进行。

第三节 无 菌 技 术

一、无菌技术的基本概念

1. 无菌技术 是指在医疗护理操作过程中,保持无菌物品、无菌区域不被污染、防止一切微生物侵入机体的操作技术。

2. 无菌物品 是指经过物理或化学方法灭菌后,未被污染的物品。

3. 无菌区 是指经过物理或化学方法灭菌处理且未被污染的区域。

4. 非无菌区 是指未经灭菌处理或经灭菌处理后又被污染的区域。

二、无菌技术基本操作原则

1. 环境要清洁宽敞 定期湿式清扫并消毒,操作前30min通风,停止清扫,减少人员流动,防止尘埃飞扬。

2. 操作者准备 着装符合无菌操作要求。操作前修剪指甲,洗手,戴帽子,口罩。必要时穿无菌衣、戴无菌手套。

3. 物品管理有序　无菌物品与非无菌物品有明显标志并分别放置;无菌物品应存放于无菌包或无菌容器中,不可暴露于空气中;无菌包或无菌容器外需标明物品名称、灭菌日期,并按失效期先后顺序摆放;定期检查无菌物品保存情况,无菌包在干燥、未污染的情况下,有效期为7d,过期或受潮应重新灭菌。

4. 操作中保持无菌

(1)明确无菌区与非无菌区:操作者身体应与无菌区保持一定的距离,手臂保持在腰部或操作台面以上,不可跨越无菌区;避免面对无菌区咳嗽、谈笑、打喷嚏。

(2)正确取用无菌物品:取放无菌物品时应面向无菌区,用无菌持物钳夹取,未经消毒的手或物品不可触及无菌物品或跨越无菌区;无菌物品一经取出,即使未用也不可放回无菌容器中;一套无菌物品只供一位患者使用,以防交叉感染。

(3)正确处理污染物品:物品怀疑污染或已被污染均不可使用,应予更换或重新灭菌。

重点提示

无菌技术基本操作原则是必须掌握的内容。

三、无菌技术基本操作方法

(一)无菌持物钳的使用法

【目的】

夹取或传递无菌物品。

【评估】

1. 操作区是否整洁、宽敞、安全,操作台是否清洁、干燥、平坦。

2. 无菌持物钳存放是否合理,是否在有效期之内。

【计划】

1. 操作者准备　衣帽整洁,剪指甲,洗手,戴口罩。

2. 用物准备

(1)无菌持物钳及存放容器:无菌持物钳分为三叉钳、卵圆钳和各种长短镊子3类。三叉钳用于夹取较大或较重物品,如盆、盒、瓶、罐;卵圆钳有直头和弯头2种,可用于夹取刀、剪、钳、镊、弯盘、治疗碗等无菌物品,不能用于夹取较重物品;镊子用于夹取棉球、棉签、针头、注射器、敷料、缝针等小物品。

无菌持物钳常用的存放方式有两种。①消毒液浸泡保存法:无菌持物钳经高压灭菌后存放于盛有消毒液的广口有盖无菌容器内。容器的深度与持物钳的长度比例合适,消毒液应浸没无菌持物钳轴节上2~3cm或镊子长度的1/2(图7-2)。每个容器只能放置1把无菌持物钳。无菌持物钳和存放容器定期消毒灭菌,一般病房可每周清洁、消毒灭菌1次,同时更换消毒液,手术室、门诊换药室、注射室等使用频繁的科室,应每日进行清洁、消毒灭菌。②干置保存法:将盛有无菌持物钳的无菌干燥容器保存于无菌包内,集中治疗前开包,每4~6h更换1次。

(2)所夹取或传递的无菌物品:无菌容器内放无菌治疗碗、棉球、纱布等。

3. 环境准备　操作区整洁、宽敞、清洁、干燥、平坦。

【实施】

操作流程	操作步骤	要点与说明
1. 取钳	打开浸泡无菌持物钳的容器盖,手心向下,持无菌持物钳,固定在持物钳上1/3部分,闭合持物钳前端,并将钳移至容器中央,保持无菌持物钳前端闭合向下垂直取出(图7-3)	不可从盖孔中取放无菌持物钳 防止钳端触及容器口边缘及液面以上的容器内壁,造成污染 在容器上方滴尽消毒液后再使用
2. 用钳	使用无菌持物钳时,始终保持钳端向下,持物钳只能在持物者的胸、腹部水平移动	不可倒转向上,以免消毒液倒流污染 在视线之内使用,防止造成污染
3. 放回钳	持物钳使用后,应立即闭合钳端垂直放入容器内,并打开钳端浸泡消毒备用	避免钳端触及容器口及液面以上容器的内壁 使钳端与消毒液充分接触(干置的持物钳可闭合钳端),以保持无菌

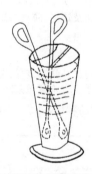 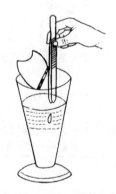

图 7-2　无菌持物钳浸泡在消毒液中　　　　图 7-3　使用无菌持物钳

【注意事项】

1. 无菌持物钳只能用于夹取和传递无菌物品,不能用于夹取非无菌物品和油纱布。

2. 取放无菌持物钳时钳端闭合并垂直取放,放入容器后打开钳端。

3. 使用无菌持物钳时,钳端不可高举,手不可触及无菌持物钳的浸泡部分。

4. 无菌持物钳使用后应立即放回容器内,不得在空气中暴露过久。

5. 无菌持物钳应就地取出使用,如到远处夹取无菌物品,应将无菌持物钳连同盛放容器一同搬移。

6. 无菌持物钳一旦污染或怀疑污染时,不得再使用或放回容器内,应重新灭菌。

【操作后评价】

无菌物品、无菌持物钳及盛放容器无污染;取放无菌持物钳时,未触及浸泡容器液面以上部位;使用时钳端始终向下;取放物品后及时将无菌持物钳放入盛放的容器内。

(二)无菌容器的使用法

无菌容器是指用于盛放无菌物品并保持其无菌状态的容器。

【目的】

盛放无菌物品,并使其保持无菌状态。

【评估】

1. 操作区是否整洁、宽敞、安全,操作台是否清洁、干燥、平坦。

2. 无菌容器及内放置的物品是否在有效期内。

【计划】

1. 操作者准备　衣帽整洁,剪指甲,洗手,戴口罩。

2. 用物准备　无菌持物钳,有盖无菌容器(无菌贮槽、无菌缸、无菌罐等)内放置治疗碗、敷料、棉球等,无盖无菌容器如无菌盘、无菌治疗碗等。

3. 环境准备　操作区整洁、宽敞、清洁、干燥、平坦。

【实施】

操作流程	操作步骤	要点与说明
1. 查对	查对无菌物品名称及灭菌有效期	
2. 开盖	打开无菌容器盖,平移离开容器上方,盖内面向上置于稳妥处或持盖于手中	不得在容器上方翻转容器盖,手不可触及盖的内面及边缘,防止污染
3. 取物	用无菌持物钳从无菌容器中垂直夹取无菌物品	
4. 盖盖	取毕无菌物品立即将容器盖翻转,使内面向下,由近向远或从一侧向另一侧盖严	防止容器内物品暴露过久,造成污染 防止盖容器盖时跨越无菌区
5. 持无菌容器	手持无菌容器(如无菌治疗碗)时,应托住容器的底部(图 7-4)	手不可触及容器的边缘及内面

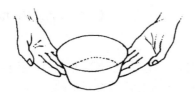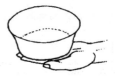

图 7-4　持无菌容器法

【注意事项】

1. 无菌物品及非无菌物品均不可触及无菌容器的边缘。

2. 从无菌容器内取出的无菌物品,即使未用也不得放回无菌容器内。

3. 无菌容器应定期灭菌,一般有效期为 7d。

【操作后评价】

无菌容器盖的内面未触及非无菌区域;手指未触及无菌容器边缘及内面;及时盖严无菌容器。

(三)无菌包的使用法

无菌包是指包裹无菌物品,使无菌物品保持无菌状态的包裹。无菌包布通常选择质厚、致密、未脱脂棉制成的双层包布。

【目的】

保持无菌物品在规定时间内处于无菌状态,供无菌操作用。

【评估】

1. 操作区是否整洁、宽敞、安全;操作台是否清洁、干燥、平坦。

2. 无菌包及其内放置的物品是否在有效期内。

【计划】

1. 操作者准备　衣帽整洁,剪指甲,洗手,戴口罩。

2. 用物准备

(1)无菌包:将待消毒灭菌的物品放在包布中央,将包布近侧一角向上折叠盖在物品上,依次盖好左右两角,并将角尖端向外翻折,盖上最后一角后,用带以"十"字形扎紧或用化学指示胶带粘贴封包,挂上标签,注明物品名称及灭菌日期,灭菌后备用。

(2)其他用物:无菌持物钳、盛放无菌包内物品的容器、化学指示胶带、笔、标签。

3. 环境准备　操作区整洁、宽敞、干燥、平坦。

【实施】

操作流程	操作步骤	要点与说明
包扎法	见图 7-5	
1. 查对	检查无菌包的名称、灭菌有效期及灭菌指示胶带;查看无菌包有无破损及潮湿等不能使用的情况	一般灭菌物品有效期为 7d,如标记模糊、过期或潮湿则不可使用
2. 开包	将无菌包放在清洁、干燥、平坦处,解开系带。打开无菌包外角,再揭开左右两角,最后打开内角	开包时手只能接触四角外面,不可触及包布内面
3. 取物	用无菌持物钳取出无菌物品,放于无菌区域内	
4. 还原	如包布内用物一次用不完,则按原折痕包起,用"一"字形扎好,并注明开包日期及时间(图7-5)。如需一次将包内物品全部取出,可将无菌包托在手上打开,另一手抓住包布四角,稳妥地将包内物品放于无菌区域或无菌容器内(图7-6),将包布折叠放妥	"一"字形包扎表示此包已开过,投放时,手托包布使无菌面朝向无菌区
5. 记录	注明开包日期及时间	开包后包内物品有效期为24h

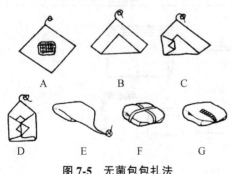
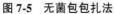

图 7-5　无菌包包扎法

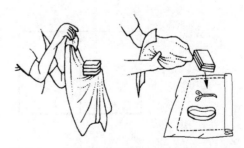

图 7-6　一次取完无菌物品放入无菌区的方法

【注意事项】

1. 手及有菌物品不可触及包布的内面,操作时手臂及有菌物品不可跨越无菌区。

2. 包内物品被污染或无菌包有潮湿,须重新灭菌。

【操作后评价】

包扎无菌包的方法正确,松紧适宜;操作时手臂及有菌物品未跨越无菌区;打开或还原无菌包时,手及有菌物品未触及包布内面和无菌物品;开包日期及时间记录准确。

(四)无菌盘的铺法

【目的】

在洁净干燥的治疗盘内铺无菌治疗巾,形成无菌区,放置无菌物品,供检查、治疗使用。

【评估】

1. 操作区是否整洁、宽敞、安全;操作台是否清洁、干燥、平坦。

2. 无菌物品是否在有效期内。

【计划】

1. 操作者准备　衣帽整洁,剪指甲,洗手,戴口罩。

2. 用物准备　无菌持物钳、无菌包(内放无菌治疗巾,治疗巾折叠法见图7-7)、无菌容器内放无菌物品(如治疗碗、纱布等)、治疗盘、笔、标签。

3. 环境准备　操作区整洁、宽敞、干燥、平坦。

【实施】

操作流程	操作步骤	要点与说明
1. 查对	检查无菌物品名称、包装是否完整及灭菌有效期	确保质量可靠
2. 取巾	打开无菌治疗巾包,取出治疗巾放于治疗盘内,如包内治疗巾未用完,则按原折痕包好,"一"字形包扎,并注明开包日期及时间	开包后包内治疗巾24h内有效
3. 铺巾	(1)单层底铺法:双手捏住上层外面两角,轻轻抖开,将其双折平铺于治疗盘中,将上层扇形折叠至对侧,开口向外 (2)双层底铺法:双手捏住治疗巾一边外面两角,轻轻抖开,从远到近折3折,成双底层,上层呈扇形折叠,开口向外(图7-8)	治疗巾内面构成无菌区,手或衣袖等不可触及治疗巾的内面
4. 放物	放所需无菌物品于无菌治疗巾内	
5. 覆盖	双手捏住反折治疗巾两角外面,向下覆盖,将无菌治疗巾边缘对齐,开口处向上反折2次,两侧边缘向下反折1次	
6. 记录	注明铺盘名称及时间,整理用物	无菌盘4h内有效

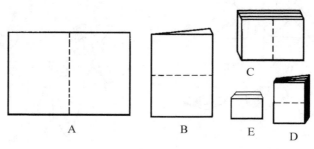

治疗巾横折法

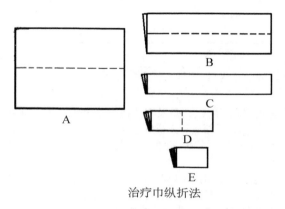

治疗巾纵折法

图 7-7　折叠治疗巾法

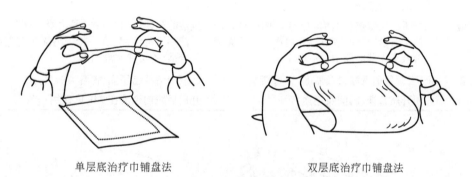

单层底治疗巾铺盘法　　　　　　　双层底治疗巾铺盘法

图 7-8　铺无菌盘法

【注意事项】

1. 操作时非无菌物品及身体应与无菌盘保持适当距离,不可触及无菌面及跨越无菌区。

2. 铺无菌盘的区域应保持清洁、干燥,避免无菌巾潮湿污染。

【操作后评价】

无菌巾折叠及铺盘方法正确,无菌物品及无菌区未被污染;无菌巾内物品摆放有序。

(五)无菌溶液的取用法

【目的】

取出无菌溶液供临床使用,取出过程保持无菌溶液的无菌状态。

【评估】

1. 操作区是否整洁、宽敞、安全;操作台是否清洁、干燥、平坦。

2. 无菌溶液是否在有效期内。

【计划】

1. 操作者准备　衣帽整洁,剪指甲,洗手,戴口罩。

2. 用物准备　瓶装无菌溶液、盛放倒出无菌溶液的无菌容器、纱布、启瓶器、消毒液(如2%碘酊、70%乙醇)、棉签、弯盘、笔。

3. 环境准备　操作区整洁、宽敞、清洁、干燥、平坦。

【实施】

操作流程	操作步骤	要点与说明
1. 取瓶	取盛有无菌溶液的密封瓶,用纱布擦净瓶外灰尘	
2. 查对	检查无菌溶液的名称、浓度、剂量及有效期,瓶盖有无松动,瓶体及瓶底有无裂痕,查看液体有无沉淀、浑浊、絮状物、变色等不能使用的情况	检查瓶装溶液质量时要将瓶体倒转,对光检查,确定质量可靠方可使用
3. 开盖	核对无误后,开启瓶盖。用 2% 碘酊、70% 乙醇常规消毒瓶口及瓶塞并消毒手指,用已消毒的手指松动瓶塞,捏住瓶塞边缘取出(或消毒瓶塞后,使用无菌纱布打开塞子倒取无菌溶液)	手不能触及瓶口及瓶塞内面,防止瓶塞被污染
4. 倒溶液	另一手握瓶签侧(防沾湿瓶签),倒出少量液体于弯盘中,冲洗瓶口后,再由原处倒无菌溶液于无菌容器中(图 7-9)	倒液时勿使瓶口接触容器边缘;已倒出的溶液不可再倒回瓶内,瓶子离无菌容器高度合适,不可使水珠回溅
5. 盖瓶盖	倒毕,常规消毒瓶口及瓶塞,盖好瓶塞	如瓶内溶液已用完,将溶液瓶丢弃
6. 记录	注明开瓶日期、时间及用途	开启后瓶内余液在 24h 内使用

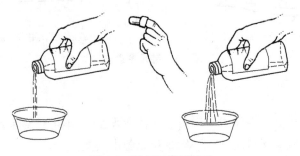

图 7-9 取用无菌溶液法

【注意事项】
1. 取瓶塞时,手不能触及瓶口及瓶塞内面,防止瓶塞被污染。
2. 倒溶液时瓶口不可触及无菌容器,也不可将无菌敷料堵塞瓶口或伸入瓶内蘸取。
3. 已倒出的溶液即使未用也不得倒回瓶内。
【操作后评价】
取用无菌溶液方法正确,溶液未被污染,瓶签未浸湿,瓶口未污染,液体未溅到外面。
(六)无菌手套的使用法
【目的】
在进行手术、导尿、穿刺等医疗护理操作时,以确保无菌效果。
【评估】
1. 操作区是否整洁、宽敞、安全;操作台是否清洁、干燥、平坦。
2. 无菌手套号码是否合适,是否在有效期内。

【计划】

1. 操作者准备　衣帽整洁,剪指甲,摘手表,洗手,戴口罩。
2. 用物准备　一次性无菌手套、弯盘。
3. 环境准备　操作区整洁、宽敞、清洁、干燥、平坦。

【实施】

操作流程	操作步骤	要点与说明
1. 核对	核对手套号码、灭菌有效日期及包装是否完整	选择大小合适的号码
2. 涂滑石粉	将无菌手套包放在清洁、干燥的台面上打开,摊开手套袋,取出滑石粉包,涂擦双手	避免在手套袋上涂滑石粉
3. 戴手套	(1)分次提取法:一手捏住一只手套的反折部分取出手套,对准五指戴上;未戴手套的手掀起另一只袋口,再以戴好手套的手指插入另一只手套的反折内面(手套外面),取出手套,同法戴好(图 7-10) (2)一次性提取法:打开手套包外层,分别捏住两只手套的反折部分(手套内面),取出手套,将两只手套五指对准,先戴一只手,再以戴好手套的手指插入另一只手套的反折内面(手套外面),同法戴好(图 7-11)	戴手套时,防止手套外面(无菌面)触及任何非无菌物品
4. 调整	双手对合交叉调整手套位置,推擦手指与手套贴合,然后将手套的反折部套在工作衣袖外面	手套外面的滑石粉用无菌生理盐水冲净擦干
5. 脱手套	操作完毕,冲净手套上的脓血,一手捏住另一手套的外口翻转脱下,将手套的内面翻在外面;脱下手套的手,伸入另一只手套的内口反转将其脱下	避免手套污染面接触到手
6. 整理	将用过的手套浸泡在消毒液内,洗手	手套内灌满消毒液

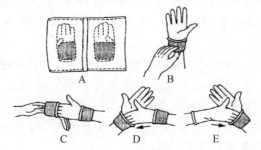

图 7-10　分次提取戴手套法

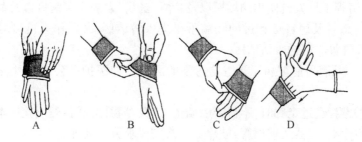

图 7-11　一次性提取戴手套法

【注意事项】

1. 未戴手套的手不可接触无菌手套的外面,已戴手套的手不可触及未戴手套的手及手套的内面。

2. 戴手套后如发现手套破损或不慎污染,应立即更换。

3. 戴手套后,手臂应保持在腰以上、肩以下范围内活动。

4. 脱手套时应翻转脱下,不可用强力拉扯手套。

【操作后评价】

戴时未污染手套的外面;脱时手未触碰污染面,未强行拉扯手套;用正确方法除去手套上的滑石粉。

第四节 隔 离 技 术

隔离是将传染源传播者(传染患者、病源携带者)或高度易感人群安置在指定地方或特殊环境中,暂时避免和周围人群接触,借以达到控制传染源,切断传播途径,保护易感人群的目的。隔离分为传染源隔离和保护性隔离两种。

一、隔离病区的管理

(一)隔离区域的布局和设置

1. **隔离区的布局** 传染病区与普通病区分开,远离食堂、水源和公共场所;相邻病区楼房相隔大约30m,侧面防护距离为10m,以防空气对流传播;病区设多个出入口,工作人员与患者分门进出。

2. **隔离区的设置** 隔离病室门外及病床尾悬挂隔离标志,门口放消毒液浸湿的脚垫,门外设置隔离衣挂衣架,备消毒液、清水各一盆(或洗手池)以及手刷、毛巾,另备避污纸。

3. **隔离区患者的安置**

(1)以患者为隔离单位:每个患者有单独的环境与用具,与其他患者及不同病种患者间进行隔离。

(2)以病种为隔离单位:同一病种患者安排在同一病室内,病原体不同者应分室收治。

(3)凡未确诊、发生混合感染、有强烈传染性及危重患者应住单独隔离室。

(二)隔离区域的划分及隔离要求

1. **清洁区** 指凡未和患者直接接触、未被病原微生物污染的区域。如治疗室、配餐室、值班室、更衣室、库房等工作人员使用的场所以及食堂、药房、营养室等病区以外的场所。

隔离要求:①患者及患者接触过的物品不得进入清洁区;②工作人员接触患者后需消毒手、脱去隔离衣及鞋等方可进入清洁区。

2. **半污染区** 凡有可能被病原微生物污染的区域。如医护办公室、病区的内走廊、化验室、消毒室等。

隔离要求:①患者经过走廊时,不得接触墙壁、家具等物体;②各类检验标本有固定的存放盘和架,检查完的标本、容器及玻璃管、玻片等严格按要求分别处理。

3. **污染区** 患者直接或间接接触的区域。如病室、厕所、浴室、污物处理间、外走廊等。

隔离要求:①污染区物品未经消毒处理不得带到他处;②工作人员进入污染区时,务必穿隔离衣,戴口罩、帽子,必要时换隔离鞋;离开该区时脱隔离衣、鞋,消毒双手。

二、隔 离 原 则

(一)工作人员进出隔离室的要求

1. 进入隔离室前准备　按规定戴口罩、帽子,穿隔离衣,必要时换隔离鞋;进入隔离室进行治疗护理前,须备齐用物并做周密计划,集中进行治疗护理,以减少穿、脱隔离衣和洗手次数。

2. 进入隔离室后要求　穿隔离衣后只能在规定范围内活动,严格遵守隔离规程。

3. 离开隔离室要求　离开隔离室时要脱隔离衣、鞋,消毒双手。

(二)病室物品、空气的消毒、处理

1. 凡患者接触过或落地的物品应视为污染,消毒后方可使用。

2. 患者接触过的医疗器械如血压计、听诊器、体温计等按规定消毒。

3. 患者的用物、信件、报纸、票证等经消毒后方能带出。

4. 患者的排泄物、分泌物、呕吐物、引流物等须经消毒处理方可排放。

5. 需送出病区的物品,应放入有明显标记的专用污物袋内。

6. 病床、床旁桌椅于每日晨间护理时用消毒液擦拭。

7. 病室空气用紫外线照射或消毒液喷雾每日 1 次。

(三)心理护理

热情关心患者,以减轻其恐惧感或因被隔离而孤独、自卑、悲观等心理;向患者及家属解释隔离的重要性及暂时性,以取得信任与合作。

(四)解除隔离的条件

传染性分泌物 3 次培养结果均为阴性或已度过隔离期,经医生开出医嘱后方可解除隔离。

(五)终末消毒

是对出院、转科或死亡患者及其用物、所住病室和医疗器械等进行的消毒处理。

1. 患者的终末处理　患者转科或出院前应进行沐浴,换上清洁衣服;个人用物须消毒后方能带离隔离区。死亡患者应用消毒液浸湿的棉球塞住口、鼻、肛门及阴道等孔道;尸体用消毒液浸湿的一次性尸单包裹,放入标有“传染”标记的不透水袋子内火化。

2. 病室单位及医疗器械的终末处理　被服类放入污物袋,消毒后再清洗;棉被、毛毯、枕芯等可选用日光暴晒法、紫外线照射或熏蒸消毒;打开抽屉、柜门,紧闭门窗后用紫外线灯照射或熏蒸消毒,消毒后开门窗通风;用消毒液擦拭病床、墙面及地面。

三、隔离的种类及措施

(一)严密隔离

适用于经飞沫、分泌物、排泄物直接或间接传播的烈性传染病,如霍乱、鼠疫、严重急性呼吸窘迫综合征(如 SARS)、人感染高致病性流感等。主要措施有以下几个。

1. 患者住单间病室,通向过道的门窗须关闭,室内用具力求简单、易消毒,室外挂有明显标志。禁止患者出病室,禁止探访与陪护。

2. 接触患者时必须戴口罩、帽子,穿隔离衣和隔离鞋,必要时戴橡胶手套,消毒措施必须严格。

3. 患者的分泌物、呕吐物和排泄物严格消毒处理;污染敷料装袋标记后送焚烧处理。

4. 室内空气、地面用消毒液喷洒或紫外线照射消毒每日 1 次。

（二）呼吸道隔离

适用于经飞沫传播的感染性疾病,如肺结核、流脑、麻疹等。主要措施有以下几个。

1. 同一病原菌感染者可同住一室,有条件时尽量使隔离病室远离其他病室。通向过道的门窗须关闭。患者离开病室需戴口罩。

2. 工作人员进入病室需戴口罩,并保持口罩干燥,必要时穿隔离衣。

3. 患者的口鼻分泌物需经消毒处理后方可丢弃。

4. 室内空气用紫外线照射或过氧乙酸喷雾消毒每天一次。

（三）消化道隔离

适用于经患者粪便直接或间接污染食物或水源而引起传播的疾病,如伤寒、细菌性痢疾、甲型肝炎、戊型肝炎等。主要措施有以下几个。

1. 不同病种患者最好能分室居住,如同居一室,须做好床边隔离:两床相距不少于 2m;每一病床应加隔离标记;患者不准互相交换物品、书报或互赠食物等,以防交叉感染。病室应有防蝇设备,并做到无蟑螂、无鼠。

2. 接触不同病种的患者时需分别穿隔离衣,接触污染物时戴手套。

3. 患者的食具、便器各自专用,严格消毒,剩余的食物或排泄物均应消毒处理后方可倒掉;被粪便污染的物品要随时装袋,做好标记后集中消毒或焚烧处理。

（四）接触隔离

适用于经体表或伤口直接或间接接触而感染的疾病,如破伤风、炭疽、丹毒等。主要措施有以下几个。

1. 患者应住单间病室,不许接触他人。

2. 接触患者时须戴口罩、帽子、手套,穿隔离衣;工作人员的手或皮肤有破损者应避免接触患者,必要时戴橡胶手套。

3. 凡患者接触过的一切物品,如被单、衣物、换药器械均应先灭菌,然后再进行清洁、消毒、灭菌;被患者污染的敷料应装袋标记后送焚烧处理。

（五）血液、体液隔离

适用于直接或间接接触血液或体液而感染的疾病,如乙型肝炎、艾滋病、梅毒等。主要措施有以下几个。

1. 同种病原体感染者可同室隔离,必要时单人隔离。

2. 为防止血溅,应戴口罩及护目镜;若血液或体液可能污染工作服时需穿隔离衣;接触血液或体液时应戴手套。

3. 被血液或体液污染的物品,装袋标记后送消毒或焚烧;被血液或体液污染的室内表面物品,立即用 5.25% 氯酸钠溶液擦拭或喷洒消毒;防止注射针头等利器刺伤,患者用过的针头等应放入防水、防刺破且有标记的容器内,直接送焚烧处理。

4. 即使操作时戴着手套,脱手套后也应及时洗手;若手被血液、体液污染或可能污染,立即用消毒液洗手。护理另一个患者前也应洗手。

（六）昆虫隔离

适用于以蚊、虱、蚤等昆虫为媒介传播的疾病,如流行性乙型脑炎、流行性出血热、疟疾、斑疹伤寒等。主要措施有以下几个。

1. 斑疹伤寒及回归热　由虱传播。患者入院时必须沐浴、更衣,经灭虱处理后方可进入同种病室;患者衣物需灭虱后带回或保管。

2. 疟疾及乙型脑炎　由蚊传播。病室有蚊帐、纱门、纱窗等防蚊设施,定期喷洒灭蚊剂等。

3. 流行性出血热　由寄生在鼠身上的螨叮咬人,吸血后传播。患者入院时必须沐浴、更衣、灭螨;病室应有防鼠设施。

(七) 保护性隔离

保护性隔离也称"反向隔离",适用于抵抗力低或极易感染者,如严重烧伤、早产儿、白血病、脏器移植等。主要措施有以下几个。

1. 设专用隔离室,患者住单间病室;病室内空气、地面、家具等均应严格消毒;未经消毒处理的物品不可带入隔离区。

2. 凡进入病室内应穿戴灭菌后的隔离衣、帽子、口罩、手套及鞋。

3. 凡患呼吸道疾病者或咽部带菌者(包括工作人员)均应避免接触患者;接触患者前后及护理下一位患者前均应洗手。探视者应采取相应措施。

四、常用隔离技术

(一) 帽子、口罩的使用法

【目的】

帽子可防止工作人员的头发、头屑散落污染无菌或清洁物品;防止灰尘及病原微生物附着在头发上造成污染。口罩可保护患者和工作人员,避免互相传播,减少交叉感染的发生;防止飞沫污染无菌物品、伤口或清洁食物等。

【评估】

患者病情、采取的隔离种类。

【计划】

1. 操作者准备　着装整洁、剪指甲、洗手。

2. 用物准备　纱布口罩或一次性口罩、棉布帽子或一次性帽子、污物袋。

3. 环境准备　整洁、宽敞。

【实施】

操作流程	操作步骤	要点与说明
1. 戴帽子、口罩	帽子遮住全部头发,口罩盖住口鼻	口罩戴上后不可用污染的手触摸
2. 使用时	口罩污染或潮湿时应立即更换	纱布口罩使用 4~8h 更换;一次性口罩使用不超过 4h。每次接触严密隔离患者后立即更换
3. 使用后	口罩用后及时取下,将污染面向内折叠,放入胸前口袋或塑料袋内	口罩不能挂在胸前,清洁的手不可触及口罩污染面;污染的手不可触及面部和工作帽
	离开污染区时,将口罩、帽子取下	放入特定的污物袋内,以便集中消毒灭菌处理

【注意事项】

戴上口罩后,避免咳嗽或不必要的谈话。

【操作后评价】

戴帽子、口罩方法正确;取下口罩方法正确,放置妥当;患者及工作人员均能得到保护。

(二)避污纸的使用方法

【目的】

保护工作人员的手或清洁物品不被污染,省略消毒洗手的程序。

【评估】

工作人员的手是否清洁或污染,物品是否清洁或污染

【计划】

1. 操作者准备　着装整洁、剪指甲、洗手。

2. 用物准备　避污纸,污物桶。

3. 环境准备　整洁、宽敞。

【实施】

操作流程	操作步骤	要点与说明
取避污纸	从页面抓取所需的避污纸(图 7-12)	不可掀页撕取
用后处理	丢入污物桶内,定期焚烧	防止医院感染发生

【注意事项】

不可掀页撕取,以免污染下页的纸张。

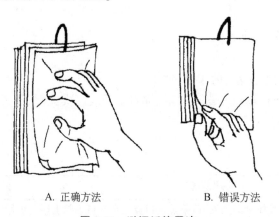

A. 正确方法　　　　　　B. 错误方法

图 7-12　避污纸使用法

(三)穿、脱隔离衣法

【目的】

保护工作人员和患者,防止病原体向外传播,避免交叉感染。

【评估】

1. 患者的病情,是否需要穿隔离衣。

2. 隔离衣是否干燥、清洁、无破洞,长短是否合适;确定隔离衣的清洁面和污染面。

3. 操作环境是否清洁、宽敞。

【计划】

1. 操作者准备 穿好工作服,洗手、戴口罩、帽子;取下手表;卷袖过肘(冬季卷过前臂中部)。

2. 用物准备 隔离衣、挂衣架、刷手及洗手设备、污物袋。

3. 环境准备 符合隔离要求,宽敞,物品摆放合理。

【实施】

操作流程	操作步骤	要点与说明
穿隔离衣	见图 7-13	
1. 取隔离衣	手持衣领取下隔离衣,双手将衣领的两端向外折,清洁面朝自己,露出肩袖内口	隔离衣长短合适,需完全遮盖内面工作服,并完好无损
2. 穿衣袖	右手持衣领,左手伸入袖筒内,右手上拉衣领,使左手露出袖口;换左手持衣领,依上法穿好右袖。举双手将衣袖抖上,露出手腕	衣领及内面为清洁面 手不可触及隔离衣的污染面
3. 系领口	手持衣领中央,顺衣领向后将领扣(带)扣(系)好	衣袖勿触衣领、面颈部和帽子
4. 系袖口	系好左右两袖口	此时手被污染
5. 系腰带	从腰部自一侧衣缝向下移约 5cm 处将隔离衣后身向前拉,见到衣边捏住外侧,再依同法将另一边捏住,两手在背后将隔离衣的后开口边对齐,一边向另一边折叠,将腰带在背后左右交叉,然后到前面系一活结	手不可触及清洁面 衣边对齐时,清洁面对清洁面,并保持折叠不松散 穿隔离衣后,只限在规定区域内活动,不得进入清洁区
脱隔离衣	见图 7-14	
1. 解腰带	解开腰带在前面打一活结	活结系在腰部前面的一侧
2. 解袖口	解开袖口,将衣袖轻轻上拉,在肘部或前臂将衣袖向内塞入工作服袖内	避免袖口污染隔离衣的清洁面 塞入衣袖时,不得露出工作服
3. 消毒手	消毒清洗双手,擦干或烘干	洗手时,不可沾湿隔离衣,隔离衣也不得污染洗手设备
4. 解领口	解开领口	保持衣领、面部、工作帽不被污染
5. 脱衣袖	右手伸入左侧衣袖内拉下袖口过手,用遮盖的左手捏住右袖外面,将右袖拉下过手;两手在袖管内轮换脱袖,逐渐退至肩部	衣袖不可污染手及手臂
6. 挂隔离衣	双手持衣领,将隔离衣边缘对齐折好 双手持衣领将隔离衣挂在衣钩上,如隔离衣不再穿用或需更换则将清洁面向外折叠放入污衣袋内	注意保持衣领清洁 隔离衣挂在半污染区不得露出污染面;挂在污染区不得露出清洁面

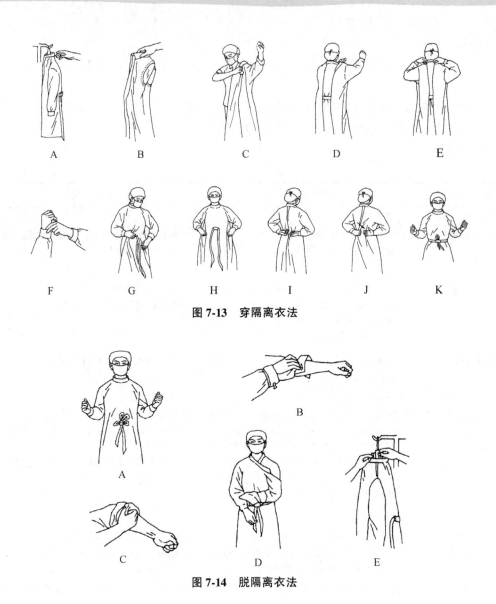

图 7-13　穿隔离衣法

图 7-14　脱隔离衣法

【注意事项】

1. 隔离衣长短合适,需完全遮盖内面工作服,并完好无损。

2. 必须分清隔离衣的清洁面和污染面,穿脱时保持衣领及清洁面不被污染。

3. 穿隔离衣后只限在规定区域内活动,不得进入清洁区。

4. 隔离衣应每日更换,如有潮湿或被污染,应立即更换。

【操作后评价】

隔离衣长短合适;隔离观念强,穿脱隔离衣未污染;手的消毒方法正确,刷洗手时隔离衣未被溅湿,也未污染洗手池。

护理工作中的职业防护

一、职业防护相关概念及内涵

(一)职业防护的相关概念

1. 职业暴露:指由于职业关系而暴露在有害因素中,从而有可能损害健康或危及生命的一种状态。

2. 护理职业风险:指在护理服务过程中可能发生的一切不安全事件。

3. 职业防护:是针对可能造成机体损伤的各种职业性有害因素,采取有效措施,以避免职业性损伤的发生,或将损伤降低到最低程度。

4. 护理职业防护:指在护理工作中针对各种职业性有害因素采取有效措施,以保护护士免受职业性有害因素的损伤,或将损伤降至最低程度。

5. 护理职业暴露:指护士在从事诊疗、护理活动过程中,接触有毒、有害物质或病原微生物,以及受到心理社会等因素的影响,而损害健康或危及生命的职业暴露。

(二)护理职业防护的意义

1. 提高护士执业生命质量。

2. 科学有效地规避护理职业风险。

3. 营造和谐的工作氛围。

(三)职业损伤的有害因素

1. 生物性因素 主要是指医务人员在从事规范的诊断、治疗、护理及检验等工作过程中,意外沾染、吸入或食入的病原微生物或含有病原微生物的污染物。护理工作环境中主要的生物性因素为细菌和病毒,生物性因素是影响护理职业安全最常见的职业性有害因素。

2. 化学性因素 化学性因素是指医务人员在从事规范的诊断、治疗、护理及检验等工作过程中,通过多种途径接触到的化学物质。包括各种消毒剂、抗肿瘤化疗药物、麻醉废气及汞等。

3. 物理性因素 在日常护理工作中,常见的物理性因素有锐器伤、负重伤、放射性损伤及温度性损伤等。

4. 心理-社会因素 各种原因所致情绪不稳、精神受到打击所引起。

(四)护理职业防护的管理

1. 完善组织管理 职业安全的管理组织分为3级,即医院职业安全管理委员会、职业安全管理办公室、科室职业安全管理小组。

2. 建立健全规章制度,提高整体防护能力。

3. 加强执业安全教育,强化执业防护意识。

4. 改进护理防护设备。

5. 强化和推进标准预防 标准预防即视所有患者的血液、体液、分泌物、排泄物等都具有潜在的传染性,接触时均应采取防护措施,以防止血源性疾病和非血源性疾病的传播。标准预防包括3个基本内容:隔离对象、防护、隔离措施。标准预防技术有:洗手、戴手套、穿隔离衣、戴护目镜和面罩等。

6. 重视护士的个人保健。

二、常见护理职业损伤及预防措施

（一）生物性损伤

1. 原因 ①与针刺伤有关的操作；②接触血液与体液的操作。

2. 预防措施

1）洗手：接触患者的血液、体液、分泌物、排泄物及其污染物品时，不论其是否戴手套，都必须洗手。遇有下述情况必须立即洗手：摘除手套后（接触患者前后）可能污染环境或传染其他人时。

2）避免直接接触血液或体液：戴手套、戴口罩或护目镜、穿隔离衣。

3）安全处理锐利器具。

4）正确实施医疗废物及排泄物的处理。

（二）锐器伤

锐器伤是一种有医疗锐器，如注射器针头、缝针、各种穿刺针、手术刀、剪刀、碎玻璃及安瓿等造成的意外伤害。污染锐器的伤害是导致护士发生血源性传播疾病最主要的职业性因素。引起锐器伤的利器种类：一是玻璃类：主要有玻璃药瓶、玻璃安瓿、玻璃输液瓶、玻璃器皿、玻璃试管、玻璃注射器及体温计等。二是金属类：主要有注射器针头、输液器针头、各种穿刺针、套管针、缝合针、手术刀片及手术剪刀等。

1. 原因

1）护士自我防护意识淡薄。

2）护士技术不熟练和操作不规范。

3）意外损伤。

4）患者因素。

5）身心疲劳。

6）教育培训不够，防护用品不到位。

2. 预防措施

1）建立锐器伤防护制度，提高自我防护意识 强化与完善制度建设、正确处理使用后的锐器。在进行有可能接触患者血液、体液的治疗和护理操作时，护士必须戴手套，手部皮肤有损伤，必须戴双层手套。

2）规范锐器使用时的防护。在进行注射、输液、输血时，一定要保证有足够的光线，防止被针头、缝合针、刀片等锐器刺伤或划伤。

3）纠正易引起锐器伤的危险行为。禁止用双手分离污染的针头和注射器、禁止用手直接接触使用后的针头、刀片等锐器、禁止用手折弯或弄直针头、禁止双手回套针帽、禁止用手直接传递锐器、禁止直接接触医疗废物。

4）严格管理医疗废物，锐器和针头与普通垃圾严禁混放；针头或锐器在使用后应立即置入耐刺的锐器收集器中，用钳子将针头取下，不要用手将其折断毁坏。

5）加强护士的健康管理。

6）与患者沟通配合。

7）适当调整护士工作强度和心理压力。

8)使用具有安全装置的护理器材。

3. 锐器伤应急处理流程

1)受伤护士要保持镇静,戴手套者按规范迅速脱去手套。

2)处理伤口。立即用手从伤口的近心端向远心端挤出伤口的血液,但禁止在伤口局部挤压或按压,以免发生虹吸现象,将污染血液吸入血管,增加感染机会;用肥皂水清洗伤口,并在流动水下反复冲洗。采用生理盐水反复冲洗皮肤或暴露的黏膜处;用75%乙醇或0.5%聚维酮碘消毒伤口,并包扎。

3)及时填写锐器伤登记表,护士须在暴露损伤的24h内填写医务人员职业暴露个案报告卡,上报医院感染管理科进行登记备案和随访;24h内进行可靠的HIV、乙肝、丙肝等化验报告检查,并保存监测报告。

4)进行风险评估。损伤报告风险分为3级。暴露源污染了有损伤的皮肤和黏膜,暴露量小、暴露时间短为一级暴露;暴露污染了有损伤的皮肤和黏膜,暴露量大、暴露时间长或暴露源刺伤皮肤或割伤皮肤,但损伤较轻(擦伤或刺伤)为二级暴露;暴露源刺伤皮肤或割伤皮肤,但损伤较重(深部伤口或割伤可见明显血迹)为三级暴露。

5)接种疫苗、预防用药。乙肝抗体阳性者,应于24h内接种疫苗,并于刺伤后定期监测肝功能;暴露等级和暴露源的病毒载量水平较高者,最好在暴露后4h内实施预防性用药,最迟不得超过24h。

(三)化疗药物损伤的防护

1. 原因 药物稀释时的震荡;注射或排气时针头连接不紧密,空药瓶或剩余药处理不当;直接接触化疗患者的排泄物、分泌物或其他污染物。

2. 防护措施 遵循两个原则,即减少与化疗药物的接触,减少化疗药物污染环境。

1)护士必须穿戴好手套、防护衣和口罩。防护衣应为长袖、低渗透性,口罩和手套要定时更换。

2)冲配场所应配有空气净化装置。

3)使用输液泵和软袋液体以减少空气中有害物质的排出;用水剂代替粉剂以减少冲配药物时气溶和气雾的外溢。

4)抽取药液时以不超过注射容器的3/4为宜,并使用针腔较大的针头抽取药液,以防注射器内压力过大,药液外溢。使用后的物品应放于专用袋内集中封闭处理。

5)操作中不慎将药液溅到皮肤或眼睛里,立即使用生理盐水彻底清洗,如果溢出至桌面,应用纱布吸附药液,再用清水冲洗被污染表面。

6)处理患者化疗后的尿液、粪便、呕吐物等必须戴手套、口罩、帽子,处理后彻底洗手。

7)化疗护士应该定期检查肝肾功能、血常规等、妊娠期及哺乳期护士避免直接接触化疗药物。

(四)负重伤的防护

1. 原因 工作强度大;用力不合理;长时间站立;弯腰、扭转动作多。

2. 防护措施

1)加强锻炼,提高身体素质。

2)保持正确的工作姿势。

3)使用劳动保护用品,如佩戴腰围以加强腰部的稳定性。

4)科学合理饮食。

讨论与思考

1. 请根据自己的所见和感受说明医院感染的原因及防控措施?

2. 你认为消毒灭菌方法有哪些? 请举例说明不同的物品哪种消毒灭菌方法最好?

3. 一患者身上有伤口需要换药,你应准备哪些物品? 在操作中应遵循哪些原则?

4. 如果你正在护理传染病患者该如何保护自己? 你在穿脱隔离衣时要注意什么?

5. 护理 H1N1 流感患者用到哪种隔离,如何做?

6. 患者李向东,男,68 岁,因左小腿有一坏死溃疡面收住院治疗。入院查:体温 38.7℃,脉搏 88 次/分,呼吸 24 次/分,血压 134/84mmHg,左小腿内侧有一 4cm×6cm 溃疡面,周边有黑色坏死组织;肝功能检查结果:HBsAg(+)。护士准备为患者的溃疡处换药。请问:

(1)换药器械最好采取哪种方法灭菌?

(2)换药后的器械及敷料该如何处理?

(3)护士为其换药时应如何进行自我防护?

(王全华)

第 8 章

患者入院和出院护理

学习要点

1. 办理入院手续的程序
2. 患者进入病区后的初步护理
3. 患者出院的护理
4. 运送法、铺床法的应用
5. 人体力学在护理工作中的应用

　　医院门诊或急诊患者经医生初步诊查,确定需要住院进一步检查治疗时,护理人员应协助患者办理住院手续。通过医务人员的治疗和护理,患者病情好转、稳定或痊愈,可以出院休息时,护理人员应协助办理出院手续。在入院、转院和出院的过程中,护理人员应掌握患者入院和出院护理的一般程序,既要为患者准备舒适、安全的病床单位,还要了解患者的护理需求,给予针对性的护理措施和健康教育;对于活动不便的患者,护理人员应根据患者病情提供相应的帮助,如轮椅、平车或担架运送患者。在护理操作过程中,护理人员应运用人体力学知识,做到省时、节力的同时确保患者的安全。

第一节　患者入院的护理

　　患者入院护理是指患者在门诊或急诊就诊,经医生诊查后,因病情需要患者住院做进一步检查治疗时,经诊查医生签发住院证后,护理人员为患者提供的一系列的护理服务。其目的是协助患者尽快了解医院环境,适应医院生活,消除其紧张、焦虑等不良情绪;了解并满足患者合理的身心需求,以调动其配合治疗、护理的积极性;做好健康教育,满足患者对疾病知识的需要,促进其早日康复。

一、入 院 程 序

(一) 办理入院手续

　　患者或家属持医生签发的住院证到住院处,提交相关资料,填写登记表,缴纳住院保证金,办理入院手续。由住院处通知相关病区的护士根据病情做好接收新患者的准备工作。对于急、危、重症患者,可先抢救,然后补办入院手续。

(二)实施卫生处置

根据患者的病情和身体状况以及医院的实际条件,协助患者进行卫生处置,如沐浴、更衣、修剪指(趾)甲等。急、危、重症患者或即将分娩者可酌情免浴。患者如有虱、虮,应先灭虱虮,再进行卫生处置。对于传染病或者疑似传染病的患者应送隔离室处置。患者换下的衣服和暂不需要的物品(包括贵重财物),可交家属带回,或按手续暂存住院处。

(三)护送患者入病区

住院处的护士携病历护送患者进入病区。根据病情可以选用步行、轮椅、平车或担架护送。护送过程中要确保患者的安全和舒适(详细内容参考本章第四节运送患者法),注意保暖,保持输液、吸氧等导管的通畅。根据患者病情取合适卧位。

重点提示

护理人员为持住院证的患者办理入院手续,患者病情不同,卫生处置方法不同,进入病区的方式不同。

二、患者进入病区后的初步护理

(一)一般患者的入院护理

1. 准备床单位　接到住院处通知后,病区护士应根据患者的病情需要,立即为患者准备床单位,将备用床改为暂空床。传染病患者安置在隔离病房;危重患者安置在危重病房,并在床上加铺橡胶单和中单,同时准备好急救药物及物品。急诊手术的患者,需铺好麻醉床,并备齐所需用物。

2. 迎接新患者　患者进入病区,护理人员应以热情的态度、温和的语言接待患者。向患者做自我介绍,将其安置到指定床位,与护送人员交接患者的基本病情和物品,并登记。

3. 通知医生诊治　通知值班医生诊察患者,必要时协助检查治疗。

4. 测量生命体征　测量患者的体温、脉搏、呼吸、血压,对能站立的患者还要测量体重和身高,并记录。

5. 介绍与指导

(1)介绍相关人员:热情地向患者介绍主管医生、护士及同室病友。

(2)介绍环境:介绍医院及病房环境,如医生办公室、护士站、治疗室、厕所、浴室、水房等,促使患者尽快熟悉并适应病区环境,消除不安的情绪,增强安全感。

(3)介绍规章制度:向患者及家属介绍医院的各项规章制度及床单位相关设备的使用方法,如医院的作息时间、探视制度、查房制度等向患者做一一讲解,患者表示理解和接受后签字;需要陪床的患者,协助患者按照医院规定办理陪床手续。

(4)指导患者:告知患者入院当日将要进行的检查和配合;指导常规标本留取方法及注意事项。

6. 建立住院病历,填写有关表格

(1)排列住院病历,排列顺序(详见第 19 章医疗护理文件的记录与保管)。

(2)用蓝黑钢笔或签字笔填写住院病历及相关表格的眉栏项目。

（3）填写入院时间，用红色钢笔或签字笔在体温单当日相应时间栏内 40～42℃横线纵行填写。

（4）填写患者入院登记本、诊断卡（一览表）、床尾（头）卡、手腕带等。

7. 执行医嘱　执行入院医嘱及给予紧急护理措施，通知配膳室根据患者病情准备膳食。

8. 入院护理评估　收集患者健康资料，了解患者基本情况、身心需求和健康问题，做护理体检，有药物过敏史患者应在相应地方做好标记，要求 24h 内完成。

（二）急诊患者的入院护理

1. 通知医生　接到住院处通知后，值班护士应立即通知有关医生做好抢救准备。

2. 备齐抢救药物及设备　如急救车、氧气、吸引器、输液器具和药物等，做好急救准备。

3. 安置患者并交接病情　患者进入病区后，将患者安置在已经备好床单位的危重病室或抢救室，为患者佩戴腕带标识，并与护送人员进行病情交接，对意识不清、语言障碍、听力障碍及婴幼儿等患者，需暂留陪送人员以询问病史。

4. 配合抢救　密切观察患者病情变化，积极主动配合医生进行救治，并做好记录。

（三）分级护理

分级护理是根据对患者病情的轻、重、缓、急及患者自理能力的评估，给予不同级别的护理。可分为特级护理、一级护理、二级护理、三级护理，具体见表 8-1。

表 8-1　分级护理依据及护理要求

护理级别	分级依据	护理要求
特级护理	1. 维持生命、实施抢救性治疗的重症监护患者； 2. 病情危重，随时可能发生病情变化需要进行监护抢救的患者； 3. 各种复杂或者大手术后、严重创伤或大面积烧伤患者	1. 设专人 24h 护理，严密观察患者病情变化并监测生命体征 2. 根据医嘱，正确执行治疗、给药措施 3. 备齐抢救物品，以便随时急用，根据医嘱准确测量并记录出入量 4. 根据患者病情，正确实施基础护理和专科护理，如口腔护理、压疮护理、气道护理及管路护理等，严防并发症，确保患者安全 5. 保持患者的舒适和功能体位 6. 观察患者情绪变化，做好心理护理 7. 实施床旁交接班
一级护理	1. 病情趋向稳定的重症患者； 2. 病情不稳定或随时可能发生变化的患者； 3. 手术后或者治疗期间需要严格卧床的患者； 4. 自理能力重度依赖的患者	1. 每小时巡视患者，观察病情，测量生命体征 2. 根据需要准备抢救药品和器材 3. 根据医嘱，正确执行治疗、给药措施，观察用药后反应及效果，做好各项护理记录 4. 根据患者病情，正确实施基础护理和专科护理，如口腔护理、压疮护理、气道护理及管路护理等，严防并发症，确保患者安全 5. 观察患者情绪变化，做好心理护理 6. 给予患者提供护理相关的卫生保健指导

续表

护理级别	分级依据	护理要求
二级护理	1. 病情趋于稳定或未明确诊断前,仍需观察,且自理能力轻度依赖的患者; 2. 病情稳定,仍需卧床,且自理能力轻度依赖的患者; 3. 病情稳定或处于康复期,且自理能力中度依赖的患者	1. 每2h巡视患者,观察病情,测量生命体征 2. 根据医嘱,正确执行治疗、给药措施 3. 根据患者病情,正确执行护理措施和安全措施 4. 根据患者病情,生活上给予必要的协助 5. 给予患者提供护理相关的卫生保健指导
三级护理	病情稳定或处于康复期,且自理能力轻度依赖或无须依赖的患者	1. 每3h巡视患者,观察病情,测量生命体征 2. 根据医嘱,正确执行治疗、给药措施 3. 给予患者提供护理相关的卫生保健指导

三、住院患者的身心需要

住院患者来自社会的不同阶层,每个人所患的疾病、年龄、职业、文化背景、生活经历及心理特点也都各不相同。护理人员若能及时了解并满足其各个阶段的生理、心理和社会的需要,将有利于患者保持或恢复身心平衡,有利于调动其积极性,以配合治疗和护理,从而增强患者战胜疾病的信心,达到缩短病程、促进康复的目的。

新入院的患者饱受病痛折磨,有研究表明:患者迫切希望知道有关自己疾病检查和治疗方面的知识,以建立良好的遵医行为,更好地接受治疗和护理;而后才会熟悉医院内的生活环境,以获得身心安全感;最后才是关心和遵守医院的各种制度,保持良好的自我形象,满足其尊重的需要。因此,在做入院心理护理时,应全面考虑患者的需要,为其提供最好的护理服务。

进入病区后,护理人员应该热情接待,主动进行自我介绍,提供真诚的服务,缓解患者的紧张与不安。护理人员与患者的初次接触对之后建立良好的护患关系非常重要。因此,护理人员要注意着装整洁,言语亲和,举止得体,以安抚患者的不良情绪,增加其对医护人员的信任感。之后向患者及家属介绍其主管医生,简要说明将要进行的检查和诊疗,必要时解释其目的、方法和注意事项,嘱咐患者做好准备及配合要求。老人、小儿和初次住院患者,陌生的环境加之疾病的困扰常常会让他们感到焦虑不安,因此,护理人员更要积极主动地关心患者,使其尽快适应医院的生活。为患者及家属介绍病床单位及相关设备的使用方法,如:呼叫器、床档、输液架的使用方法,生活用品的放置要求等;如病情许可,还向患者介绍医生办公室、护士站、处置室、配膳室、洗浴室及厕所的位置和功能,尽可能地消除和减少陌生环境给患者带来的紧张和焦虑。为保障住院患者的权利和医院正常的工作秩序,应向患者及家属详细解释医院的各项规章制度,使患者明确自己的权利和义务,更好地配合医院的诊疗护理工作。

第二节 患者出院的护理

出院护理是指住院患者经过住院期间的治疗和护理,病情好转、稳定、痊愈需出院或转院(科),或不愿接受治疗而自动离院时,护理人员对患者进行的一系列护理工作。目的是满足患者身心需要,进行出院指导,帮助其尽快适应出院后的工作和生活,并能遵照医嘱继续按时接受治疗或定期复诊;指导患者办理出院手续;消毒整理床单位,准备接收新入院的患者。

一、患者出院前的护理

医生根据患者的康复情况,决定出院日期,开写出院医嘱。护士见到出院医嘱后,应做好下列护理工作。

1. 通知患者　根据出院医嘱,护士将出院日期通知患者及家属,协助做好出院准备。

2. 进行健康教育　针对患者的康复情况,做好卫生宣教,在用药、饮食、生活习惯、功能锻炼、家庭护理和复诊等方面给予具体的指导,耐心回答患者及家属的疑问,并教会患者及家属掌握有关的护理知识、护理技能。

3. 做好心理护理　注意出院患者的情绪变化,满足患者的身心需要。特别是病情无明显好转、自动离院的患者要给予更多的关注。

4. 征求意见　征求患者及家属对医院工作的意见和建议,以便不断提高医疗护理质量。

二、患者出院当日的护理

患者出院当日,护理人员应完成如下护理工作。

1. 执行出院医嘱

(1)停止医嘱:见到出院医嘱后,停止该患者的一切医嘱,用红笔在各种执行卡片(或有关表格单)上注明"出院"字样,注明日期并签名。

(2)填写出院通知单,协助患者或家属办理结账手续。

(3)患者出院后需继续服药时,按医嘱处方到药房领取药物,并给患者或其家属带回,同时给予用药知识指导。

(4)注销各种卡(单),包括患者一览表上的诊断卡、床头(尾)卡、饮食卡、服药卡、治疗卡等。

(5)自动出院的患者应在出院医嘱上注明"自动出院",并要求患者或家属签名认可。

2. 填写相关表格

(1)填写出院时间:用红笔在体温单 40~42℃ 相应的时间栏内,纵行填写出院时间。

(2)评估患者的身心需要,填写出院护理记录单。

(3)填写出院登记本。

3. 按要求整理病历,交病案室保存　见第 19 章。

4. 护送患者出院　协助患者解除腕带标识,整理用物,归还寄存的物品,收回患者住院期间所借物品,并消毒处理。护士收到住院收费处签写的出院通知单后,根据病情,采用适宜的方法护送患者出院,如步行、轮椅、平车护送等。

三、患者出院后的护理

患者出院后护理人员应该完成的护理工作包括以下内容。

(一)病室及床单位的处理

(1)护士应在患者离开病室后,再整理床单位。避免患者未离开病室时撤去被服给患者带来心理上的不适感。

(2)撤去病床上的污被服,放入污物袋中,由洗衣房收回。根据出院患者疾病种类决定清洗、消毒方法。

（3）床垫、床褥、棉胎和枕芯放在日光下暴晒6h,2h翻动一次;也可用紫外线灯照射或臭氧机消毒。

（4）床及床旁桌、椅用消毒液擦拭。

（5）非一次性使用的脸盆、痰杯等物品,用消毒液浸泡后再清洗。

（6）病室开窗通风时间大于30min,或者用紫外线灯照射或空气消毒机消毒。

（7）传染病患者出院后,其病室及床单位,要按照终末消毒法进行处理,先消毒再清洗。

（二）铺好备用床,准备迎接新患者

详细内容见本章第三节患者床单位的准备。

四、出院患者的身心需要

患者康复出院时,多数患者及家属会对出院后的用药、康复保健、日常生活指导等方面的知识非常关注。护理人员应针对不同疾病的患者及其家属提供相应的出院指导,并结合患者病情及家庭条件制订出适合患者的康复计划,满足患者信息需求的同时,促使其保持健康。

出院指导是医疗护理活动的一个延续,出院后的护理对减少复发,巩固疗效,促进早日康复都起着非常重要的作用。各大医院根据疾病的不同,为每位出院患者制定了详细的《出院指导单》,内容包括用药、功能锻炼、饮食、活动、休息、定期复查、特殊指导、随访等,通过电话咨询、定期回访等方式与患者建立长期联系,主动为患者提供服务。出院指导不仅是患者所需要的,也是医院拓宽服务范围、方便于患者的一项有效措施。

一些特殊患者,不仅要给予常规的出院指导,还要给予更多的护理照顾。老人和小儿患者在出院时容易产生依赖心理,护理人员应了解和掌握其身心需求,满足患者被照顾、被尊重的需要,给予他们恰当的心理疏导,引导其回归社会。慢性疾病的患者出院后要想完全康复,往往需要一段甚至比住院更长的时间,有些患者对出院后的生活感到恐惧和焦虑。因此,在患者病情稳定准备出院时,应指导和鼓励患者对日常生活进行自理;对于一些出院后必需的护理技能,应提前教会患者或其家属;对于出院后的护理指导,应尽可能地具体详细、有针对性。对于主动要求出院的患者,应了解其出院的原因,给予更多的帮助,并在出院医嘱上注明"自动出院",由患者或家属确认签名。

第三节　患者床单位的准备

一、患者病床单位与设备

病床单位是指患者在住院时医疗机构提供给患者使用的最基本的生活设备。它是患者在住院期间休息、睡眠、饮食、排泄、活动和诊疗护理的最基本的生活单位。因此,病床单位的设备与管理要以舒适、安全、整洁和有利于患者康复治疗为前提。

（一）病床单位的设备

病床单位的固定构成包括病床、床垫、床褥、棉胎或毛毯、枕芯、大单（床垫罩）、被套、枕套、橡胶单与中单(需要时);床旁桌、床旁椅、跨床桌(需要时);床头墙壁上设呼叫装置、照明灯、供氧与负压吸引管道等设备(图8-1)。

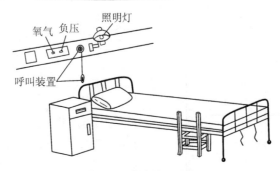

图 8-1 病床单位设备

(二) 设备的规格与种类

1. 病床 床是患者睡眠和休息的用具,是病室中的主要设备,要符合安全、舒适、实用、耐用的原则。长 200cm,宽 90cm,高 60cm。种类有:木板床、不锈钢床、电动多功能床等。

2. 床垫 长 200cm,宽 90cm,厚约 10cm。种类有:棕垫、海绵垫等,外层用棉布。

3. 床褥 长、宽与床垫相同。一般用棉布做褥面,用棉花做褥芯。

4. 枕芯 长 60cm,宽 40cm。多用人造棉枕、荞麦皮枕、羽绒枕等,枕面用棉布制作。

5. 棉胎 长 230cm,宽 160cm。多用棉花被,也有羽绒被、人造棉被等。

6. 大单 长 250cm,宽 180cm。用棉布制作。

7. 被套 长 250cm,宽 170cm。用棉布制作,尾端开口并有系带。

8. 枕套 长 75cm,宽 45cm。用棉布制作,一侧开口并有系带。

9. 中单 长 170cm,宽 85cm。用棉布制作。

10. 橡胶单 长 85cm 两端各加棉布 40cm,宽 65cm。中间用橡胶单,两端用棉布制作。

11. 床旁桌 长 45cm,宽 45cm,高 85cm。多与床配套购置。

12. 床旁椅 保证患者、探视者或医务人员使用时舒适安全,做到整个病区规格统一。

13. 跨床桌(过床桌) 为可移动的专用跨床桌,也可使用床尾挡板,架于床挡上。供患者进食、阅读、写字或进行其他活动时使用。

(三) 铺床用物的折叠方法

正确折叠用物,铺床更加方便,省时省力。通常情况下,操作者站在病床右侧进行操作。

1. 大单折叠法 两名操作者分别站在右侧床头、床尾,大单正面向上展开,先纵向对折 2 次,边缘与中线对齐,再从床尾折向床头横折 2 次,即可完成。铺大单时将折好后的大单放于床的右侧上 1/4 象限,中线与床的中线对齐即可。

2. 被套折叠法

(1)"S"形套被套法:被套正面向外展开,纵向对折 2 次,再将被套从床尾向床头横向对折 2 次,即可完成。铺被套时,将折好的被套对齐床中线,平齐左侧床头放好。

(2)卷筒法:被套内面向外折叠,折叠方法同上。

3. 棉胎折叠法 棉胎纵向 3 等份,将两边向中间 1/3 纵向折叠,先近侧再远侧;然后自床头向床尾横向"S"形 3 折,即可完成(图 8-2)。

4. 中单、橡胶单折叠法 中单和橡胶单正面向内折叠。先对折 1 次后,再将近侧向中线对折 1 次,最后自床尾向床头横折 1 次,即可完成。

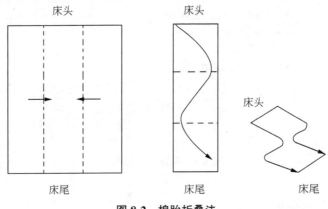

图 8-2 棉胎折叠法

5. 枕套折叠法 枕套内面向外,即可完成。

二、铺 床 法

床单位要求整洁,床上物品应该定期更换,如果有污染应及时更换。铺床法基本要求是舒适、平整、紧绷、耐用。常用的铺床法有备用床、暂空床和麻醉床。

(一)备用床(图 8-3)

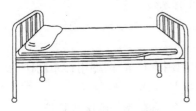

图 8-3 铺好的备用床

【目的】

保持病室整洁、美观,准备接收新患者。

【评估】

1. 评估用物

(1)床单位:床单位完好无损,已消毒,床垫、床褥无潮湿、破损或凹陷,床上用物洁净、无污染,折叠正确,摆放顺序合理,方便操作,省时省力。

(2)床旁设备:检查桌椅、呼叫器、输液架等是否完好,供氧、负压吸引管道是否通畅。确保用物完好,方便患者使用。

【计划】

1. 操作者准备 着装整洁,修剪指甲,洗手,戴口罩。

2. 用物准备 治疗车上:床褥、大单或床罩、被套、棉胎、枕套和枕芯。用物要适合季节需要,必要时准备毛毯。

3. 环境准备 病室清洁通风,无患者进食或治疗。

【实施】

操作流程	操作步骤	要点与说明
1. 核对	按顺序备齐用物至床旁,核对床号	用物整齐,摆放合理,确认床铺
2. 移开床旁桌椅	操作者站于床右侧,移开床旁桌距离床头20cm,床旁椅移至床尾,距离床约15cm	方便操作
3. 铺床褥	整理、清扫床垫;将床褥从床头平铺至床尾	齐床头铺好床褥

续表

操作流程	操作步骤	要点与说明
4. 铺大单	（1）将大单放于床的近侧 1/4 象限,且纵、横中线与床的纵、横中线对齐,再逐层依次打开	中线对齐,保证床头、床尾及床的两侧有足够的大单包裹
两种铺床角方法		
◆直角法 （图 8-4）	先铺近侧床头,图 A 右手托起床垫,左手过中线将大单包紧床头并塞于床垫下;图 B 右手在距离床头约 30cm 处提起大单;图 C 使其边缘与床边垂直,呈等腰三角形;图 D 以床沿为界将下半部分塞于床垫下;图 E 左手在床头用虎口支撑大单,右手齐床垫上缘处将大单拉出至床头如图 F;图 G 左手协助包紧床角并将多余部分塞于床垫下,即为直角。床尾同法	铺大单顺序:先床头再床尾,先近侧再远侧 操作时,身体靠近床铺,两腿左右或前后稍分开,减少走动,省时节力 动作协调、连贯、姿势优美 床角整齐、紧实、美观、无褶皱
◆斜角法 （图 8-5）	ABCD 步骤同直角法;图 E 左手在床头齐床沿支撑大单,协助右手将上半部分三角翻下如图 F;图 G 将多余大单平整地塞于床垫下,即为斜角	
	（2）铺床中部,两手将床中部大单拉紧、拉展,双手掌心向上,将大单平整的塞于床垫下	掌心向上能够把大单塞得更平整
	（3）转至对侧,依次铺好床头、床尾和床中部	铺好的床铺要求平整、紧绷、无褶皱
5. 套被套	（1）套被套,有两种方法	
◆"S"式套被套 （图 8-6）	被套正面向外折叠。头端齐床头,纵中线与床纵中线对齐,逐层依次向床尾、两侧打开;操作者至床尾将被套开口上层打开 1/3,将"S"形棉胎放于被套开口处,底边与床尾对齐;一手拉棉胎沿被套中线至被头,另一手在外协助,依次向两侧展开棉胎,充实被头、被角及两侧;至床尾,逐层整理被套及棉胎,系带	齐床头套被套,盖被能更好地遮挡患者的肢体 对齐中线放置被套,以保证套好的盖被 两侧均等,被头、两侧不虚空 逐层整理,确保盖被内外平整、无褶
◆卷筒式套被套 （图 8-7）	被套正面向内折叠。齐床头平铺于床上,开口面向床尾;将棉胎平铺于被套上,从床尾将棉胎与被套的上层一起向上卷,至床头翻转,再从床头向床尾展开棉胎,逐层整理,系带	棉胎头端与被套封口平齐,确保套好的盖被被头充实,无虚边
	（2）齐床沿、折被筒:整理盖被两侧,将盖被两侧向内折叠与床沿平齐,折成被筒;被尾平整地塞于床垫下(当患者使用盖被时将床尾盖被从床垫下拉出,齐床尾整理好)	被筒与床沿平齐
6. 套枕套	枕套正面向内折叠,两手入内,枕套顶角对齐枕芯两角,翻转拉平,系带整理,平放于床头,开口背门	枕头开口背门,四角充实、平整
7. 桌椅回位	将用物归回原位	病室物品统一放置,保持整洁美观
8. 整理洗手	洗手、脱口罩	防止交叉感染

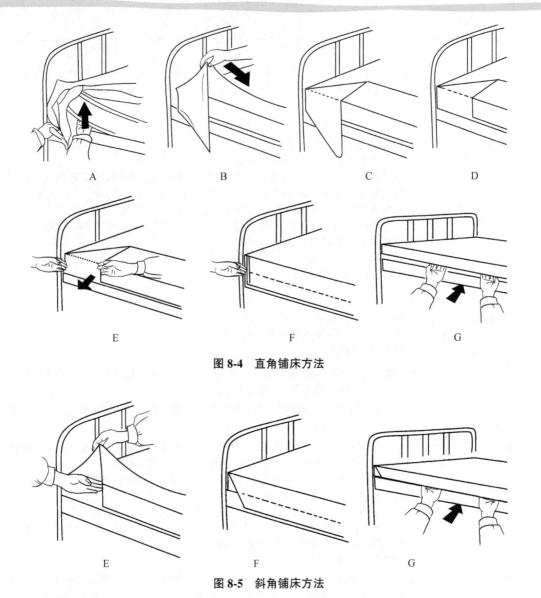

图 8-4　直角铺床方法

图 8-5　斜角铺床方法

【注意事项】

1. 病室内有进行治疗、护理或进餐的患者时,应暂停铺床。

2. 床铺要符合安全、舒适、实用、耐用的原则。

3. 操作中遵循"省时、节力"原则:操作前备齐物品,并按操作顺序放好,减少无效动作;操作时上身尽量靠近病床,两脚前后或左右分开,与肩同宽,以扩大支撑面,两膝略弯曲以降低重心,增强稳定性;动作要舒展、平稳、连续,有节律,减少小动作。

【操作后评价】

1. 物品准备齐全,计划周密,放置合理。

2. 铺好的大单正面向上,中线与床的中线一致,四角紧包、平整,符合要求;被头充实无虚空,盖被内外平整无皱褶,被筒两侧对称,床尾平整;枕头四角充实,外观平整,开口背门。

3. 操作熟练、省时、节力;动作轻稳准确,无小动作。

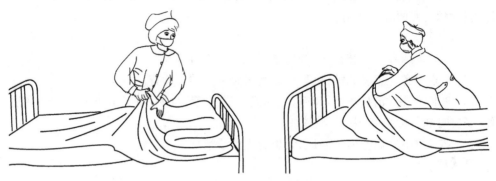

图 8-6　"S"式套被套的方法

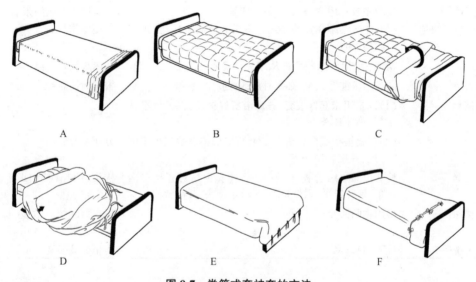

图 8-7　卷筒式套被套的方法

4. 铺好的床铺舒适、安全、实用、耐用。

（二）暂空床（图 8-8）

【目的】

1. 供新入院患者以及暂时离床检查或活动的患者使用。

2. 保持病室整洁、美观。

【评估】

1. 评估患者　患者病情,活动能力。是否可以暂时离床活动或检查。

2. 评估用物

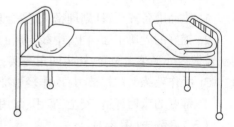

图 8-8　铺好的暂空床

（1）床单位:床单位完好无损,已消毒,床垫、床褥无潮湿、破损或凹陷,床上用物洁净、无污染,折叠正确,摆放顺序合理,方便操作,省时省力。

(2)床旁设备:检查桌椅、呼叫器、输液架等是否完好,供氧、负压吸引管道是否通畅。确保用物完好,方便患者使用。

【计划】

1. 操作者准备　着装整洁,修剪指甲,洗手,戴口罩。

2. 患者准备　患者病情许可,可以暂时离床活动或检查。

3. 用物准备　治疗车上:床褥、大单或床罩、被套、棉胎、枕套和枕芯。用物要适合季节需要,必要时准备橡胶单、中单、毛毯。

4. 环境准备　病室清洁通风,无患者进食或治疗。

【实施】

操作流程	操作步骤	要点与说明
1. 核对解释	按顺序备齐用物至床旁,核对床号	确认铺暂空床的床铺
2. 移开床旁桌椅	移开床旁桌距离床头 20cm,将床旁椅放于床尾,距离床约 15cm	方便操作
3. 铺床褥	整理、清洁床垫,将床褥从床头拉平铺于床尾	齐床头铺好床褥
4. 铺大单	同备用床铺好大单,必要时加铺橡胶单、中单	根据病情需要
5. 套被套	(1)同备用床套好被套,齐床沿折好被筒,将被尾平整地塞于床垫下	
	(2)将盖被头端向内折叠 1/4,再扇形将盖被三折于床尾,并使各层平齐	方便患者使用
6. 套枕套	枕套正面向内折叠,两手入内,枕套顶角对齐枕芯两角,翻转拉平,系带整理,平放于床头,开口背门	枕头开口背门,四角充实、平整
7. 桌椅回位	将用物归回原位	病室物品统一放置,保持整洁美观
8. 整理洗手	洗手、脱口罩	防止交叉感染

【注意事项】

1. 根据病情需要决定橡胶单、中单的位置

2. 患者上、下床方便、安全。

3. 操作中注意应用节力原则(同备用床)。

【操作后评价】

1. 物品准备齐全,计划周密,放置合理。

2. 铺好的大单正面向上,中线与床的中线一致,四角紧包、平整,符合要求;被头充实无虚空,盖被内外平整无皱褶;枕头四角充实,外观平整,开口背门。

3. 操作熟练、省时、节力;动作轻稳准确,无小动作。

4. 铺好的床铺舒适、安全、实用、耐用,病室环境整洁、美观。

(三)麻醉床(图 8-9)

【目的】

1. 供麻醉手术后的患者使用。

2. 易于搬运,保证患者头部安全,避免碰撞,预防并发症。

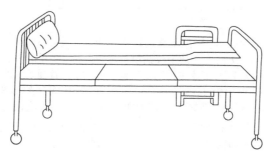

图 8-9　铺好的麻醉床

3. 保护床褥,避免血或呕吐物等污染被褥。

【评估】

1. 评估患者　患者病情,麻醉种类和手术部位。

2. 评估用物

(1)床单位:床单位完好无损,已消毒,床垫、床褥无潮湿、破损或凹陷,床上用物洁净、无污染,折叠正确,摆放顺序合理,方便操作,省时省力。

(2)床旁设备:检查桌椅、呼叫器、输液架等是否完好,供氧、负压吸引管道是否通畅。确保用物完好,方便患者使用。

【计划】

1. 操作者准备　着装整洁,修剪指甲,洗手,戴口罩。

2. 用物准备

(1)治疗车上:床褥、大单或床罩、被套、棉胎、枕套和枕芯。用物要适合季节需要,另备橡胶单和中单各两条。将铺床用物折成备用状态,依次叠放于护理车上。

(2)麻醉护理盘:无菌盘内放开口器、舌钳、牙垫、通气导管、治疗碗、压舌板、镊子、棉签、纱布、输氧导管、吸痰导管。无菌盘外放血压计、听诊器、弯盘、治疗巾、手电筒、胶布、护理记录单及笔。

(3)其他用物:输液架,必要时备吸痰器、胃肠减压器和氧气筒、毛毯等。

3. 环境准备　病室清洁通风,无患者进食或治疗。

【实施】

操作流程	操作步骤	要点与说明
1. 核对	按顺序备齐用物至床旁,核对床号	确认铺麻醉床的床铺
2. 移开床旁桌椅	移开床旁桌距离床头 20cm,将床旁椅放于床尾	方便操作
3. 铺床褥	整理、清洁床垫,将床褥从床头拉平铺至床尾	齐床头铺好床褥
4. 铺各单	同备用床铺好近侧大单,另加铺橡胶单、中单	保护床单位不被污染

操作流程	操作步骤	要点与说明
	（1）铺橡胶单、中单：上缘距离床头 45～50cm 处对齐床的中线铺第一块橡胶单和中单；齐床头铺第二块橡胶单和中单；中线对齐铺好，整理一侧床铺	根据病情和手术部位决定加铺橡胶单和中单的位置。头、颈、胸铺于床头；腰臀铺于中部；下肢铺于床尾
	（2）转至对侧，铺好大单、橡胶单和中单	中线对齐，确保两端平均分配在床两侧中单完全覆盖橡胶单，各单铺平、拉紧
5. 套被套	（1）同备用床套好被套，被头与床头齐，被尾向内折叠与床尾齐，齐床沿折好被筒	中线对齐，里外平整、无皱褶
	（2）将近门一侧盖被纵向三折于背门一侧，开口朝向门	方便将术后患者移至床上
6. 套枕套	同备用床法套好枕套，将枕头横立于床头，开口背门	枕头立于床头可保护患者头部安全，避免碰撞，预防并发症
7. 移回桌椅	床旁桌归回原位；床旁椅放于盖被同侧	方便搬运患者
8. 放麻醉盘	将麻醉盘放于床旁桌上，输液架置于床尾或床头，其他用物按需放置，方便患者使用为宜	
9. 整理洗手	洗手、戴口罩	防止交叉感染

【注意事项】

1. 根据患者的病情、手术部位加铺橡胶单、中单，一般情况下在床中部和床头分别铺橡胶单和中单（第一块距床头 45～50cm，第二块齐床头）。

2. 橡胶单一定要铺平整，中单要完全覆盖橡胶单，避免患者的皮肤与橡胶单直接接触。

3. 保证护理术后患者用物齐全，使患者能及时得到抢救和护理。

4. 枕头横立于床头，开口背门，保护患者头部安全，避免碰撞，预防并发症。

5. 整理环境，以方便患者的术后护理和搬运。

6. 铺床过程中注意运用节力原则（同备用床）。

【操作后评价】

1. 铺好的床铺舒适、安全、实用、耐用，方便上、下床。

2. 铺好的大单正面向上，中线与床的中线一致，四角包紧，床两侧大单平整。橡胶单、中单所铺位置合适，符合病情需要；被头充实无虚边，盖被内外平整无皱褶，被筒两侧对称，扇形三折于远离门的一侧；枕头四角充实，外观平整，放置符合要求。

3. 操作熟练、省时、节力；动作轻稳准确，无拍打、抖动等扬尘动作。

4. 铺好床单位的病室环境整洁、美观。

三、卧床患者床单位的整理与更换

【目的】

1. 使床铺清洁、平整、美观，患者舒适、安全。

2. 观察病情，预防压疮、坠积性肺炎等并发症。

3. 满足检查、治疗和护理的需要。

【评估】

评估患者　患者病情和意识状况,肢体活动情况、导管引流情况、配合程度。

【计划】

1. **操作者准备**　着装整洁,修剪指甲,洗手,戴口罩。

2. **患者准备**　了解操作的目的、方法、注意事项及配合要点。

3. **用物准备**　污物车、大单、中单、被套、枕套各一,床刷及一次性床刷套,必要时备清洁衣裤。准备床挡,备齐用物,可以节省时间提高工作效率。

4. **环境准备**　病室内无人进食或治疗、护理活动。酌情关闭门窗,按季节调节室内温度。必要时屏风遮挡患者。

【实施】

操作流程	操作步骤	要点与说明
1. 核对解释	按顺序备齐用物至床旁,核对患者并解释操作目的	确认床铺,取得患者合作
2. 移开床旁桌椅	移开床旁桌约 20cm,床旁椅置床尾,距床尾约 15cm	方便操作
3. 准备患者 (图 8-10)	调节室温,需要时拉隔帘遮挡患者,妥善处置导管。图 A 护士站于床右侧,松开床尾盖被,将患者枕头移至对侧,嘱患者交叉双上肢和双下肢,注意将靠近操作者的肢体放在上面;图 B 护士将一只手臂放于患者的颈肩部下,另一只手臂放在患者的臀下,将患者移近操作者;图 C 协助患者翻身侧卧,同时保证患者安全,必要时使用床挡	避免患者受凉 保持恰当的姿势,注意节力 患者卧位安全,防坠床,必要时加床挡
4. 更换清洁的大单和中单	(1)松单扫褥(图 8-11):图 A 逐层松开近侧各单;图 B 将中单污面向内卷塞入患者身下;图 C 扫净橡胶单搭在患者身上;图 D 将大单污面向内卷塞入患者身下,扫净床褥	各单污染面向上内卷 清扫原则:自床头至床尾,自床中线至床外缘,动作要轻,一床一消毒湿巾
	(2)铺清洁单(图 8-12):图 A 同备用床打开近侧大单,将远侧大单清洁面向内卷塞于患者身下,铺好近侧大单;图 B 铺好橡胶单;图 C 铺中单;图 D 将远侧中单清洁面向内卷塞于患者身下,近侧橡胶单、中单拉平,塞床垫下	清洁各单清洁面向内卷 铺大单、中单时,中线要与床中线对齐,床单平整、紧贴
	(3)协助患者侧卧于铺好的一侧;护士转至床对侧,松开各层床单,将污染中单内卷至床尾,扫净橡胶单,搭在患者身上,将污大单从上至下卷至床尾,连同中单,放于污物车内。扫净床褥,逐层铺好各单,协助患者平卧	将污染的大单和中单污染面向内卷放于污物车内,确保污染不扩散 注意保暖

续表

操作流程	操作步骤	要点与说明
5. 更换被套	松开盖被,同备用床法将清洁被套铺于盖被上;打开被套开口,将棉胎"S"形折叠取出,直接送至清洁被套中(注意勿使棉胎触及污染的被套),逐层拉平;撤下污被套,放于污物车内;做好被筒,嘱咐患者屈膝,整理被尾并塞于床垫下或折叠与床尾	将污染的被套污染面向内卷放于污物袋中 病情许可,请患者抓住被头两角,避免被头虚空 塞被尾时嘱咐患者屈膝,确保盖被不紧压患者下肢
6. 更换枕套	护士一手托起患者的头部,另一手取出枕头;将撤下的枕套污染面向内卷放在污物车内;套好枕套,拍松,一手托起患者头部,将枕头放回患者头下(开口背门)	更换枕头时,注意保持患者头部舒适安全
7. 安置整理	据病情协助患者取舒适卧位,为患者整理盖被;将床旁桌、椅归位;整理用物	根据患者病情调整舒适卧位 保持病室整齐
8. 洗手	洗手或消毒手、脱口罩	防止交叉感染

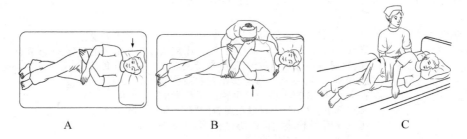

A   B   C

图 8-10　协助患者翻身法

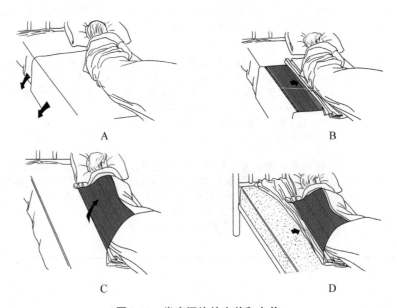

A   B

C   D

图 8-11　卷塞污染的中单和大单

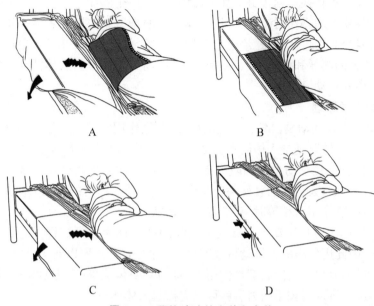

图 8-12 更换清洁的大单和中单

【注意事项】

1. 换床单前与患者进行有效沟通,取得合作。

2. 操作时动作轻柔,不宜暴露患者,注意保暖,避免受凉。

3. 协助患者翻身时,保证患者安全,必要时使用床挡。

4. 污单要妥善取出、放置,避免污染清洁床铺。

5. 病床应湿式清扫,防止扬尘,做到一床一巾一消毒。

【操作后评价】

1. 床铺舒适、安全、实用、耐用。

2. 物品准备齐全,操作计划周密,动作轻稳,操作省时、节力。

3. 病室环境整洁、美观。

(重点提示)

三种铺床法的适用范围、卧有患者床更换床单的注意事项、操作过程中的节力原则。

第四节 运送患者法

凡不能自行活动的患者,在入院、检查、治疗、手术、室外活动、转科或出院时,护士应根据病情选择合适的工具运送患者。如轮椅、平车或担架等。在运送过程中,护士应遵循人体力学原理,避免职业损伤,减轻护患双方疲劳及患者痛苦,同时确保患者的安全与舒适,提高工作效率。

一、人体力学在护理工作中的应用

人体力学是将物理学中的力学原理应用于人体活动中,研究人维持和掌握身体的平衡,保持正确的姿势以及姿势转换过程中身体如何协调平衡的一门学科。

护士在执行各项护理操作时,正确运用人体力学原理。①协助患者维持正确的姿势和体位,减少并发症,避免肌肉过度紧张,增进患者的舒适感,促进康复;②护士通过维持良好的姿势,可减少自身体力的消耗和疲劳,避免肌肉劳损,提高工作效率。人体活动主要应用力学中的杠杆作用及平衡和移动原理。

(一) 常用的力学原理

1. 杠杆作用　人体活动是由骨、关节和骨骼肌共同作用完成的。运动时,骨骼好比杠杆,关节是运动的支点,骨骼肌则是人体活动的动力。杠杆作用有 3 种形式。

(1)平衡杠杆:支点位于动力点和阻力点之间的杠杆称为平衡杠杆。这类杠杆的动力臂与阻力臂可等长。例如,人头部的寰枕关节是支点,支点前后肌群的作用力使头部做出前俯后仰的动作,当前后肌群作用力相等时,头部趋于平衡状态。

(2)省力杠杆:阻力点位于动力点和支点之间的杠杆称为省力杠杆。这类型杠杆动力臂总是比阻力臂长,因此用较小的力量就可以产生较大的作用力,所以省力。例如,人用足尖站立时,足尖是支点,足后跟的肌肉收缩是作用力(动力),身体重量(阻力)落在作用力和支点之间,由于动力臂较长,所以用较小的力量就可以支撑起人体体重。

(3)速度杠杆:动力点位于阻力点和支点之间的杠杆称为速度杠杆。这类型杠杆的动力臂比阻力臂短,所以费力,但工作方便,是人体最常见的杠杆。例如,用手臂举起重物时的肘关节运动,肘关节是支点,肱二头肌和肱三头肌所产生的作用力分别在支点的左右,举起重物时就需要较大的作用力,但获得了速度和运动的范围。

2. 摩擦力　相互接触的两个物体在接触面上发生的阻碍相对滑动的力,成为摩擦力。摩擦力的方向与运动方向相反。摩擦力的大小取决于接触面的材料、干湿度、光洁度和相对运动的速度,与接触面的大小通常无关。

3. 平衡与稳定　应用平衡稳定原理可以帮助人体保持平衡。工作中,正确应用人体力学原理,不仅可以使患者安全舒适,减少不必要的损伤,还可以减少护士的体力消耗,避免肌肉损伤,做到节能高效。根据力学原理,物体或人体的平衡和稳定与重心、支撑面及重力线有关。重心,是重量的中心称为重心。物体的重心高度与稳定度成反比;物体的重量与稳定度成正比。支撑面,物体与地面接触的面积称为支撑面。重力线,是重量的作用线,是一条通过重心的假想的垂直线。重力线必须通过支撑面才能保持人或物体的稳定;支撑面的大小与稳定度成正比。人体只有在重力线通过支持面时,才能保持动态平衡。

(二) 人体力学的应用

1. 降低重心　重心越低则稳定性越大。人体重心的位置会随着四肢和躯干的姿势而改变,直立时,重心在骶骨上部靠前方,因此,护士在提取位置较低的物体或进行低平面的护理操作时,两脚应前后或左右分开,同时屈膝屈髋,使身体呈下蹲姿势,这样做可以降低重心,保持身体的稳定性。

2. 扩大支撑面　站立时,人体的支撑面为两脚之间的距离,支撑面越大稳定性越大。因此,护士在进行护理操作时,两脚应前后或左右分开,与肩同宽,尽可能地扩大支撑面,有利于保持身体的平衡。

3. 减少重力线的偏移　护士在搬取物品时,应尽可能地将物品靠近身体;给患者翻身、移动时,应将患者靠近自己的身体,以使重力线落在支撑面内。

4. 尽量使用大肌肉或多肌群　护士进行护理操作时,应尽可能地使用多肌群用力。例如搬运患者时,将膝盖弯曲,就可以利用腿部较大的肌肉群,同时运用转身代替腰部扭转,使用大肌肉,既可避免不必要的肌肉损伤,也不易疲劳。

5. 移动时保持平稳有节律　护士在移动重物时,应注意平衡、有节律。多人移动时注意动作协调一致平稳有节律的直线移动,尽可能减少护理工作中不必要的力的付出,节力省力,提高工作效率。

二、轮椅运送法

【目的】

1. 护送不能行走但能坐起的患者入院、出院、检查、治疗及室外活动。

2. 帮助行动不便、年老体弱的患者下床活动,以促进血液循环及体力恢复。

【评估】

评估患者　核对患者身份(意识不清者核对腕带)、体重、病情、意识状态、躯体活动能力及配合程度。患者损伤的部位,有无伤口和骨折等。

【计划】

1. 操作者准备　着装整洁,洗手,戴口罩。根据患者情况决定参与操作的人员数量。

2. 患者准备　清醒的患者,要取得患者的合作。询问有无坐轮椅的体验,并告知轮椅运送的目的、方法、注意事项及配合要求。

3. 用物准备　检查并准备性能良好的轮椅,根据室外温度情况为患者准备毛毯、外套等保暖用物,必要时备软枕、别针。

4. 环境准备　移开障碍物,保证地面平坦、整洁、干燥、环境宽敞,便于轮椅通行。

【实施】

操作流程	操作步骤	要点与说明
1. 上轮椅法		
(1)核对解释	推轮椅及用物至床旁,核对床号、姓名,解释操作目的、指导患者配合方法及注意事项	确认患者,保证安全
(2)固定轮椅	轮椅后背与床尾平齐,面朝床头,固定车闸,翻起脚踏板,防车轮滑动	固定轮椅,确保患者的安全
(3)准备患者	扶患者坐起于床沿;嘱咐患者用手支撑床面保持坐姿,根据气温协助穿好衣裤、鞋袜	注意保暖,防止外出着凉
(4)协助患者上轮椅	1)可自行下床患者,护士应站在轮椅后固定轮椅,嘱患者手扶轮椅扶手,坐于轮椅上。不能自行下床患者,嘱患者双手置于护士肩上,护士双手环抱患者腰部,协助患者下床站立,慢慢转身,让患者扶住轮椅扶手,移坐于轮椅上;	根据患者病情决定协助的方法 注意节力 交流要通俗易懂,确保患者理解
	2)翻下脚踏板,协助患者将双脚置于脚踏板上;	
	3)嘱患者手扶住两侧扶手,身体尽量向后靠,系好安全带(图 8-13)	坐稳后,系安全带,向患者交代运送过程中的注意事项

续表

操作流程	操作步骤	要点与说明
(5)整理	将患者的床铺改铺暂空床	保持病室整洁、美观
(6)推轮椅运送患者	核对患者姓名,确定无不适后,松开车闸,推动轮椅,运送至目的地	推行中密切关注患者病情变化,如有不适及时处理
2. 下轮椅法		
(1)放置并固定轮椅	将轮椅推至床尾,面朝床头,使椅背与床尾平齐,拉闸制动,翻起脚踏板	固定轮椅,确保患者安全
(2)协助患者下轮椅	1)能自行下轮椅者,护士可固定轮椅,指导患者坐回床边;	根据病情协助患者取舒适卧位
	2)不能自行下轮椅者,护士协助患者站立,慢慢转身,辅助患者坐于床缘	防止患者摔倒
(3)安置患者,整理床单位	1)帮助患者脱去鞋袜及保暖外衣,躺卧舒适,盖好盖被,观察病情;	根据病情协助患者取舒适卧位
	2)整理好床单位;	整理用物,保持病室整洁、美观
	3)轮椅及其他用物放回原处	
3. 整理洗手	洗手、脱口罩	防止交叉感染
特殊情况	天冷时需加毛毯。先将毛毯平放在轮椅上,将其上端翻折围在患者颈部,用别针固定;两侧毛毯围住患者肩、两臂,露出双手,用别针固定在腕部;再用毛毯包裹患者双下肢和脚,置于脚踏板上	特殊患者,如下肢水肿、溃疡或关节疼痛,可在脚踏板上垫软枕,将患者双脚置于软枕上,保证患者舒适,防止并发症

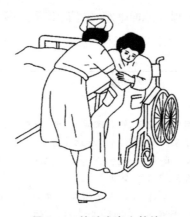

图 8-13　协助患者上轮椅

【注意事项】

1. 使用前检查轮椅的性能是否完好,保证能够正常使用,待患者坐稳后,翻下脚踏板,使脚踏在上面,以确保患者安全。

2. 协助患者上下轮椅时,动作要轻稳,确保患者安全、舒适。根据室外温度适当增加衣物、盖被,注意保暖,防止受凉。

3. 推轮椅时,保持车速平稳,确保患者的身体处于轮椅中部,嘱咐患者身体尽量向后靠,抓紧扶手,系好安全带。叮嘱患者身体不要前倾,不可自行站立或下轮椅。

4. 下坡时应减速,嘱咐患者背部后靠,双手抓紧扶手,以保证患者安全。

5. 过门槛或障碍物时,跷起前轮,避免震动引起患者的不适。

6. 运送过程中注意观察患者病情,倾听患者主诉,发现情况及时处理。

【操作后评价】

1. 操作中能进行有效沟通,指导患者配合且方法得当。

2. 动作轻稳、准确,确保患者安全、舒适。

重点提示

护理人员在协助患者上下轮椅、推动轮椅上下坡过程中的安全问题。

三、平车运送法

【目的】

运送行动不便、不能起床的患者,做各种检查、治疗、手术或转运。

【评估】

评估患者　核对患者身份(意识不清者核对腕带)、体重、病情、意识状态、躯体活动能力及配合程度。患者损伤的部位,有无伤口和骨折等。

【计划】

1. 操作者准备　着装整洁,洗手,戴口罩。根据患者情况决定参与操作的人员数量。

2. 患者准备　了解搬运的目的、注意事项及配合方法。

3. 用物准备　检查并准备性能良好的平车,平车上置以大单和橡胶单包好的垫子、枕头。根据室外温度情况为患者准备毛毯或棉被等保暖用物,必要时备输液架和木板(骨折患者)。

4. 环境准备　移开障碍物,保证地面平坦、整洁、干燥、环境宽敞,便于平车通行。

【实施】

操作流程	操作步骤	要点与说明
1. 核对解释	检查平车性能,备齐用物推至床旁,核对患者并解释操作的目的、方法及指导患者配合	确认患者并取得患者的配合
2. 准备患者	妥善安置患者身上的导管,保持通畅,避免脱落、受压或液体逆流,协助患者穿好衣服	必要的治疗不能中断,搬运前检查各导管,确保通畅
3. 选择搬运法	护士根据患者体重、病情选择搬运方法	
(1)挪动法	适用于:病情许可,能在床上配合的患者	
(图 8-14)	1)移开床旁桌椅,松开盖被;	方便操作,方便患者挪动
	2)将平车头端(大轮端)靠紧床头,与病床并排放置,拉闸制动或抵住平车;	制动平车,防止平车移动,确保患者安全
	3)嘱咐患者自行移至床边,向平车挪动:按上半身、臀部、下肢的顺序;协助患者将头部置于大轮端。(从平车返回病床时顺序相反,先移动下肢,臀部,再移动上半身);	患者头部位于大轮一端,以减少运送过程中震动引起的不适。指导患者按顺序移动身体,安全躺卧于平车中央

操作流程	操作步骤	要点与说明
	4)用盖被包裹患者,先足部,再两侧,头部盖被折成衣领	患者保暖、舒适 包裹整齐美观
(2)一人搬运	适用于病情允许,儿童及体重较轻的患者	
(图 8-15)	1)移床旁椅至对侧床尾,松开盖被;	方便操作
	2)推平车至床尾,使大轮端靠近床尾呈钝角,拉闸制动;	正确放置平车,缩短搬运距离,确保平车制动
	3)护士一手自患者腋下伸至其对侧肩部,另一手伸入患者大腿下,患者双臂交叉于护士颈后,双臂合力将患者抱起;移步转身,将患者轻放于平车中央,盖好盖被;	操作中注意节力,两脚分开,扩大支撑面,增强稳定性,降低重心 嘱咐患者尽量靠近操作者
(3)二人搬运	适用不能自行活动、病情或体重较重的患者	
(图 8-16)	1)移床旁桌椅至对侧床尾,松开盖被;	方便操作
	2)推平车至床尾,大轮端靠近床尾呈钝角拉闸制动;	
	3)护士甲、乙站在病床同侧,将患者两手交叉置于胸腹部;甲一手托住患者的头、颈、肩部,另一手托住腰部;乙一手托住患者臀部,另一手托住患者腘窝;两人同时将患者抬起,使患者的身体向护士倾斜;移步向平车,将患者轻放于平车中央	操作中注意两人同时用力,动作协调一致,尽量让患者靠近护士,以达到节力的目的
(4)三人搬运	适用于不能自行活动、体重较重的患者	
(图 8-17)	1)移床旁桌椅至对侧床尾,松开盖被;	方便操作
	2)推平车至床尾,大轮端靠近床尾呈钝角;	拉闸制动
	3)护士甲、乙、丙站在病床同侧,将患者两手交叉置于胸腹部;甲托住患者的头、颈、肩及胸背部,乙托住患者的腰部和臀部,丙托住患者的腘窝和小腿;三人同时用力,将患者抬起,使患者的身体向护士倾斜;移步向平车,将患者轻放于平车中央,协助患者躺好,盖好盖被	多人操作时,动作应协调一致,避免因动作不一致造成患者的不适或损伤,要确保患者的安全、舒适 操作中注意节力
(5)四人搬运	适用于颈腰椎骨折、病情危重的患者	
(图 8-18)	1)移开床旁桌椅,松开盖被;	方便操作,方便患者挪动
	2)将平车头端(大轮端)靠紧床头,与病床并排放置,拉闸制动或抵住平车;	搬运骨折患者,平车上应防止木板,固定好骨折部位
	3)在患者腰、臀下铺帆布兜或双大、中单;护士甲站在床头,托住患者的头及颈肩部;乙站在床尾,托住患者的双腿;丙和丁分别站在病床及平车的两侧,紧握帆布兜或大中单四角,四人同时用力抬起患者,将其轻稳地放于平车中央,盖好盖被	操作中保持患者的身体呈一条直线,避免对患者造成二次伤害,确保患者安全、舒适 有导管的患者,应先妥善固定好,防止导管扭曲、折叠、脱落或移位
4. 整理床单位	协助患者躺卧舒适;整理床单位成暂空床	检查导管,确保通畅
5. 运送患者	确认患者无不适后,松开车闸,运送患者至指定地点	运送过程中密切观察患者的病情,发现异常及时处理
6. 整理洗手	洗手、脱口罩	防止交叉感染

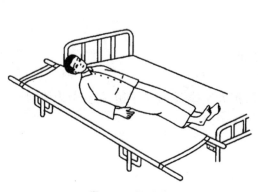

图 8-14　挪动法

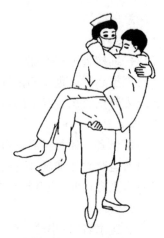

图 8-15　一人搬运法

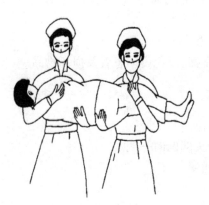

图 8-16　两人搬运法

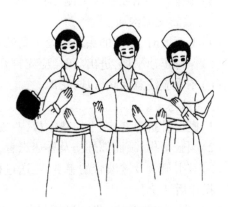

图 8-17　三人搬运法

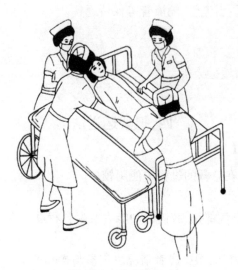

图 8-18　四人搬运法

【注意事项】

1. 搬运前

(1)仔细检查平车性能,确保安全使用。

(2)根据患者体重及病情选择搬运方法。

(3)妥善安置患者身上的各种导管,保持通畅。

2. 搬运时

(1)使患者身体尽量靠近自己,两腿稍分开,扩大支撑面,保持平衡,符合节力原则。

(2)搬运时动作准确、轻稳,确保患者卧于平车中央。

(3)多人搬运时,注意动作协调一致。

3. 运送过程中

(1)运送患者时,小轮在前,以便灵活调整方向。

(2)患者的头部位于大轮一端,大轮转动次数少,可减少颠簸,减轻平车震动带来的不适。

(3)操作者要站在患者头侧,随时观察病情变化,如患者的面色、意识、精神状态等。与患者保持有效的交流沟通。

(4)上下坡时,患者的头部应处于高处一端,避免患者产生不适。

(5)保持车速平稳,进出门时,应先打开门,不可用车撞,以免震动患者及损坏物品。

(6)冬季应注意保暖,以防受凉。

4. 特殊患者

(1)搬运骨折患者,车上应垫木板,并固定好骨折部位。

(2)颅脑损伤、颌面部外伤及昏迷患者,应将患者的头部偏向一侧。

(3)有引流管及输液管的患者,运送过程中要确保通畅。

【操作后评价】

1. 能进行有效沟通,指导患者配合且方法得当。

2. 操作者动作轻稳、准确、节力,多人搬运时动作协调。

3. 确保患者安全、舒适;引流管、输液管等保持通畅。

重点提示

颈胸腰椎损伤患者的搬运方法。

四、担架运送法

【目的】

运送不能坐起的患者,在急救的过程中使用较多。

【评估】

评估患者病情、体重、伤病部位、肢体活动能力及配合程度。

【计划】

1. 操作者准备　着装整洁,根据患者情况决定参与操作的护理人员数量。

2. 患者准备　与患者良好沟通,让其了解搬运的目的、方法、注意事项及配合方法。

3. 用物准备　性能完好的帆布担架;若是担架的代用品,必须结实、牢固,确保患者使用安全;胸、腰椎损伤的患者应选用硬板担架。

　　4. 环境准备　室内环境宽敞,移开障碍物,便于操作;根据室外温度情况,准备保暖用物。

【实施】

操作流程	操作步骤	要点与说明
1. 核对解释	备齐用物,核对,解释操作的目的、方法及指导配合	取得患者的配合
2. 选择搬运方法	根据患者的病情及体重,选择适合的搬运方法	
(1)滚动搬运法(图 8-19)	适用于胸、腰椎损伤的患者 1)护士站在患者的同一侧,将患者的四肢伸直,靠拢于躯干;	
	2)将担架放置于患者身旁;	使用硬板担架
	3)护士甲扶持患者的头、颈及胸部,护士乙扶持腰、臀部,护士丙扶持患者的双下肢;	
	4)三人同时用力,像滚圆木一样,将患者向担架滚动;	搬运滚动时,确保患者的躯体成一整体,避免造成二次伤害
	5)使患者卧于担架的中央,盖好盖被	
(2)平托法	适用于颈椎损伤的患者 1)护士站在患者的同一侧,担架置于患者身旁;	
	2)护士甲托住患者的头、颈部,护士乙、丙分别托住患者的胸部、腰部、臀部及下肢;	
	3)三人同时用力抬起患者,患者头、颈部处于中立位,身体纵轴呈一直线略向上牵引颈部,缓慢将患者平移至担架中央;	病情许可的患者,可嘱患者自己用双手托起头部
	4)患者取仰卧位,颈部下垫小枕或衣服,保持头、颈部中立位,头颈两侧用衣服或沙袋加以固定,盖好盖被	固定头颈部保持中立位,防止其左右转动造成损伤
3. 运送患者	确认患者无不适后,运送至指定地点	运送过程中密切观察患者的病情变化
4. 整理洗手	洗手、脱口罩	防止交叉感染

【注意事项】

　　1. 根据患者病情和体重选择适宜的搬运方法。

　　2. 帆布担架运送时,患者应取俯卧位,以保持脊柱的伸直状态,担架代用品必须结实牢固,以确保患者的安全。运送胸椎或腰椎损伤的患者要使用硬板担架;疑有颈椎损伤的患者,在搬运过程中应保持头颈部的中立位,固定头颈部避免左右活动造成再次损伤。

　　3. 运送过程中,确保患者位于担架的中部,随时观察病情变化,注意保持呼吸道的通畅,防止舌后坠堵塞呼吸道,造成窒息。

【操作后评价】

　　1. 操作中能有效沟通,指导患者配合且方法得当。

　　2. 操作中动作轻稳、准确,运送过程中,确保患者安全、舒适,无并发症发生。

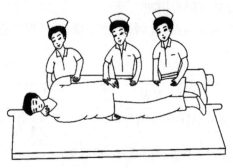

图 8-19　滚动搬运法

3. 操作计划性强,动作轻稳、准确、节力。

第五节　健康教育

健康教育是护理人员的职责之一,维护健康、促进健康是公民的基本权利和义务。随着社会的发展、医学的进步,人们的健康观早已发生了变化,健康教育已成为预防医学的重要组成部分。医院是健康教育的重要场所,住院患者的健康教育又是医院健康教育的重中之重。护士不仅是健康的照顾者,同时也是健康的倡导者和教育者。

健康教育既能提高民众的自我保健意识和能力,更能经济有效地防治疾病。实践表明:改变不良的生活习惯,采取有利于健康的行为方式,能有效降低疾病的发生率,减少医疗费用和资源浪费。因此,护士必须掌握有关疾病的健康教育知识,了解健康教育的程序,选择最佳的健康教育宣传方法,做好健康教育,以促进和提高患者乃至整个人类社会的健康水平和生活质量。

一、健康教育的基本概念、内容、方法

(一)基本概念

1. 健康教育的概念　健康教育是一项以提高民众健康水平为目的、有计划的全民性教育活动。即通过传播健康理念或者实施行为干预,强化民众的自我保健意识,使民众了解自身健康状况,认识和改变危害健康的生活习惯,促使民众自愿选择有利于健康的生活方式,掌握卫生保健知识、方法和技术,最终达到促进全民健康的目的。

1954 年,WHO 在《健康教育专家委员会报告》中指出:"健康教育和一般教育一样,关系到人们知识、态度和行为的改变。一般来说,健康教育致力于引导人们养成有益于健康的行为,使之达到最佳状态。"

2. 医院健康教育的概念　医院健康教育是指依托各医疗保健机构,以维持健康、促进健康为目的,对患者、家属及医院职工所进行的有组织、有计划的、既全面又有针对性的健康教育活动。医院是治病场所,更是实施健康教育的重要场所。由于患者及家属对疾病知识缺乏以及对自身健康知识的渴求,加之医务人员所具备的专业知识与技能,使得医院的健康教育尤为重大。医院的健康教育应结合医院的实际情况,从患者的利益和满足受教育者的需要为出发点。

(二)医院健康教育的内容和途径

医院健康教育的基本内容包含:常见病防治及急症救护知识教育、就诊知识教育、各化验、器械检查知识教育、用药指导教育、心理卫生知识教育、公共卫生知识教育、流行病防治知识教育、妇幼卫生与计划生育知识教育宣传等。

医院健康教育的途径根据教育对象的不同,可分为医护人员的健康教育、患者的健康教育、全民健康教育3种。

1. 医护人员的健康教育 "教育者必先受教育"医护人员的健康教育是指针对医护人员开展的有关健康教育知识的继续教育。主要包括专、兼职健康教育人员的岗前培训、业务培训、继续教育和医护人员的健康促进活动。

2. 患者的健康教育 患者的健康教育是针对在医疗机构接受诊疗、护理和保健服务的人员,提供的一系列以满足其不同需求为目的的健康教育活动。是医院健康教育的主要构成部分。在临床实践过程中进行健康教育,患者的接受度更高,既能促进患者的身心健康,还可以密切医患关系,增强患者对医护人员信任感,减少医患纠纷。

3. 全民健康教育 是指借助于媒体宣传等活动进行的以促进公民健康为目的的社会性健康教育。以提高公民的健康意识,促进群体生存质量和健康水平为目的。常见的形式有:电视台的疾病防治知识讲座、专家现场咨询以及对世界睡眠日、艾滋病日、全国爱眼日、爱牙日、无烟日等各种健康教育活动日的宣传活动。

(三)医院健康教育的方法

医院常用的健康教育的方法有:专题讲授法、小组讨论法、个别指导法、示教法、观看视频或发放宣传手册法等。进行健康教育时,要结合医院的实际情况,选择适合患者的病情和需要的方法。

1. 专题讲授法 一种简便易行的健康教育方法,可以在有限的时间内,系统、全面地讲解某种知识和技能。优点:便于有计划地组织人数众多的健康教育活动;缺点:针对性较差。

2. 小组讨论法 针对某一健康问题而进行的集体讨论方法,4~6人一组效果最佳,尽量选择年龄、文化程度相近的患者人群进行编组。优点:有利于提高患者的学习积极性,增加相互之间的交流;缺点:比较浪费时间,容易偏离主题。

3. 个别指导法 针对某一患者的问题给予单独指导的方法,常用于诊疗前后的护理中及家庭访视过程中。优点:针对性强,效果明显。缺点:需要大量的人力和时间。

4. 示教法 向患者展示、教授某一项技术或生活技巧的方法。优点:直观、形象,患者能够参与其中。缺点:需要场地,教具的成本经费较大。

5. 观看视频或发放宣传手册法 运用宣传手册、挂图、播放视频等方法,针对某一健康问题进行健康宣教。优点:实施方便简单,节省人力。缺点:个体针对性较差,需要成本较多。

二、患者的健康教育和原则

(一)患者的健康教育

患者的健康教育贯穿于患者入院直至出院的整个过程。按照患者入院与出院的流程分为:门诊健康教育、住院健康教育、出院后健康教育。

1. 门诊健康教育 患者在门诊接受的健康教育。门诊患者具有需求差异较大,停留时间短,人员流动大等特点,为此,门诊的健康教育应侧重就医指导及共性问题的简要说明。内容应简明扼要、富有新意,用词通俗易懂,做到好记易学。在候诊或就诊时,可以通过口头教育、发放健康教育手册、播放卫生科普宣传片、张贴疾病科普知识画报、针对特殊疾病开展门诊讲座等方法进行门诊的健康教育。

2. 住院健康教育　患者在住院期间接受的健康教育。针对住院患者在院时间长,人员相对固定等特点,住院患者的健康教育应从患者入院到出院的整个过程开展分期教育:包括入院教育、住院期间教育、出院时教育。

入院健康教育的目的是:使患者尽快熟悉住院环境,减轻患者的焦虑与不安。教育重点是:介绍医院的各种规章制度、病区环境、相关人员等;向患者及其家属说明病情、初步诊断及检查治疗的安排;同时给予必要的解释和安慰。

住院期间健康教育的目的是:减轻患者的住院压力,提高患者配合治疗护理的积极性。教育重点是:针对患者进行的各项检查、治疗和手术等进行的相关知识教育,丰富患者的健康知识,改变其不良生活习惯,指导患者采取健康的生活方式。

出院健康教育的目的是:巩固治疗效果,提高自我护理能力,预防疾病的复发。教育重点是:向患者和家属说明疾病的现状和预后,指导患者遵医嘱用药,定期复查随诊,以及出院后自我护理及家庭护理的注意事项。住院健康教育可采用推荐阅读手册、专题讲座、患者咨询会、医患座谈会、随机教育等形式,对患者进行系统的、深入的、科学的健康指导,最终达到满足患者教育需求的目的。

3. 出院后健康教育　又称出院随访。是住院教育的延伸和继续,针对已经出院的患者进行的追踪性健康教育。主要通过电话回访、免费互联网讲座、家庭访视等形式,为患者提供疾病康复、自我保健等健康教育,达到降低疾病的复发率的同时,也为医院树立了良好的社会形象。

（二）健康教育的原则

健康教育是一项复杂、系统、科学的教育活动,要想达到教育目的,提高患者的健康意识,促进患者的健康行为,必须遵循健康教育的原则。

1. 科学性　健康教育的内容必须是准确、有科学依据的。引用数据一定要准确无误;举例应该实事求是,经得起推敲考证;多参考最新科研成果,摒弃陈旧过时的内容。

2. 针对性　针对患者的年龄、嗜好、文化背景、学习能力和健康需求等的不同,制定个性化的健康教育计划。首先对患者进行全面评估,找出的健康需求,结合其年龄、文化背景和学习能力,选择恰当的教育方法。例如,儿科患者活泼好动、好奇心强、但理解能力弱,针对这一特点,健康教育的内容设计应能引起儿童的兴趣,选用儿童容易接受、易于理解的方式方法,这样才能达到好的宣传效果。

3. 可行性　健康教育须结合医院的经济情况、教育者的能力、患者的个体特点进行。是一项复杂而艰巨的工程,不是简单的说教就可以完成的,在制定教育内容和选择方法时,一定要考虑上述因素,真正做到切实可行。

4. 通俗性　健康教育应采用通俗易懂的、公众化的语言或图片进行。医学术语通俗化,复杂概念简单化,医学概念形象化、具体化,这样不仅可以提高患者的学习兴趣,也便于患者更好地理解健康教育的内容,易于传播。

5. 持续性和合作性　健康教育是一个持续的过程,不仅需要护理人员和患者的参与,更需要社会、家庭和其他医务工作者的共同参与合作完成。

三、健康教育在临床实践中的作用

健康教育是一项以促进全民的健康水平为目的的全民性教育活动。健康教育不仅是你的事,我的事,更是大家的事。健康教育的过程中,护士不仅是健康的照顾者,同时也是健康的倡导者和教育者,只有了解健康教育重要性,才能更好地完成健康教育的工作。健康教育的作用主要有以下几个。

(一)提供健康信息

健康教育可以帮助患者了解疾病的相关知识,满足患者知识信息缺乏的需要,使其更好地配合治疗和护理服务,尽早地恢复健康;医护人员可以根据患者的个体需求,为其制定有关预防疾病、促进和恢复健康的健康教育计划。通过传播健康知识,唤醒人们对自己、对社会的健康责任感,继而投入到卫生保健活动中,为提高全体公民的健康水平做出贡献。

(二)认识影响健康的因素

影响健康的因素很多,通过健康教育可以帮助患者认知生活中危害健康的环境因素,继而保护生态环境,引导并鼓励他们采用健康的生活方式和生活习惯,预防疾病的发生,最终提高整个人类的健康水平。

(三)确定健康问题

健康教育可以帮助患者自查,了解自身的健康问题。通过医疗护理人员的专业评估,帮助患者认识其现存的、潜在的健康问题,通过针对性的措施帮助患者解决相关问题。

(四)采纳健康行为

医务人员通过健康教育,向患者提供有关卫生保健的知识和技能,不仅唤醒了患者的健康意识,自我保健意识,更促使他们自觉采用健康的生活方式,提高了自身解决健康问题的能力,进而提高整个人群的自我保健能力。

(五)促进健康教育的发展

实践证明健康教育不仅是保护和促进公民健康的重要措施,更是对整个人类社会发展进步的推动。健康教育是一门新兴学科,也是一项系统的工程,需要护理人员在实践中不断地完善和提高自己,在进行健康教育的同时要做好健康教育的研究,最终实现促进全人类健康的目的。

讨论与思考

1. 患者王某,男,73 岁,冠心病入院治疗,患者进入病区后你将做哪些初步护理工作?

2. 比较备用床、暂空床和麻醉床三种铺床法,有哪些相同和不同的地方?

3. 患者刘某,男,24 岁,体校运动员,身高 171cm,体重 75kg,在训练中不慎从高处坠落,急诊入院,诊断为腰椎骨折。

(1)护士应如何帮助患者从床移动至平车上?

(2)搬运过程中有哪些需要注意的?

(赵　静)

第 *9* 章

舒适与安全

学习要点

1. 口腔护理的目的、适应证
2. 压疮发生的主要原因、部位、临床表现
3. 卧位的性质和安置
4. 疼痛的护理
5. 医院物理环境的要求

　　舒适与安全是人类的基本需要,个体在正常状态下都会调节机体去适应环境的变化,以满足自己的需要。当个体健康受到威胁,生活不能自理时,其舒适与安全状态即遭到破坏,因此,护士应为患者提供舒适与安全的护理。在护理活动中,护士一方面,要找出引起患者不舒适的原因,采取有效的护理措施,如维持患者舒适的姿势和卧位、保持病区及床单元的环境整洁等,以减轻和消除患者的不舒适感,满足患者对舒适的需要;另一方面,还要警惕医院常见的不安全因素,采取必要的防护措施,防止患者发生意外,以满足患者对安全的需要。

第一节　患者的清洁护理

　　患者的清洁护理包括口腔护理、头发护理、皮肤护理、会阴部护理及晨晚间护理。

一、口腔的清洁护理

　　口腔是消化道的起端。具有咀嚼、味觉、消化、语言、辅助呼吸等功能,正常人口腔内经常有大量的微生物存在,包括致病菌和非致病菌。当人的身体处于健康时,由于机体抵抗力强,并通过饮水、进食、刷牙及漱口等活动,可对病原微生物起到一定的清除作用,一般不会引起口腔疾病。但当人患病时,由于机体抵抗力降低,饮水、进食减少,口腔内的温度、湿度、食物残渣适宜微生物生长,为病原微生物在口腔内迅速繁殖创造了条件,容易引起口臭、口腔局部炎症、溃疡、食欲减退、消化功能下降,导致其他的并发症;同时,口臭或龋齿等还会影响患者自我形象,产生社交心理障碍等。另外,某些患者由于疾病的原因,使用抗生素或激素时间过长,易导致口腔真菌感染。因此,护士应为患者进行口腔清洁护理,促进其舒适,预防并发症的发生。

　　根据患者的自理状况,可分为口腔卫生指导和特殊口腔护理。前者适用于能够完全或部分自理的患者,后者适用于高热、昏迷、危重、禁食、鼻饲、口腔疾病、大手术后等患者。

　　本节重点针对特殊口腔护理进行讲解。

【目的】

1. 保持口腔清洁、湿润,使患者舒适,预防口腔感染等并发症。

2. 防止患者发生口臭、口垢,增加食欲,保持口腔正常功能。

3. 观察口腔黏膜、舌苔的变化及口腔气味,为疾病的诊断提供依据。

【评估】

1. 患者的一般情况,如年龄、病情、意识状态、治疗情况、进食情况、自理能力等。

2. 患者的口腔情况,如口腔黏膜、牙齿情况,口腔有无异常气味、溃疡、出血等。

3. 患者及家属的认知以及配合护理的情况,如对牙齿保健知识了解情况、口腔卫生习惯、心理反应及配合口腔护理的程度等。

【计划】

1. 操作者准备　着装整洁,洗手,戴口罩。

2. 患者准备

(1)了解口腔护理的目的、方法及配合要点,愿意合作。

(2)根据病情取适宜卧位。

(3)如有义齿,协助取下妥善放置。

3. 用物准备

(1)无菌口腔包内放置以下无菌物品:治疗碗(内盛浸有漱口溶液的棉球至少16个)、弯血管钳1把、镊子1把、压舌板1个。(如果使用一次性口腔护理包,漱口液开包后倒取,以上物品不需准备。)治疗盘内:弯盘1个、吸水管1根、漱口水杯1个、治疗巾或餐巾1块、手电筒1个、棉签1包,需要时备张口器。酌情备外用药,如液状石蜡、冰硼散、西瓜霜等。

(2)常用漱口溶液:根据药理作用、口腔 pH 选用不同的漱口液(表 9-1)。

表 9-1　常用漱口溶液种类及作用

漱口溶液	作用及适用范围	口腔 pH
0.9%氯化钠溶液	清洁口腔,预防感染	中性
复方硼砂溶液(多贝尔溶液)	轻度抑菌,除臭	中性
0.02%呋喃西林溶液	清洁口腔,广谱抗菌	中性
1%~3%过氧化氢溶液	防腐、防臭,适用于口腔感染有溃烂、坏死组织者	酸性
1%~4%碳酸氢钠溶液	用于真菌感染	酸性
2%~3%硼酸溶液	酸性防腐剂,抑菌	碱性
0.1%醋酸溶液	用于铜绿假单胞菌感染	碱性
0.08%甲硝唑溶液	用于厌氧菌感染	
0.01%氯己定溶液	清洁口腔,广谱抗菌	
中成药漱口液(金银花等)	清热解毒、消炎、止血	

4. 环境准备　安静、整洁、舒适、安全。

重点提示

长期应用激素或抗生素的患者,口腔易出现真菌感染,可选1%~4%碳酸氢钠溶液。

【实施】

操作流程	操作步骤	要点与说明
1. 核对解释	(1)核对床号、姓名;	确认患者(至少查对2项)
	(2)向患者解释操作目的、过程	解除患者紧张情绪,取得合作
2. 准备患者	(1)协助患者仰卧,头偏向护士或侧卧;	便于分泌物及漱口液水分的流出防止误吸
	(2)将治疗巾铺于患者颌下及前胸,置弯盘于患者口角旁(图9-1)	防止漱口液浸湿床单位及患者衣服
3. 观察口腔	(1)湿润患者口唇、口角;	防止口唇干裂者张口时破裂出血
	(2)观察口腔黏膜有无出血、溃疡等现象,昏迷及无法自行张口者,酌情用张口器;	光线不足时,可用手电筒;张口器应从白齿处放入,活动义齿应取下
	(3)协助患者漱口	昏迷患者禁忌漱口
4. 擦洗口腔	(1)用弯血管钳夹取浸有漱口液的棉球,拧干,请患者咬合上下齿,用压舌板轻轻撑开一侧颊部,由白齿至门齿纵向擦洗牙齿的一外侧面;换一个棉球用同样方法擦洗对侧;	每个部位用一个棉球,每个棉球只用一次,棉球以不滴水为宜 一般患者至少用16个棉球
	(2)请患者张开上下齿,纵向擦洗一侧牙齿的上内侧面、上咬合面、下内侧面、下咬合面,再以弧形或"Z"形擦洗颊部;同法擦洗对侧;	棉球应包裹弯血管钳尖端,避免损伤牙龈、颊部等 操作中注意动作轻柔
	(3)由内向外横向或纵向擦洗硬腭部、舌面及舌下	勿触及咽部,以免引起患者恶心等不适
5. 漱口涂药	(1)意识清醒者,再次漱口;用治疗巾拭去患者口角处水渍;清点棉球个数;	避免棉球遗落在口腔 协助患者佩戴义齿
	(2)再次检查口腔,观察口腔黏膜,如有溃疡等,酌情涂药于患处;	根据不同的情况进行处理
	(3)口唇干裂时可涂液状石蜡或唇膏	
6. 整理记录	(1)撤去治疗巾,协助患者取舒适的卧位,整理床单位;	注意询问患者的感受 按规范分类处置用后物品
	(2)清理用物,洗手,必要时做好记录	

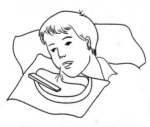

图9-1 特殊口腔护理

【注意事项】

1. 操作时,动作轻柔,特别是对凝血功能差的患者,防止损伤口腔黏膜及牙龈。

2. 昏迷患者禁忌漱口;如需用张口器时,应从白齿处放入;擦洗口腔时,需用血管钳夹紧棉球,每次用1个棉球,防止其滑落在口腔内;棉球不可过湿,以防患者将漱口液吸入呼吸道,引起窒息。

3. 长期使用抗生素或激素者,应注意观察口腔黏膜有无真菌感染。

4. 活动义齿取下后用冷开水刷洗干净,放于盛装冷水的容器中备用,每日更换清水,不可置于乙醇或热水中,以免变色、变形或老化。

5. 为传染病患者进行口腔护理时,用物应按消毒隔离原则处理。

6. 为肝功能不全患者做口腔护理时发现患者出现肝臭味,提示肝昏迷先兆。

【操作后评价】

1. 患者口腔清洁、无异味,感觉舒适、满意。

2. 口腔感染者,症状减轻或愈合,无黏膜损伤、出血等并发症

3. 护患沟通有效,患者和家属能主动配合,并学会有关口腔清洁和保健的方法。

4. 护士操作方法正确、熟练、轻柔。

重点提示

> 对凝血功能差的患者操作时动作要轻;昏迷患者禁忌漱口;棉球不可过湿;张口器从患者的白齿处放入;活动义齿不可置于乙醇或热水中,以免变色、变形或老化。

二、头发的清洁护理

经常梳理和按摩头皮,不仅可促进头部血液循环,增进上皮细胞的营养,促进头发生长,还可预防感染发生;当患者自理能力下降时,护士应给予协助以保持患者的头发清洁。主要方法有床上洗发和灭头虱虮法。

(一)床上洗发

【目的】

1. 去除头皮屑、污秽等,消除头发异味,防止头皮感染。

2. 按摩头皮,促进头部血液循环,有利于头发的生长与代谢。

3. 使患者清洁、舒适和美观,增强患者的自尊和自信。

【评估】

1. 患者的一般情况,如年龄、病情、治疗情况、意识状态、自理能力等。

2. 患者头发及头皮状况,如头发长度、卫生状况、有无头皮屑;头皮有无瘙痒、抓痕等。

3. 患者及家属的认知及配合护理的情况,如对头发清洁护理重要性和相关知识的了解程度、头发卫生习惯及配合头发护理的程度等。

【计划】

1. 操作者准备　着装整洁,洗手,戴口罩。

2. 患者准备

(1)了解洗发目的、方法及配合要点,愿意合作。

(2)根据患者需要,协助其排便。

3. 用物准备　马蹄形垫法:橡胶马蹄形垫或马蹄形卷1个、橡胶单2条、毛巾1条、浴巾1条、眼罩1副或纱布1块、不吸水棉球2个、别针1个、洗发液适量、梳子1把、镜子1个等;另备水壶1个(内盛40~45℃热水)、水温计1支、量杯1个、污水桶1个。扣杯法:面盆1个、搪瓷杯1个、毛巾2条、水温计1支、量杯1个。必要时备电吹风1个。

4. 环境准备　安静、整洁、明亮。必要时关门窗，用屏风遮挡。调节室温 24℃±2℃。

【实施】

操作流程	操作步骤	要点与说明
1. 核对解释	（1）核对床号、姓名	确认患者
	（2）向患者解释并询问有无需求，是否接受	解除患者紧张情绪，取得合作
	（3）移开床旁桌椅，妥善放置用物	利于操作
2. 准备患者	（1）将小橡胶单及浴巾铺于枕上，松开患者衣领向内反折，毛巾围于颈部，并用别针固定	保护床面及衣服
	（2）患者斜角仰卧近洗头侧（一般为床头桌同侧），移枕垫于患者肩下	保持患者体位舒适
3. 放置用具	◆马蹄形垫法：将橡胶马蹄形垫、橡胶单垫于患者后颈部，使头部置于水槽中，槽口下部接污水桶（图 9-2）	如无马蹄形垫可自制马蹄形卷代替（图 9-3）
	◆扣杯法：铺橡胶单和治疗巾于患者头部床单上，头下放脸盆，盆底放一张毛巾，倒扣搪瓷杯于毛巾上，杯上垫一块毛巾，患者头部枕于扣杯上，面盆内置一橡胶管，下接污水桶（图 9-4）	利用虹吸原理将污水引入桶内
4. 保护眼耳	用不吸水棉球塞紧双耳，眼罩或纱布遮住双眼	防止水流入眼部和耳部
5. 洗净头发	（1）松开患者头发，为患者洗头，询问患者的感觉，以确定合适的水温	确保水温在 40~45℃，避免水温过高或过低引起患者不适
	（2）用热水充分湿润头发后，再均匀的涂遍洗发液，由发际向头顶部至枕后用指腹揉搓头皮和头发	注意揉搓力量适中，避免用指甲搔抓以免损伤头皮
	（3）用热水冲洗头发，直到洗净为止	洗发液会刺激头皮和头发
6. 擦干头发	（1）除去耳内棉球及眼罩	观察患者眼、耳的情况
	（2）解下颈部毛巾，包住头发，一手托头，一手撤去橡胶单、马蹄形垫	观察患者的一般情况
	（3）协助患者卧于床正中，将枕头、橡胶单及浴巾一起移至患者的头下	避免浸湿枕头，使患者舒适
	（4）擦净面部，用浴巾擦干头发上的水渍，再用电吹风吹干头发	及时擦干头发，避免患者受凉
	（5）头发梳理：①短发可直接从发根梳至发梢；②长发可先将头发从中间梳向两边，然后一手握住一侧的小股头发，另一手用梳子从发梢逐段梳到发根。头发打结时，将头发绕在示指上慢慢梳理；如头发已纠集成团，可用 30% 的乙醇湿润后，再慢慢地逐段梳理。同法梳理另一侧	征求患者的意见，把头发梳理成患者喜欢的发型 避免强行梳拉

续表

操作流程	操作步骤	要点与说明
7. 整理记录	(1)撤去治疗巾,协助患者取舒适卧位,整理床单位,还原床旁桌椅	注意询问患者的感受,确保舒适
	(2)清理用物,洗手,做好记录	分类处置用物

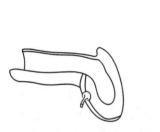 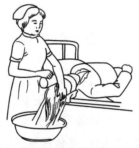

图 9-2　床上洗发—马蹄形垫法

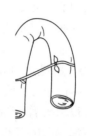 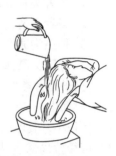

图 9-3　床上洗发—马蹄形卷法

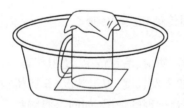

图 9-4　床上洗发—扣杯法

另外,还可采用洗头车法为患者洗发(图 9-5)。

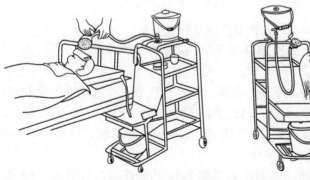 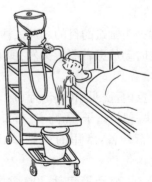

图 9-5　床上洗发—洗头车法

【注意事项】

1. 护士为患者洗头时,应利用人体力学原理,身体尽量靠近床边,保持良好姿势,避免疲劳。

2. 注意室温和水温,室温(24±2)℃,水温 40~45℃,避免患者受凉或烫伤。防止水流入眼、耳,避免浸湿衣服及床单位。

3. 注意观察患者病情变化,如面色、脉搏、呼吸有异常时,应停止操作。病情危重及体质过于虚弱的患者不宜床上洗头。

4. 揉搓力量适中,避免头皮抓伤或疼痛;洗发时间不宜过长,以免引起头部充血或疲劳不适。

【操作后评价】

1. 患者头发清洁,感觉舒适。

2. 患者心情愉快,自我形象好。

3. 护患沟通有效,保护患者的自尊,满足其身心需要。

(二)灭头虱、虮法

虱子是一类形体很小的昆虫,其产生与卫生不良有关。可通过衣服、床单、梳子、刷子等传播。根据生长部位的不同,分为头虱、体虱和阴虱。头虱生长于头发和头皮上,呈卵圆形,浅灰色,体积小。其卵(虮)很像头屑,系固态颗粒,紧紧地粘在头发上,不易去掉。因虱吸附在发根,可导致局部皮肤瘙痒、抓伤,易引起感染;同时还可传播疾病,如流行性斑疹伤寒、回归热等。且虱子繁殖快,因此,发现患者身上有虱、虮应立即消灭。

【目的】

消灭头虱和虮,预防患者间传染和疾病传播。

【评估】

1. 患者的一般情况,如年龄、病情、治疗情况、意识状态、自理能力等。

2. 患者头发及头皮状况,如头发长度、卫生状况、头虱虮情况,有无瘙痒、抓痕等。

3. 患者及家属的认知及配合护理的情况,如向家属解释灭头虱虮的目的、方法、注意事项与配合要点。

【计划】

1. 操作者准备　穿好隔离衣、修剪指甲、洗手、戴口罩、手套。

2. 患者准备

(1)了解灭头虱虮的目的、方法、注意事项及配合要点。

(2)必要时动员患者剪短头发,剪下的头发用纸袋包裹焚烧。

3. 用物准备

(1)治疗盘内:洗头用物、治疗巾 2~3 块、篦子(齿内嵌上少许棉花)、治疗碗(内盛灭虱药液)、纱布数块、塑料帽子、隔离衣、布口袋、纸袋、清洁衣裤、清洁大单、被套、枕套。

(2)治疗盘外备:常用的灭虱、虮药液、手消毒液。治疗车下层备生活垃圾桶、医用垃圾桶。

常用的灭虱、虮药液包括 30% 含酸百部酊剂和 30% 百部含酸煎剂 2 种,配制方法如下①30% 含酸百部酊剂:取百部 30g 放瓶中,加入 50% 乙醇 100ml,纯乙酸 1ml,盖严瓶盖浸泡 48h 后可使用。②30% 百部含酸煎剂:取百部 30g,加水 500ml 煎煮 30min,以双层纱布过滤,并挤出药渣中的药液;将药渣再加水 500ml 再煮 30min 后过滤,再次挤出药液。将两次药液合并煎至 100ml,冷却后加入纯乙酸 1ml 即可应用。

【实施】

操作流程	操作步骤	要点与说明
1. 核对	携用物至床旁,核对患者床号姓名	确认患者
2. 擦拭药液	按照洗头法准备。将头发分成若干小股,用纱布蘸灭虱药液、按顺序擦遍头发、并反复揉搓10min,使之全部浸透	彻底发挥灭虱药液的作用
3. 包住头发	戴上塑料帽子包住头发	避免药液挥发,保证作用效果
4. 篦除虱蚤	24h 后取下帽子,用篦子篦去死虱和虱卵,并清洗头发	发现活虱必须重复用药灭活
5. 消毒	协助患者更换清洁衣裤、被服,将污衣裤放入布口袋内,扎好袋口,按照隔离原则处理	防止虱蚤传播
6. 操作后处理	(1)整理床单位	
	(2)除去篦子上的棉花焚烧,将梳子和篦子消毒后用刷子刷净	彻底清除虱蚤,避免传播
	(3)洗手	减少病菌传播
	(4)记录执行时间及护理效果	利于效果评价

【注意事项】

1. 操作中防止药液溅入患者面部及眼部。
2. 用药过程中注意观察患者局部及全身情况。
3. 脱落的头发用纸包裹焚烧。患者的衣物要灭菌处理。
4. 护士在操作中要做好自身防护,免受传染。

【操作后评价】

1. 患者头发无虱蚤,感觉舒适,自我形象好。
2. 护患沟通有效,保护患者的自尊,满足其身心需要。

三、皮肤的清洁护理

健康完整的皮肤不仅具有天然的屏障作用(可避免微生物入侵),还具有保护机体,调节体温,吸收、分泌、排泄及感觉等功能。皮肤的代谢产物如皮脂、汗液及表皮碎屑等,常与外界细菌及尘埃结合成污垢,黏附于皮肤表面,不及时清除,可刺激皮肤,降低皮肤的抵抗力,破坏其屏障作用,导致各种感染,皮肤的异味,也会影响患者的自我形象。因此,护士应协助患者进行皮肤的清洁护理,增进其身心舒适,预防皮肤感染和压疮等并发症的发生。

皮肤的清洁护理技术包括皮肤卫生指导和沐浴法。根据患者的自理能力,沐浴法分为淋浴、盆浴、床上擦浴等。

(一)淋浴或盆浴

【目的】

1. 去除皮肤污垢,保持皮肤清洁,使患者身心舒适。
2. 促进皮肤血液循环,增强其排泄功能,预防皮肤感染、压疮等并发症的发生。
3. 满足其身心需要,保持良好的精神状态。

【评估】

1. 患者的一般情况,如年龄、病情、治疗情况、意识状态、自理能力等。

2. 患者皮肤状况,如皮肤的清洁度、颜色、温湿度、感觉功能、有无水肿及破损等改变。

3. 患者及家属的认知以及配合操作的情况,如患者的清洁习惯、患者及家属对皮肤清洁卫生知识的了解程度和要求及配合操作的程度等。

【计划】

1. 操作者准备　着装整洁,修剪指甲,洗手。

2. 患者准备

(1)了解淋浴或盆浴的目的、方法及配合要点,愿意合作。

(2)根据患者需要,协助其排便。

3. 用物准备　浴皂(浴液)适量、毛巾 2 条、浴巾 1 条、清洁衣裤 1 套、防滑拖鞋 1 双。

4. 环境准备　调节室温(24±2)℃,水温 40~45℃;浴室内有信号灯或呼叫系统、扶手,浴盆内和地面有防滑设施。必要时备椅子 1 把。

【实施】

操作流程	操作步骤	要点与说明
1. 核对解释	(1)核对床号、姓名;	确认患者
	(2)向患者解释说明有关注意事项,如呼叫系统的使用,检查浴盆及浴室是否清洁,协助患者放置防滑垫,将洗浴用品放于易取处。嘱咐进出浴室时扶好安全把手	解除患者紧张情绪,取得合作 防止患者在取物时意外跌倒
2. 准备患者	脱去外套,换上拖鞋,送患者进入浴室。浴室不能闩门,门口挂"正在使用"标志	发生意外时护士可以及时入内
3. 协助沐浴	(1)患者沐浴时,护士应在可唤到的地方,隔 5min 检查其沐浴情况,观察患者的反应;	确保水温在 40~45℃,沐浴时间不超过 20min,以确保患者安全
	(2)如为盆浴,要协助患者进出浴盆;	浴盆内水位不可超过患者心脏水平
	(3)浴毕,协助患者穿衣,回病室,取舒适卧位	观察患者的一般情况,并注意询问患者的感受,防止受凉
4. 整理记录	整理浴室,清理用物,将"未用"标志挂于浴室门外,洗手,做好记录	按规范分类处置用后物品

【注意事项】

1. 患者进餐 1h 后才能进行淋浴或盆浴,以免影响消化吸收。

2. 向患者解释呼叫器使用方法,如果沐浴中感到虚弱无力、头晕时要立即呼叫帮助。

3. 传染病患者的用物按隔离消毒原则处理,以防交叉感染。

4. 如果患者发生晕厥,应立即将患者抬出、平卧、保暖、通知医生并配合处理。

5. 禁忌证:妊娠 7 个月以上的孕妇禁忌盆浴;衰弱、大面积创伤、心脏病需休息的患者不宜淋浴或盆浴。

【操作后评价】

1. 患者皮肤清洁,感觉舒适。

2. 患者沐浴过程中无意外发生,有安全感。

(二)床上擦浴

【目的】

1. 去除皮肤污垢,保持皮肤清洁,增进患者舒适,满足患者身心需要。

2. 刺激皮肤的血液循环,增强皮肤的排泄功能,预防感染和压疮等并发症的发生。

3. 观察患者一般情况,活动肢体,防止肌肉挛缩和关节僵硬等并发症。

【评估】

1. 患者的年龄、病情、治疗情况、意识状态、自理能力等。

2. 患者皮肤的清洁度、颜色、温湿度、感觉功能、有无水肿及破损等改变。

3. 患者及家属的对清洁卫生的了解和合作程度。

【计划】

1. 操作者准备　着装整洁,洗手,戴口罩。

2. 患者准备

(1)了解床上擦浴的目的、方法及配合要点,愿意合作。

(2)进食 1h 后,根据患者需要,协助其排便。

3. 用物准备　治疗车上层备:治疗盘内盛毛巾 2 条、浴巾 1 条、浴皂(浴液)适量、梳子 1 把、爽身粉、剪刀或指甲钳 1 把、50% 的乙醇适量、护肤品 1 瓶、清洁衣裤 1 套、水温计 1 支。治疗车下层备:脸盆 2 个、水桶 2 个(一桶盛 50~52℃ 的热水,也可按患者习惯调节水温;另一桶接污水用),必要时备便盆、便盆布及屏风。

4. 环境准备　调节室温(24±2)℃,必要时关好门窗,拉上窗帘或用屏风遮挡。

【实施】

操作流程	操作步骤	要点与说明
1. 核对解释	(1)核对床号、姓名;	确认患者
	(2)向患者解释操作的目的、过程及方法	解除患者紧张情绪,取得合作
2. 准备患者	(1)根据病情放平床头及床尾支架,松开床尾盖被;	使患者舒适,同时避免护士在操作时身体过度伸展,减少肌肉紧张和疲劳
	(2)患者身体移向床缘靠近护士侧,取舒适体位,保持身体平衡方便操作	
3. 调节水温	脸盆放于床旁桌上,倒入热水至 2/3 满,测试并调节水温	确保水温在 50~52℃
4. 洗面颈部	(1)浴巾围于颈下,将微湿的小毛巾包在护士手上成手套状(图 9-6);	避免弄湿床单和被套折叠毛巾可保持其温度
	(2)由内眦向外眦擦洗一侧眼部,同法擦洗另一侧眼部;	注意擦净眼部分泌物
	(3)先用湿毛巾按顺序擦洗一侧额部、面颊、鼻部、耳部、下颌、颈部;同法擦洗另一侧,再用较干毛巾擦洗一遍	避免使用浴皂,以防刺激面部及眼睛,注意擦净耳郭、耳后及颈部皮肤皱褶处

续表

操作流程	操作步骤	要点与说明
5. 擦洗上肢	(1)为患者脱去上衣,暴露一侧上肢,并用被盖暂时遮盖上肢;	避免受凉,保护患者隐私
	(2)将浴巾垫于擦洗部位下面;	避免弄湿床单
	(3)护士一手支托患者的肘部,另一手包裹毛巾从腕部开始,由远心端向近心端擦洗至腋窝;同法擦洗另一侧。先脱近侧,后脱远侧;如肢体有伤口先脱健肢,后脱患肢	擦洗方法:浴皂湿毛巾擦洗→湿毛巾擦洗→清洗拧干毛巾再擦洗一遍,最后用浴巾擦干
6. 泡洗双手	将面盆移至靠近患者双手处,将其双手浸泡于面盆中,洗净并擦干双手	避免弄湿床单及被套
7. 擦洗胸腹部	酌情换水,护士一手掀起遮盖胸腹部的大毛巾,另一手依次擦洗肩部、胸部上段、乳头、胸部下段及腹部	注意检查水温 注意擦尽脐部
8. 擦洗背部	(1)协助患者侧卧,背向护士,依次擦洗后颈、背部及臀部;	注意观察皮肤受压情况 注意擦净臀部及肛门处
	(2)擦洗后用50%乙醇按摩受压部位,据季节扑爽身粉;	在骨突出用50%乙醇做按摩促进血液循环
	(3)换上清洁上衣	先穿远侧,后穿近侧。如肢体有伤口,先穿患肢,后穿健肢
9. 擦洗下肢及双足	(1)患者平卧,协助脱裤,依次擦洗大腿及小腿,同法擦洗另一侧;	酌情换水,注意检查水温 分段式、覆盖式擦洗,不留空隙
	(2)将盆移于足下,将患者小腿托起,使其屈膝,再将双足同时或先后浸泡于盆中,洗净双足,擦干	注意观察患者一般情况 必要时按摩双足
10. 擦洗会阴	换水、盆及毛巾后,清洁会阴部(详见会阴部护理),换清洁裤子	保护患者隐私
11. 整理记录	(1)根据需要为患者修剪指(趾)甲,帮助其梳理头发;	以维护个人形象
	(2)整理床单位,按需更换床单,安置患者于舒适卧位,开窗通风;	询问患者的感受
	(3)清理用物,洗手,做好记录	规范分类处置用后物品

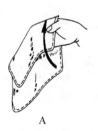
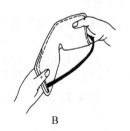
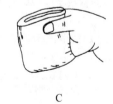

A   B   C

图 9-6 包小毛巾法

【注意事项】

1. 护士要关心体贴患者,尽量减少翻动和暴露患者,注意保暖和保护患者的隐私。通常15~30min 完成擦浴。

2. 护士注意节力原则,正确运用人体力学原理,动作轻稳、敏捷,以减少体力消耗。

3. 调节好室温和水温,室温 24℃±2℃,水温 50~52℃。

4. 根据情况及时更换热水、盆及毛巾,注意擦净患者腋窝、脐部、腹股沟等皮肤皱褶处。

5. 注意观察患者病情,若患者出现寒战、面色苍白、脉速等情况,应立即停止操作,给予适当处理并做好记录。

6. 心力衰竭、心肌梗死、休克、重症脑外伤、大出血等危重患者禁忌床上擦浴。

【操作后评价】

1. 患者感觉清洁、舒适,身心愉快。

2. 患者感到安全,无意外发生。

3. 护士操作规范、动作轻稳、敏捷,正确运用节力原则。

重点提示

擦拭眼部时应由内眦擦向外眦;协助患者脱衣时,先近侧后远侧;如肢体有伤口先健侧后患侧。穿衣时,先远侧后近侧,如肢体有伤口,先患侧后健侧。

(三) 背部按摩

【目的】

1. 刺激皮肤和肌肉,促进血液循环,预防压疮等并发症的发生。

2. 促进患者舒适,减轻疲劳。

3. 观察患者的一般情况,满足其身心需要。

【评估】

1. 患者的年龄、病情、治疗情况、意识状态、自理能力等一般情况。

2. 患者背部皮肤状况,如皮肤的清洁度、颜色、感觉功能、有无水肿及破损等改变。

3. 患者及家属的认知以及配合操作的情况,如患者及家属对背部按摩的了解及配合程度等。

【计划】

1. 操作者准备 着装整洁,洗手,戴口罩。

2. 患者准备

(1)了解背部按摩的目的、方法及配合要点,愿意合作。

(2)根据患者需要,协助其排便。

3. 用物准备 浴巾 1 条、毛巾 1 条、脸盆 1 个(内盛 50~52℃热水)、水温计 1 支、50% 乙醇适量,必要时备便盆、便盆布、屏风、清洁衣裤。

4. 环境准备 调节室温(24±2)℃,必要时关好门窗,拉上窗帘或用屏风遮挡。

【实施】

操作流程	操作步骤	要点与说明
1. 核对解释	(1)核对床号、姓名;	确认患者
	(2)向患者解释操作的目的、过程及方法	解除患者紧张情绪,取得合作
2. 准备患者	(1)酌情放平床头及床尾支架,松开床尾盖被;	方便操作
	(2)协助患者身体移向床缘靠近护士侧,取俯卧或侧卧位,露出背部,观察骨突处皮肤受压情况	必要时,先协助患者排便 减少不必要的身体暴露
3. 调节水温	脸盆放于床旁桌上,倒入热水至2/3满,调节水温	确保水温在50~52℃
4. 擦洗背部	按床上擦浴法擦洗患者颈部、肩部、背部及臀部	避免弄湿床单
5. 按摩背部	(1)全背按摩:护士斜站患者右侧,两手掌蘸少许50%乙醇,从患者骶尾部开始,沿脊柱两侧向上按摩,至肩部时用力稍轻,两手掌分别滑向外侧,向下做环状按摩至腰部、骶尾部,如此有节奏地按摩数次,再用拇指指腹由骶尾部开始沿脊柱向上按摩至第7颈椎处(图9-7);	注意观察患者的情况,询问患者的感受 持续按摩至少3min 促进皮肤血液循环
	(2)局部按摩:用手掌大、小鱼际蘸少许50%乙醇,紧贴皮肤按摩受压处,压力均匀、做向心方向按摩,由轻到重,再由重到轻,每次按摩3~5min	反应性充血不主张按摩 按摩力量应足以刺激肌肉组织为宜
6. 整理记录	(1)用浴巾将背部过多的乙醇擦去,协助患者整理衣服并取舒适卧位,整理床单位,开窗通风;	询问患者的感受
	(2)清理用物,洗手,做好记录	按规范分类处置用后物品

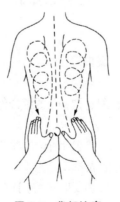

图9-7 背部按摩

【注意事项】

1. 护士在操作中关心患者,减少翻动和暴露患者,注意保暖和保护患者的隐私。

2. 按摩背部时应正确运用人体力学原理,注意节力,动作轻稳、敏捷,以减少体力消耗。

3. 背部手术、肋骨骨折等患者禁忌按摩背部。

【操作后评价】

1. 患者感觉清洁、舒适,身心愉快。

2. 患者无压疮等并发症的发生。

3. 护士正确运用节力原则,按摩手法正确、动作敏捷。

四、会阴部的清洁护理

长期卧床的患者,由于自理活动受到限制,不能进行会阴部的清洁,加之身体抵抗力下降,易发生会阴部感染,所以保持会阴部清洁对预防感染、增进患者舒适非常必要。对于生殖系统及尿道炎症、会阴部分泌物过多、留置导尿管及各种会阴手术后的患者,做好会阴部的清洁护理显得更为重要。护士通过评估患者会阴部卫生状况,给予相应的护理措施和必要的卫生指导,有自理能力的患者应鼓励其自行完成会阴部的清洁护理。

【目的】

1. 保持会阴部清洁,消除异味,预防和减少感染。

2. 防止会阴部皮肤破损,促进伤口愈合。

3. 增进患者的舒适感,指导患者学会会阴部清洁卫生的方法。

【评估】

1. 患者的一般情况,如年龄、病情、治疗情况、意识状态、自理能力等。

2. 患者会阴部清洁状况,如有无分泌物、异味、瘙痒,皮肤有无破损、炎症及触痛等。

3. 患者及家属的认知以及配合操作的情况,如患者的清洁习惯、患者及家属对会阴部清洁卫生知识的了解程度和要求以及配合操作的程度等。

【计划】

1. 操作者准备　着装整洁,洗手,戴口罩。

2. 患者准备

(1)患者能够了解会阴部护理的目的、操作过程等相关知识,能主动配合。

(2)患者取仰卧位。

3. 用物准备　治疗盘内置:治疗碗 1 个(内盛棉球数个、镊子 1 把)、大量杯 1 个、弯盘 1 个、手套 1 副、浴巾 1 条、毛巾 1 条,必要时备消毒液。

治疗盘外置:橡胶单 1 条、中单 1 条、水壶 1 个(内盛 40~45℃的温开水)、便盆、屏风。治疗车下备生活垃圾桶、医用垃圾桶。

4. 环境准备　关好门窗,拉上围帘或用屏风遮挡。

【实施】

操作流程	操作步骤	要点与说明
1. 核对解释	(1)核对床号、姓名;	确认患者
	(2)向患者解释操作的目的、过程及方法	解除患者紧张情绪,取得合作
2. 准备患者	(1)协助患者取仰卧位,将盖被折于会阴部以下,将浴巾盖于患者胸部。女患者屈膝,两腿略外展;男患者两腿平放稍分开;	必要时,先协助患者排便 保暖,促进舒适便于操作
	(2)戴一次性手套	预防交叉感染
3. 冲洗会阴	▲女患者:	
	(1)擦洗大腿上部:将浴巾反折暴露会阴部,用患者衣服盖住患者胸部,清洗并擦干两侧大腿的上部;	保护患者,注意保暖
	(2)置便盆:臀下铺橡胶单及中单,置便盆于患者臀下,弯盘置于两腿间,用浴巾或绒毯遮挡双腿以保暖	动作轻柔,注意询问患者的感受
	①护士一手持装有温水的大量杯,另一手持镊子夹取消毒棉球,边冲水边擦洗从会阴部至肛门依次擦洗:阴唇外部、尿道口、阴道口,冲洗后擦干会阴部;②也可用温湿毛巾帮助患者擦洗会阴部(图9-8)	一处只能用一个棉球,一个棉球只能用一次 擦洗顺序:从前向后,由外到内 注意保暖,保护患者隐私
	▲男患者:	
	(1)擦洗大腿的上部,将浴巾反折暴露阴茎部位,用患者衣服盖于胸部。清洗并擦干两侧大腿上部;	保暖,促进舒适
	(2)一手轻轻提起阴茎,将浴巾铺于下方。一手持镊子夹消毒棉球依次擦洗:尿道口、阴茎头部、阴茎体部及阴囊,采用环行擦洗法,由尿道口向外擦拭(图9-9)	注意擦净冠状沟 确保患者安全 注意保暖,保护患者隐私
4. 取侧卧位	撤去便盆及治疗巾,协助患者取舒适侧卧位。	便于护理肛门部位
5. 擦洗肛门	用毛巾擦洗肛门。	在擦拭之前,可先用卫生纸擦净
	涂软膏:如患者有大小便失禁,可在肛门及会阴部部位涂凡士林或氧化锌软膏。	防止皮肤受到尿液及粪便中有毒物质浸润
6. 穿好衣裤	脱下手套,协助穿好裤子	将一次性手套弃于医用垃圾桶内
7. 整理	整理床单位,清理用物,洗手,记录	按规范分类处置用后物品

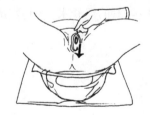

图9-8　女性患者会阴部清洁

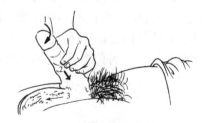

图9-9　男性患者会阴部清洁
1. 尿道口,阴茎体部;2. 阴茎体部;3. 阴囊

【注意事项】

1. 护士协助患者清洗会阴时,应自上而下,先清洗尿道口周围,再擦洗肛门。

2. 会阴部或直肠手术后患者,严格按无菌操作进行,并按换药法处理伤口。

3. 留置导尿管的患者,会阴部清洁护理后,再用消毒液棉球擦拭尿道口及外阴等,以防逆行感染。

【操作后评价】

1. 患者感觉清洁、舒适,会阴部无异味及其他异常情况。

2. 护士操作方法正确,动作轻柔,注意节力。

3. 护患沟通有效,注意保暖及保护患者隐私。

五、晨晚间护理

(一) 晨间护理

目的是使患者清洁舒适,预防压疮及肺炎等并发症,保持病床和病室清洁整齐,观察和了解患者病情、心理状况,为诊断、治疗和护理提供依据,增进护患交流,满足患者身心需要。一般在每天早晨诊疗工作前完成晨间护理。晨间护理的内容包括:

1. 病情较轻、生活能够自理的患者　护士应鼓励患者进行如刷牙、漱口、洗脸、洗手、梳头等自我护理。协助湿式清扫并整理床单位,必要时更换床单、被套、枕套及衣服。

2. 病情较重、不能自行离床活动的患者

(1) 协助患者排便、刷牙、漱口、洗脸、洗手、梳头等,必要时进行特殊口腔护理。

(2) 协助患者翻身,检查皮肤受压情况,酌情擦洗背部,并用 50% 乙醇按摩受压部位。

(3) 观察患者病情,与其沟通交流,了解睡眠情况,实施心理护理和健康教育。

(4) 整理床单位,采用湿式扫床(做到"一床一巾"),酌情为患者更换衣服和床单位,开窗通风,保持病室内空气清新。

(二) 晚间护理

一般晚饭后完成。为患者提供晚间护理,可以保持病室整洁、安静、空气流通,使患者清洁、舒适,易于入睡;同时,还能观察和了解患者病情,满足患者身心需要。晚间护理的内容包括以下几方面。

1. 病情较轻、生活能够自理的患者　鼓励完成如刷牙、漱口、洗脸、洗手、热水泡脚等自我护理,指导女性患者清洗会阴部。

2. 病情较重、不能自行离床活动的患者

(1) 协助患者刷牙、漱口(或特殊口腔护理)、洗脸、洗手、擦洗背部、臀部,用热水泡脚,为女性患者清洗会阴部。

(2) 检查患者身体受压部位,观察有无压疮发生,按摩背部及受压部位。

(3) 整理床单位,必要时给患者增加毛毯或盖被。入睡前协助患者排尿。

(4) 创造良好的睡眠环境,如调节室温和光线,减少不必要声响,保持病室安静,使患者易于入睡。

(5) 指导患者养成良好的睡眠习惯,如按时就寝、睡前不宜过多饮水、喝浓茶及咖啡等,避免过度兴奋,影响入睡。

(6) 经常巡视病房,观察患者病情,了解睡眠情况,并酌情处理。

六、压疮的预防与护理

压疮是长期卧床患者或躯体移动障碍患者皮肤易出现的最严重问题,压疮也是评价护理质量的重要指标。一旦发生压疮,不仅给患者增加痛苦,延长病程,严重时可继发感染,甚至造成败血症而危及生命。

(一) 概念

压疮是由于身体局部组织长期受压,血液循环障碍,组织营养缺乏,致使皮肤失去正常功能而引起的软组织破溃和坏死。

(二) 压疮发生的主要原因

1. 力学因素　造成压疮的三个主要物理力是垂直压力、摩擦力和剪切力,通常是 2~3 种力联合作用所致。

(1)垂直压力:持续性垂直压力的长期存在是引起压疮的最主要原因。患者长时间卧床或坐轮椅,当持续性的压力超过毛细血管压(正常为 16~32mmHg),持续时间超过 2h,易发生不可逆损害,组织会发生缺血、缺氧、溃烂坏死。

(2)摩擦力:长期卧床或坐轮椅的患者,皮肤可受到床单或轮椅垫表面的逆行阻力的摩擦而擦伤皮肤。皮肤擦伤后受汗液、尿液等潮湿刺激,易发生压疮。

(3)剪切力:当两层组织相邻表面间滑行时,发生进行性的相对移位,即产生剪切力。是摩擦力与压力形成的合力,与体位有密切关系。如取半坐卧位的患者,身体易向下滑,皮肤与床表面出现平行的摩擦力,加上皮肤垂直方向的重力,这样产生剪切力,引起局部组织血液循环障碍而发生压疮(图9-10)。

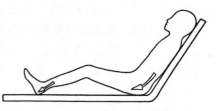

图 9-10　剪切力形成图

2. 理化因素　皮肤长期受到潮湿或排泄物等因素的刺激,如大量出汗、大小便失禁、伤口分泌物增多等,使皮肤浸渍、潮湿,加上床单有皱褶、碎屑等,使皮肤表皮角质层的保护能力下降,皮肤抵抗力降低,皮肤组织易发生破损和继发感染,导致压疮的发生。

3. 营养不良　当患者营养素摄入不足时,蛋白质合成减少,肌肉萎缩,皮下脂肪变薄,局部组织一旦受压,受压处缺乏肌肉和脂肪组织的保护,即引起血液循环障碍而发生压疮。如贫血即是压疮的主要危险因素。水肿患者的皮肤,其弹性、顺应性均降低,同时组织水肿会减慢氧和代谢产物在组织细胞的溶解和运送速度,导致皮肤的营养不良而易发生压疮;长期卧床的过度肥胖者,局部组织长时间受压,因为重力的因素,也容易发生压疮;老年患者皮肤松弛干燥、弹性差,皮下脂肪萎缩、变薄,皮肤易受损而发生压疮。

4. 认知功能障碍　意识不清者、有脑血管病史及老年痴呆者均是压疮发生的高危因素。

5. 感知觉丧失　感知觉障碍、昏迷、瘫痪等神经系统疾病的患者,感受不到过度压迫的疼痛等刺激,从而不会主动变化体位或主动要求变化体位,易引起局部皮肤的过度长期受压,加之自主活动丧失,长期卧床,身体局部组织长时间受压,容易发生压疮。

6. 应用麻醉剂镇静剂　患者应用麻醉及镇静剂后,由于药物的影响,反应迟钝或暂时丧失了身体某部位不适的反应,极易发生压疮。

7. 石膏、夹板等制动类器械使用不当　患者使用石膏、绷带、夹板、牵引或使用矫形器时,方法不当、衬垫不当、固定过紧、石膏内不平整或有渣屑等,局部组织长时间受压,致使局部血液循环障碍而易发生压疮。

> **重点提示**
>
> 压疮发生的内在因素有营养不良、运动障碍、急性病、年龄、体重、血管病变、脱水等;外在因素有压力、剪切力和摩擦力、潮湿等;诱发因素有不良的坐卧姿势、移动患者的技术、大小便失禁、个体的社会状态和吸烟等。

(三)压疮的好发部位

压疮多好发于受压和缺乏脂肪组织保护、无肌肉包裹或肌层较薄的骨隆突处。与卧位有密切的关系,卧位不同,受压点及好发部位亦不同(图 9-11)。

1. 仰卧位 好发于枕骨隆凸、肩胛、肘部、骶尾部及足跟等,最易发生于骶尾部。
2. 侧卧位 好发于耳郭、肩峰、髋部、膝关节的内外侧、内外踝等。
3. 俯卧位 好发于面颊、耳郭、肩部、肋缘突出处、髂前上棘、膝部和足趾等。
4. 坐位 好发于坐骨结节、肩胛骨等。

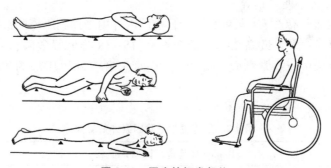

图 9-11 压疮的好发部位

(四)压疮的分期与临床表现

目前常用的分类是依据其轻重程度和发展过程,分为 4 期。

1. 淤血红润期 此期为压疮的初期,主要表现为红、肿、热、麻木或有触痛。解除压力 30min 后,皮肤颜色仍然不能恢复正常。皮肤的完整性未遭到破坏,为可逆性改变。原因:局部组织受压或受到潮湿刺激后,出现的暂时性血液循环障碍,主要是静脉回流的轻度受阻,及时去除诱因,可阻止其继续发展。

2. 炎性浸润期 此期为压疮的进展期,主要表现为受压部位皮肤呈紫红色,局部红肿向外浸润、扩大,皮下产生硬结,表皮常有水疱形成,患者有疼痛感。原因:红肿部位继续受压,血液循环得不到改善,静脉回流明显受阻,局部静脉淤血。

3. 浅度溃疡期 主要表现:表皮水疱逐渐扩大、破溃,真皮层创面有黄色渗出液,感染后表面有脓液覆盖,致使浅层组织坏死,形成溃疡,患者疼痛加剧。原因:局部组织持续受压,此期静脉回流受阻,动脉的供血中断,组织缺血缺氧严重,全层皮肤破损。

4. 坏死溃疡期 主要表现:坏死组织呈黑色,脓性分泌物增多,有臭味,严重者易造成全身感染,引起败血症,甚至危及患者生命。原因:局部组织继续受压,血液循环严重障碍,坏死组织侵入真皮下层和肌肉层,感染向周围及深部组织扩展,可深达骨骼。

链 接

NPUAP2007 压疮概念及分期

2007 年美国压疮顾问小组(NPUAP)提出关于压疮的新定义"指皮肤或皮下组织由于压力或复合剪切力或摩擦力作用而发生在骨隆突处的局限性损伤。"分为可疑的深部组织损伤;Ⅰ期,淤血红润期;Ⅱ期,炎性浸润期;Ⅲ期,浅度溃疡期;Ⅳ期,深度溃疡期;不明确分期。

(五)压疮的评估与护理

【评估】

1. 压疮的局部情况　压疮的大小、是否有潜行或隧道、分期、形状、部位、渗出液的量、是否有感染存在、患者有无疼痛等。

2. 压疮的影响因素　分析患者压疮发生的内在因素如营养状况、运动感知觉情况、年龄体重、有无脱水等;外在因素如是否存在压力、剪切力和摩擦力潮湿等;患者的坐卧姿、护士移动患者的技术,有无大小便失禁等。

3. 压疮危险因素评估量表(表 9-2)　为目前国内外用来预测压疮的常用方法。对压疮高危患者有很好的预测效果。最高 23 分,最低 6 分,15～18 分低级危险,13～14 分中度危险,10～12 分高度危险,<9 分非常危险。≤18 分,提示患者有发生压疮的危险,建议采取预防措施。

表 9-2　压疮发生危险因素评估量表

Braden 压疮危险因素评估表			
项目	1 分	2 分	3 分	4 分
感觉	完全受限	非常受限	轻度受限	未受损
潮湿	持续潮湿	潮湿	有时潮湿	很少潮湿
活动力	限制卧床	可以坐椅子	偶尔行走	经常行走
移动力	完全无法移动	严重受损	轻度受限	未受限
营养	非常差	可能不足够	足够	非常好
摩擦力和剪切力	有问题	有潜在问题	无明显问题	

评分标准:
最高 23 分,最低 6 分,15～18 分低级危险,13～14 分中度危险,10～12 分高度危险,<9 分非常危险。
　注明:≤18 分,提示患者有发生压疮的危险,建议采取预防措施。

评估护士签字＿＿＿＿＿＿＿＿＿＿　　护士长签字＿＿＿＿＿＿＿＿＿＿

【护理措施】

1. 全身治疗与护理　在积极治疗原发疾病的同时,①加强患者的营养摄入,给予患者均衡的饮食,增加蛋白质、维生素和微量元素的摄入,以促进创面的愈合;②抗感染治疗,按医嘱给予抗感染治疗以防继发全身感染;③加强心理护理和健康教育。

2. 局部治疗与护理

(1)淤血红润期:护理原则是去除病因,避免压疮的继续发展。主要措施:①增加翻身次数,避免局部组织长期受压。②保持床单平整、干燥、无碎屑等,避免摩擦、潮湿和排泄物对皮肤的刺激。③受压局部可用新型敷料透明贴或水胶体敷料加以保护,促进血运,改善压红和淤血。

(2)炎性浸润期:护理原则是防止水疱破裂,保护创面,预防感染。护理措施:①继续加强上述措施。②重点是对水疱的处理,对未破的小水疱,让其自行吸收,尽量减少摩擦,防止破裂感染;对较大且无法自行吸收的大水疱,在无菌操作下,用注射器抽出疱内液体(不要剪去表皮),消毒局部皮肤,用无菌敷料包扎。

(3)浅度溃疡期:护理原则是清洁创面,促进愈合。护理措施:保持局部清洁、干燥,减少感染的机会。①有硬痂者,可先进行外科清创或选用水胶体敷料盖于伤口之上,24~48h 可使痂皮软化。②有较多黄色坏死组织渗液覆盖的伤口,可选用水凝胶加泡沫敷料;或使用美盐或藻酸盐等吸收性敷料,再用泡沫类敷料覆盖伤口即可。③红色期伤口,因有新鲜的肉芽组织,要注意保护,促进肉芽组织的生长,可用盐水纱布湿敷;根据渗液选择藻酸盐或溃疡糊填充创面,再用纱布或敷料进行封闭覆盖包扎。

(4)坏死溃疡期:护理原则是去除坏死组织,保持引流通畅,促进肉芽组织生长。护理措施:①应经常翻身。②清洗创面,清除坏死组织,保持引流通畅,促进愈合。③创面溃疡较深、引流不畅者,应用 3% 过氧化氢溶液冲洗,以抑制厌氧菌的生长。④对大面积深达骨骼的压疮,应配合医生清除坏死组织,进行植皮修补。创面可外敷药物,定期换药,无菌敷料包扎。⑤感染创面应每周定期采集分泌物做细菌培养及药物敏感试验,根据检查结果选用药物。也可采用清热解毒、活血化瘀、去腐生肌和收敛的中草药治疗压疮。

链　接

压疮新主张

1. 压疮湿性换药:处理伤口时,用生理盐水或林格氏液清洗干净创面,创造一个湿性的自然环境,让细胞自由生长,促使创面早愈合;压疮湿性环境的特点:湿性环境,渗出物不结痂,坏死组织液化快、生肌快,表皮细胞的迁移快。不足之处是创面湿疹概率高。

2. 自溶性清创:即用敷料封闭伤口,截住伤口渗液,使坏死组织软化,同时伤口渗液中释放并激活多种酶及酶的活化因子,特别是蛋白酶和尿激酶,这些酶能促进纤维蛋白和坏死组织的溶解,渗液中含有吞噬细胞和中性粒细胞,其自身产生溶解素,能特别有效地溶解失活组织。溶解的坏死组织随每次更换敷料时被清除伤口,有效地发挥了清创作用。

(六)压疮的预防

预防压疮的关键在于消除诱发因素。因此,应做到"六勤一好":勤观察、勤翻身、勤按摩、勤擦洗、勤整理、勤更换、营养好。交接班时,要重点交接患者受压局部皮肤情况及护理措施落实情况。

1. 避免局部组织长期受压

(1)定时翻身,间歇性解除局部压力:鼓励和协助患者经常更换卧位,翻身的间隔时间视病情及受压皮肤情况而定,一般每 2h 翻身 1 次,必要时 1h 翻身 1 次,并建立床头翻身记录卡(表 9-3)。翻身时一定要抬高患者离开床面而不是拖拽患者,翻身后应记录时间、卧位及皮肤情况。经常翻身,可使骨隆突处轮流承受身体的重量,间歇性地解除压力。有条件时可使用电动翻转床,近来研究发现,翻身角度30°时,可以使两侧髂嵴和股骨粗隆避免承受身体垂直压力,从而降低了压疮的风险。

表 9-3　翻身记录卡

姓名_____ 性别_____ 年龄_____ 科别_____ 床号_____ 住院号_____

日期/时间	卧位	皮肤情况	执行者签名

(2)保护骨隆突处和支持身体空隙处:将患者安置适宜的体位后,采用枕头、软垫等支垫骨隆突处,以保护骨隆突处皮肤;需要时可用海绵垫褥、水垫褥等,增加身体与床面的接触面积,使支撑体重的面积扩大而均匀,从而降低骨隆突部位皮肤所承受的压强。对于长期卧床患者,必要时使用羊皮垫,可抵抗剪切力及高度吸收水蒸气。但要避免使用圈状垫,以免影响局部血液循环。

(3)正确使用石膏、绷带及夹板固定:患者使用石膏、绷带及夹板固定时,松紧应适宜,衬垫应平整,经常观察局部皮肤和肢体远端的血液循环情况,如肢端皮肤的颜色、温度、感觉及运动等,如发现异常情况,立即报告医生,及时处理。

2. 避免摩擦力和剪切力　对长期卧床的患者,应减少剪切力的发生,如取平卧位时,抬高床头不超过30°;取半卧位时,时间尽量不要太长,同时使患者屈髋30°,腘窝下垫软枕,防止其身体下滑。协助患者翻身、更换被服时,须将患者身体抬离床面,切忌拖、拉、推等动作,并保持床单清洁、干燥、平整、无碎屑,以免摩擦而损伤皮肤;正确为帮助患者使用便盆,不使用破损的便盆,以防擦伤皮肤。

3. 避免潮湿等理化因素的刺激　对于大小便失禁、排汗过多或伤口分泌物多等患者,应及时洗净擦干皮肤和更换床单、衣服(婴儿要勤换尿布);不可让患者直接卧于橡胶单或塑料布上,以免刺激皮肤及影响皮肤散热及水分的吸收。保持患者皮肤和床单的清洁干燥是预防压疮的重要措施。

4. 促进局部血液循环　对长期卧床的患者,每日进行主动或被动关节活动范围练习,维持关节的活动性和肌肉张力,促进肢体血液循环,减少压疮的发生。对易发生压疮的患者:①要经常检查受压皮肤的情况,必要时施行温水擦浴,不可过频,以免增加剪切力而致皮下组织的损伤。②定时用50%乙醇按摩背部及身体受压部位,以改善局部血液循环。出现反应性充血的皮肤组织不主张按摩。

5. 增进营养的摄入　对易发生压疮的患者,病情允许,给予高营养膳食如高蛋白、高热能、高维生素饮食,以增强机体抵抗力和组织修复能力。对于饮食障碍的患者,应根据不同的病情采取鼻饲法、肠内营养管、静脉营养管等进行营养合理补给,纠正贫血、低蛋白血症,尽快恢复内环境的平衡。

6. 健康教育　压疮发生的主要原因是局部组织的长期受压。护士在护理患者的过程中,应向患者及家属介绍压疮的发生原因、好发部位、临床表现、预防和护理措施等知识;指导患者及家属学会预防压疮的方法,如定时翻身、检查受压部位皮肤、保持身体和床单的清洁卫生等,使患者及家属获得预防压疮的相关知识,积极参与预防压疮的护理活动,以预防压疮的发生,促进身体的康复。

链　接

给便盆法

便盆(图 9-12)有搪瓷、塑料和金属 3 种。

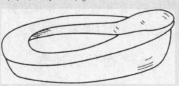

图 9-12　便盆

便盆使用方法如下:

操作流程	操作步骤	要点说明
环境准备	用便盆巾覆盖便盆(天冷时用热水将便盆预热),携至患者床旁,围好屏风,协助患者仰卧、脱裤、屈膝。	避免患者受凉
放置便盆	护士一手托起患者腰骶部,同时嘱患者抬高臀部,另一手将便盆置于患者臀下,使便盆宽边的一端向着患者的头部(图 9-13)。不习惯平卧排便者,如病情允许,可抬高床头。不能自主抬高臀部的患者,护士先帮助其侧卧,放置便盆后,一手扶住便盆,另一手帮助患者恢复平卧位(图 9-14)。或两名护士协助其抬臀后,再放置便盆	尽量使患者舒适,避免硬塞,以免擦伤皮肤
协助排便	护士应尊重患者的意愿,守候在其床旁或将卫生纸及呼叫器等放在其身边易取到之处,暂离病室,等候患者的呼叫	关心患者
取出便盆	排便完毕,嘱患者抬起臀部,一手抬高患者腰骶部,一手取出便盆	避免擦伤
整理记录	协助患者穿裤、洗手,安置患者于舒适卧位,整理床单位,撤去屏风,开窗通风。观察患者大、小便情况,以协助诊断和治疗,处理和清洁便盆。必要时做好记录	关爱患者,促进舒适

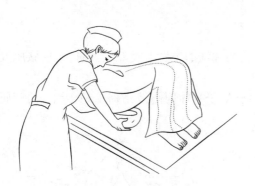

图 9-13　平卧位给便盆法

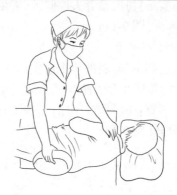

图 9-14　侧卧位给便盆法

(王　静)

第二节 患者卧位的保持与变换

卧位是指患者休息和适应医疗护理需要所采取的卧床姿势。正确、舒适、安全的卧位不仅能促进患者身心舒适,增加安全感,而且能减轻症状,协助诊断和治疗。适当的更换卧位,并加强受压部位的皮肤护理,可以预防压疮、坠积性肺炎等并发症的发生。护士在临床工作中,应当熟悉各种卧位的适用范围及安置方法,通过安置与改变卧位来促进患者的舒适。

一、卧位的种类

(一)根据卧位的自主性分类

1. 主动卧位 患者根据自己习惯随意采取的舒适体位。适用于轻症患者。

2. 被动卧位 患者自己无能力变换体位,卧于被他人安置的体位。适用于昏迷、瘫痪、极度衰弱患者。

3. 被迫卧位 患者意识清楚,也有变换体位的能力,为了减轻痛苦或治疗检查需要而被迫采取的体位。如哮喘引起呼吸困难的患者,常采取端坐位。

(二)根据卧位的平稳性分类

1. 稳定性卧位 身体支撑面大,重心低,平稳,如仰卧位。

2. 不稳定性卧位 身体支撑面小,重心较高,难以平稳,如身体姿势不正确的侧卧位。

二、常用的各种卧位

(一)仰卧位

1. 去枕仰卧位

(1)适用范围:①昏迷或全身麻醉未清醒的患者,去枕仰卧头偏向一侧,可防止呕出物误入气道而引起窒息或肺部感染;②椎管内麻醉或脊髓腔穿刺后的患者,可预防颅内压降低而引起的头痛。

(2)实施:协助患者去枕仰卧,头偏向一侧,两臂置于身体两侧,两腿自然放平,并将枕头横立于床头(图9-15)。

2. 屈膝仰卧位

(1)适用范围:腹部检查或实施导尿术、会阴冲洗的患者。腹部检查时,可使腹肌放松,有利于检查;导尿及会阴冲洗时,便于暴露部位。

(2)实施:患者仰卧于床上,头下垫枕,两臂置于身体两侧,两脚平踏于床上,两膝屈曲,并稍向外分开(图9-16)。

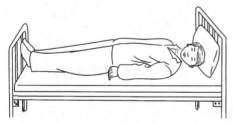

图9-15 去枕仰卧位

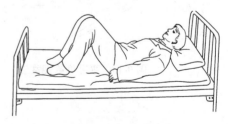

图9-16 屈膝仰卧位

3. 中凹卧位

（1）适用范围：休克患者。抬高头胸部，有利于气道通畅，改善缺氧症状；抬高下肢，有利于静脉血液回流，增加回心血量。

（2）实施：抬高患者头胸部 10°~20°，抬高下肢 20°~30°（图 9-17）。

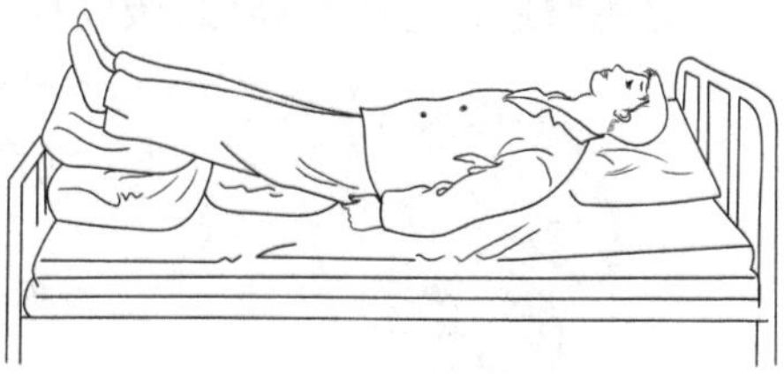

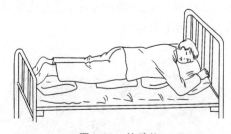

图 9-17　中凹卧位

（二）侧卧位

1. 适用范围

（1）接受灌肠、肛门检查、臀部肌内注射及配合胃镜检查的患者。

（2）预防压疮，侧卧位与平卧位交替使用，便于减轻局部组织长期受压。

2. 实施

患者侧卧，两臂屈肘，一手放在枕旁，另一手放在胸前，下腿伸直，上腿弯曲。在两膝之间、胸腹部、背部放置软枕，以稳定卧位，增进患者的舒适和安全（图 9-18）。

（三）俯卧位

1. 适用范围

（1）脊椎手术后，腰、背、臀部检查或有伤口，不能平卧或侧卧的患者。

（2）配合胰、胆管造影或腰背部检查等的患者。

（3）患者胃肠胀气引起腹痛时，俯卧位使患者腹腔容积增大，可缓解胃肠胀气引起的腹痛。

2. 实施　患者俯卧，头偏向一侧，两臂屈曲置于头的两侧，两腿伸直，胸部、髋部、踝部各放一软枕，必要时可在腋下用小枕支托（图 9-19）。

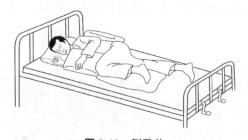

图 9-18　侧卧位

图 9-19　俯卧位

（四）半坐卧位

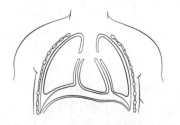

图 9-20　心肺疾患引起的呼吸困难

1. 适用范围

（1）心肺疾病引起呼吸困难的患者：采用半坐卧位，利用重力作用使膈肌位置下降，胸腔容积扩大，同时也减轻腹腔内脏对心肺的压力，使呼吸困难得到改善（图 9-20）。

（2）急性左心衰竭患者：采取半坐卧位，利用重力作用将部分血液滞留在下肢和盆腔，使静脉回心血量减少，从而减轻肺部淤血和心脏负担。

（3）腹腔、盆腔手术后或有炎症的患者：半坐卧位可以使腹腔渗出液流入盆腔，使感染局限。盆腔腹膜抗感染性能强，吸收性能差，可以减少炎症的扩散和毒物的吸收，从而既可减轻中毒反应又可防止感染向上蔓延引起膈下脓肿（图 9-21）。

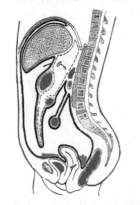

图 9-21　腹腔、盆腔手术后或有炎症

（4）腹部手术后患者：可减轻腹部切口缝合部位的张力，缓解疼痛，利于切口愈合。

（5）某些面及颈部手术后患者：采取半坐卧位，可减少局部出血。

（6）疾病恢复期体质虚弱的患者：采取半坐卧位，有利于逐渐向站立过渡。

2. 实施

（1）摇床法：先摇起床头支架 30°～50°，再摇起床尾膝下支架 15°～20°，防止身体下滑。床尾置一软枕，避免患者足底触及床栏。放平卧位时，先摇平床尾支架，再摇平床头支架。

（2）靠背架法：抬高患者上半身，在床头垫褥下置一靠背架，下肢屈膝，膝下垫一中单包裹的枕头，中单的两端固定于两侧床缘，以防止患者身体下滑。床尾置一软枕，以免患者足底触及床栏。放平卧位时，先放平床尾，再放平床头部（图 9-22）。

（五）端坐位

1. 适用范围　支气管哮喘发作、急性肺水肿、心包积液、阵发性呼吸困难的患者，被迫采取端坐位，以缓解呼吸困难。

2. 实施　扶患者坐起，使其身体稍向前倾，先摇起床头支架或床头置靠背架将床头抬高 70°～80°，床上放一跨床小桌，桌上放软枕，患者可伏在桌上休息，再摇起膝下支架 15°～20°，以防身体下滑（图 9-23）。

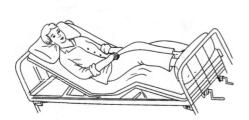

图 9-22　半坐卧位

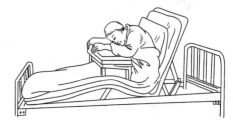

图 9-23　端坐位

（六）头低脚高位

1. 适用范围

（1）十二指肠引流的患者，有利于胆汁排出。

（2）肺部分泌物引流的患者，有利于痰液咳出。

（3）产妇胎膜早破时，可以减轻腹压，降低羊水冲力，防止脐带脱垂（图 9-24）。

（4）跟骨、胫骨结节、骨盆骨折牵引的患者，利用人体重力作为反牵引力（图 9-25）。

2. 实施　患者仰卧，枕头横立于床头，以免碰伤头部；床尾用支托物垫高 15～30cm（图 9-26）。此种体位容易引起患者不适，使用时间不宜过长。颅内压增高患者禁用。

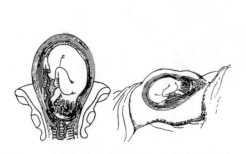

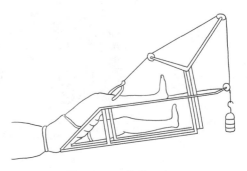

图 9-24 胎膜早破减轻腹压,降低羊水冲力, 防止脐带脱垂

图 9-25 下肢骨折牵引

(七)头高脚低位

1. 适用范围

(1)预防脑水肿,减轻颅内压,如颅脑手术后的患者。

(2)颈椎骨折患者进行颅骨牵引时,利用人体重力作为反牵引力。

2. 实施 患者仰卧,床头用支托物垫高 15～30cm 或根据病情而定,另用枕头横立于床尾,以免碰伤足部(图 9-27)。

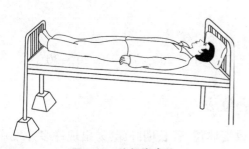

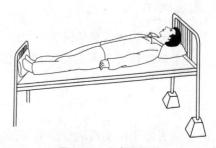

图 9-26 头低脚高位

图 9-27 头高脚低位

(八)膝胸卧位

1. 适用范围

(1)用于矫正子宫后倾或胎位不正,促进产妇产后子宫复原(图 9-28)。

(2)肛门、直肠及乙状结肠患者的检查和治疗。

2. 实施 患者跪卧,两小腿平放在床上并稍分开,两大腿与床面垂直,胸部贴床面,腹部悬空,臀部抬起,头偏向一侧,两臂屈肘,置于头的两侧(图 9-29)。采取此种卧位,应注意保暖,观察患者有无不适。尤其是孕妇,时间不宜超过 15min。

(九)截石位

1. 适用范围 会阴与肛门部位检查、治疗或手术,如膀胱镜检查、妇科检查、产妇分娩等。

2. 实施 患者仰卧在检查台上,两腿分开,分别放于支腿架上,臀部齐检查台边缘,两手置于身体两侧或胸部。采取此卧位,注意遮挡患者及保暖(图 9-30)。

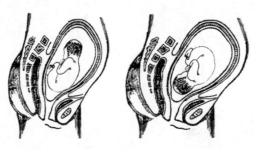

图 9-28　矫正胎位不正

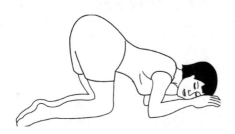

图 9-29　膝胸卧位

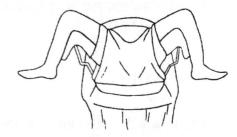

图 9-30　截石位

三、变换卧位法

卧床患者由于疾病或治疗的限制,无法自行改变体位,若长期卧床,易出现许多并发症如压疮、坠积性肺炎、消化不良、便秘、肌肉萎缩等。故护士应定时为患者变换卧位,以促进患者身心舒适,预防并发症的发生。

(一)协助患者移向床头

【目的】

协助滑向床尾而自己不能移动的患者移向床头,恢复正确而舒适的卧位,使其舒适安全。

【评估】

1. 患者的一般情况,如年龄、病情、治疗情况、意识状态等。

2. 患者身体下移及肢体活动情况,如体重、有无导管及固定或牵引、需移动的距离等。

3. 患者及家属的认知以及配合操作的情况,如对移向床头的目的、注意事项的了解及配合操作的程度等。

【计划】

1. 操作者准备　着装整洁,洗手,戴口罩,根据患者情况决定参加操作的护士人数。

2. 患者准备　了解移向床头的目的、操作过程等相关知识,积极配合。

3. 用物准备 按需准备软枕等物品。

4. 环境准备 安静、安全、整洁、舒适,必要时拉上窗帘或用屏风遮挡。

【实施】

操作流程	操作步骤	要点与说明
1. 核对解释	(1)核对床号、姓名; (2)向患者解释操作的目的、过程及方法	确认患者 解除患者紧张情绪,取得合作
2. 准备患者	(1)固定床脚轮,将各种导管及输液装置等安置妥当,将枕头横立于床头; (2)患者仰卧屈膝,两手握住床头栏杆	避免碰伤患者 防止病床移动,确保安全
3. 移向床头	(1)一人协助患者移向床头法:①移动患者。护士靠近床沿,一手托住患者肩部,一手托住臀部。②移向床头。护士将患者抬起,嘱患者两脚蹬床面,使其移向床头(适用于能用手和脚协助完成上移且体重较轻的患者)(图 9-31); (2)两人协助患者移向床头法:①移动患者。两护士分别站于床的两侧,交叉托住患者的颈肩部和臀部(或两护士站在同侧,一人托住颈、肩及腰部,一人托住臀部和腘窝部)。②移向床头。两护士同时将患者抬起,使其移向床头要将患者身体抬离床面,防止拖、拉、推等动作(适用于不能用手和脚协助完成上移或体重较重的患者)	 2 人操作注意动作协调一致,避免拖拽患者
4. 整理记录	整理床单位 洗手,记录并做好交接班	按需放置软枕垫高头部 注意询问患者的感受

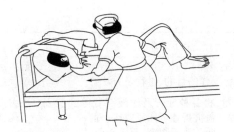

图 9-31 一人协助患者移向床头法

重点提示

1. 要将患者身体抬离床面,防止拖、拉、推等动作。

2. 防止患者坠床,确保安全。

3. 记录时间和皮肤状况。

【注意事项】

1. 护士应操作轻稳、节力,动作协调一致,减少意外损伤,使患者舒适安全。

2. 移动患者时不可有拖、拉、推等动作,避免擦伤皮肤及关节脱位。

3. 将枕头横立于床头,避免撞伤患者头部。

【操作后评价】

1. 患者感到舒适、满意、安全。患者向床头移动后达到预定的距离。

2. 护士合理运用节力原理,协助患者翻身时动作轻柔、协调、省力。

(二)协助患者翻身侧卧

【目的】

1. 为不能自行翻身的患者变换姿势,增进其舒适。

2. 预防并发症,如压疮、坠积性肺炎等。

3. 适应治疗、护理的需要,如背部按摩、肌内注射、灌肠等。

【评估】

1. 患者的一般情况,如年龄、病情、治疗情况、意识状态等。

2. 患者身体及肢体活动情况,如体重、体位、身体有无导管、有无骨折固定及牵引等。

3. 患者及家属的认知以及配合操作的情况,如对翻身侧卧的目的、注意事项的了解程度及配合操作的程度等。

【计划】

1. 操作者准备　着装整洁,洗手,戴口罩,根据患者情况决定护士人数。

2. 患者准备　了解翻身侧卧的目的、操作过程等相关知识,积极配合。

3. 用物准备　按需备软枕等物品。

4. 环境准备　安静、安全、整洁、舒适,必要时拉上窗帘或用屏风遮挡。

【实施】

操作流程	操作步骤	要点与说明
1. 核对解释	(1)核对床号、姓名; (2)向患者解释操作的目的、过程及方法	确认患者 解除患者紧张情绪,取得合作
2. 准备患者	(1)固定床脚轮,将各种导管及输液装置等安置妥当,必要时将盖被折叠至床尾或床一侧; (2)患者仰卧位,两手放于腹部,双腿屈曲	妥善安置患者的各种导管避免受压,防止病床移动,确保安全
3. 协助翻身	(1)一人协助患者翻身法:①移动患者。先将患者肩部、臀部向护士侧移动,再将双下肢移向靠近护士侧的床沿;②转向对侧:护士一手托肩,一手扶膝,轻轻将患者转向对侧,使其背向护士,按侧卧位法安置好患者(图9-32)	动作要轻,避免拖拉 适用于体重较轻的患者
	(2)两人协助患者翻身法:①移动患者。两护士站在床同侧,一人托住患者颈、肩、腰部,另一人托住患者臀部和腘窝部,两人同时抬起患者移向自己。②转向对侧。两人分别扶托患者的肩、腰、臀和膝部轻推患者转向对侧,按侧卧位法安置好患者(图9-33)	要将患者身体抬离床面,防止拖、拉、推等动作 适用于体重较重或病情较重的患者

续表

操作流程	操作步骤	要点与说明
4. 放置软枕	在患者的背部、胸前及两膝间放置软枕，扩大支撑面	必要时使用床挡，使患者安全、舒适 注意询问患者的感受
5. 整理记录	整理床单位，洗手，记录，并做好交接班	记录翻身时间和皮肤状况

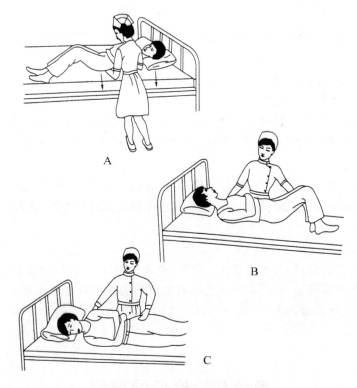

图 9-32　一人协助患者翻身法

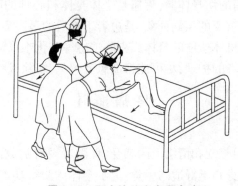

图 9-33　两人协助患者翻身法

【注意事项】

1. 护士应注意节力原则，如翻身时让患者尽量靠近护士，做到动作轻稳、协调一致。

2. 移动患者时,应将患者身体抬离床面,再行翻身,防止拖、拉、推等动作,以免擦伤皮肤;同时,应注意保暖并防止坠床。

3. 根据患者病情及皮肤受压部位情况,确定翻身间隔时间。如患者皮肤有红肿或破损时,应及时变换体位或增加翻身次数,同时做好记录。

4. 正确为各种特殊情况的患者翻身。

(1)为身上置有导管的患者翻身时,先将导管夹闭并安置妥当后再行翻身,翻身后注意保持导管通畅。

(2)为手术后患者翻身时,先检查敷料是否脱落或潮湿,如有脱落或潮湿现象,应先换药后翻身。

(3)颅脑手术后的患者,应采取健侧位或平卧位;翻身时,不能剧烈翻动头部,以免引起脑疝,压迫脑干,导致患者突然死亡。

(4)颈椎、颅骨骨折牵引等患者应采用轴线翻身法,翻身时不可放松牵引。

(5)石膏固定和伤口较大的患者,翻身后将患处置于适当位置,并防止受压。

【操作后评价】

1. 患者感到舒适、满意、安全。体位正确,各种管道无脱落、无受压,无并发症发生。

2. 护士合理运用节力原理,协助患者翻身时动作轻柔、协调、省时、省力。

重点提示

颈椎或颅骨牵引者,翻身时不可放松牵引,应采用轴线翻身法,注意保持脊椎平直,始终保持头、颈、躯干在同一水平,翻身角度不超过60°;为手术后患者翻身时,如敷料有脱落或潮湿现象,应先换药后翻身;颅脑手术后患者,应采取健侧位,翻身时,不能剧烈翻动头部,以免引起脑疝。

第三节　疼痛的护理

每个人或许都有过疼痛的切身体验,疼痛是个体身体和心理的防御功能被破坏所致。疼痛是临床护理中最常见、最重要的疾病征象,是患者不舒适的最高表现方式。由于个人对疼痛的感受和经验不同,疼痛给机体造成的身体、心理、情感等变化难以估计。因此,护士应掌握疼痛的相关知识,做好疼痛患者的护理,尽可能帮助患者避免、解除或缓解疼痛。

一、疼 痛 概 述

(一)疼痛的概念

疼痛是一种令人不快的感觉和情绪上的感受,伴随着现有的或潜在的组织损伤。疼痛具有以下的共同特征:是一种身心不舒适的感觉,提示个体的防御功能或人的整体性受到侵害;是个体受到侵害的危险警告,常伴有生理、心理、行为和情绪反应。

(二)疼痛的含义

疼痛包含两重含义:痛觉和痛反应。痛觉是个体的主观反应,是一种意识现象,属于个人的主观知觉体验,很难加以确切形容。痛反应是指机体对疼痛刺激产生的一系列生理、病理变化及情绪反应,如面色苍白、血压升高、呼吸急促、出汗、肌肉收缩、焦虑等。

(三)疼痛的发生机制

痛觉感受器是位于皮肤和其他组织内的游离神经末梢。当各种伤害性刺激作用于机体达到一定强度时,可引起受损部位的组织释放某些致痛物质,如组胺、缓激肽、5-羟色胺、乙酰胆碱、前列腺素等,这些物质作用于神经末梢,兴奋痛觉感受器,而产生痛觉冲动,并迅速经传入神经传导至脊髓,通过脊髓丘脑束和脊髓网状束上行,传至丘脑,投射到大脑皮质的一定部位引起疼痛。不同部位的神经末梢对疼痛的敏感度不同,依次为:皮肤>血管、肌肉、关节>内脏、深层组织。

二、疼痛的原因及影响因素

(一)疼痛的原因

1. 温度刺激　过高或过低的温度,作用于体表后均可损伤组织,刺激神经末梢引起疼痛。
2. 物理损伤　刀伤、碰撞伤等,均可使局部组织受损伤,刺激神经末梢引起疼痛。
3. 化学损伤　强碱、强酸等化学物质,能直接刺激神经末梢,引起疼痛。
4. 病理改变　疾病造成的局部管腔堵塞;组织缺血、缺氧;平滑肌痉挛或过度收缩;空腔脏器过度扩张和局部炎症等均可引起疼痛。
5. 心理因素　情绪过度紧张、恐惧等均可引起局部血管过度收缩和扩张而导致疼痛。

(二)影响疼痛的因素

个体对疼痛的感受和耐受力因人而异,同样性质和强度的刺激可引起不同个体的不同反应。个体能感觉到的最小疼痛称疼痛阈。个体能忍受的疼痛强度和持续时间称疼痛耐受力。

1. 年龄　个体对疼痛的敏感程度随年龄的不同而变化。婴幼儿对疼痛的敏感性不如成年人,随着年龄的增长对疼痛的敏感性逐渐增加,老年人对疼痛的敏感性逐渐下降。
2. 个人经历　即个体以往对疼痛的经验及对疼痛原因的理解和态度。个人对疼痛的经验很大程度上来源于幼时父母和周围环境的影响,个人对疼痛的态度则直接影响其行为表现。
3. 注意力　个体对疼痛的注意力会影响到对疼痛的感觉程度。如在赛场上比赛未结束时扭伤脚,注意力高度集中,疼痛可以减轻或消失。
4. 情绪　积极愉快的情绪可以减轻或否认疼痛,消极焦虑的情绪可以使疼痛加剧。
5. 疲惫　身体非常疲乏且睡眠不佳时,对疼痛的感觉增强,耐受力下降。
6. 个体差异　自尊心及自控力较强的患者常常能够忍受疼痛,主诉疼痛较少;善于情感表达,耐受性较差的患者常主诉疼痛较多。
7. 社会文化背景　患者生活在不同社会文化环境下,对疼痛的反应也不一样。
8. 社会支持系统　家属的支持、帮助等,可减少患者的孤独和恐惧感,从而减轻疼痛。
9. 治疗和护理　某些治疗和护理工作,如注射、输液等操作可能给患者带来疼痛感觉。

三、疼痛患者的护理评估

(一)评估内容

除了评估患者的姓名、性别、职业、文化程度、性格等一般情况外,重点评估内容如下。

1. 疼痛部位　疼痛的部位是否明确而固定,是否局限在某一部位,疼痛范围有无扩大等。
2. 疼痛时间　疼痛开始时间、持续时间、有无周期或规律性、停止时间。6 个月以内可缓解的疼痛为急性疼痛;持续 6 个月以上的疼痛为慢性疼痛。

3. 疼痛性质　可以分为灼痛、刺痛、酸痛、胀痛、压痛、钝痛、触痛、剧痛、绞痛等。

4. 疼痛程度　分为轻、中、重度疼痛。

5. 疼痛表达方式　患者表达疼痛的方式各有不同,如儿童常用哭泣来表达。

6. 伴随症状及其影响　是否伴有头晕、发热、便秘等症状;是否影响患者睡眠、食欲等。

（二）评估方法

1. 询问健康史　包括现病史和既往史。

2. 观察及体格检查　除体格检查可获得患者疼痛的部位、程度、感受等资料外,还可通过患者的身体动作来观察其疼痛的情况。

（1）患者常见的身体动作:①静止不动。患者维持在某一种舒适的体位,或患者因某个部位疼痛不愿意他人移动其身体。②保护性动作。患者为了减轻疼痛的一种反射性防御动作。③无目的动作。患者在严重疼痛时常会出现无目的的乱动、烦躁,以分散自己对疼痛的注意力。④规律性动作。患者为了减轻疼痛的程度和感受会做出规律性按摩动作,如感冒引起头痛,用手按摩太阳穴位。

（2）倾听声音:患者因为疼痛会发出呻吟声、叹息声、尖叫声等,可根据音调强弱、快慢、大小、节律性、持续时间等变化判断患者疼痛的强度。

（3）观察生理及行为反应:剧烈疼痛时,常伴有面色苍白、出汗、咬唇等痛苦表情。

3. 疼痛常用的评估工具

（1）世界卫生组织（WHO）对疼痛程度的分级:0 级。无疼痛。1 级（轻度疼痛）。有疼痛感但不严重,可忍受,睡眠不受影响。2 级（中度疼痛）。疼痛明显,不能忍受,睡眠受干扰,要求用镇痛药。3 级（重度疼痛）。疼痛剧烈,不能忍受,睡眠严重受干扰,需要用镇痛药。

（2）数字评分法:数字代替文字表示疼痛程度。将一条线段等分成 10 段,一端为"0"代表无痛,另一端为"10"代表剧烈疼痛。患者选择一个能代表自己疼痛感受的数字表示疼痛程度（图 9-34）。

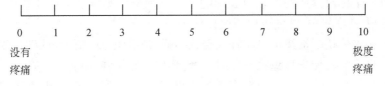

图 9-34　数字评分法

（3）文字描述评分法:将一条线段等分成 5 份。每个点有相应描述疼痛不同程度的文字,即无痛、微痛、中度疼痛、重度疼痛、非常严重的疼痛、无法忍受的疼痛。患者选择一个能代表自己疼痛感受的描述文字（图 9-35）。

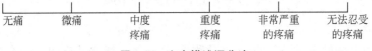

图 9-35　文字描述评分法

（4）视觉模拟评分法：用一条线段，不作任何划分，在线段两端分别注明无痛和剧痛。患者根据自己对疼痛的感受在线上标记疼痛的程度。这种评分法较灵活且方便，患者选择较自由（图 9-36）。

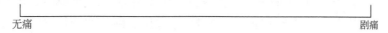

无痛　　　　　　　　　　　　　　　　　　　　　　　剧痛

图 9-36　视觉模拟评分法

（5）面部表情疼痛测量图：适用于 3 岁以上的儿童。采用 6 种面部表情来表达疼痛的程度，儿童从中选择一个代表自己疼痛感受的面孔（图 9-37）。

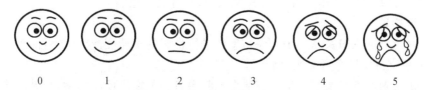

0　　　　　1　　　　　2　　　　　3　　　　　4　　　　　5

图 9-37　面部表情疼痛测量

0. 无痛；1. 微痛；2. 疼痛稍明显；3. 疼痛显著；4. 重度疼痛；5. 最剧烈疼痛

重点提示

　　疼痛是一种令人不快的感觉和情绪上的感受；痛反应是指机体对疼痛刺激产生的一系列生理、病理变化及情绪反应，如面色苍白、血压升高、呼吸急促、出汗、肌肉收缩、焦虑等。

四、疼痛患者的护理措施

（一）减少或消除引起疼痛的原因

面对疼痛患者，首要措施是设法减少或消除引起疼痛的原因，如胸部手术后，患者因为怕伤口疼痛而不敢咳嗽和深呼吸，护士除了术前进行有效咳嗽的健康指导外，术后可协助患者按压伤口，鼓励其咳嗽和深呼吸。

（二）缓解或解除疼痛

1. 药物止痛　是解除疼痛的重要措施。护士应掌握相关的药理知识，正确使用止痛药物。

（1）止痛原则：①在诊断未明确前不得随意使用镇痛药，以免掩盖症状，延误病情。②对慢性疼痛患者，应掌握疼痛发作的规律性，尽量在疼痛发作前给药，使疼痛容易控制。③患者的护理活动应安排在药物显效时限内，使患者容易接受。④疼痛缓解或停止时应及时停药，防止药物的副作用、耐药性及成瘾性。⑤癌症疼痛患者：药物治疗是根据药效的强弱按阶梯顺序使用；其次要按时服药；用药剂量要个体化。

（2）止痛方法：①麻醉性镇痛药。又称阿片类镇痛药，主要用于疼痛的急性发作和生命有限的晚期癌症患者。护士要了解患者以前用药的情况，适当限制药物的摄入量，防止产生药物依赖。②非麻醉性镇痛药。具有解热、镇痛、消炎的功效，常用于解除中等度的疼痛。此类药物一般在疼痛发作时应用,护士要注意定时定量给药,注意观察用药后的反应。③镇静催眠药。镇静催眠药易产生药物依赖和成瘾,护士应掌握患者用药时间和药量,观察有无成瘾性。④癌症患者疼痛的药物治疗,推行 WHO 建议的三阶梯止痛疗法。第一阶段:适用于轻度疼痛患者。可选用非阿片类、解热镇痛类、抗炎类药物,如布洛芬、阿司匹林等。第二阶段:适用于中度疼痛患者。使用非阿片类药物止痛无效时,可选用弱阿片类药物,如可待因、曲马朵等。第三阶段:适用于重度疼痛和剧烈性癌痛患者。可选用强阿片类药物,如吗啡、哌替啶、美沙酮等。

2. 物理止痛　应用冷热疗法、电疗法、超声波疗法等物理止痛方法,如冷热湿敷、理疗。

3. 中医止痛　通过针灸、推拿、按摩等中医方法,刺激患者相应的经络和穴位,从而达到治疗和预防疼痛的目的。如偏头痛时可针刺太阳穴、外关穴止痛。

(三)心理护理

1. 建立护患信赖友好关系　护士应与患者进行良好的沟通交流,使患者能对自己产生信赖感,借助情感支持协助患者克服疼痛。

2. 尊重患者对疼痛的反应　护士应认真倾听患者有关疼痛反应的诉说,鼓励患者努力去适应疼痛,帮助患者建立接受疼痛的行为反应。

3. 介绍应对疼痛的有关知识　帮助患者学习有关疼痛的相关知识,如疼痛原因、影响疼痛的因素、减轻或解除疼痛的方法和技巧等,有助于减轻患者对疼痛的焦虑和恐惧。

4. 减轻心理压力　护士要以关心、同情、安慰、鼓励的态度支持患者,设法减轻患者的心理压力。协助患者保持情绪稳定、心境平和、精神放松。

5. 分散注意力

(1)组织活动:针对患者的性格和喜好,组织患者参加有兴趣的活动,如看电视、做游戏等,能够有效地转移患者对疼痛的注意力。

(2)音乐疗法:可分散患者对疼痛的注意力。根据患者的个性和喜好选择不同的音乐。

(3)做深呼吸:指导患者有节奏的用鼻深吸气,然后再慢慢用口呼气,反复进行。

(4)有节律地按摩:指导患者双眼凝视一个定点,同时在患者疼痛部位做环形按摩。

(5)治疗性的想象:是将患者的注意力,诱导到对某特定事物的想象,而达到特定正向效果,可达到松弛和减轻疼痛的目的。如让患者回忆一次有趣的活动、一件愉快的事情等。

(6)松弛疗法:集中患者注意力,先使患者保持一种舒适体位,再让其全身肌肉放松,同时让患者闭目凝神,平静呼吸。松弛可以减轻患者的疼痛强度,消除紧张情绪,促进睡眠。

(四)促进舒适

通过护理活动促进患者舒适,是减轻和解除疼痛的重要措施。如协助患者采取正确姿势、经常变换体位、室内空气新鲜、温湿度适宜等均可使患者感到舒适,减轻疼痛。

(五)健康教育

根据患者的情况,选择相应的健康教育内容,包括疼痛原因、影响疼痛的因素、如何面对疼痛、减轻或解除疼痛的方法和技巧等。

重点提示

癌症患者疼痛的药物治疗,推行 WHO 建议的三阶梯止痛疗法。

链 接

患者自控镇痛泵的运用

患者自控镇痛(PCA,patient control analgesia)泵:患者疼痛时,通过由计算机控制的微量泵主动向体内注射设定剂量的药物,符合按需镇痛的原则,既减少了医护人员的操作,又减轻了患者的痛苦和心理负担。

第四节 保护具的种类和应用

保护具是用来限制患者身体或身体某部位的活动,以达到维护患者安全与治疗护理效果的各种器具。目的是防止小儿、高热、谵妄、昏迷、躁动及危重患者因意识不清或其他原因而发生坠床、抓伤等意外,确保患者的安全,保证治疗护理工作的顺利进行。

一、保护具的种类

(一)床挡
也称床栏。用于保护患者安全,预防坠床。包括多功能床栏、半自动床栏及木杆床栏等。

(二)约束带
用于保护躁动或精神病患者,限制其身体及肢体的活动。包括宽绷带、肩部约束带、膝部约束带、尼龙搭扣等。

(三)支被架
用于烧(烫)伤、肢体瘫痪或极度衰弱患者,主要防止盖被压迫肢体而造成足下垂、足尖压疮和不舒适,影响肢体的功能位置,而造成永久性伤害。

二、保护具的应用

(一)使用方法

1. 床挡

(1)多功能床挡(图9-38):使用时插入两边床缘,不用时插入床尾。必要时还可垫于患者的背部,做胸外心脏按压时使用。

(2)半自动床挡(图9-39):可按需升降,不用时可固定在床缘两侧。

(3)木杆床挡(图9-40):床挡的中间为活动门,使用时打开,用毕即关闭。

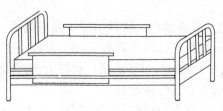

图9-38 多功能床挡

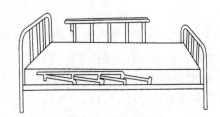

图9-39 半自动床挡

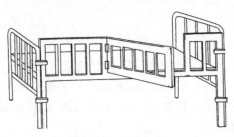

图9-40 木杆床档

2. 约束带

（1）宽绷带：常用于固定患者的手腕及踝部。使用时，先用棉垫包裹手腕或踝部，再用宽绷带打成双套结（图9-41），套在棉垫外，稍拉紧，使手或足不易脱出（以不影响肢体血液循环为度），然后将带子固定于床缘（图9-42）。

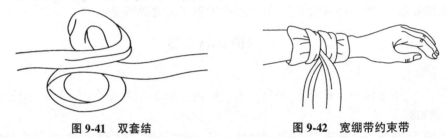

图9-41 双套结　　　　　　　　图9-42 宽绷带约束带

（2）肩部约束带：用于固定患者的肩部，限制其坐起。肩部约束带一般用宽约8cm，长约120cm的宽布制成，且一端制成袖筒。使用时，患者两侧肩部套上袖筒，腋窝放置棉垫，两袖筒上的细带在胸前打结固定，把两条较宽的长带尾端系于床头（图9-43），必要时将枕头横立于床头。也可用大单斜折成长条形进行固定。

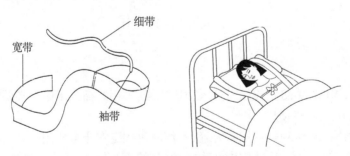

图9-43 肩部约束带

（3）膝部约束带：用于固定患者的膝关节，限制其下肢活动。膝部约束带是用宽约10cm，长约250cm的布制作成的宽带，宽带中部相距15cm处分别钉两条双头带（图9-44）。使用时，两膝、腘窝处放置棉垫，将约束带横放于两膝上，宽带下的双头带各固定一侧膝关节，再将宽带两端系于两侧床缘（图9-44）。也可用大单斜折成长条形进行固定。

（4）尼龙搭扣约束带：用于固定患者的手腕、上臂、踝部、膝部。约束带由宽布和尼龙搭扣制成（图9-45）。使用时，在被约束部位放置棉垫，将约束带放于关节处（注意松紧适宜），对合

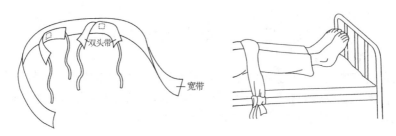

图 9-44 膝部约束带

约束带上的尼龙搭扣,然后将约束带宽布的带子系于两侧床缘。

3. 支被架 用于烧(烫)伤、肢体瘫痪或极度衰弱患者,主要防止盖被压迫肢体而造成足下垂、足尖压疮和不舒适。使用时,将架子置于防止受压的部位,盖好被盖(图 9-46)。

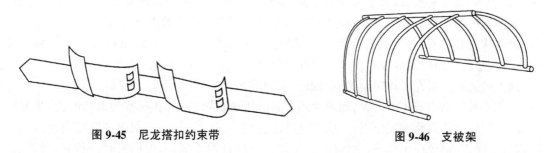

图 9-45 尼龙搭扣约束带   **图 9-46 支被架**

(二) 注意事项

1. 严格掌握保护具的适应证,能不用时尽量不用,维护患者自尊,使用前向患者解释。

2. 正确选择保护具的类型,各种保护具只能短期使用,每 2h 定时松解 1 次,使患者肢体及关节处于功能位置。同时,要协助患者翻身,保证患者安全、舒适。

3. 使用保护具的过程中应注意:

(1)使用床挡时,勤巡视,及时满足患者需求。注意保护患者肢体,酌情用软枕隔挡。

(2)使用约束带时,患者被约束的部位应放衬垫,约束带的松紧要适宜(能伸入 1~2 个手指为宜),注意观察受约束部位的血液循环(1 次/15~30 分钟),包括皮肤的颜色、温度及感觉等,发现异常及时处理。必要时,进行按摩局部以促进血液循环。

(3)使用支被架时,应注意患者的保暖;局部有创面时,遵循无菌操作原则。

4. 为了确保患者的安全,呼叫器放于患者手可触及之处,以便随时呼叫护士。

5. 记录使用保护具的原因、时间、观察结果、护理措施和停止使用的时间。

> **重点提示**
>
> 1. 使用保护具的患者包括小儿、高热、谵妄、昏迷、躁动及危重患者。
> 2. 各种保护具只能短期使用,每 2h 松解 1 次,使患者肢体及关节处于功能位置。
> 3. 如使用约束带,应重点观察受约束部位皮肤颜色,1 次/15~30 分钟。

第五节　医院环境调控

医院是患者治疗疾病、恢复健康的场所,随着人们生活水平的提高,消费观念也发生了很大改变,患病后,患者不仅希望获得最好的医疗护理服务,而且更希望有一个舒适、安全的治疗环境。因此,医院环境应满足患者治疗、护理及休养的需要。

一、医院的物理环境

医院的物理环境在很大程度上影响患者的身心舒适,从而影响到治疗效果及疾病的转归。因此,医护人员应适当调节医院的物理环境,使其保持安静、整洁、舒适、安全、美观。

(一)安静

医院的环境要安静,以利于患者的休息,使其尽快康复。医护人员要自觉遵守工作制度,尽量减少噪声的产生。凡是与环境不协调、引起患者身心不愉快的声音,都视为噪声。噪声会影响患者休息和睡眠,并使患者产生烦躁等情绪。根据世界卫生组织(WHO)规定的噪声标准,白天病室的噪声强度应控制在35~45dB,噪声强度在50~60dB时,会产生一定的干扰。

病室的医护人员在工作时要做到"四轻":说话轻、走路轻、操作轻、关门轻。

工作人员说话声音不可太大,保证说话对象能听清就可以了;在病室内走路时,脚步要轻巧,穿软底鞋,防止走路时发出声音;操作时动作应轻稳,推车、轮椅上的轮轴应定期滴注润滑油,以减少摩擦,避免产生噪声;室内的门、桌椅脚等应钉橡皮垫,开关门窗时,应动作轻柔,以减少噪声的产生。同时,护理人员应向患者及家属宣传,共同创造一个安静的休养环境。

(二)整洁

主要指病室、工作人员及患者的整洁。保持医院整洁的措施有:①病室的陈设齐全、规格统一,物品摆放整齐、方便取用;②工作人员应仪表端庄,服装整洁;③保持患者及病床单位的清洁,如患者的衣裤、病床的被套及床单要及时更换;④治疗后的用物及时撤去,患者的排泄物、污染物等及时清理;⑤若非患者的生活用物不得带入病室。

(三)舒适

主要是指对温度、湿度、通风、光线、装饰等的调控,增强患者的舒适感。

1. 温度　适宜的温度可使患者感到舒适,减少患者能量的消耗,有利于患者休养和医护人员的工作。室温过高,不利于患者体热散发,干扰消化和呼吸功能,感觉烦躁;室温过低则使患者容易受凉,感觉缺乏动力。病室适宜温度一般在18~22℃为宜,新生儿、老年人等特殊病室以22~24℃为宜。病房内应备室温计,以便了解室温的变化并及时加以调节。根据季节和条件采用不同的措施,如冬季用暖气、空调取暖;夏季用空调或风扇调节室温。

2. 湿度　室内湿度一般指相对湿度,即在单位体积的空气中,一定温度条件下,所含水蒸气的量与其达到饱和时含量的百分比。湿度过高时,水分蒸发减少,患者常感觉湿闷不适,尿量增加,同时空气潮湿,有利于细菌的生长和繁殖;湿度过低时,室内空气干燥,患者常感觉口干舌燥、咽痛等,尤其不利于呼吸道疾病患者的康复。病室内湿度一般以50%~60%为宜。病室内应备湿度计,以便了解室内湿度的变化。根据季节和条件采用不同的措施,如室内湿度过低,使用空气加湿器或地面洒水等;湿度过高,开窗通风换气或使用除湿器等。

3. 光线　病室采光包括自然和人工光源2种。适量的阳光照射可使患者感觉温暖、血管扩张、血流增快、改善皮肤组织的营养。阳光中的紫外线有强大的杀菌作用,并可促进机体内生成维生素 D。因此,应经常开门窗使阳光射入,或协助患者到户外活动,但应避免阳光直射眼睛。人工光源常用于满足夜间照明及特殊诊疗的需要,抢救室、诊疗室等地方的灯光要亮,普通病室内除一般吊灯外,还应有地灯、床头灯等,以减少对患者睡眠的影响。

4. 通风　通风使室内空气与外界空气进行交换,保持室内空气清新,并可调节室内的温湿度,增加空气中的含氧量,使患者舒适。同时,通风又能降低室内空气污染,减少呼吸道疾病传播。一般每次通风 30min 左右,通风时,防止患者受凉。

5. 装饰　病区装饰应布局简单、整洁美观、优美悦目。医院装饰可根据不同病区的需求来选择颜色,如儿科病区可采用粉色等暖色调,以减轻患儿恐惧心理;手术室、急诊室可选用绿色,给人安静、舒适的感觉。病室走廊上可适当摆设绿色植物及鲜花,既可美化医院环境,又能使患者心情舒畅,有利于患者身心健康。

(四) 安全

指安定、无危险及伤害的环境。一方面,要满足患者安全的需要,使患者在心理上有安全感;另一方面,安全设施齐备完好,建立院内感染监控系统,避免发生医院内感染。为患者提供安全环境的措施(详见本节医院常见的不安全因素及防护措施的内容)。

> **重点提示**
>
> 病室白天的噪声强度应控制在 35~45dB;温度要求在 18~22℃,新生儿、老年人等特殊患者以 22~24℃ 为宜;相对湿度以 50%~60% 为宜;一般每次通风 30min 为宜。

二、医院的社会环境

医院作为社会的一个组成部分,有其特殊的社会环境。患者住院后往往对周围的医务人员、医院规则等感到陌生,从而产生紧张、焦虑、恐惧等不良心理反应,护理人员应帮助患者尽快适应医院的社会环境,以利于患者的康复。

(一) 建立良好的人际关系

1. 护患关系　是指护理工作中,护理人员与患者之间产生的一种工作性、帮助性的人际关系。它是一种特殊的人际关系,是服务者与被服务者的关系。护理人员不论与什么样的患者接触时,都应当一视同仁、认真负责,增加患者的信任感,建立良好的护患关系,有助于患者早日康复。

2. 群体关系　是指患者和病区内除护士以外的其他医务人员、病友之间建立的人际关系。护理人员应协助患者与其他医务人员的沟通,使其能很好地配合诊疗工作;还应协助患者与同病室其他患者的沟通交流,引导患者及其家属之间相互帮助和照顾,构建良好的群体气氛,消除对环境陌生而产生孤独、焦虑的不良心理反应。

(二) 医院规则

为了保证医疗、护理工作能顺利开展,预防和控制院内感染的发生,每个医院都制定了相应的规章制度,如入院须知、探视陪护制度等。有的患者会感觉到医院规则的束缚,护理人员应给予帮助和指导,使患者了解医院规则对其疾病康复的积极意义,以取得患者及家属的理解;在与院规不发生冲突的情况下,让患者有一定的自主权,尽量满足患者的需求。

三、医院常见的不安全因素及防护措施

患者由于对医院的环境感到陌生、对疾病及诊疗手段的知识缺乏等,往往会缺乏安全感。护理人员应正确评估影响患者安全的因素,并积极加以防范,消除各种不安全因素,满足患者安全的需要。医院常见不安全因素包括:物理性、化学性、生物性及医源性损伤。

(一)物理性损伤及防范措施

物理性损伤包括机械性、温度性、压力性及放射性损伤,以机械性和温度性损伤最常见。

1. 机械性损伤　常见的机械性损伤有摔倒、撞伤、坠床等,摔倒和坠床是医院最常见的机械性损伤。防范措施包括:①对婴幼儿、昏迷等患者应酌情使用床挡或约束带,防坠床;②对年老、体质虚弱等患者应注意搀扶,防摔倒;③通道、楼梯、病房地面有防滑设备,并注意保持干燥、整洁;走廊、浴室、厕所等处设扶手,浴室和厕所应设呼叫系统,以便患者使用。

2. 温度性损伤　常见的温度性损伤有热水袋、热水瓶所致的烫伤;易燃易爆物品(氧气、乙醇等)所致的烧伤;各种电器所致的灼伤等。防范措施包括:①护理人员在为患者进行冷、热疗法时,应加强巡视,注意温度控制及保护局部皮肤;②对小儿或昏迷患者等,应设专人陪护,避免烫伤;③易燃易爆物品应妥善保管,医院应设防火装置,护理人员应熟练掌握灭火器具的使用方法;④医院的电器设备应定期检查、维修。

3. 压力性损伤　常见的压力性损伤有局部组织长期受压、石膏或夹板固定不当造成的压疮、高压氧舱治疗不当所致气压伤等。防范措施包括:①加强对危重患者或长期卧床患者的护理,观察局部皮肤的变化,定时为患者翻身、按摩,保持床面平整,避免潮湿、摩擦,防止压疮的发生;②应用高压氧舱治疗时,应按操作规程正确使用,并注意观察患者有无不良反应。

4. 放射性损伤　如在进行放射性诊疗过程中处理不当,导致的放射性皮炎、皮肤溃烂坏死等。防范措施包括:①在使用放射性物质进行诊疗时,正确掌握照射剂量及时间,在场人员应采取适当的保护措施,对接受诊治的患者应减少其不必要的暴露。②指导患者保持接受放射部位皮肤的清洁干燥,避免搔抓、用力擦拭或用肥皂水擦洗皮肤等。

(二)化学性损伤及防范措施

化学性损伤包括使用化学性药物剂量过大、浓度过高、用药次数过多、给药途径不准确、用药配伍不当或错用药物等。防范措施包括:①护理人员要掌握常用药物的保管和药疗原则,在进行药疗时,应严格执行"三查八对"制度,注意药物的配伍禁忌,并注意观察患者用药后的反应。②还应该向患者及家属宣传用药安全知识。

(三)生物性损伤及防范措施

生物性损伤包括微生物和昆虫对患者造成的损伤,以及各种病原体侵入人体,导致感染,甚至危及生命。防范措施包括:①护理人员在操作中,应严格执行无菌技术操作原则并遵守消毒隔离制度,定期对病室及各种设施进行清洁、消毒、灭菌等,加强对危重患者的护理,增强患者的抵抗力。②医院应采取必要的防虫措施,如喷洒杀虫剂等,避免生物性损伤。

(四)医源性损伤及防范措施

因医护人员言谈及行为上的不慎而造成患者生理或心理上的损伤,称为"医源性损伤"。如个别医务人员对患者不尊重、侵犯患者隐私、责任心不强而造成医疗差错事故等。防范措施包括:加强对医护人员的思想道德教育,提高医护人员的素质,制定并严格执行各项规章制度和操作规程,防止发生医源性损伤,保证患者的安全。

讨论与思考

1. 患者李某,阑尾炎术后感染,抗生素连续用药 3 周,近日发现患者口腔黏膜上出现白色膜状物,护士为其擦去后发现基底部有出血。

(1)患者发生了什么情况?提出此情况的依据是什么?

(2)护士要为患者实施口腔护理,应该选择的漱口溶液是哪一种?

(3)在为患者实施口腔护理时应该重点注意些什么?

2. 李先生,60 岁,因肺癌入院做肺叶切除手术,手术后有胸腔闭式管引流。

(1)请你为该患者取合适的卧位,并说明采取此种卧位的目的是什么?

(2)假如你作为一名护士帮助该患者更换卧位时应注意什么?

(3)患者需要卧床一段时间,你作为患者的责任护士,应该为患者制定怎样的护理计划?

3. 王先生,46 岁,1 周前入院,诊断为"胰头癌晚期"。目前,患者主诉上腹部疼痛难耐,口干。查体:左上腹有压痛。T 37℃、P88 次/分、R28 次/分、BP 126/84mmHg。患者面色苍白,眉头紧皱,大汗。

(1)根据上述资料:请列出药物止痛的方法和注意事项。

(2)作为一名护士,你应该如何对此患者实施护理?

4. 张先生,62 岁,既往有高血压、咳嗽的病史,近日咳嗽加重,入院诊断为慢性支气管炎、高血压,因对医院规则不熟悉而焦虑。作为一名责任护士,你认为应该怎样为他创造一个良好的住院环境?

5. 讨论防止患者坠床可使用哪些保护具,使用保护具的目的及使用时的注意事项。

(刘青松)

第 *10* 章

饮食与营养

学习要点

1. 基本饮食、治疗饮食、试验饮食的概念
2. 患者的饮食护理
3. 鼻饲法的概念、目的、操作方法
4. 出入液量记录的目的、内容和要求

　　饮食与营养是获得人体所需营养的最基本的方式,是维持机体正常生长发育、生理功能、新陈代谢等生命活动的基本条件。良好的饮食与营养不仅能保证机体的生长发育和各种正常生理功能,还可以提高机体抵抗力和免疫力,使人能够预防疾病、保持健康和增进健康。

　　食物中能被人体消化、吸收和利用的成分称营养素。人体日常需要的营养素包括蛋白质、脂肪、糖类、无机盐、维生素、水和膳食纤维 7 大类。成年人每日需要蛋白质男性约为 90g/d,女性为 80g/d,脂肪约 50g/d,糖类 80~120g/d。这三大物质是人体主要的热能来源,又称为"热能营养素"。饮食结构不合理,某些营养素过多、过少或饮食不当都可能损害健康,甚至导致疾病的发生。机体患病时,合理的饮食和正确的营养调节,也是促进患者康复的有效手段。护理人员应掌握饮食与营养的相关知识,正确评估患者饮食与营养状况,制定科学合理的饮食治疗计划,选择适宜的饮食供给途径,以促进患者疾病康复。

第一节　医院饮食

　　医院饮食分为:基本饮食、治疗饮食、试验饮食 3 种,分别适应不同病情的需要。

一、基 本 饮 食

　　基本饮食是指适合大多数患者的饮食,包括普通饮食、软质饮食、半流质饮食和流质饮食 4 类(表 10-1)。

表 10-1　基本饮食

类别	适用范围	饮食原则	用　法	可选食物
普通饮食	消化功能正常;无饮食限制;体温正常;病情较轻或恢复期的患者	营养平衡,美观可口,易消化,无刺激的一般食物均可	每日总热量应9.20~10.88MJ,蛋白质70~90g,脂肪60~70g,糖类450g左右,水分2500ml左右每日3餐,各餐按比例分配	一般食物均可
软质饮食	消化吸收功能差;咀嚼不便者;低热;消化道手术后恢复期的患者	营养平衡,食物软、碎、烂,易消化、无刺激性、少油炸、少油腻、少粗纤维的食物	每日总热能为9.20~10.88MJ,蛋白质60~80g,每日3~4餐	软饭、面条、切碎煮烂的肉和菜等
半流质饮食	口腔及消化道疾病;中等发热;体弱;手术后患者	营养平衡,质细软,易消化、易咀嚼、易吞咽,纤维少,少食多餐	每日总热能为6.28~8.37MJ,蛋白质50~70g,每日5~6餐	粥、鸡蛋羹、面条、肉末、菜末、豆腐等
流质饮食	各种大手术后;急性消化道疾病;高热;病情危重、全身衰竭患者	呈流体,易消化、易吞咽,无刺激性	每日总热能为3.5~5.0MJ,蛋白质40~50g,每日6~7餐,每2~3h一次,每次200~300ml	乳类、豆浆、稀藕粉、米汤、肉汁、菜汁、果汁等

二、治 疗 饮 食

治疗饮食是指在基本饮食的基础上,根据病情或营养失调的情况,适当调节热能或某些营养素,以达到治疗或辅助治疗的目的,从而促进患者的康复。护士有责任帮助患者重建饮食习惯,以符合治疗需求。常用的治疗饮食分为:高热能饮食、高蛋白饮食、低蛋白饮食、低脂肪饮食、低胆固醇饮食、低盐饮食、无盐低钠饮食、高纤维素饮食、少渣饮食(表10-2)。

表 10-2　治疗饮食

饮食种类	适用范围	饮食原则
高热能饮食	用于热能消耗较高的患者,如甲状腺功能亢进、结核、大面积烧伤、肝炎、胆道疾患、低体重儿及产妇等	基本饮食基础上加餐2次,可进食牛奶、豆浆、鸡蛋、藕粉、蛋糕、巧克力及甜食等。总热能约为12.55MJ/d
高蛋白饮食	用于高代谢性疾病,如烧伤、结核、恶性肿瘤、贫血、甲状腺功能亢进、大手术后等患者;孕妇、乳母等	基本饮食基础上增加富含蛋白质的食物,尤其是优质蛋白。供给量为1.5~2.0g/(d·kg),总量不超过120g/d,总热能为10.46~12.55MJ/d
低蛋白饮食	用于限制蛋白质摄入者,如急性肾炎、尿毒症、肝昏迷等患者	患者应多补充蔬菜和含糖高的食物,以维持正常热量。成年人饮食中蛋白质含量不超过40g/d,视病情可减至20~30g/d。肾功能不全者应摄入动物性蛋白,忌用豆制品;肝昏迷者应以植物蛋白为主
低脂肪饮食	用于肝胆胰疾病、高脂血症、动脉硬化、冠心病、肥胖症及腹泻等患者	饮食清淡、少油,禁用肥肉、蛋黄、动物脑等;高脂血症及动脉硬化患者不必限制植物油(椰子油除外);脂肪含量少于50g/d,肝胆胰疾病患者少于40g/d,尤其应限制动物脂肪的摄入

续表

饮食种类	适用范围	饮食原则
低胆固醇饮食	用于高胆固醇血症、高脂血症、动脉硬化、高血压、冠心病等患者	胆固醇摄入量少于 300mg/d,禁用或少用含胆固醇高的食物,如动物内脏和脑、鱼子、蛋黄、肥肉、动物油等
低盐饮食	用于心脏病、急慢性肾炎、肝硬化腹水、重度高血压但水肿较轻患者	每日食盐量<2g,不包括食物内自然存在的氯化钠。禁食腌制食品,如咸菜、皮蛋、火腿香肠、咸肉、虾米等
无盐低钠饮食	同低盐饮食,但一般用于水肿较重患者	无盐饮食除食物内自然含钠量外,烹调时不放食盐,饮食中含钠量<0.7g/d,低钠饮食需控制摄入食品中自然存在的含钠量,一般应<0.5g/d;两者均禁食腌制食品、含钠食物和药物,如油条、挂面、汽水、碳酸氢钠药物等
高纤维素饮食	用于便秘、肥胖症、高脂血症、糖尿病等患者	食物中应多含食物纤维,如韭菜、芹菜、卷心菜、粗粮、豆类、竹笋等,成人膳食纤维量大于 30g/d
少渣饮食	用于伤寒、痢疾、腹泻、肠炎、食管-胃底静脉曲张、咽喉部及消化道手术的患者	饮食中应少含食物纤维,不用强刺激性调味品及坚硬、带碎骨的食物;肠道疾病少用油脂,可选择蛋类、嫩豆腐等

三、试验饮食

试验饮食也称诊断饮食,是指在特定的时间内,通过对饮食内容的调整来协助诊断疾病或确保实验室检查结果正确性的一种饮食。常用的试验饮食包括:隐血试验饮食、胆囊造影饮食、甲状腺^{131}I 试验饮食、尿浓缩功能试验饮食、肌酐试验饮食(表 10-3)。

表 10-3　试验饮食

饮食种类	适用范围	饮食原则
隐血试验饮食	用于大便隐血试验的准备,以协助诊断有无消化道出血	试验前 3d 起禁止食用易造成隐血试验假阳性结果的食物,如肉类、肝类、动物血、含铁丰富的药物或食物、绿色蔬菜等。可进食牛奶、豆制品、土豆、白菜、米饭、面条、馒头等,第 4d 开始留取粪便做隐血试验
胆囊造影饮食	用于需行造影检查,以诊断有无胆囊、胆管、肝胆管疾病的患者	检查前 1d 中午进食高脂肪餐(如油煎荷包蛋 2 只或奶油巧克力 40~50g,脂肪含量 25~50g),以刺激胆囊收缩和排空,有助于显影液进入胆囊;晚餐进食无脂肪、低蛋白、高糖类的清淡饮食;晚餐后服造影剂,服药后禁食、禁水、禁烟。检查当日早晨禁食;第一次摄 X 线片如胆囊显影良好,进食高脂肪餐;半小时后第二次摄 X 线片观察。检查完毕,当日应进低蛋白低脂肪餐
甲状腺^{131}I 试验饮食	用于协助检查甲状腺功能,试验期为 2 周	要求检查或治疗前 7~60d,忌用含碘高的食物,需要禁食 60d 的有海带、海蜇、紫菜、淡菜、蕾菜、卷心菜等。禁用含碘药物,禁用碘做局部消毒。2 周后做甲状腺摄^{131}I 功能测定

续表

饮食种类	适用范围	饮食原则
肌酐试验饮食	用于协助检查、测定肾小球的滤过功能,试验期 3d	试验期间禁食肉、禽、鱼类,忌饮咖啡及茶,全日主食供给<300g、蛋白质供给<40g,以排除外源性肌酐的影响。植物油、蔬菜、水果不限。热能不足时可提供甜点心、藕粉等。第 3d 测尿肌酐清除率及血肌酐含量
尿浓缩功能试验饮食	用于检查肾小管的浓缩功能,试验期 1d	控制全日饮食中的水分,总量在 500~600ml。可进食含水分少的食物,如米饭、馒头、面包、炒鸡蛋、土豆、豆腐干等,烹调时尽量不加水或少加水;避免食用过甜、过咸或含水量高的食物。蛋白质供给量为 1g/(kg·d)

重点提示

基本饮食、试验饮食及治疗饮食的概念、种类、适用范围及饮食的原则。

第二节　饮 食 护 理

一、病区饮食管理

对患者实施精心的饮食护理是实施整体护理的重要内容。护士应全面地评估患者的营养与饮食状况,采取措施帮助患者维持和恢复良好的营养状况,促进身体康复。

入院后,由主管医生根据患者病情开出饮食医嘱。护士根据医嘱填写饮食通知单,送交营养室,同时在患者的床头卡或床尾卡注上相应标记,作为分发饮食的依据。因病情需要更改或停止饮食时,需由医生开出医嘱。护士按医嘱填写饮食更改通知单或饮食停止通知单,送交营养室,由其做出相应处理。

二、营养状况的评估

(一)饮食状况的评估

饮食状况的评估应注意患者的一般饮食形态:包括进餐次数、时间长短、进食方式、摄食种类及量、饮食有无规律、有无偏食等;有无食物过敏史;是否使用药物、补品及其种类、剂量、服用时间;有无口腔疾病等其他影响因素。

(二)影响因素的评估

1. 生理因素　不同的年龄组,对食物的需求有所差异,如婴幼儿、青少年正处于生长发育期,需要摄入足够的蛋白质、各种维生素及微量元素;老年人的新陈代谢速度减慢,热能的需要量在逐渐减少,但是对钙的需要量却较成年人增加。特殊生理状况如妊娠和哺乳期妇女对热能和营养素的需求量明显增加,饮食习惯也会改变。

2. 病理因素　患者因疾病以及在疾病治疗过程中的用药都会影响患者的食欲、食物的摄取及食物在体内的消化和吸收。如发热、甲状腺功能亢进等,由于代谢增加,所需营养也高于平时。有些药物如赛庚啶、胰岛素、类固醇类等能增进食欲;非肠溶性红霉素对胃黏膜有刺激作用,可降低食欲;苯妥英钠可干扰维生素 D 的吸收和代谢。

3. 心理因素　不良情绪如焦虑、恐惧、忧郁、痛苦与悲哀等会使患者食欲减退,进食量减少甚至厌食;愉悦的情绪状态如快乐等会促进食欲。

4. 社会文化因素　人的饮食多受经济状况、文化背景、宗教信仰、地域环境等影响。经济状况的好坏会直接影响人们对食物的选择,从而影响人们的营养状况;文化背景、宗教信仰、地域环境等会影响饮食习惯,从而影响饮食的摄入和营养的吸收,影响健康甚至导致疾病。

(三)身体评估

1. 根据身高、体重、皮褶厚度等,进行营养状况评估

(1)身高和体重

身高和体重可综合反映蛋白质、热能、无机盐及微量元素的摄入、利用、贮存等情况。我国常用的标准体重计算为 Broca 公式的改良公式

男性:标准体重(kg)＝身高(cm)－105

女性:标准体重(kg)＝身高(cm)－105－2.5

实测体重占标准体重的百分数计算公式:$\dfrac{实际体重-标准体重}{标准体重}\times 100\%$

实测体重与标准体重增加或减少 10% 以内为正常范围;增加 10%～20% 为过重;超过 20% 为肥胖;减少 10%～20% 为消瘦;低于 20% 以上为明显消瘦。

(2)皮褶厚度

用皮褶计测量一定部位的皮褶厚度,用来表示或计算皮下脂肪含量,又称皮下脂肪厚度。常用测量部位为肱三头肌部,其标准值为:男性 12.5mm、女性 16.5mm。

2. 通过毛发、皮肤、指甲、骨骼和肌肉等方面评估护理对象的基本营养状况。

(四)生化评估

通过血液、尿液等标本的生化检验,测定机体内各种营养素水平或代谢产物的含量。如血清三酰甘油、胆固醇、总蛋白、清蛋白、钙、铁、锌等测定。

三、患者的一般饮食护理

(一)患者进食前的护理

1. 饮食指导　护士应根据患者病情所需的饮食种类对患者进行解释和指导。改变不良的饮食习惯,使其理解并愿意遵循饮食计划。

2. 建立良好的饮食环境　饮食环境可影响患者的心情和食欲。应为患者创造清洁、整齐、舒适、空气新鲜和气氛轻松愉快的进餐环境。

(1)暂停非紧急的治疗、检查和护理工作。病室内如有病情危重的患者,应以屏风遮挡。

(2)注意口腔卫生,必要时做口腔护理,协助洗手。对于病房内不能如厕的患者,饭前半小时给予便盆排尿或排便,使用后应及时撤除,开窗通风。

(3)条件允许,应鼓励患者在病区餐厅集体进餐或鼓励同病室患者共同进餐。

3. 减少或去除各种不舒适的因素

(1)疼痛患者给予适当的镇痛措施;高热者给予降温;因固定的特定姿势引起疲劳时,应帮助患者更换卧位或在相应部位给予按摩。

(2)协助患者采取舒适的进餐姿势：如病情允许,可协助患者下床进食;不便下床者,可安排坐位或半坐位,并于床上摆放小桌进餐;卧床患者可安排侧卧位或仰卧位(头转向一侧)并给予适当支托。

4. 改善患者的不良心理状态　对于焦虑、忧郁者给予心理指导;条件许可时,可允许家人陪伴患者进餐。

(二)患者进食时的护理

1. 及时分发食物　护士洗净双手,衣帽整洁。协助配餐员及时将热饭、热菜准确无误地分发给每位患者。

2. 鼓励并协助患者进食　患者进食期间护士应巡视患者,同时鼓励或协助患者进食。

(1)检查、督促治疗饮食、试验饮食的实施情况,征求患者对饮食制作的意见,及时向营养室反映。

(2)鼓励卧床患者自行进食,并将食物、餐具等放在患者伸手可及的位置,必要时护士应给予帮助。对不能自行进食者,应根据患者的进食习惯,如进食的次序与方法等耐心喂食。

(3)对双目失明或眼睛被遮盖的患者,喂食前应告诉患者饮食内容以增加其进食的兴趣,促进消化液分泌。若患者要求自己进食,可按时钟平面图放置食物,并告知方向、食品名称,利于患者按顺序摄取。

(4)对禁食或限水者,应告知患者原因,以取得配合,同时在床尾挂上标记,做好交接班,并及时检查医嘱落实情况。

3. 进食过程中特殊情况的处理

(1)恶心:若患者在进食过程中出现恶心,可鼓励其做深呼吸并暂时停止进食。

(2)呕吐:若患者发生呕吐,应及时给予帮助。将患者头偏向一侧,防止呕吐物进入气管内;尽快清除呕吐物并及时更换被污染的被服等;帮助患者漱口或给予口腔护理,以去除口腔异味;观察呕吐物的性质、颜色、量和气味等并做好记录。

(3)呛咳:告诉患者在进食过程中应细嚼慢咽,不要说话,避免发生呛咳。如患者发生呛咳,应帮助其轻拍背部。若患者发生呕吐,应及时给予帮助。将患者头偏向一侧,防止呕吐物进入气管内。

(三)患者进食后的护理

(1)督促和协助患者饭后洗手、漱口或做口腔护理,以保持餐后的清洁和舒适。

(2)餐后根据需要做好记录,如进食的种类、数量、患者进食过程中和进食后的反应,评价患者的进食是否满足营养需求。

第三节　患者的特殊饮食护理

一、管 饲 饮 食

管饲饮食是通过导管将营养丰富的流质饮食或营养液、水和药物注入胃内或空肠内的方法。根据插管途径可分为:口-胃管法、鼻-胃管法、鼻-肠管法、胃造口管法、空肠造口管法等。根据导管远端放置的位置可分为:①胃内饮食 临床上常见的有鼻饲管、食管造瘘、胃造瘘置管法等方式。②肠内饮食 短期者可选择鼻-十二指肠、鼻-空肠置管法,经长期者可空肠造瘘。本节以鼻-胃管法即鼻饲法为例简介管饲饮食操作要点。

鼻饲法是将导管经鼻腔插入胃内,从管内输注流质食物、水分和药物,以维持患者营养和治疗需要的技术。

(一)适应证与禁忌证

1. 适应证

(1)不能经口进食者,如昏迷、口腔疾患、口腔手术后的患者;不能张口者,如破伤风患者。

(2)上消化道肿瘤、食管狭窄引起吞咽困难的患者。

(3)早产婴儿和病情危重、拒绝进食的患者。

2. 禁忌证

上消化道出血、食管、胃底静脉曲张患者、鼻腔、食管手术后及食管癌和食管梗阻患者。

(二)常见的管饲饮食

1. 混合奶　是由牛奶、豆浆、鸡蛋、糖、盐等混合而成。根据所含营养的比例不同,又分成普通混合奶和高蛋白奶,适用于需进食高蛋白饮食的患者。

2. 匀浆膳　其所含营养成分与正常的膳食相似,各种营养素由天然食物提供,是一种热能充足、比例恰当、营养成分齐全的平衡膳食,且又在体外被粉碎,故容易消化。其 pH 呈弱碱性,渗透压适中在 250~400mmol/L,因此对胃肠道无刺激,不易引起腹胀、腹泻。同时匀浆膳食内含膳食纤维,可以预防便秘。另外,还能根据患者的饮食习惯进行配置,调配成咸、甜等不同口味供患者选用。

3. 要素饮食　是一种人工合成的含人体所需的营养成分,与水混合后可以形成溶液或较为稳定的悬浮液。包含游离氨基酸、单糖、重要脂肪酸、维生素、无机盐类和微量元素等。主要特点是无需经消化过程即可直接被肠道吸收和利用,为人体提供热能及营养。

(三)管饲饮食操作

【目的】

通过鼻胃管,供给不能经口进食的患者流质食物、水分和药物,以满足患者对热量、蛋白质等营养及治疗的需要。

【评估】

1. 患者的病情、年龄、治疗情况、意识状态。

2. 患者鼻腔局部情况,如鼻黏膜是否有肿胀、炎症,有无鼻中隔偏曲、鼻息肉等。

3. 患者的心理反应和合作程度,以往是否接受过类似的治疗,对插管是否紧张,是否了解鼻饲的目的和配合方法。

【计划】

1. 操作者准备　护士着装整洁,洗手,戴口罩。

2. 患者准备

(1)向患者及家属解释插管的目的、操作过程等相关知识,使者明白如何配合。

(2)根据病情取适宜卧位。

(3)如有眼镜或义齿,应协助取下妥善放置。

3. 用物准备

(1)无菌鼻饲包内备下列无菌物品:普通胃管或硅胶胃管 1 根、治疗碗 1 个、压舌板 1 支、止血钳或镊子 1 把、50ml 注射器 1 支、治疗巾或餐巾 1 块、纱布数块。

(2)无菌盘内备:棉签、液状石蜡(润滑胃管用)、胶布 2～3 条、夹子或橡皮圈 1 个、安全别针 1 个、听诊器 1 付、弯盘 1 个、鼻饲流质(38～40℃)200ml、温开水适量、水杯 1 个、手电筒 1 个、调节夹 1 个、卫生纸适量,视需要准备饮水管、松节油、漱口或口腔护理用物。

4. 环境准备　安静、安全、整洁、舒适。

【实施】

操作流程	操作步骤	要点与说明
置管		
核对解释	(1)携用物至床旁,核对床号、姓名; (2)向患者解释操作的目的、过程及方法; (3)核对流质饮食的种类、量、性质、温度、质量,确认患者	解除患者的紧张情绪,使患者有安全感,取得合作 确认医嘱执行正确
患者准备	(1)取下义齿和眼镜; (2)选择检查鼻腔,清洁鼻腔;	防止义齿脱落误吞入食管或落入气管引起窒息,插管时由于刺激可致流泪,取下眼镜
患者体位	(1)能配合者取半坐位; (2)无法坐起者取右侧卧位; (3)昏迷患者去枕仰卧位(图 10-1A)	半坐位有利于减轻患者咽反射,利于胃管插入 根据解剖原理,右侧卧位利于胃管插入 头向后仰可避免胃管误入气管
保护床单位	将治疗巾围于患者颌下,弯盘放于便于取用处	防呕吐物污染
鼻腔准备	观察鼻腔是否通畅,选择通畅一侧,用棉签清洁鼻腔	有利于插管、避免损伤鼻腔黏膜
测量胃管	测量胃管插入长度并标记 手法:左手用纱布或一次性胃管包装袋托住胃管,右手持血管钳夹住胃管前端测量长度	一般成年人插入长度为 45～55cm,自身测量法为:前额发际至胸骨剑突处或由鼻尖经耳垂到胸骨剑突处的距离 测量长度时避免污染胃管前端
润滑胃管	用液状石蜡纱布,润滑胃管前端	可减少插入时的摩擦阻力,减轻患者痛苦
插入胃管	(1)左手持纱布托住胃管,右手持镊子夹住胃管前端,沿选定侧鼻孔轻轻插入; (2)插入胃管 10～15cm(咽喉部)时,根据患者具体情况进行插管。①清醒患者:嘱患者做吞咽动作,顺势将胃管向前推进,直至预定长度;②昏迷患者:将患者头托起,使下颌靠近胸骨柄,缓缓插入胃管至预定长度(图 10-1B)	插管时动作轻柔,镊子尖端勿碰及患者鼻黏膜以免造成损伤 插管过程出现恶心、呕吐症状时,可暂停插入,嘱患者深呼吸,缓解紧张情绪 吞咽动作,可使胃管顺利进入食管,避免插入气管 若出现咳嗽、呼吸困难、发绀等现象时,表明插入气管,应立即拔出,休息后重新插管 插管不畅时,要检查胃管是否盘绕在口咽部
确认位置	确认胃管插入胃内的 3 种方法:	确认胃管在胃内的 3 种方法 (1)在胃管末端连接注射器抽吸,能抽出胃液; (2)置听诊器于患者胃部,快速经胃管向胃内注入 10ml 空气,在左上腹听到气过水声; (3)将胃管末端置于盛水治疗碗中,无气泡逸出
胃管固定	确认胃管在胃中,即可用胶布固定胃管于鼻翼及颊部(图 10-2)	防止胃管移动或滑出

续表

操作流程	操作步骤	要点与说明
灌注饮食	(1)注射器与胃管末端连接,抽吸有胃液,再缓慢注入; (2)灌注顺序:温开水→流质→温开水	每次灌注前均要确定胃管在胃中 鼻饲液温度应保持在38~40℃,速度不宜过快,每次量不超过200ml,间隔时间不少于2h 温开水可润滑管壁,灌注后温开水冲管,避免胃管腔内有残余鼻饲液变质引起胃肠炎或胃管堵塞
管端处理	鼻饲完毕将胃管末端抬高、反折,用纱布包好,用橡皮筋扎紧或用夹子夹紧,用别针固定于适当位置	防止胃内容物反流及胃管脱落
整理用物	(1)协助患者清洁鼻部、口腔,整理床单位,嘱患者维持原卧位20~30min; (2)洗净鼻饲用物,放于治疗盘内,用纱布盖好备用	防止呕吐 鼻饲用物应每天更换消毒,避免交叉感染
洗手记录	洗手并记录鼻饲时间、种类、量、患者反应	避免交叉感染
拔管		
准备	(1)携用物至床旁,核对、解释; (2)置弯盘于患者颌下,夹紧胃管末端; (3)轻轻揭去固定的胶布	确认患者 夹紧胃管末端,以免拔管时管内液体反流便于拔管
拔出胃管	用纱布包裹近鼻孔处的胃管,嘱患者深呼吸,在患者呼气时拔管,边拔边用纱布擦尽胃管,到咽喉处快速拔出	到咽喉处快速拔出,以免管内残留液体滴入气管
整理、洗手、记录	(1)协助清洁口腔、鼻腔,擦去胶布痕迹; (2)整理床单位及用物; (3)洗手并记录	使患者清洁、舒适 避免交叉感染

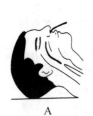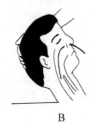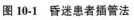

图 10-1　昏迷患者插管法

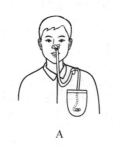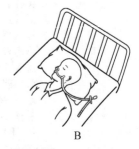

图 10-2　胃管固定

【注意事项】

1. 插胃管前,护士要与患者及其家属进行有效沟通,使其理解鼻饲的目的和意义,减轻他们的心理压力,取得配合,提高插管成功率。

2. 插管时动作要轻稳,避免损伤食管黏膜,尤其是通过食管的3个生理狭窄部位。

3. 插入胃管至 10~15cm(咽喉部)时,若为清醒患者,嘱其做吞咽动作;若为昏迷患者,则将其头部托起,使下颌靠近胸骨柄,以利插管。插入胃管过程中如果患者出现呛咳、呼吸困难、发绀等,表明胃管误入气管,应立即拔出胃管。

4. 每次鼻饲前应证实胃管在胃内且通畅,药片应研碎溶解后注入。

5. 长期鼻饲者应每日进行口腔护理 2 次,并定期更换胃管,普通胃管每周更换 1 次,硅胶胃管每月更换 1 次。晚间拔出,次日再从另一鼻孔插入。

【操作后评价】

1. 护患沟通有效,患者和家属能了解插管的目的、意义,并能主动配合。

2. 操作方法正确、轻柔,无黏膜损伤、出血等并发症。

二、要 素 饮 食

要素饮食是一种人工合成的含人体所需的营养成分,与水混合后可以形成溶液或较为稳定的悬浮液。包含游离氨基酸、单糖、重要脂肪酸、维生素、无机盐类和微量元素等。主要特点是无需经消化过程即可直接被肠道吸收和利用,为人体提供热能及营养。

(一)目的

要素饮食在临床营养治疗中可提高胃肠道口、大手术后胃肠功能紊乱、营养不良患者、危重患者、肿瘤患者、严重感染患者的能量和氨基酸等营养素的摄入,促进伤口愈合,改善患者营养状况,以达到治疗及辅助治疗的目的。

(二)方法

根据患者的病情需要,将粉状要素饮食按比例添加水,配制成适宜浓度和剂量的要素饮食,可通过口服、鼻饲、经胃或空肠造口管滴注的方法供给患者。

1. 口服法 因要素饮食口味欠佳,可在其中添加适量调味剂,如果汁、菜汁、肉汤。开始剂量为每次 50ml,渐增加到每次 100ml,根据病情可 6~10/d。

2. 管喂滴入法 一般有以下 3 种方法。

(1)分次注入:将配制好的要素饮食或现成制品用注射器通过鼻胃管注入胃内,每日 4~6 次,每次 250~400ml。主要用于非危重、经鼻-胃管或造口管行胃内喂养的患者。优点是操作方便,费用低廉。缺点是较易引起恶心、呕吐、腹胀、腹泻等胃肠道症状。

(2)间歇滴注:将配制好的要素饮食或现成制品放入有盖吊瓶内,经输注管缓慢注入 4~6/d,每次 400~500ml,每次输注持续时间 30~60min,此法反应小,多数患者可耐受。

(3)连续滴注:装置与间歇滴注相同,在 12~24h 内持续滴入要素饮食,或用肠内营养泵保持恒定滴速,浓度从 5% 开始,逐渐增加至 20%~25%,速度由 40~60 滴/分,逐渐增加至 120 滴/分,最多 150 滴/分。多用于经空肠造口喂养的危重患者。

(三)注意事项

1. 配制要素饮食时,应严格执行无菌操作原则。配制好的溶液应放在 4℃ 以下的冰箱内保存,于 24h 内用完,防止污染变质。

2. 应用原则一般是由低、少、慢开始,逐渐增加;停用时需逐渐减量,骤停易引起低血糖反应。

3. 要素饮食口服温度一般为 37℃ 左右,鼻饲及经造口注入时应保持温度为 41~42℃,防止发生腹泻、腹痛、腹胀。滴注前后都需用温开水或生理盐水冲净管腔,以防食物积滞于管腔中而腐败变质。

4. 滴注过程中应加强巡视,及时发现异常情况。如出现恶心、呕吐、腹胀、腹泻等症状,应及时与医生联系,并做相应处理。

5. 应用要素饮食期间需定期测量体重,并观察尿量、大便次数及性状,检查血糖、尿糖、血尿素氮、电解质、肝功能等指标,做好营养评估。

重点提示

要素饮食的应用原则一般是由低、少、慢开始,逐渐增加,待患者耐受后,再稳定配餐标准、用量和速度。

讨论与思考

1. 医院饮食分哪几种?其适用范围和饮食原则是什么?

2. 低蛋白饮食适用于哪些患者?

3. 隐血试验饮食适用于哪些患者?如何使用?

4. 当你遇到一个不愿意遵守饮食原则的患者,你将如何护理?

5. 刘女士,腹痛 2d。查体:T 37.5℃,胆囊肿大,有压痛,疑为慢性胆囊炎、胆石症,欲行胆囊造影术以明确诊断,护士如何对此患者进行饮食护理?

6. 王先生,因车祸伤导致重度脑挫裂伤入院,患者处于昏迷状态,需要鼻饲饮食。请问对该患者插胃管时需注意些什么?证实胃管在胃内的方法有哪些?鼻饲的过程中可能会发生什么并发症?怎样预防和护理?

（冀 萌）

第 *11* 章

生命体征的评估与护理

学习要点

1. 体温的调节、正常体温的范围及异常体温的护理
2. 体温计的种类及消毒检测方法
3. 测量体温的方法
4. 脉搏、呼吸、血压的正常值及生理变化
5. 异常脉搏的护理和测量脉搏的方法
6. 异常呼吸的护理和测量呼吸的方法
7. 异常血压的护理及测量血压的方法
8. 体温单上绘制生命体征的具体要求

生命体征是反映机体生命活动的重要指征,也是衡量机体身心状态的重要指标,通常将体温、脉搏、呼吸与血压称之为生命体征。正常情况下,生命体征可在一定范围内保持相对稳定的状态;当机体患病时,生命体征可发生不同程度的变化。通过对生命体征的观察,可以了解疾病的发生、发展,也为临床诊断、预防、治疗和护理提供重要依据。因此,护理人员必须掌握生命体征观察和护理的过程和方法。

第一节 体温的评估与护理

体温包括体核温度和体表温度。通常所说的体温是体核温度,主要指胸腔、腹腔和中枢神经的温度。体表温度一般指皮肤温度。体核温度相对较稳定,而体表温度容易受外界环境温度高低和衣着多少等情况的影响。

一、体温的生理调节与变化

(一)体温的形成与调节

1. **体温的形成** 机体在新陈代谢的过程中,蛋白质、脂肪、糖类在体内氧化分解所产生的热能,其总量的50%用来维持体温,并且在机体代谢过程中不断散发到体外;其余热量贮存于三磷腺苷(ATP)内,供机体利用,但最终仍以热量的方式散发到体外。

2. 产热和散热

(1)产热:机体主要通过化学方式产热,主要产热方式有食物氧化、骨骼肌收缩、交感神经兴奋和甲状腺分泌增多等。人体的最大产热器官是肝脏,其次是骨骼肌。

(2)散热:人体主要通过物理方式散热,包括传导、对流、辐射和蒸发等方式。机体最大的散热器官是皮肤,小部分热量以呼吸、排泄方式散发至体外。例如用冰袋、冰帽或冰囊给高热患者降温属传导散热、开窗通风属对流散热,机体在低温环境中会发生辐射散热,高热患者实施酒精擦浴,降低体温,则属蒸发散热。

当外界温度低于人体温度时,辐射是主要的散热方式。当外界温度等于或高于人体温度时,蒸发是主要的散热方式。

3. 体温的调节 有 2 种方式,自主性调节和行为性调节。

自主性调节又称生理性体温调节,是指在下丘脑体温调节中枢的控制下,机体受内外环境温度的刺激,通过一系列生理反应,调节机体的产热和散热,使体温维持在相对稳定的状态,是机体体温调节的主要方式。

行为性体温调节主要是指机体有意识地采取一些活动来调节机体的产热和散热,从而使体温保持在正常范围内。如人在严寒中原地踏步、跑动以取暖或根据环境温度不同而增减衣着,均可视为行为调节。

自主性体温调节是行为性体温调节的基础。

(二)正常体温的范围和生理性变化

1. 正常体温 正常体温受新陈代谢和生理变化影响,是一个波动范围,而不是一个固定值。由于体核温度不易测量,所以通常用测量口温、腋温、肛温来代表体温。健康成年人在安静状态下,口腔温度是 36.2~37.2℃(平均值为 37.0℃),腋下温度是 36.0~37.0℃(平均值为 36.5℃),直肠温度是 36.5~37.7℃(平均值为 37.5℃)。

温度除可用摄氏度(℃)表示外,还可用华氏度(℉)表示。华氏温度与摄氏温度的关系为:$℉=(9/5)×℃+32$。

2. 生理性变化 人的体温可随性别、年龄、昼夜、情绪、环境温度和活动等发生生理性变化,但变化范围较小,一般不超过 1℃。

(1)年龄:年龄不同机体的代谢率不同,因此体温也会产生差异,代谢越快体温越高。婴幼儿体温高于成年人,而成年人又高于老年人。新生儿尤其是早产儿,由于体温调节中枢功能发育不完善,容易受外界环境温度的影响,所以对新生儿要做好防寒、保暖工作。

(2)昼夜:随着昼夜变化,机体的温度也会出现周期性的变化。清晨 2 时到 6 时体温最低,波动范围 0.5~1℃,午后 2 时到 8 时体温最高。

(3)性别:体温在不同性别群体中,有所差异。女性体温较男性体温高,成年女性体温要比男性大约高 0.3℃,而且女性的体温会随着月经周期出现周期性的生理变化。

(4)活动:机体活动时,骨骼肌收缩,使机体的产热增加,所以体温会升高。因此在测量体温时应选择在安静时测量,小儿要注意防止哭闹。

(5)环境:环境温度的高低会影响人体的温度,使其发生变化。

(6)情绪:紧张、激动等情绪会导致交感神经兴奋,加快机体代谢速度,从而导致产热增加,体温升高。

此外,药物、进食都会对体温产生影响,测量时应尽可能考虑到这些因素。

重点提示

生命体征包含的内容,体温的正常值以及影响体温的因素。

二、异常体温的评估与护理

(一)体温过高

1. **体温过高**　又称发热,是由于机体在致热原作用下导致体温调节中枢功能障碍而出现的体温超出正常范围。一般情况下,当体温上升超过正常值的 0.5℃ 或一昼夜体温波动在 1℃ 以上可称为体温过高。

发热可分为感染性发热和非感染性发热,是很多疾病的表现。感染性发热主要由病原微生物引起的发热。非感染性发热主要指除病原微生物之外的原因引起的发热,如脱水热、肿瘤患者的发热、中暑等。

2. **发热程度判断(以口腔温度为例)**　低热:37.3～38.0℃;中等热:38.1～39.0℃;高热:39.1～41℃;超高热:41℃ 以上。

3. **发热的过程及其表现**

(1)体温上升期:此期特点是产热大于散热,体温升高。体温上升的方式分为骤升和渐升两种,骤升指体温在数小时内迅速升至高峰,如肺炎球菌肺炎;而渐升指体温在数日内达高峰,常见于伤寒、结核病等。患者表现为疲乏无力、肌肉酸痛、畏寒,有些患者会出现寒战、皮肤苍白、无汗。

(2)高热持续期:此期特点是产热和散热在较高水平上趋于平衡。体温在较高温度持续一段时间。患者表现为颜面潮红、口唇干燥、呼吸和心率加快、尿量减少。

(3)体温下降期:此期特点是产热趋于正常而散热增加,体温恢复至正常的调节水平。其下降的方式分骤降和渐降。骤降为体温急剧下降;渐降为体温逐渐下降。患者表现为大量出汗、皮肤潮湿、皮肤温度降低。因此体温骤降者易出现虚脱或休克现象,所以应加强观察和护理。

4. **热型**　将体温绘制在体温单上,互相连接,就构成了体温曲线,各种体温曲线的形状称为热型。常见的热型如下(图 11-1)。

(1)稽留热:体温持续在 39.0～40.0℃,达数日或数周,24h 波动范围不超过 1℃,常见于急性感染病,如大叶性肺炎、伤寒、肺炎链球菌性肺炎等。

(2)弛张热:体温在 39℃ 以上,24h 体温波动幅度达 1.0℃ 以上,最低体温仍高于正常水平。常见于脓毒症、败血症、风湿热及化脓性炎症等。

(3)间歇热:体温升到 39℃ 以上持续几小时,又降至正常水平,体温正常可持续数天后又上升,即高热与正常体温交替有规律地反复出现,反复发作。常见于疟疾、急性肾盂肾炎。

(4)不规则热:体温曲线变化无规律,变化不规则,持续时间不定。不规则热常见于肿瘤性发热、流行性感冒。

虽然热型具有典型的特征,有助于疾病的临床诊断,但不能完全依靠热型做出确切的诊断,因为有些患者发热类型不典型,如老年人;除此之外,药物的不规范使用也使某些疾病的热型不典型。

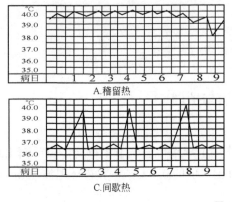
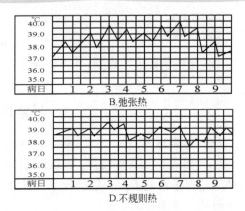

图 11-1　常见热型

5. 伴随症状　常见有淋巴结肿大、出血、关节肿痛、皮疹等,不同原因导致的发热,伴随症状往往不同。

6. 发热患者的护理

(1)观察病情:密切观察发热患者的体温。一般情况下是每天测量 4 次体温。对高热患者应加强体温的监测,每隔 4h 测一次体温,待体温恢复正常 3d 后,改为每天测 2 次,同时注意观察患者的面色、呼吸、脉搏、发热的类型、过程、发热的程度、伴随的症状、患者的反应及治疗的效果。

(2)降温:根据患者情况可选用物理降温和药物降温。药物降温须遵医嘱给予。物理降温法:当体温超过 39℃ 可用冰袋冷敷头部,或冰袋放置于身体大血管行经处;体温超过 39.5℃ 可用温水或酒精进行擦浴。采取降温措施半小时后复测体温,了解降温的效果。

(3)补充营养和水分:发热患者基础代谢率高,机体消耗较多,因此宜给予高蛋白、高热能、高维生素易消化的流质或半流质饮食,指导患者少食多餐。同时鼓励患者多喝水,每天饮水量约为 3000ml,以促进代谢产物和毒素的排出。不能经口进食的患者,可遵医嘱鼻饲或静脉补充营养和水分。

(4)心理护理:护士正确评估患者的心理状态,根据患者的病情和体温变化给予合理的解释,消除其紧张恐惧心理。同时耐心解答患者提出的问题,尽量满足其合理的要求。

(5)促进舒适:保持病房的安静,调整病房内适宜的温度和湿度,保持空气流通,尽量使患者卧床休息,减少体力的消耗。发热患者唾液分泌减少,机体抵抗力降低,病菌容易在口腔内繁殖导致口腔炎症,所以应协助患者晨起、睡前及饭后漱口,必要时进行特殊口腔护理,以保持口腔清洁。对出汗较多的患者要及时擦干汗液,保持皮肤的清洁;同时要更换衣服和床单,在更换衣服的过程中要防止受凉。对长期持续高热者,应协助患者经常更换体位,预防压疮和肺炎等并发症的发生。

重点提示

正常体温的范围;发热的程度、过程、热型的特点和发热患者的护理。

(二)体温过低

1. 定义　由于各种原因导致机体的散热增加或产热减少而引起的体温低于正常范围,体温在 35℃ 以下称为体温过低。常见于早产儿、病情危重和机体极度衰弱的患者。早产儿由于体温调节中枢功能不完善,过低的外界环境温度常常可引起早产儿体温过低。此外,长期暴露在低温环境中,而机体的产热不能相应增加,也容易导致体温过低。

2. 临床分级 轻度:32.0~35.0℃;中度:30.0~32.0℃;重度:30.0℃ 以下;致死温度:23.0~25.0℃。

3. 伴随症状 意识障碍、血压降低、皮肤苍白、躁动不安、嗜睡、心率和呼吸减慢,甚至会出现昏迷。

4. 护理措施

(1)加强观察:观察生命体征,每小时测量患者的体温一次,做好抢救准备,同时注意观察患者的面色、呼吸、脉搏、血压和其他伴随症状。

(2)保暖:调整病房的温度维持在 22~24℃,提高机体温度。可通过给患者添加衣服、盖被,使用热水袋、电热毯,减少机体的散热,也可给患者提供热饮料来提高机体的温度。

(3)病因治疗:积极治疗引起体温过低的疾病,使体温恢复正常。

(4)做好抢救准备:备好抢救的物品和药品,随时准备对患者展开抢救。

三、体温计的介绍

(一) 体温计的种类和构造

1. 水银体温计 水银体温计又称玻璃体温计,是一根外带刻度的真空毛细玻璃管,玻璃管的下端是装有水银的球部,是我国临床最为常用的一种体温计。摄氏体温计的刻度是 35~42℃,每一度之间有 10 个小格。水银体温计分为口表、肛表和腋表(图 11-2)。

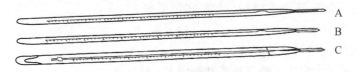

图 11-2 水银体温计
A. 口表;B. 肛表;C. 腋表

2. 电子体温计 目前,电子体温计有很多类型。电子体温计测量简单、读数直观、携带方便,但易受电子元件和电池供电情况的影响,测量效果不如玻璃体温计稳定。电子体温计又分为医院用电子体温计和个人用电子体温计(图 11-3)。

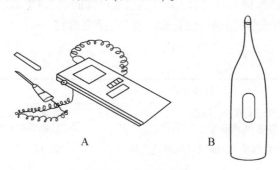

图 11-3 电子体温计
A. 医院用电子体温计;B. 个人用电子体温计

3. 红外线体温计 红外线体温计(图 11-4)利用的是红外线接受原理来测量体温。测量时,只需对准测量部位,就能快速、准确地测得人体温度。

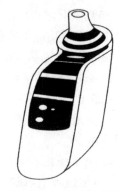

(二)体温计的检测与消毒

1. 体温计的检测 新体温计在使用前或体温计定期消毒后,为保证测量的准确性,都需对体温计进行检测。检测时,将所有的体温计全部甩到 35℃ 以下,在同一时间将其放入已测好的 40℃ 热水中,3min 后取出读数,如读数相差 0.2℃ 以上或玻璃管出现裂痕,则表明该体温计不能继续使用。

图 11-4 红外线体温计

2. 体温计的消毒 为了降低患者之间交叉感染发生率,使用过的体温计需进行消毒。体温计的常用消毒液有 70% 的乙醇和 1% 的过氧乙酸。将使用过的体温计放入盛有消毒液的容器内浸泡,先消毒再清洗,消毒时间 5min,取出用冷水冲净,并用离心机将体温计甩到 35℃ 以下;再放入另一盛消毒液的容器中,浸泡 30min 后取出,用冷开水冲净擦干放入清洁容器内备用。浸泡的消毒液每天更换 1 次,盛放消毒液的容器和离心机每周消毒 1 次。

四、测量体温的技术

以水银体温计测量体温为例。

【目的】

1. 了解患者体温有无异常。

2. 为协助临床诊断、正确实施护理措施提供依据。

【评估】

1. 患者的年龄、病情及合作程度。

2. 了解是否存在影响体温测量准确性的因素。

3. 患者对测量体温的认知程度及心理状态。

【计划】

1. 操作者准备 衣帽整洁,洗手、戴口罩。

2. 患者准备 了解测量体温的目的,能主动配合,测量前无影响测量体温的因素。

3. 用物准备 操作盘内置两个容器(一个内盛:备用的体温计,另一个内盛:消毒液)、消毒纱布、干纱布、液状石蜡、棉签、体温记录单、笔、带秒针的表、卫生纸。

4. 环境准备 环境安静、整洁、光线充足,温度、湿度适宜。

【实施】

操作流程	操作步骤	要点与说明
1. 核对解释	(1)核对患者床号、姓名	明确患者信息
	(2)向患者解释测量目的和意义	缓解紧张心理,使患者能主动配合
2. 准备患者	根据测量部位,协助患者取舒适的体位	测口温、腋温者可取坐位和仰卧位;测肛温者可取侧卧位或俯卧位

续表

操作流程	操作步骤	要点与说明
3. 测量体温	口温测量法	
	(1)将口表汞端斜置于患者舌下热窝处	舌下热窝是口腔温度最高的部位,口表汞端置于舌下热窝处测量口温
	(2)嘱患者闭唇用鼻呼吸,勿咬体温计	
	(3)测口温 3min 后取出体温计,用消毒纱布擦拭,准确读数	
	腋温测量法	
	(1)用干纱布将腋下的汗液擦干	擦干汗液防止汗液的蒸发而影响体温值
	(2)将体温计的水银端置于患者腋下	
	(3)嘱患者屈臂过胸,夹紧体温计	
	(4)测腋温 10min 后,取出体温计,用消毒纱布擦拭,准确读数	
	肛温测量法	
	(1)用液状石蜡润滑肛表的汞端	液状石蜡润滑汞端,避免划伤黏膜
	(2)轻轻插入肛门 3~4cm	如为婴幼儿测量直肠温度,需要有人守护、扶持并固定肛表
	(3)3min 后取出体温计,用卫生纸擦净,再用消毒纱布擦拭,准确读数	
	(4)协助患者擦净肛门	
4. 记录数值	告知患者体温值,并记录	缓解患者紧张情绪
5. 整理	整理用物,将用过的体温计浸泡于消毒液中,并协助患者取舒适的卧位	防止交叉感染

【注意事项】

1. 在测量体温前,应认真清点体温计数量,检查体温计是否完好、体温计的水银柱是否在35℃以下。

2. 为特殊患者测量体温时:①昏迷、婴幼儿、口腔疾患和口腔术后、精神异常的患者禁测口腔温度;②腹泻、肛门、直肠疾病或手术患者、心肌梗死患者禁测直肠温度,前者直肠测温会刺激肠蠕动或引起不舒适,后者会引起迷走神经兴奋而导致心动过缓,可选择腋下或口腔测温;③运动或沐浴者、腋窝局部冷热敷者,可 30min 后测腋温,刚进食或面颊部进行冷、热敷的患者需 30min 后测口温,行热水坐浴的患者需 30min 后测直肠温度;④凡消瘦、肩关节受伤不能夹紧体温计者、腋下出汗较多、腋下炎症、创伤、手术禁测腋下温度。

3. 如不慎咬破体温计,应首先清除口腔内的玻璃碎屑,再喝牛奶或蛋清水以延缓汞的吸收;如病情许可,可食用粗纤维食物加速汞的排出。

4. 偏瘫、一侧上肢有外伤或手术的患者,测腋温时应选择健侧。

5. 发现体温和病情不符合时,应在床旁监测,必要时测口温和肛温做对照。

【操作后评价】

1. 护患沟通有效,患者和家属能理解测量体温的目的和意义,并能主动配合。

2. 测量过程中患者无不适,测量结果准确。

> **重点提示**
>
> 　　熟悉不能测口温、腋温、直肠温的患者范围,并明确不慎咬破体温计时的紧急处理方法。

第二节　脉搏的评估与护理

　　在每一心动周期中,随着心脏节律性的收缩和舒张,外周动脉在压力的作用下出现弹性扩张和回缩,使动脉管壁出现节律性的搏动,称为动脉搏动,简称脉搏。正常情况下,脉率和心率是一致的,当脉搏微弱不易测定时,应测心率。

一、正常脉搏及生理变化

(一)正常脉搏

　　心动周期中,动脉管壁随心脏的收缩和扩张而出现的周期性节律性的搏动即为动脉脉搏。

　　1. 脉率　指每分钟脉搏搏动的次数,健康成年人在安静状态下脉率为 60~100 次/分。脉率受多种生理因素影响,会发生一定范围的波动。

　　2. 脉律　即脉搏搏动的节律性。它在一定程度上反映了心脏功能,正常的脉搏搏动规则均匀,且间隔时间相等。

　　3. 脉搏的强弱　指血流冲击血管壁的力量强度大小,正常情况下,每搏强弱相等。

　　4. 动脉管壁的情况　即触诊时触摸动脉的感觉。正常动脉管壁富有弹性、光滑、柔软。

　　通过触诊即可感知动脉的速率、脉律、强弱及弹性。

(二)脉搏的生理性变化

　　1. 年龄　脉率随年龄的增长而逐渐减慢。婴幼儿脉率要高于儿童,儿童要高于成年人,成年人高于老年人,但到高龄时又略有增加。

　　2. 性别　女性脉率要高于男性,通常每分钟相差 7~8 次。

　　3. 体型　身材瘦高者要比矮胖者脉率慢。

　　4. 活动情绪　活动、情绪激动易引起交感神经兴奋,脉率增快。因此白天精神兴奋、情绪激动、剧烈活动时会使脉率增快;相反,晚上入睡、休息时脉率减慢。

二、异常脉搏的评估与护理

(一)异常脉搏

1. 频率异常

　　(1)速脉:在安静状态下,成年人脉率超过 100 次/分,称为速脉,也称心动过速。常见于发热、甲状腺功能亢进、贫血或失血的患者。一般体温每升高 1℃,成年人脉率每分钟可增加 10 次,儿童每分钟可增加 15 次。

　　(2)缓脉:也称心动过缓,在安静状态下,成年人脉率低于 60 次/分,称为缓脉。常见于颅内压增高、高钾血症、甲状腺功能减退、房室传导阻滞等患者。缓脉亦可见于服用某些药物如洋地黄类药物的患者。正常人可出现生理性窦性心动过缓,多见于运动员。

2. 节律异常

(1)间歇脉:指在一系列正常均匀的脉搏搏动中,出现一次提前而较弱的脉搏,其后有一较正常延长的代偿性间歇,亦称过早搏动或期前收缩(图 11-5)。间歇脉可见于洋地黄中毒、各种器质性心脏病等患者。

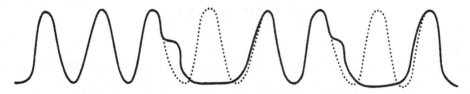

图 11-5　间歇脉

(2)二联律、三联律、成对期前收缩:每隔一次正常脉搏搏动后出现一次过早搏动,称为二联律;每隔两次正常脉搏搏动后出现一次过早搏动称为三联律。每隔一个窦性搏动后出现两个期前收缩,称为成对期前收缩。

(3)脉搏短绌:简称绌脉,指在同一单位时间内脉率少于心率。脉搏细速、极不规则,听诊时心率快慢不一、心音强弱不等、心律完全不规则。常见于心房纤颤的患者。

3. 强弱的异常

(1)洪脉:当心排血量增加,外周血管阻力减小,动脉充盈度和脉压较大时,表现为脉搏强而有力。洪脉常见于甲状腺功能亢进、高热、主动脉瓣关闭不全的患者。

(2)丝脉:当心排血量减少,外周血管阻力增加,动脉充盈度降低时,表现为脉搏细而弱,扪之如细丝。丝脉常见于大出血、心功能不全、休克、心力衰竭、主动脉瓣狭窄的患者。

(3)奇脉:在平静吸气过程中,脉搏明显减弱或消失的现象称为奇脉,又称吸停脉。常见于心包积液和缩窄性心包炎患者。

(4)交替脉:随着心室收缩的强弱交替而出现的强弱交替但节律正常的脉搏。常见于冠状动脉粥样硬化性心脏病、高血压性心脏病。交替脉是左心衰竭的重要指征。

(5)水冲脉:当收缩压增大,脉压增大时出现脉搏骤起骤落,急促有力,有如潮水涨落,称为水冲脉。常见于主动脉瓣关闭不全、甲状腺功能亢进等。

4. 动脉管壁的异常　管壁变硬,弹性减弱,触之呈条索纤曲状。常见于动脉硬化患者。

(二)异常脉搏的护理

1. 休息与活动　提供舒适的环境,嘱患者增加卧床休息时间,减少活动,降低心肌的耗氧量。如病情允许,可适当活动。

2. 密切观察病情　加强对患者病情的观察,特别注意脉率、脉律和脉搏强弱的变化,药物的治疗效果和不良反应。

3. 做好抢救的准备　备好抢救的物品和药品,常规准备好抗心律失常药物,急救仪器处于备用状态。

4. 心理护理　安慰患者,根据病情给予合理的解释,消除患者的紧张和恐惧。

5. 健康教育　嘱患者饮食清淡;戒烟限酒;保持稳定的情绪;保持大便通畅。同时教患者学会对脉搏的自我监测。

各种异常脉搏的特点;异常脉搏的护理措施。

三、测量脉搏的技术

(一)测量部位

靠近骨骼的浅表大动脉均可作为测量脉搏的部位(图 11-6),常用的有颞动脉、颈动脉、肱动脉、桡动脉、股动脉、腘动脉、胫后动脉、足背动脉等。临床上常选择桡动脉测量脉搏。

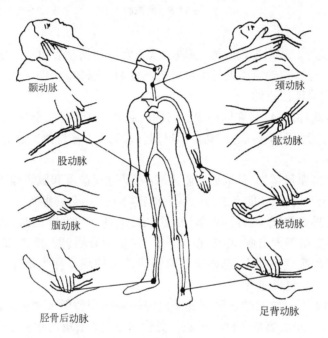

图 11-6　常用诊脉部位

(二)测量方法(以桡动脉为例)

【目的】

1. 了解患者脉搏一般情况。

2. 为临床诊断和护理工作有效进行,提供依据。

【评估】

1. 患者的年龄、病情和合作程度。

2. 了解有无影响测量脉搏的因素,如有无剧烈活动,进食、情绪激动等。

3. 患者对测量脉搏的认知情况和理解程度。

【计划】

1. 操作者准备　衣帽整洁,洗手、戴口罩。

2. 患者准备　患者安静,能主动配合,测量前无影响测量脉搏的因素。

3. 用物准备　治疗盘内置带秒针的表、听诊器、记录单、笔。

4. 环境准备　安静、光线充足、温度适宜。

【实施】

操作流程	操作步骤	要点与说明
1. 核对解释	（1）核对患者床号、姓名 （2）向患者解释测量的目的和意义	确认患者信息 缓解紧张心理，使患者能主动配合
2. 准备患者	协助患者取好体位，手臂自然放置，手腕伸展	
3. 测量脉搏	（1）护士以示指、中指和环指的指端按在桡动脉搏动最强处，力度以能清楚感觉到脉搏搏动为宜 （2）正常脉搏计数 30s，所得数值乘以 2 即为脉率；如脉搏异常、危重患者需测量 1min；脉搏细弱需用听器测心率 1min；脉搏短绌者，测脉搏由两名护士进行，一位护士数脉率，另一位护士听心率。由听心率者发出开始和停止的口令，计数 1min	
4. 记录	告知患者测量结果，并记录	脉搏短绌应记录为：心率/脉率/次/分，如心率 100 次/分，脉率 70 次/分，记录为 100/70 次/分
5. 洗手、整理	洗手、整理用物，协助患者取舒适体位	

【注意事项】

1. 不能用拇指诊脉，因为测量者拇指脉搏搏动较强，容易与被测者的脉搏发生混淆。

2. 诊脉力度要适中，压力太大会阻断脉搏搏动，压力太小感觉不到脉搏搏动。

3. 测脉率时，应使患者处于安静状态，以免对脉率产生影响。

4. 为偏瘫或肢体有损伤的患者测脉率应选健侧肢体，以免患侧血液循环不良影响测量结果的准确性。

【操作后评价】

1. 患者能主动配合，理解测量脉搏的重要性并能自我监测。

2. 测量结果准确。

> **重点提示**
>
> 在患者安静时测量脉搏；测量脉搏时，诊脉力度要适中，切记不可用拇指诊脉。

第三节　呼吸的评估与护理

为确保机体新陈代谢的正常进行和内环境的稳定，机体需要不断从外界吸入所需要的氧气，并将体内产生的二氧化碳排出体外，这种机体与外界环境进行气体交换的过程称为呼吸。

一、正常呼吸及生理变化

（一）正常呼吸

呼吸包括外呼吸、气体运输和内呼吸 3 个环节。①外呼吸：指外界环境与血液进行气体交换的过程,包括肺通气和肺换气。②气体运输:通过血液循环将氧气由肺运送到组织细胞,同时将二氧化碳由组织细胞运送到肺组织。③内呼吸:也称组织换气,是血液与组织细胞之间的气体交换。

正常成年人安静状态的呼吸频率为 16~2 次/分,呼吸运动均匀无声,节律规则,且呼吸不费力。呼吸与脉搏比例为 1∶4~1∶5。一般男性和儿童呼吸以腹式呼吸为主,正常女性以胸式呼吸为主。

(二)生理性变化

1. 年龄　年龄越小,呼吸越快,新生儿呼吸约为每分钟 44 次。随着年龄的增长呼吸频率会逐渐减慢。

2. 性别　女性比同龄男性呼吸快。

3. 运动　机体运动,代谢率增加,可使呼吸加快,睡眠和休息时呼吸会减慢。

4. 情绪　激动、愤怒等强烈的情绪变化都可使呼吸增快。

5. 环境　环境温度升高或海拔增高,都会使呼吸增快。

二、异常呼吸的评估与护理

(一)异常呼吸

1. 频率异常

(1)呼吸过快:也称气促,成人在安静状态下呼吸次数超过 24 次/分,称为呼吸增快。呼吸过快常见于高热、缺氧、疼痛、甲状腺功能亢进的患者。一般情况下,体温每升高 1℃,呼吸频率增加 3~4 次。

(2)呼吸过缓:成人在安静状态下呼吸次数低于 12 次/分,称为呼吸过缓。呼吸过缓常见于颅内压增高、巴比妥类药物中毒的患者。

2. 节律异常

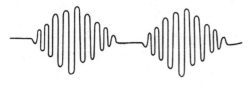

图 11-7　潮式呼吸

(1)潮式呼吸:是一种周期性的节律异常的呼吸,指呼吸由浅慢逐渐变为深快,又由深快变为浅慢,再经过一段呼吸暂停(5~30s),如此反复进行,呈周期性的变化,像潮水起伏一样,称为潮式呼吸,又称陈-施呼吸,常见于中枢神经系统疾病如脑炎、酸中毒、颅内压增高、巴比妥中毒的患者(图 11-7)。

(2)间断呼吸:表现为有规律呼吸几次,突然出现呼吸暂停,并持续一段时间,又开始上述呼吸,即呼吸和呼吸暂停有规律地交替出现,如此周而复始,称为间断呼吸,又称毕奥呼吸,是呼吸中枢兴奋性显著降低的表现。常见于临终的患者。

3. 深浅度异常

(1)深度呼吸:呼吸深大而规则称为深度呼吸,又称库斯莫呼吸,常见于尿毒症、糖尿病等引起的代谢性酸中毒的患者。

(2)浅快呼吸:呼吸表浅而不规则,称为浅快呼吸,有时呈叹息样,常见于濒死患者、肺炎、胸膜炎和气胸的患者。

4. 声音异常

(1)蝉鸣样呼吸:指吸气时发出一种极高的似蝉鸣样的声音。产生原因是细支气管、小支气管堵塞,使气体吸入困难。常见于喉头异物、喉头水肿等。

(2)鼾声呼吸:指由于气管或支气管内积聚有较多的分泌物,呼吸时发出粗糙的鼾声,常见于深昏迷的患者。

5. 形态异常

(1)胸式呼吸减弱、腹式呼吸增强:正常女性以胸式呼吸为主。肺或胸膜的疾病可导致胸式呼吸减弱,如肺炎、胸膜炎;此外,肋骨骨折或肋间神经痛都可导致胸式呼吸减弱。

(2)腹式呼吸减弱、胸式呼吸增强:正常男性和儿童以腹式呼吸为主。如果由于大量腹水、肝脾极度肿大导致膈肌向下运动受到限制,会导致腹式呼吸减弱,胸式呼吸增强。

6. 呼吸困难　呼吸困难指呼吸频率、节律、深度发生异常,是常见的症状或体征之一。患者主观感觉呼吸费力,客观上可见鼻翼扇动,辅助呼吸肌参与呼吸,严重者可出现发绀,主要由于气体交换不足、机体缺氧所致。临床可分为以下几种。

(1)吸气性呼吸困难:特点是吸气困难,吸气时间延长。上呼吸道部分梗阻导致气流不能顺利进入肺内,在吸气时会出现三凹征(胸骨上窝、锁骨上窝、肋间隙凹陷),常见于气管阻塞、气管异物、喉头水肿的患者。

(2)呼气性呼吸困难:特点是呼气困难,呼气时间延长。下呼吸道部分梗阻所致气流呼出困难,呼气费力,引起肋间隙膨隆,呼气时间显著长于吸气,常见于支气管哮喘、阻塞性肺气肿患者。

(3)混合性呼吸困难:特点是呼气、吸气均感费力,呼吸增快。由于肺部病变导致有效呼吸面积减少,影响机体换气。常见于广泛性肺纤维化、大面积肺不张的患者。

(二)异常呼吸的护理

1. 保持呼吸道通畅　协助患者进行有效咳嗽、叩背、体位引流,保持患者呼吸道通畅。

2. 改善环境　保持病房整洁、安静,使室内空气流通,调节合适的温度和湿度,室温维持在 18~22℃,相对湿度在 50%~60%。

3. 病情观察　密切观察患者的呼吸频率、节律,有无呼吸困难,有无发绀。根据病情可遵医嘱给患者吸氧;观察药物的治疗效果和不良反应。

4. 心理护理　建立良好的护患关系,多与患者沟通,协助患者稳定情绪。

5. 健康教育　帮助患者建立良好的生活习惯,如戒烟。居室要经常开窗通风,保持室内空气清新,以减少对呼吸道刺激。教会患者呼吸训练的方法,如缩唇呼吸、腹式呼吸等。

重点提示

正常呼吸的观察;异常呼吸的特点、常见的疾病及呼吸异常的护理。

三、测量呼吸的技术

【目的】

1. 了解患者呼吸状态。

2. 协助临床诊断,为医疗护理提供依据。

【评估】

1. 患者的病情、治疗和合作程度。

2. 患者的呼吸状况,有无影响测量呼吸的因素。

3. 患者对测量呼吸的认知情况和理解程度。

【计划】

1. 操作者准备　衣帽整洁,洗手、戴口罩。

2. 患者准备　情绪稳定,保持自然的呼吸状态。

3. 用物准备　治疗盘内置记录单、笔、带秒针的表,需要时另备少许棉花。

4. 环境准备　安静、光线充足、温湿度适宜。

【实施】

操作流程	操作步骤	要点与说明
1. 核对	核对患者床号、姓名	确认患者,测量呼吸无须解释以免引起患者紧张
2. 准备患者	协助患者取仰卧位,并使患者处于放松状态	
3. 测量呼吸	(1)护士手放于诊脉部位似诊脉状	测量脉搏后,护士手放于腕部,保持诊脉姿势,测量呼吸,以防患者紧张影响呼吸
	(2)观察患者胸部或腹部的起伏(一起一伏为一次呼吸),正常计数 30s;呼吸异常计数 1min;危重患者如呼吸较弱,可将少许棉花置于患者近鼻孔处,观察棉花被吹动的次数,计数 1min 同时观察呼吸的节律、声音、有无呼吸困难	女性以胸式呼吸为主,男性和儿童以腹式呼吸为主
4. 记录	记录测量结果	记录以分数形式:如 18 次/分
5. 整理	洗手、整理用物,并协助患者取舒适体位	

【注意事项】

1. 测量呼吸时,不需向患者解释,使其处于自然呼吸状态,以免患者紧张或有意识调节呼吸的频率。

2. 幼儿应先测呼吸后测体温,接续测其他生命体征。

3. 呼吸不规则者及婴儿应测 1min。

【操作后评价】

1. 操作方法正确,测量结果准确。

2. 患者感到安全,无异常反应。

重点提示

观察患者胸部或腹部的起伏(一起一伏为一次呼吸),正常计数 30s;呼吸异常计数 1min;危重患者如呼吸较弱,可将少许棉花置于患者近鼻孔处,观察棉花被吹动的次数,计数 1min。女性以胸式呼吸为主,男性和儿童以腹式呼吸为主。

四、促进有效呼吸的护理措施

1. 叩击 协助患者坐位或侧卧位,操作者五指并拢呈弓形(即手指并拢同时屈曲),放松腕部,由外向内,自下而上以适当的力度拍打背部,借助振动,促进附着在气管、支气管、肺内的分泌物松动以利其排出,以防肺泡萎缩和肺不张。但不可在裸露的皮肤、肋骨上下、脊柱、乳房等部位叩击。以 40~50 次/分的频率进行叩击,每次 10~15min,叩击后,鼓励患者咳嗽,排出痰液保持呼吸道通畅。

2. 有效咳嗽 咳嗽是一种防御性呼吸反射,也是保持呼吸道通畅的有效措施。护理人员指导患者深吸气后屏气 3s,用力做爆破性咳嗽,咳嗽时嘱患者身体略向前倾,腹肌用力收缩,将痰液咳出,重复数次,最终可保持呼吸道的通畅。对胸腹部有外伤或手术后的患者,注意保护切口。

3. 雾化吸入 详见第 14 章。

4. 体位引流 体位引流是借助特殊的体位,在重力的作用下将积聚在肺和支气管内的分泌物引流到大气管并咳出体外的方法。主要适用于分泌物较多的患者,如支气管扩张、肺脓肿等。但严重心血管疾病的患者禁忌体位引流。

5. 吸痰 用特殊装置通过口、鼻、人工气道将呼吸道分泌物吸出,保持呼吸道的通畅,常用于体质虚弱、无力咳痰的患者,如昏迷患者(详见第 17 章)。

第四节 血压的评估与护理

一、正常血压及生理变化

正常血压

血液在血管内流动时对血管壁所产生的侧压力称为动脉血压,也称为血压。在心脏收缩期,主动脉内压力会增高,这时血液对动脉管壁产生的压力为收缩压。在心脏舒张期,主动脉内压力会降低,血液对动脉管壁产生的压力为舒张压。收缩压与舒张压之差为脉压。

1. 正常血压数值 一般以肱动脉血压为标准,正常成人安静状态下的血压范围为收缩压 90~139mmHg,舒张压为 60~89mmHg,脉压为 30~40mmHg。血压的表示单位为 kPa 或 mmHg 两种,两者之间的换算关系为:

1kPa = 7.5mmHg　1mmHg = 0.133kPa

2. 生理性变化

(1)年龄:血压随着年龄的增长,收缩压和舒张压会增高,但收缩压升高比舒张压更为明显。

(2)性别:青春期前男女之间血压差异较小,女性在更年期前,血压低于男性;更年期后,血压会升高,这时男女血压差别较小。

(3)时间:通常清晨血压最低,午后或傍晚血压高于清晨。

(4)环境:低温环境下,血管收缩,血压可升高;高温环境下,皮肤血管扩张,血压可降低。

(5)体位:体位对血压有一定影响。立位血压高于坐位血压,坐位血压高于卧位血压。此种情况与重力引起代偿机制有关。

（6）部位：不同部位的血管由于解剖结构的差异性，血压有所不同。一般左上肢血压低于右上肢血压，下肢血压高于上肢。

（7）其他：情绪激动、紧张、疼痛、剧烈运动都会使血压升高。除此之外，睡眠不佳和吸烟也会导致血压升高。

血压受到多种生理、心理因素的影响，在一定范围内波动，因此，在测量血压时，应尽量排除各种因素的影响。

重点提示

血压值的正常值及生理性变化是护考概率较高内容。

二、异常血压的评估与护理

（一）异常血压

1. 高血压 高血压分为原发性高血压和继发性高血压。在未服用抗高血压药物的正常状态下，非同日多次测得收缩压平均值≥140mmHg 和（或）舒张压≥90mmHg 为高血压。

目前，国内高血压的诊断采用 2000 年中国高血压治疗指南建议的标准，根据血压增高的程度不同，可分为 1、2、3 级高血压，见表 11-1。

表 11-1　高血压分级

类别	收缩压（mmHg）	舒张压（mmHg）
正常血压	<120	<80
正常高值	120~139	80~89
高血压	≥140	≥90
1 级高血压（轻度）	140~159	90~99
2 级高血压（中度）	160~179	100~109
3 级高血压（重度）	≥180	≥110
单纯收缩期高血压	≥140	<90

如患者的收缩压与舒张压分属不同的级别时，则以较高的分级标准为准。

2. 低血压 收缩压低于 90mmHg，舒张压低于 60~50mmHg 为低血压，常见于大出血、休克、急性心力衰竭的患者。

3. 脉压的变化

（1）脉压增大：常见于主动脉关闭不全、原发性高血压、主动脉硬化、甲状腺功能亢进、严重贫血、动静脉瘘。

（2）脉压减小：常见于末梢循环衰竭、心包积液、缩窄性心包炎、心力衰竭等。

重点提示

高血压、低血压诊断标准；高血压的分级。

(二)异常血压的护理

1. 监测血压　如血压有异常时,应加强对血压的监测,了解血压变化,密切观察其伴随症状。

2. 劳逸结合　根据血压情况合理安排休息与活动,适当活动,避免重体力劳动。

3. 良好环境　保持环境安静整洁,温湿度适宜,确保患者有充足的睡眠时间。

4. 合理饮食　饮食清淡,控制食盐的摄入量,同时要增加膳食纤维的摄入。

5. 心理护理　进行有针对性的心理护理,缓解患者的紧张情绪。因为情绪的波动也会导致血压异常。

6. 健康教育　帮助患者建立健康的生活习惯。注意定时排便;保持乐观的精神状态;遵医嘱按时服药。

三、测量血压的技术

血压测量的方法有直接测量法和间接测量法 2 种。

直接测量血压是指通过外周动脉穿刺技术,将导管置入动脉,并与测压仪相接,测得血压值。与间接测压法相比,直接测压法有其优点:测得结果准确,能持续测量血压;同时也存在不足之处:操作技术要求较高,对机体有创伤,容易出现并发症。目前临床上测量血压均采用间接测量法。

(一)血压计的种类和构造

1. 血压计的种类　常用的血压计主要有汞柱式血压计(图 11-8A)、表式血压计(弹簧式)(图 11-8B)和电子血压计(图 11-8C)。汞柱式血压计测量准确,但携带不方便;表式血压计携带方便,但准确度较差;电子血压计测量简单方便,可靠性较差。

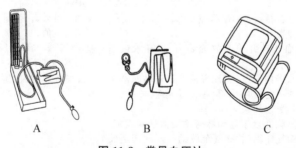

图 11-8　常见血压计

2. 血压计的构造

(1)汞柱式血压计:又称水银血压计,由测压计、袖带、输气球构成。测压计由玻璃管和水银槽组成。玻璃管上端和大气相通,下端和水银槽相通。玻璃管上标有双刻度,一侧是 0～300mmHg,另一侧是 0～40kPa。袖带为长方形,测量上肢血压的袖带一般长 24cm、宽 12cm,外层包有布套。袖带上连有两根橡胶管,一根接水银测压计,另一根连接输气球。

(2)表式血压计(弹簧式):外形似表,呈圆盘状,圆盘正面上标有双刻度,表面中央有一指针,测量血压时,指针所对的数值即为血压值。

(3)电子血压计:袖带内有一换能器,自动完成充气和放气程序,短时间内可显示收缩压、舒张压、脉搏等数值,测量方便省时,但需定期校验。

(二)测量血压的方法

【目的】

1. 了解患者血压数值及有无异常。

2. 为临床诊断、治疗和护理提供依据。

【评估】

1. 患者的年龄、病情、治疗情况。

2. 患者有无影响测量血压的因素。

3. 患者对测量血压的认知程度、理解和配合程度。

【计划】

1. 操作者准备　衣帽整洁,洗手、戴口罩。

2. 患者准备　能主动配合,测量前无影响测量血压的因素。

3. 用物准备　治疗盘内置血压计、听诊器、记录单、笔。

4. 环境准备　安静、整洁、温湿度适宜、光线充足。

【实施】

操作流程	操作步骤	要点与说明
1. 核对解释	(1)核对患者床号、姓名	确认患者信息
	(2)向患者解释测量目的和意义	缓解紧张心理,使患者能主动配合
2. 选择卧位	根据患者情况选择合适的部位	可选择上肢和下肢,如一侧肢体有外伤、手术或进行静脉输液,则需选择健侧
3. 测量血压	上肢肱动脉血压测量	
	(1)选择合适的体位	坐位时测量部位平第 4 肋骨;仰卧位时平腋中线
	(2)协助患者卷起衣袖暴露被测部位,掌心向上,肘部伸直	衣袖不可太紧,否则会影响血液流动最终影响血压值
	(3)开启血压计并将其放置妥当,打开水银槽开关	血压计零点与肱动脉、心脏处于同一水平线听诊器胸件不可塞入袖带,否则会导致袖带变紧而影响血压值
	(4)驱尽袖带内空气,将袖带橡胶管对准肘窝平整地缠在上臂的中部,袖带下缘距肘窝 2 ~ 3cm,松紧以伸入 1 指为宜	
	(5)听诊器胸件置于肱动脉搏动最强处并固定,关闭输气球阀门,充气至肱动脉搏动音消失再升高 20~30mmHg	
	(6)打开输气球阀门,以汞柱每秒下降 4mmHg 放气,使水银柱匀速下降,并注意观察水银柱和动脉搏动音变化	读数时,视线和水银面保持同一高度
	(7)在放气的过程中听到第一声搏动音时,水银柱所对的刻度为收缩压,搏动音突然变音或消失时水银柱所对的刻度为舒张压	
	下肢腘动脉血压测量	可选择仰卧、侧卧位和俯卧位
	(1)选择体位	
	(2)卷起一侧裤腿,暴露测量部位	
	(3)开启血压计,将袖带平整缠于大腿下部,其下缘距腘窝 3~5cm。将听诊器胸件放于腘动脉搏动最强处	
	余同肱动脉血压测量法	

续表

操作流程	操作步骤	要点与说明
4. 测量后整理	测量完毕,驱尽袖带内气体,整理后放入血压计盒内,将血压计向右倾斜 45° 使水银全部流回水银槽后关闭水银槽开关,盖好盒盖,放置平稳,协助患者取舒适体位避免损坏血压计	
5. 记录	以分数形式记录,收缩压/舒张压 mmHg	如为下肢血压需具体注明

【注意事项】

1. 对需长期观察血压的患者,要做到"四定":即定部位、定体位、定时间、定血压计。

2. 为保证能够准确测量血压,应定期检测血压计的性能。

3. 为偏瘫、肢体外伤、脑血管意外或手术、静脉输液患者测量血压,则需要选择健侧肢体。

4. 排除影响血压的外界因素:袖带过松、过窄,导致血压值偏高;袖带过紧、过宽、水银不足,导致血压值偏低。

5. 读数时,应使视线和水银柱的凹液面保持同一水平。如视线低于水银柱的凹液面,测得血压值偏高;如视线高于水银柱的凹液面,测得血压值偏低。

6. 如血压听不清楚需要重新测量时,要将袖带内气体放尽,等到血压计水银柱的刻度降到"0"点,稍后再测量,避免连续加压。

重点提示

　　测量血压可选择坐位或卧位。坐位时测量部位平第 4 肋骨;仰卧位时平腋中线。测量血压时袖带过松、过窄,导致血压值偏高;袖带过紧、过宽、水银不足,导致血压值偏低。

【操作后评价】

1. 操作程序准确,测量结果准确。

2. 患者了解测量血压的目的并能主动配合。

第五节　生命体征的绘制

　　体温单主要用于记录患者的生命体征及其他情况,内容包括患者的出入院、手术、分娩、转科或死亡时间、体温、脉搏、呼吸、血压、大便次数、出入量、身高、体重等,住院期间体温单排在病历的最前面,以便于查阅。

　　客观清晰、准确的记录患者的体温、脉搏、呼吸、血压,可以帮助医护人员更直观的观察和了解患者的生命体征变化的过程,以便采取正确的治疗和护理措施,帮助患者治疗疾病,尽快恢复健康。

一、体温曲线的绘制

将每次测得的体温,以蓝笔绘制在相应时间栏内,按实际测量读数记录,不得折算。

1. 体温符号:口温以蓝"●"表示,腋温以蓝"×"表示,肛温以蓝"○"表示。

2. 每小格为 0.2℃,按实际测量度数,用蓝色笔绘制于体温单 35~42℃,相邻温度用蓝线相连。

3. 体温不升时,可将"不升"二字写在35℃线以下。

4. 物理降温30min后测量的体温以红圈"○"表示,划在物理降温前温度的同一纵格内,以红虚线与降温前温度相连。

二、脉率、心率曲线的绘制

将每次测得的脉率或心率,以红笔绘制在相应时间栏内,脉搏每小格为4次。

1. 脉搏符号:脉率以红点"●"表示,心率用红"○"表示,两次脉率、心率间用红直线相连。

2. 脉搏与体温重叠时,先划体温符号,再用红色笔在体温符号外画"○"。如系腋温,则以蓝色"×"表示体温,其外画红圈"○"表示脉率。如相邻两次体温脉搏均重叠时,中间用红线相连。

3. 脉搏短绌时,心率以红圈"○"表示,相邻脉率之间或心率之间用红线相连,在脉率与心率之间用红笔画线填满。

4. 需多次测量脉搏,应记录在一般护理记录单上。

三、呼吸的记录

1. 用蓝色笔以阿拉伯数字表述每分钟呼吸次数。

2. 如每日记录呼吸2次以上,应当在相应的栏目内上下交错记录,第1次呼吸应当记录在上方。

3. 使用呼吸机患者的呼吸以®表示,在体温单相应时间内呼吸30次横线下顶格用黑笔画®。

四、血压的记录

将每次测得的血压数值,以蓝笔记录在相应栏内,按实际测量数值记录。

1. 血压以"mmHg"为单位,填写实际测得的血压的阿拉伯数字,记录方式:收缩压/舒张压。如收缩压120mmHg、舒张压80mmHg,记为"120/80"。下肢血压必须注明"下"。

2. 新入院患者应常规测量、记录血压一次,以后每周至少测量、记录一次或按照医嘱测量并记录。一日内测量血压2次时,则上午血压写在前半格内,下午血压写在后半格内,术前血压写在前面,术后血压写在后面。

3. 医嘱为"q6h、q8h、q4h"等限定时间测量血压的患者,在体温单的相应日期栏内只记录一次,其余的记录在一般护理记录单上。

重点提示

生命体征的记录要求数据准确,字迹清晰,按要求用蓝、红笔填写,圆点等大等圆,连线平直,准确、美观、整洁。

讨论与思考

1. 比较常见的热型有哪些不同？

2. 什么是脉搏短绌？脉搏短绌有哪些特点？

3. 比较常见呼吸困难的类型、特点有哪些不同？

4. 测量血压的要点和注意事项有哪些？

5. 患者张某,发热,神志清楚,口唇干裂,面色潮红。入院查体:体温 39.5℃,脉搏 94 次/分,呼吸 24 次/分。

(1)请根据患者情况,列出相应护理诊断。

(2)该患者的发热属于哪一期？

(3)护士应采取的护理措施有哪些？

(韩丛丛)

第12章

排泄护理

学习要点

1. 尿液、粪便的评估
2. 异常尿液、异常粪便的评估。
3. 尿失禁及尿潴留患者的主要护理措施
4. 导尿术及导尿管留置术的操作方法
5. 排便异常的主要护理措施
6. 灌肠法的操作步骤

　　排泄是机体将新陈代谢所产生的废物排出体外的生理过程,是机体的基本生理需要之一。是维持正常生命活动的必要条件。排泄的主要活动方式是排尿和排便。许多健康问题会直接或间接地影响人体的排尿、排便功能,尿液和粪便的质与量也相应发生异常变化,而每一个个体的排泄形态及影响因素也不尽相同。护士应运用与排泄有关的护理知识和技能,帮助或指导患者维持正常的排泄功能,满足患者排泄的需要,使之获得最佳的健康和舒适状态。

第一节　排尿的护理

一、排尿的评估

(一)尿液的观察

　　正常情况下,排尿受意识控制,无痛苦,无障碍,可自主随意进行。成人排尿每日 3~5 次,夜间 0~1 次,每次尿量 200~400ml,24h 尿量 1000~2000ml。尿量和排尿次数受多方面因素的影响而有所浮动。

　　1. **尿量和次数**　尿量是反映肾脏功能的重要指标之一,尿量和排尿次数受液体摄入量、食物种类和药物等多方面因素的影响。

　　2. **颜色**　正常新鲜尿液呈淡黄色或深黄色,澄清。当尿液浓缩时,可量少色深。尿液的颜色还受某些食物、药物的影响,如进食大量胡萝卜或服用核黄素,尿液的颜色呈深黄色。病理情况下尿的颜色可有以下变化:

（1）血尿：尿液中含有红细胞。血尿颜色的深浅，与尿液中所含红细胞量多少有关，尿液中含红细胞量多时呈洗肉水色。常见于急性肾小球肾炎、输尿管结石、泌尿系统肿瘤、结核及感染。

（2）血红蛋白尿：大量红细胞在血管内破坏，血红蛋白进入尿液中形成血红蛋白尿，呈浓茶色、酱油样色。常见于输血溶血反应及其他溶血性疾病。

（3）胆红素尿：尿呈深黄色或黄褐色，振荡尿液后泡沫也呈黄色。见于阻塞性黄疸和肝细胞性黄疸。

（4）脓尿：呈白色絮状浑浊，见于泌尿系统的感染。

（5）乳糜尿：因尿液中含有淋巴液，故尿呈乳白色。见于丝虫病。

3. 透明度　正常新鲜尿液清澈透明，放置后可出现微量絮状沉淀物。病理情况下尿液中含有大量脓细胞、红细胞、上皮细胞、细菌或炎性渗出物时，排出的新鲜尿液即呈白色絮状混浊，见于泌尿系统感染。

4. 气味　正常尿液气味来自尿内的挥发性酸。尿液久置后，因尿素分解产生氨，故有氨臭味。若新鲜尿有氨臭味，疑有泌尿道感染。糖尿病酮症酸中毒时，因尿中含有丙酮，故有烂苹果气味。

5. 酸碱性　正常成人尿液 pH4.5~7.5，平均值为 6，呈弱酸性。可受疾病、药物或和食物的影响，如酸中毒患者的尿液可呈强酸性；严重呕吐患者的尿液可呈强碱性；进食大量蔬菜时，尿液可呈碱性，进食大量肉类，尿液可呈酸性。

6. 比重　成人在正常情况下波动于 1.015~1.025。尿比重高低主要取决于肾的浓缩功能，如尿比重持续在 1.010 左右的低水平，提示肾功能严重障碍。

重点提示

尿液的评估为诊断、治疗、护理提供依据。

（二）排尿活动的评估

异常排尿活动常见的有以下几种。

1. 尿失禁　指排尿失去意识控制或不受意识支配，尿液不自主地流出。因膀胱括约肌损伤或神经功能障碍，而使膀胱括约肌失去作用引起。

（1）真性尿失禁（完全性尿失禁）：真性尿失禁是指膀胱完全不能贮存尿液，处于空虚状态，稍有一些存尿便不自主地流出，持续发生滴尿现象。可见于昏迷、截瘫等患者。

（2）假性尿失禁（充溢性尿失禁）：假性尿失禁是指膀胱充盈达一定压力时，不自主溢出少量尿液，当压力降低时则停止，但膀胱内仍胀满尿液不能排空。可见于膀胱颈部以下有梗阻的患者。

（3）压力性尿失禁（不完全性尿失禁）：压力性尿失禁是指腹部压力增加（如咳嗽、打喷嚏、运动）时不自主地溢出少量尿液。常见于中老年妇女。

2. 尿潴留　指尿液大量存留在膀胱内而不能自主排出。当发生尿潴留时，膀胱容积可增至 3000~4000ml，膀胱高度膨胀，可至脐部。患者主诉下腹胀痛，排尿困难。体检可见耻骨上膨隆，扪及囊样包块，叩诊呈实音，有压痛。常见原因有以下几种。

（1）机械性梗阻：如前列腺肥大或肿瘤压迫尿道。

（2）动力性梗阻：如术中使用麻醉剂致使脊髓初级排尿中枢抑制，不能形成排尿反射。

（3）其他：如不敢用力排尿或不习惯卧床排尿，使尿液存留过多，膀胱过度充盈，致使膀胱收缩无力，造成尿潴留。

3. 尿量异常　①多尿：24h 尿量超过 2500ml。正常情况下见于饮用大量液体、妊娠；病理情况下见于糖尿病、尿崩症、肾功能衰竭等患者。②少尿：24h 尿量少于 400ml 或每小时尿量少于 17ml。见于发热、休克、大出血及心、肾、肝功能衰竭等患者。③无尿或尿闭：24h 尿量少于 100ml 或 12h 内无尿者。见于严重休克、急性肾功能衰竭、药物中毒等患者。

4. 膀胱刺激征　主要表现为每次尿量少，且伴尿频、尿急、尿痛症状。见于膀胱及尿道感染或机械性刺激。

重点提示

异常排尿活动的观察；异常尿液的量、颜色、气味的观察；膀胱刺激征。

（三）影响排尿的因素

1. 心理因素　情绪紧张、恐惧可致尿频、尿急或排尿困难。

2. 个人习惯　排尿的习惯、排尿的姿势、所处的环境不适宜等，会影响排尿活动。

3. 社会文化因素　不同的文化背景、环境也会影响排尿，如排尿的隐蔽性或有无其他人在场等。当个体在缺乏隐蔽的环境中，就会产生许多压力，而影响正常的排尿。

4. 饮食与气候　大量饮水或食物含水分较多可增加尿量，如咖啡、茶及酒类饮料有利尿作用。饮用含盐较高的饮料或食物则会造成水钠潴留，使尿量减少。

5. 气候变化　气温高时，机体出汗多，导致尿液浓缩和尿量减少；气温低时，身体外周血管收缩，循环血量增加，体内水分相对增加，使尿量增加。

6. 治疗检查　外科手术、外伤均可导致失血、失液，若补液不足机体处于脱水状态，尿量减少。手术中使用麻醉剂可干扰排尿反射，改变患者的排尿形态，导致尿潴留。当输尿管、膀胱、尿道肌肉损伤失去功能，不能控制排尿，发生尿潴留或尿失禁。某些诊断性检查前要求患者禁食禁水，因而体液减少影响尿量。有些检查（如膀胱镜检查）可能造成尿道损伤、水肿与不适，导致排尿形态的改变。某些药物直接影响排尿，如有些利尿剂增加尿量；止痛剂、镇静剂影响神经传导而干扰排尿。

7. 疾病影响　神经系统的损伤和病变可致尿失禁；肾脏的病变使尿液的生成障碍，出现少尿或无尿；泌尿系统的肿瘤、结石或狭窄可导致排尿障碍，出现尿潴留。

8. 其他因素　女性在妊娠时，可因子宫增大压迫膀胱致使排尿次数增多。老年人因膀胱肌肉张力减弱，出现尿频。老年男性前列腺肥大压迫尿道，可出现排尿困难。婴儿因大脑发育不完善，其排尿是反射作用所产生，不受意识控制，2~3 岁后才能自我控制。

二、排尿异常的护理

（一）尿潴留患者的护理

应分析发生尿潴留的原因，排除机械性梗阻后可采用以下护理措施：

1. 心理护理　安慰患者，消除其焦虑和紧张情绪以减轻患者的心理压力。

2. 提供隐蔽的排尿环境　关闭门窗，屏风遮挡，请无关人员回避，以保护患者自尊。适当调整治疗和护理时间,使患者安心排尿。

3. 调整体位和姿势 酌情协助卧床患者取适当体位,如扶卧床患者略抬高上身或坐起,尽可能使患者以习惯姿势排尿。对需绝对卧床休息或某些手术患者,应事先有计划的训练床上排尿,以免因不适应排尿姿势的改变而导致尿潴留。

4. 诱导排尿 利用某些条件反射诱导排尿,如听流水声或用温水冲洗会阴。

5. 热敷、按摩下腹部 可以放松肌肉,促进排尿。如果患者病情允许,可用手按压膀胱协助排尿。切记不可强力按压,以防膀胱破裂。

6. 针灸治疗 针刺中极、曲骨、三阴交穴或艾灸关元、中极穴等方法,刺激排尿。

7. 药物治疗 必要时根据医嘱肌内注射卡巴胆碱等药物治疗。

8. 导尿术 经上述处理仍不能解除尿潴留时,可采用导尿术。

9. 健康教育 指导患者养成及时、定时排尿的习惯,教会患者自我放松的正确方法。

(二)尿失禁患者的护理

1. 心理护理 任何原因引起的尿失禁,患者都会产生很大的心理压力,护士应理解、尊重患者,给予安慰和鼓励,使其树立恢复健康的信心,积极配合治疗和护理。

2. 皮肤护理 床上铺橡胶单和中单或使用尿垫;经常用温水清洗会阴部皮肤,勤换衣裤、尿垫等以保持局部皮肤清洁干燥,减少异味。定时按摩受压部位,防止压疮的发生。

3. 外部引流 女患者可用女式尿壶紧贴外阴部接取尿液;男患者可用尿壶接尿,也可用安全套连接集尿袋,接取尿液,但此法不宜长时间使用。

4. 留置导尿 对长期尿失禁的患者,可行导尿管留置。定时排放尿液锻炼膀胱壁肌肉张力,恢复膀胱的正常生理功能,还可以避免尿液浸渍皮肤,发生压疮。

5. 室内环境 定时开窗通风换气,去除不良气味,保持空气清新。

6. 健康教育 ①摄入适量的液体:如病情允许,指导患者每日白天摄入液体 2000~3000ml,预防泌尿系统感染和促进排尿反射恢复,入睡前限制饮水,减少夜间尿量。②训练膀胱功能:定时使用便器,建立规律的排尿习惯,刚开始白天每隔 1~2h 使用便盆 1 次,并用手掌轻压膀胱,协助排尿,夜间每隔 4h 使用便盆一次。以后间隔时间逐渐延长,以促进排尿功能的恢复。③锻炼肌肉力量:指导患者进行骨盆底部肌肉锻炼,以增强控制排尿的能力。具体方法是患者取立、坐或卧位,试作排尿(排便)动作,先慢慢收紧盆底肌肉,再缓缓放松,每次 10s 左右,连续 10 遍,5~10/d,以不觉疲乏为宜。

重点提示

尿潴留患者的护理;尿失禁患者的护理及健康教育。

三、导 尿 术

导尿术是指在严格无菌操作下,用无菌导尿管经尿道插入膀胱引出尿液的技术。

【目的】

1. 为尿潴留患者引流出尿液,以减轻痛苦。

2. 协助临床诊断:如留取未受污染的尿标本作细菌培养;测量膀胱容量、压力及检查残余尿;进行尿道或膀胱造影等。

3. 为膀胱肿瘤患者进行膀胱内化疗。

【评估】

1. 患者的病情、临床诊断、导尿的目的。

2. 患者的意识状态、生命体征、心理状况。

3. 患者的合作理解程度。

4. 膀胱充盈度、尿道口解剖位置及会阴部皮肤情况。

5. 环境的隐蔽情况。

【计划】

1. 操作者准备　着装规范、整洁,备齐物品,洗手、戴口罩。

2. 患者准备　了解导尿的目的、过程、注意事项及配合要点。能自理者嘱其自行冲洗会阴,不能自理者护士给予帮助。

3. 用物准备

(1)外阴消毒用物:弯盘 1 个,治疗碗内盛消毒液棉球若干个,血管钳 1 把,手套 1 只或指套 2 只。

(2)无菌导尿包:内有弯盘 1 个,治疗碗 1 个,尿管 10、12 号各 1 根,小药杯 1 个(内盛数个棉球),血管钳 2 把,润滑油棉签或液状石蜡棉球瓶 1 个,标本瓶 1 个,洞巾 1 个,纱布 2 块。(男患者另备无菌纱布数块)

(3)其他用物:无菌持物钳和容器 1 套,无菌手套 1 副,消毒溶液,小橡胶单和治疗巾 1 套或一次性垫巾,浴巾 1 条,便盆及便盆巾,屏风。

4. 环境准备　清洁、安静、舒适、安全,光线充足;关闭门窗,屏风遮挡。

【实施】

1. 女性患者导尿术

操作流程	操作步骤	要点与说明
核对解释	备齐用物,推至床旁,核对患者、解释。	确认患者,消除其紧张心理,取得配合
安置卧位	(1)松开床尾盖被,帮助患者脱去对侧裤腿,盖在近侧腿部,对侧腿用毛巾被或盖被遮盖 (2)协助患者取屈膝仰卧位,两腿略外展,暴露外阴	保护患者,防止受凉
铺巾放盘	将小橡胶单和治疗巾或一次性尿垫铺于患者臀下,弯盘置外阴旁,倒消毒液于治疗碗内浸湿棉球,将治疗碗放置在弯盘后	防止床单污染、潮湿
初次消毒	一手戴手套或指套,另一手持血管钳夹取消毒液棉球,依次消毒阴阜、大阴唇、小阴唇和尿道口;污棉球放在弯盘内;消毒完毕,脱下手套,置弯盘内,弯盘移至床尾,撤去消毒用物放治疗车下层	消毒顺序是由外向内、自上而下,每个棉球限用一次
开包倒液	在患者两腿之间打开导尿包外层包布,按无菌技术操作打开导尿包内层包布,用无菌持物钳取小药杯,倒适量消毒液于药杯内	嘱患者保持安置的体位,避免无菌区域污染

续表

操作流程	操作步骤	要点与说明
插管准备	(1)戴无菌手套,铺洞巾,使洞巾和导尿包内层包布形成一无菌区	扩大无菌区域,利于操作,避免污染
	(2)按操作顺序排列好用物,选择合适的导尿管,润滑导尿管前段	一般成人使用10号或12号导尿管,小儿宜使用8号或10号导尿管
再次消毒	左手拇指、示指分开并固定小阴唇,右手持血管钳夹取消毒液棉球依次消毒尿道口、两侧小阴唇、再次消毒尿道口,污棉球、弯盘、小药杯及消毒用的血管钳移出无菌区	消毒顺序是由内向外,自上而下,每个棉球限用一次,尿道口加强消毒一次
插导尿管	左手继续固定小阴唇,右手将无菌治疗碗移至洞巾口旁,用另一血管钳夹持已润滑的导尿管对准尿道口轻轻插入尿道4~6cm,见尿液流出再插入1~2cm(图12-1)	左手松动视为尿道口可疑污染;插管时,患者张口呼吸,使尿道和尿道括约肌松弛,有助于插管;
引流尿液	左手固定导尿管,将尿液引入治疗碗内。当治疗碗内盛满尿液,用血管钳夹住导尿管末端把尿液倒入便盆内,打开导尿管继续放尿。注意观察患者的反应,若需做尿培养,用无菌标本瓶接取中段尿液5ml	尿液盛满,及时夹管,将尿液倒入便盆,注意询问患者感觉,观察患者反应,防止尿标本污染
拔管整理	导尿毕,夹管,拔出导尿管,撤去洞巾,擦净外阴,脱去手套置弯盘内,撤去导尿包、治疗巾和小橡胶单,协助患者穿裤,整理床单位,洗手记录,尿标本贴好标签送检	将撤下的导尿包、小橡胶单和治疗巾、床尾弯盘和治疗碗放于治疗车下层,询问患者感觉和需要,交代注意事项

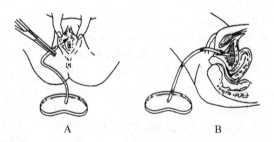

A B

图12-1 女性患者导尿术

2. 男性患者导尿术

操作流程	操作步骤	要点与说明
核对解释	备齐用物,推至床旁,核对解释	确认患者,消除其紧张心理,取得配合
安置卧位	松开床尾盖被,协助患者取仰卧位,两腿平放略分开,露出外阴部,注意保护患者	保护患者,防止受凉
铺巾放盘	将小橡胶单和治疗巾或一次性尿垫铺于患者臀下,弯盘置外阴旁	防止床单污染、潮湿

续表

操作流程	操作步骤	要点与说明
初次消毒	(1)左手戴手套,右手持血管钳夹取消毒液棉球依次消毒阴阜、阴茎 (2)左手用无菌纱布裹住阴茎,将包皮向后推,自尿道口向外旋转擦拭,依次消毒尿道口、龟头和冠状沟数次,每个棉球限用1次 (3)脱手套置弯盘内,弯盘移至床尾,撤去消毒用物放治疗车下层	自阴茎根部向尿道口消毒,包皮和冠状沟易藏污垢,应注意仔细擦拭,预防感染
开包倒液	在患者两腿之间打开导尿包外层包布,按无菌技术操作打开导尿包内层包布,用无菌持物钳取小药杯,倒适量消毒液于药杯内	扩大无菌区域,利于无菌操作,避免污染
插管准备	戴无菌手套,铺洞巾,使洞巾和导尿包内层包布形成一无菌区,按操作顺序排列好用物,选择合适的导尿管,润滑导尿管前段	尿管选择要合适
再次消毒	左手用无菌纱布裹住阴茎将包皮向后推,暴露尿道口。用消毒液棉球消毒尿道口、龟头及冠状沟数次每个棉球限用1次,污棉球、弯盘、小药杯及消毒用的血管钳移出无菌区	由内向外,每个棉球限用一次,避免已消毒部位再污染
插导尿管	男性尿道全长18~20cm,有2个弯曲(耻骨前弯和耻骨下弯),3个狭窄(尿道内口、膜部和尿道外口)左手提起阴茎使之与腹壁成60°角(图12-2),右手将无菌治疗碗移至洞巾口旁,准备接尿,用另一血管钳夹持已润滑的导尿管对准尿道口轻轻插入尿道20~22cm,见尿液流出后,再插入约2cm	使耻骨前弯消失,利于插管,插管时,切忌用力过猛而损伤尿道黏膜
引流尿液	左手固定导尿管,将尿液引入治疗碗内。当治疗碗内盛满尿液,用血管钳夹住导尿管末端,把尿液倒入便盆内,打开导尿管继续放尿。注意观察患者的反应,若需做尿培养,用无菌标本瓶接取中段尿液5ml	注意观察患者的反应及询问其感觉
拔管整理	导尿毕,夹管,拔出导尿管,撤下洞巾,擦净外阴,脱去手套置弯盘内,撤去导尿包、治疗巾和小橡胶单,协助患者穿裤,整理床单位,洗手记录,尿标本贴好标签送检	将撤下的导尿包、小橡胶单和治疗巾、床尾弯盘和治疗碗放于治疗车下层,询问患者感觉和需要,交代注意事项

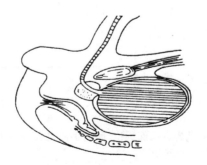

图 12-2 男患者导尿术

【注意事项】

1. 用物必须严格灭菌,严格执行无菌操作,以防感染。

2. 注意保暖,避免过多暴露患者,保护其自尊和隐私。

3. 老年女性尿道口回缩,插管时应仔细观察、辨认,避免误入阴道。

4. 为女性患者导尿时,如果误入阴道,应立即拔出,更换导管重新插入。

5. 选择合适的导尿管,成人一般用 10~12 号,小儿选用 8~10 号。如果导尿管过粗,易损伤尿道黏膜;导尿管过细尿液可自尿道口溢出,插管时动作应轻柔,避免损伤尿道黏膜。

6. 膀胱高度膨胀且又极度虚弱的患者,第一次放尿不得超过 1000ml。因为大量放尿,使腹腔压力突然降低,血液大量滞留在腹腔血管中,导致血压下降而虚脱。又因为膀胱内压力突然减低,引起膀胱内黏膜急剧充血而发生血尿。

7. 放尿过程中如需倒尿液,导尿管末端应低于耻骨联合,以免造成尿液逆流。

【操作后评价】

1. 护患沟通有效,患者及家属能了解导尿的目的及意义,配合良好。

2. 操作方法正确,无损伤或感染等并发症;达到操作目的,患者感舒适、安全。

3. 关心、体贴患者,维护自尊。

重点提示

导尿术的目的;女性患者导尿术初步消毒的顺序和原则;男女患者导尿时导尿管插入尿道的长度;为男性患者导尿时提起阴茎与腹壁成 60°角的目的;导尿术的注意事项。

四、导尿管留置术

导尿管留置术是在导尿后,将导尿管保留在膀胱内,引流尿液的方法。

【目的】

1. 抢救危重、休克患者时正确记录每小时尿量、测量尿比重,以观察患者的病情变化。

2. 为盆腔手术前的患者排空膀胱,使膀胱持续保持空虚,避免术中误伤。

3. 某些泌尿系统疾病手术后留置导尿管,便于持续引流和冲洗,并减轻手术切口的张力,有利于愈合。

4. 为截瘫、昏迷、会阴部有伤口或尿失禁的患者引流尿液,保持会阴部的清洁干燥。

5. 为尿失禁患者行膀胱功能训练。

【评估】

1. 患者的病情、临床诊断、导尿的目的。

2. 患者的意识状态、生命体征、心理状况。

3. 患者的合作理解程度。

4. 膀胱充盈度、尿道口解剖位置及会阴部皮肤情况。

5. 环境的隐蔽情况。

【计划】

1. 操作者准备　同导尿术。

2. 患者准备　同导尿术。

3. 用物准备　同导尿术用物(导尿管最好选用气囊导尿管),另备:无菌集尿袋、安全别针、无菌硅胶气囊导尿管(成人用 16~18 号,小儿用 12~14 号),10ml 无菌注射器、无菌氯化钠注射液

4. 环境准备　同导尿术。

【实施】

操作流程	操作步骤	要点与说明
核对解释	同导尿术	严格检查导尿包的有效期
安置卧位	同导尿术	嘱患者放松,消除紧张心理,以便合作
消毒插管	消毒会阴部及尿道外口,插入导尿管,见尿液流出后再插 2cm(气囊导尿管见尿液流出后再插 5~7cm)。排尿后,夹住导尿管尾端	严格按无菌操作进行,防止泌尿系统感染
固定尿管	双腔气囊导尿管固定法:根据导尿管上注明的气囊容积向气囊注入等量(5~10ml)的生理盐水或蒸馏水(图 12-3),轻拉导尿管时有阻力感,即证实导尿管已固定于膀胱内	硅胶导尿管与组织有较好的相容性,对组织刺激小,导管前端有一气囊,当注入一定量的液体后可将尿道管固定于膀胱内。气囊注水速度要慢
接集尿袋	(1)撤去洞巾,脱手套,导尿管尾端与集尿袋的引流管接头连接,用安全别针将集尿袋的引流管固定在床单上(图 12-4)。	引流管要留出足够长度防止因翻身牵拉,致使尿管滑出
	(2)集尿袋低于膀胱的高度,开放导尿管	防止尿液逆流引起泌尿系统感染
整理记录	撤出小橡胶单和治疗巾放在治疗车下,协助患者取舒适卧位,整理床单位。记录导尿时间、尿量、尿液颜色及性质、患者的反应等情况	询问患者感觉和需要,交代注意事项
拔导尿管	先排尽尿液,然后用注射器抽出气囊中的液体,嘱患者深呼吸,轻稳地拔出导尿管。协助患者穿好衣裤,取舒适的卧位。整理床单位,洗手,记录拔管时间、尿液引流量及患者反应。	动作轻柔,取得患者配合

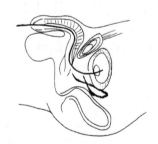

图 12-3　气囊导尿管固定法

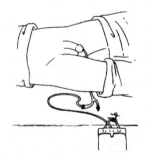

图 12-4　集尿袋固定法

【留置导尿管患者的护理】

1. 向患者及其家属解释留置导尿的目的和护理方法,并鼓励其主动参与护理。

2. 鼓励患者多饮水并进行适当的活动。在病情许可的情况下,每天尿量应维持在 2000ml 以上。注意倾听患者的主诉并观察尿液情况,发现尿液浑浊、沉淀、有结晶时,应及时给予膀胱

冲洗,每周尿常规检查一次。

3. 注意保持引流管通畅,避免导尿管受压、扭曲、堵塞等导致泌尿系统的感染。

4. 患者离床活动时,用胶布将导尿管远端固定在大腿上,以防导尿管脱出。集尿袋不得超过膀胱高度并避免挤压,防止尿液反流,导致感染的发生。

5. 保持尿道口清洁。女患者用消毒液棉球擦拭外阴及尿道口,男患者用消毒液棉球擦拭尿道口、龟头及包皮,每天 1~2 次。

6. 集尿袋每日更换,及时排空集尿袋,并记录尿量。普通导尿管每周更换一次,硅胶导尿管可适当延长更换时间。

7. 训练膀胱反射功能,可采用间歇性夹管方式。夹闭导尿管,每 3~4h 开放一次,使膀胱定时充盈和排空,促进膀胱功能的恢复。

【操作后评价】

1. 护患沟通有效,配合良好。

2. 操作方法正确,无损伤或感染等并发症;拔管后患者能自行排尿,无不适反应。

3. 关心、体贴患者,维护自尊。

五、膀胱冲洗术

膀胱冲洗术是利用导尿管,将溶液灌入膀胱内,再运用虹吸原理将灌入的液体引流出来的方法。

【目的】

1. 预防及治疗感染。对留置导尿管的患者,预防尿管堵塞及尿潴留,保持尿液通畅。

2. 清除膀胱内的血凝块、黏液、细菌,预防及治疗感染。

3. 辅助治疗某些膀胱疾病,如膀胱炎、膀胱肿瘤。

【评估】

1. 患者的病情、排尿情况、膀胱冲洗的目的。

2. 患者的意识、生命体征、自理能力、心理状态和理解合作程度。

【计划】

1. 操作者准备　着装规范、整洁,备齐物品,洗手、戴口罩。熟悉膀胱冲洗的操作程序,向患者解释膀胱冲洗的目的及注意事项。

2. 患者准备　患者及家属了解膀胱冲洗的目的、过程、注意事项及配合要点。

3. 用物准备

(1)无菌治疗盘内置:按导尿术准备的导尿用物、消毒液、无菌棉签、医嘱本、手消毒液、无菌膀胱冲洗装置 1 套。

(2)开瓶器 1 个,输液架 1 个,输液吊篮 1 个、便盆及便盆巾。

(3)常用冲洗液:0.9%氯化钠溶液、0.02%呋喃西林液、3%硼酸液、0.1%新霉素溶液、氯己定液。

(4)灌入溶液温度为 38~40℃。若为前列腺肥大摘除术后患者,用 4℃左右的 0.9%氯化钠溶液灌洗。

4. 环境准备　酌情关闭门窗,屏风遮挡。

【实施】

操作流程	操作步骤	要点与说明
插导尿管	备齐用物,推至床旁,核对患者、解释。按导尿术插好导尿管并排空膀胱	便于冲洗液顺利滴入膀胱。有利于药液与膀胱壁充分接触,并保持有效浓度,达到冲洗目的
预备冲洗	(1)用开瓶器启开冲洗瓶铝盖中心部分,常规消毒瓶塞,打开膀胱冲洗装置,将冲洗导管针头插入瓶塞,将冲洗液倒挂于输液架上,排气后关闭导管。	膀胱冲洗装置类似静脉输液导管,其末端与"Y"形管的主管连接,"Y"形管的一个分管连接引流管,另一个分管连接导尿管。应用三腔管导尿时,可免用"Y"形管
	(2)分开导尿管与集尿袋引流管接头连接处,消毒导尿口引流管和引流管接头,将导尿管和分别与"Y"形管的两个分管相连接,"Y"形管的主管连接冲洗导管	
冲洗过程	(1)关闭引流管,开放冲洗管,使溶液滴入膀胱,调节滴速。待患者有尿意或滴入溶液 200~300ml 后,关闭冲洗管,将冲洗液全部引流出来后,再关闭引流管	瓶内液面距床面约 60cm,以便产生一定压力,使液体能够顺利滴入膀胱;滴速一般为 60~80 滴/分,不易过快,以免引起患者强烈尿意,迫使冲洗液从导尿管侧溢出尿道外;"Y"形管须低于耻骨联合,以便引流彻底
	(2)按需要如此反复冲洗。在冲洗过程中,询问患者感受,观察患者的反应及引流液性状	若患者出现不适或有出血情况,立即停止冲洗,并与医生联系;冲洗 3~4/d,每次冲洗量 500~1000ml
固定整理	冲洗完毕,取下冲洗管,消毒导尿口和引流管接头并链连;清洁外阴部,固定好导尿管协助患者取舒适卧位,整理床单位,清理物品	如果注入药物,可根据治疗需要,注药毕拔除导尿管
洗手记录	洗手,记录	记录冲洗液名称、冲洗量、引流液性质、冲洗过程中患者反应等

【注意事项】

1. 严格无菌技术操作。

2. 避免用力回抽造成黏膜损伤。若引流的液体少于灌入的液体量,应考虑是否有血块或脓液阻塞,可增加冲洗次数或更换导尿管。

3. 冲洗压力不可过大,以免刺激患者出现血压升高或加重出血等。

4. 持续膀胱冲洗适宜的水温为 30~37℃。间断膀胱冲洗时冲洗液可不加温。

5. 在膀胱有少量出血时,可采用冰生理盐水加去甲肾上腺素进行治疗。

链 接

导尿管更换时间的规定

研究发现,患者尿液的 pH 值是影响微生物繁殖和尿液沉淀的重要因素,尿液 pH 大于 6.8 者,发生堵塞的机会比尿液 pH 值小于 6.7 者高 10 倍。美国疾病控制中心推荐的时间原则是:尽量减少更换导尿管的次数,以避免尿路感染,只有在发生堵塞时才更换导尿管。

重点提示

留置导尿术气囊固定法；留置导尿管患者泌尿系统逆行感染的预防措施。

第二节　排便护理

一、排便的评估

(一) 粪便的观察

正常情况下，粪便的性质与性状可以反映整个消化系统的功能状况。因此护士通过对患者粪便的观察，可以及早发现和鉴别消化道疾患，有助于诊断和选择治疗、护理措施。

1. **次数和量**　排便是人体基本生理需要，排便次数因人而异。排便量与膳食种类、数量、摄入液体量、大便次数及消化器官的功能有关。正常成人每日排便 1~3 次。婴幼儿每日排便 3~5 次，平均每次排便量 150~200g。成人排便每天超过 3 次或每周少于 3 次，应视为排便异常。当消化器官功能紊乱时，也会出现排便量的改变。

2. **气味**　正常时粪便气味因膳食种类而异。严重腹泻患者粪便呈碱性反应，气味呈恶臭味；下消化道溃疡、恶性肿瘤患者粪便呈腐败臭味；上消化道出血的柏油样粪便呈腥臭味；消化吸收不良粪便呈酸性反应，气味为酸臭味。

3. **形状与颜色**　正常人的粪便为成形软便。便秘时粪便坚硬、呈栗子样；消化不良或急性肠炎可为稀便或水样便；肠道部分梗阻或直肠狭窄，粪便常呈扁条形或带状。正常成人的粪便颜色呈黄褐色或棕黄色。婴儿的粪便呈黄色或金黄色。因摄入食物或药物种类的不同，粪便颜色会发生变化，如食用大量绿叶蔬菜，粪便可呈暗绿色；摄入动物血或铁制剂，粪便可呈无光样黑色。如果粪便颜色改变与上述情况无关，表示消化系统有病理变化存在。如柏油样便提示上消化道出血；白陶土色便提示胆道梗阻；暗红色血便提示下消化道出血；果酱样便见于肠套叠、阿米巴痢疾；粪便表面粘有鲜红色血液或便后鲜血滴出，见于痔疮或肛裂；白色"米泔水"样便见于霍乱、副霍乱。

(二) 排便活动的评估

异常排便活动常见的有以下几种。

1. **便秘**　指正常的排便次数减少，排出过干过硬的粪便，且排便不畅、困难。可有头痛、腹痛、腹胀、消化不良、乏力、食欲不佳等全身症状。造成便秘的主要原因有某些器质性病变；排便习惯不良；中枢神经系统功能障碍；排便时间或活动受限制；精神紧张；各类直肠肛门手术；某些药物不合理的使用；饮食结构不合理，饮水量不足；滥用泻剂、栓剂、灌肠；长期卧床或活动减少等。

便秘在某些情况下可能给患者带来危险，如心脏病患者用力排便时可能诱发心绞痛和心肌梗死。

2. **粪便嵌塞**　是指粪便持久滞留堆积在直肠内，坚硬不能排出，常发生于慢性便秘的患者。

3. **腹泻**　指正常排便形态改变，频繁排出松散稀薄的粪便甚至水样便。常伴有腹痛、恶心、呕吐、疲乏等症状。任何原因引起肠蠕动增加,肠液分泌增加,肠黏膜吸收水分障碍,都可导致腹泻。如饮食不当或使用泻剂不当;情绪紧张、焦虑;消化系统发育不成熟;肠道感染或疾患;某些内分泌疾病如甲亢等均可导致肠蠕动增加,发生腹泻。

4. 排便失禁 指肛门括约肌不受意识的控制而不自主地排便。常见原因有神经肌肉系统的病变或损伤如瘫痪;胃肠道疾患;精神障碍、情绪失调等。

5. 排便改道 因为疾病治疗的需要,将肠道的一部分外置于腹部表面,在腹壁建立暂时性或永久性的人工肠造口以排泄粪便,称排便改道(也称人造肛门)。常用于急性肠梗阻的结肠癌或晚期直肠癌。

6. 肠胀气 指胃肠道内有过量气体积聚,不能排出。患者表现为腹部膨隆,叩诊呈鼓音、腹胀、痉挛性疼痛、呃逆、肛门排气过多。常见原因:食入产气性食物过多;吞入大量空气;肠蠕动减少;肠道梗阻及肠道手术后。

(三) 影响排便的因素

1. 心理因素 心理因素是影响排便的重要因素。精神抑郁,身体活动减少,肠蠕动减少而导致便秘。而情绪紧张、焦虑可导致迷走神经兴奋,肠蠕动增快而致腹泻。

2. 文化教育 社会的文化教育影响个人的排便观念和习惯。排便是个人隐私的观念已被大多数社会文化所接受。当个体因排便问题需要医务人员帮助而丧失隐私时,个体就可能压抑排便的需要而造成排便功能异常。

3. 年龄 年龄可影响人对排便的控制。2~3 岁以下的婴幼儿由于神经肌肉系统发育不全,不能控制排便。老年人随年龄增加,腹壁肌肉张力下降,胃肠蠕动减慢,肛门括约肌松弛等导致肠道控制能力下降而出现排便功能的异常。

4. 食物 均衡饮食与足量的液体是维持正常排便的重要条件。富含纤维的食物可提供必要的粪便容积,加速食糜通过肠道,减少水分在大肠内的再吸收,使大便柔软而能轻易排出。每日摄入足量液体,可以液化肠内容物使食物能顺利通过肠道。当摄食量过少、食物中缺少纤维或水分不足时,无法产生足够的粪便容积和液化食糜,食糜通过回肠速度减慢、时间延长,水分的再吸收增加,导致粪便变硬、排便减少而发生便秘。

5. 活动 活动有助于维持正常的排便功能。适当的活动可维持肌肉的张力,刺激肠道蠕动。各种原因所致长期卧床、缺乏活动的患者,可因肌肉张力减退而导致排便困难或便秘。

6. 个人排泄习惯 在日常生活中,许多人都有自己固定的排便时间、姿势;使用某种固定的便具;排便时从事某些活动如阅读等。当这些生活习惯由于环境的改变无法维持时,正常排便就会受到影响。

7. 疾病 肠道本身的疾病或身体其他系统的病变均可影响正常排便。如大肠癌、结肠炎可使排便次数增加;脊髓损伤、脑卒中等可致排便失禁。

8. 药物 有些药物能治疗或预防便秘和腹泻。如缓泻药可刺激肠蠕动,减少肠道水分吸收,促使排便;长期使用缓泻药可降低肠道感受器的敏感性,导致慢性便秘。有些药物则可能干扰排便的正常形态,如长时间服用抗生素,可抑制肠道正常菌群而导致腹泻;镇静剂可使肠运动能力减弱而导致便秘。

9. 治疗和检查 某些治疗和检查会影响个体的排便活动,例如腹部、肛门部位手术,会因为肠壁肌肉的暂时麻痹或伤口疼痛而造成排便困难。胃肠道诊断性检查常需灌肠或服用钡剂,也可影响正常排便。

重点提示

异常粪便的评估;影响排便的因素。

二、排便异常的护理

(一)便秘患者的护理

1. 心理护理　根据患者情况,给予解释、指导,以稳定患者情绪,消除其紧张心理。

2. 合理安排膳食　多食用蔬菜、水果、粗粮等高纤维食物;多饮水,病情许可时每日液体摄入量不少于 2000ml;适当食用油脂类的食物。

3. 提供适当的排便环境　提供患者单独隐蔽的环境及充裕的排便时间。如用屏风遮挡并避开查房、治疗护理和进餐时间,以消除紧张情绪,保持精神松弛,安心排便。

4. 选取适宜的排便姿势　床上使用便盆时,除非有特别禁忌,最好采取坐姿或抬高床头,利用重力作用增加腹内压促进排便。病情允许时让患者下床上厕所排便。对手术患者,在手术前应有计划地训练其在床上使用便器,以逐渐适应卧床排便的需要。

5. 腹部环形按摩　患者排便时腹部可按升结肠、横结肠、降结肠的顺序做环行按摩,可促使降结肠的内容物向下移动,并可增加腹内压,促进排便。

6. 遵医嘱给予缓泻剂　缓泻剂可使粪便中的水分含量增加,刺激肠蠕动,加速肠内容物的运行而引起导泻作用。应根据患者特点及病情选用缓泻剂。慢性便秘患者可选用蓖麻油、番泻叶、酚酞(果导)、大黄等。使用缓泻剂可暂时解除便秘,但长期使用可使个体养成对缓泻剂的依赖,易导致慢性便秘。

7. 应用简易通便法　通过简便经济有效的措施,帮助患者解除便秘。适用于老人、体弱和久病卧床便秘者。其作用机理是软化粪便,润滑肠壁,刺激肠蠕动促进排便。

(1)开塞露法:开塞露用甘油或山梨醇制成,装在塑料容器内,先打开容器盖,再挤出少许液体润滑开口处,患者左侧卧位,放松肛门外括约肌,将开塞露的前端轻轻插入肛门后再将药液全部挤入直肠内,保留 5~10min 后排便(图 12-5)。开塞露封口处剪开后应修剪光滑,避免损伤肠黏膜。

(2)甘油栓法:甘油栓是用甘油和明胶制成的栓剂。使用时手垫纱布或戴手套,捏住甘油栓底部轻轻插入肛门至直肠内(图 12-6),抵住肛门处轻轻按摩,保留 5~10min 排便。

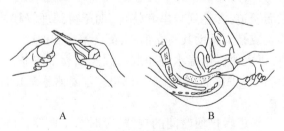

图 12-5　开塞露通便法

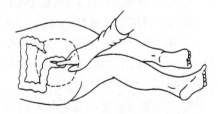

图 12-6　甘油栓通便法

(3)肥皂栓法:将普通肥皂削成圆锥形(底部直径 1cm、长 3~4cm),使用时手垫纱布或戴手套,将肥皂栓蘸热水后轻轻插入肛门。注意,有肛门黏膜溃疡、肛裂及肛门剧烈疼痛者,不宜使用肥皂栓通便。

8. 灌肠 以上方法均无效时,遵医嘱行灌肠术。

9. 健康教育 帮助患者及家属正确认识维持正常排便习惯的意义和获得有关排便的知识。

(1)重建正常的排便习惯:指导患者选择适合自身排便的时间,理想的时间是饭后(早餐后最佳),此时胃结肠反射最强,每天固定在此时间排便,不随意使用缓泻剂及灌肠等方法。

(2)鼓励患者适当运动:根据身体状况拟订适宜的活动计划并协助患者进行运动,如散步、做操、打太极拳等。指导卧床患者进行床上活动进行增强腹肌和盆底部肌肉的运动,以增加肠蠕动和肌张力,促进排便。

(3)充足的休息和睡眠:以减轻压力,放松心情,保持消化道的正常功能。

(4)简易通便剂:教会患者及家属使用方法,但告知不可长期使用。

(二)粪便嵌塞的护理

早期可让患者使用栓剂或使用缓泻剂,必要时使用油剂进行灌肠,2~3h 之后再给予清洁灌肠。清洁灌肠无效时,遵医嘱为患者实施人工取便。

(三)腹泻患者的护理

1. 心理护理 根据患者情况给予合理的解释和安慰,消除不安情绪。腹泻患者往往难以控制便急,必要时便盆置于易取处,方便患者取用;协助及时更换被粪便污染的衣裤、床单、被套,以维持患者自尊,使患者感到舒适。

2. 祛除病因 停止食用可能被污染的食物,有肠道感染时遵医嘱给予药物治疗。

3. 卧床休息 以减少肠蠕动,以减少患者体力消耗。同时注意腹部保暖。

4. 膳食调理 鼓励患者多饮水,酌情给予清淡的流质或半流质食物,避免油腻、辛辣、高纤维食物。严重腹泻时可暂禁食。

5. 防治水、电解质的紊乱 注意补充水、电解质。按医嘱给予止泻剂、口服补盐液或静脉输液。

6. 维持皮肤完整性 特别是婴幼儿、老人、身体衰弱者,每次便后用软纸轻擦肛门,温水清洗,并在肛门周围涂油膏保护局部皮肤。

7. 观察病情 记录排便的性质、次数等,必要时留取标本送检。病情危重者,注意生命体征变化。如疑为传染病,应按肠道隔离原则护理。

8. 健康教育 向患者讲解有关腹泻的知识,指导患者注意饮食卫生,养成良好的卫生习惯。

(四)排便失禁患者的护理

1. 心理护理 排便失禁的患者心情紧张而窘迫,常感到自卑和忧郁,期望得到理解和帮助。护理人员应尊重理解患者,给予心理安慰与支持。帮助其树立信心,配合治疗和护理。

2. 保护皮肤 床上铺一次性中单或尿垫,每次便后用温水洗净肛门周围及臀部皮肤,保持皮肤清洁、干燥。必要时,肛门周围涂搽软膏以保护皮肤,避免破损感染。注意观察骶尾部皮肤变化,定时按摩受压部位,预防压疮的发生。

3. 帮助患者重建正常排便的控制能力 了解患者排便时间的规律,定时给予便器,促使患者按时自己排便;与医生协调定时应用导泻栓剂或灌肠,以刺激定时排便;教会患者进行肛门括约肌及盆底部肌肉收缩锻炼。指导患者取立、坐或卧位,试作排便动作,先慢慢收缩肌肉,然后再慢慢放松,每次 10s 左右,连续 10 遍,每日 5~10 次,以患者感觉不疲乏为宜。

4. 保持室内空气清新 及时更换污湿的衣裤被单,定时开窗通风,保持床褥、衣服清洁,除去不良气味。

5. 健康教育 在患者病情允许的情况下,指导患者摄入足够的液体量;教会患者进行肛门括约肌及盆底肌收缩运动锻炼,利于恢复肛门括约肌控制能力。

(五)排便改道患者的护理

1. 造口及周围皮肤护理 保持引流彻底及周围皮肤清洁干燥;涂上氧化锌软膏,防止皮炎和皮肤糜烂。

2. 造口袋及时排空、冲洗和更换 ①一次性闭口袋须每次更换;②一次性开口袋须及时排空和冲洗,一般可使用 7d,但有流出物漏至周围皮肤时,需立即更换(图 12-7A);③非一次性造口袋,患者可备 3~4 个造口袋交替应用(图 12-7B)。

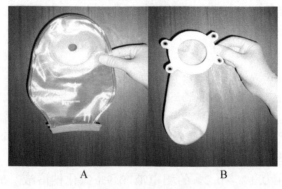

A   B

图 12-7 肠造口袋

3. 心理护理 肠造口患者因体形改变或有难闻的气味,致使自尊下降,护士应给予理解和支持,注意保护隐私和自尊。

4. 健康教育 ①指导患者选择合适型号的造口袋;②教会患者肠造口的自我护理。

(六)肠胀气患者的护理

1. 心理护理 向患者解释肠胀气的相关知识,缓解紧张情绪。

2. 适当活动 卧床患者可变换卧位或床上运动,以促进肠蠕动,减轻腹胀。

3. 促进排气 可行腹部按摩、热敷等;必要时遵医嘱给药或肛管排气。

4. 健康教育 指导患者合理的饮食,少摄入豆类、糖类等产气食物。

重点提示

便秘患者的护理及健康教育;腹泻患者的护理及健康教育;排便失禁患者的护理及健康教育。

三、与排便有关的护理技术

灌肠法是将一定量的液体由肛门经直肠灌入结肠,以帮助患者清洁肠道、排便、排气或由肠道供给药物或营养,达到确定诊断和治疗目的的方法。

根据灌肠的目的,可分为不保留灌肠和保留灌肠两大类。根据灌入的液体量又可将不保留灌肠分为大量不保留灌肠、小量不保留灌肠和清洁灌肠。

(一)大量不保留灌肠

【目的】

1. 解除便秘、肠胀气。

2. 清洁肠道,为盆、腹腔手术,肠道检查或分娩作准备。

3. 清除肠道内的有害物质,减轻中毒。

4. 为高热患者降温。

【评估】

1. 患者的病情、临床诊断、灌肠的目的。

2. 患者的意识状态、生命体征、心理状况、排便情况和肛周皮肤和黏膜情况。

3. 患者对灌肠的理解配合程度。

4. 病室温度和环境的隐蔽情况。

【计划】

1. 操作者准备　着装规范、整洁,备齐物品,洗手、戴口罩。

2. 患者准备　了解大量不保留灌肠的目的、过程、注意事项,能配合操作。

3. 用物准备

(1)治疗盘内备:灌肠袋一套、肛管(24～26 号)、血管钳(或液体调节开关)、水温计、棉签、润滑剂、卫生纸、弯盘、一次性垫巾、一次性手套。

(2)灌肠溶液:常用 0.1%～0.2% 的肥皂液、0.9% 氯化钠溶液。成人每次用量为 500～1000ml,小儿 200～500ml。溶液温度一般为 39～41℃,降温时用 28～32℃,中暑用 4℃ 的生理盐水。

(3)其他:便盆、便盆巾、输液架、屏风

4. 环境准备　清洁、安静、舒适、安全,光线充足;关闭门窗,屏风遮挡。

【实施】

操作流程	操作步骤	要点与说明
核对解释	备齐用物,推至床旁核对患者、解释并嘱患者排空膀胱	认真执行查对制度,取得患者合作
安置体位	(1)患者取左侧卧位,双膝屈曲,脱裤至膝,移臀至床沿(不能自我控制排便的患者可取仰卧位,臀下垫便盆) (2)铺垫巾于臀下,置弯盘于臀边,遮盖患者	左侧卧位使乙状结肠、降结肠处于下方,使灌肠液借重力作用顺利流入
排气插管	挂于灌肠液于输液架上,液面距肛门 40～60cm,戴手套,润滑肛管前段,连接肛管,排尽管内气体,夹管,左手垫卫生纸分开臀部,暴露肛门,嘱患者做排便动作,使肛门括约肌放松,右手将肛管轻轻插入直肠 7～10cm(小儿 4～7cm,婴儿 2.5～3cm),固定肛管。开放管夹,使液体缓缓流入(图 12-8)	保持一定的灌注压力和灌注速度;若灌肠筒位置过高,压力过大,流速过快,不以保留,且易引起肠道损伤
灌液观察	液体灌注过程中要密切观察袋内液面下降情况和患者的反应	根据患者的反应给予不同的处理

续表

操作流程	操作步骤	要点与说明
拔出肛管	（1）待灌肠液即将流尽时夹管,用卫生纸包裹肛管轻轻拔出放入弯盘内,擦净肛门协助取舒适卧位,嘱其尽量保留 5~10min 后排便	有利于粪便的充分软化
	（2）卧床患者及时给予便器,将卫生纸、呼叫器放于易取处	协助能下床的患者上厕所排便
整理记录	整理床单位,开窗通风,排除异味,观察大便性状,必要时留取标本送检,分类清理用物,洗手,在体温单大便栏目处记录	保持病房整洁,空气流通;灌肠后排便的符号为"E",灌肠后排便一次记为 1/E,灌肠一次后无排便记为 0/E

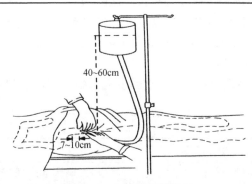

图 12-8　大量不保留灌肠

【注意事项】

1. 保护患者的自尊,尽量减少患者的肢体暴露,防止受凉。

2. 根据医嘱及评估结果,选择灌肠溶液,并准确掌握溶液的温度、浓度、速度和量。肝昏迷患者禁用肥皂液灌肠;以减少氨的产生和吸,加重肝昏迷;充血性心力衰竭和水钠潴留患者禁用生理盐水灌肠;伤寒患者灌肠时灌肠袋内液面不得高于肛门 30cm,液体量不得超过 500ml。

3. 灌肠过程中随时注意观察病情,若液体流入受阻可稍移动或挤捏肛管。若患者感觉腹胀或有便意,应降低灌肠筒的高度,以减慢流速,并嘱患者张口深呼吸,以放松腹部肌肉,减低腹压;若患者出现脉速、面色苍白、出冷汗、剧烈腹痛,心慌气促,应立即停止灌肠,与医生联系,给予及时处理。

4. 一般患者灌肠后保留 5~10min,降温灌肠时应嘱患者保留 30min 后再排便,排便后 30min 测量体温,并做好记录。

5. 妊娠、急腹症、严重心血管疾病、消化道出血患者禁忌灌肠。

【操作后评价】

1. 护患沟通有效,配合良好。

2. 操作规范,目的达到,患者感到安全、舒适。

3. 关心、体贴和保护患者。

（二）小量不保留灌肠

【目的】

1. 为年老体弱、小儿、腹部或盆腔手术后的患者及孕妇软化粪便,解除便秘。

2. 排出肠道内的气体,减轻腹胀。

【评估】 同大量不保留灌肠法

【计划】

1. 操作者准备 着装规范、整洁,备齐物品,洗手、戴口罩。

2. 患者准备 了解灌肠的目的、过程、注意事项及配合要点

3. 用物准备

(1)治疗盘内备:小容量灌肠袋一套或注洗器(或一次性注射器)、肛管(20～22 号)、血管钳(或液体调节开关)、水温计、棉签、润滑剂、温开水 5～10ml、卫生纸、弯盘、一次性垫巾、一次性手套、遵医嘱或评估资料准备灌肠液、便盆、便盆巾、屏风。

(2)灌肠溶液:1、2、3 溶液(50%硫酸镁 30ml、甘油 60ml、温开水 90ml);甘油或液状石蜡 50ml 加等量温开水;各种植物油 120～180ml。溶液温度为 38℃。

(3)其他:便盆、便盆巾、屏风。

4. 环境准备 清洁、安静、舒适、安全,光线充足;关闭门窗,屏风遮挡。

【实施】

操作流程	操作步骤	要点与说明
核对解释	同大量不保留灌肠法	确认患者,消除紧张情绪
安置体位	同大量不保留灌肠法	维持患者隐私,减轻心理压力
排气插管	(1)戴手套,润滑肛管前端,用注洗器(或一次性注射器)抽取溶液,连接肛管,排气后夹管	减少肛管对黏膜的刺激
	(2)分开臀部,暴露肛门,嘱患者做排便动作,使肛门括约肌放松。右手将肛管轻轻插入直肠 7～10cm(图 12-9),固定肛管	有利于肛管插入
灌入溶液	(1)放开管夹,缓缓注入灌肠液。注毕夹管,取下注射器再抽取溶液,放开管夹后再行灌注,如此反复直至灌肠液注完	以免引起排便反射,使溶液难以保留。更换注洗器时,防止空气进入肠道;如用小容量灌肠筒,液面距肛管应低于 30cm
	(2)注温开水 5～10ml,抬高肛管末端,使管内溶液全部灌入	
拔出肛管	夹闭肛管尾端或反折肛管尾端,用卫生纸包住肛管轻轻拔出,放入弯盘内;协助患者取舒适的卧位;嘱其尽量保留溶液 10～20min,再排便	充分软化粪便 交代注意事项
整理记录	同大量不保留灌肠法	同大量不保留灌肠法

【注意事项】

1. 插管时插管深度为 7～10cm,压力宜低,灌肠液灌注的速度不得过快,尽量保留溶液 10～20min 再排便。如为小容量灌肠袋(筒)灌肠,液面低于肛门平面 30cm。

2. 每次抽吸灌肠液时反折肛管尾端,防止空气进入肠道,引起腹胀。

3. 为保胎孕妇解除便秘,以油剂为宜。

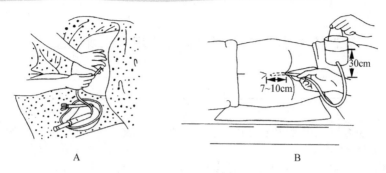

图 12-9　小量不保留灌肠

【操作后评价】

同大量不保留灌肠。

> **重点提示**
>
> 不保留灌肠的常用溶液、灌肠筒液面距肛门的高度、肛管插入肛门的深度及保留时间。

(三)清洁灌肠法

【目的】　彻底清除肠道内粪便,为直肠、结肠 X 线检查和手术前做肠道准备。

【评估】　同大量不保留灌肠。

【计划】　同大量不保留灌肠。

【实施】　同大量不保留灌肠法,即反复多次进行大量不保留灌肠。首次用 0.1% ~ 0.2% 肥皂液灌肠,进行排便。然后用 0.9% 氯化钠溶液灌肠多次,直至排出液无粪质为止。

【注意事项】　灌肠时压力要低,液面距肛门高度不超过 40cm,每次灌肠后嘱患者休息片刻,观察患者反应,防止虚脱。禁忌用清水反复灌洗,以防水、电解质紊乱。

【操作后评价】

排出液澄清无粪质,清洁肠道彻底,其余同大量不保留灌肠。

(四)保留灌肠法

保留灌肠法是将药液自肛门灌入到直肠或结肠内,通过肠黏膜吸收,达到治疗目的。

【目的】　用于镇静、催眠和治疗肠道感染。

【评估】　同大量不保留灌肠。

【计划】

1. 操作者准备　着装规范、整洁,备齐物品,洗手、戴口罩。

2. 患者准备　了解灌肠的目的、过程、注意事项及配合要点。

3. 用物准备

(1)治疗盘内备注洗器(或一次性注射器)、量杯,肛管(20 号以下),温开水 5 ~ 10ml,血管钳或液体调节开关、水温计、棉签、润滑剂、温开水 5 ~ 10ml、卫生纸、弯盘、一次性垫巾、一次性手套、小垫枕、遵医嘱准备灌肠液。

(2)灌肠溶液:镇静催眠用 10% 水合氯醛;肠道抗感染用 2% 小檗碱、0.5% ~ 1% 新霉素或其他抗生素溶液。灌肠液量不超过 200ml。溶液温度 39 ~ 41℃。

（3）其他:屏风。

4. 环境准备　清洁、安静、舒适、安全,光线充足;关闭门窗,屏风遮挡。

【实施】

操作流程	操作步骤	要点与说明
核对解释	备齐用物,推至床旁,核对患者、解释并嘱患者排尿、排便	以晚上睡眠前灌肠为宜,因此时活动减少,药液易于保留吸收
安置体位	根据病情选择卧位,垫小垫枕、橡胶单和治疗巾于臀下,使臀部抬高10cm(防止药液溢出,利于药物保留)	慢性细菌性痢疾病变在直肠或乙状结肠,取左侧卧位;阿米巴痢疾病变在回盲部,取右侧卧位
排气插管	戴手套,润滑肛管前端,排气后夹管。右手将肛管轻轻插入直肠10~15cm,固定肛管	嘱患者做排便动作,使肛门括约肌放松
灌入溶液	放开管夹,缓缓注入灌肠液。注毕夹管,注温开水5~10ml,抬高肛管末端,使管内溶液全部灌入	
拔出肛管	夹闭肛管尾端或反折肛管尾端,用卫生纸包住肛管轻轻拔出,放入弯盘内。擦净肛门,用卫生纸在肛门处轻轻按揉,嘱患者尽量忍耐,嘱其尽量保留药液1h以上协助患者取舒适卧位	使药液充分被吸收,达到治疗目的
整理记录	同大量不保留灌肠法	同大量不保留灌肠法

【注意事项】

1. 根据病变部位选择卧位,并垫高臀部。慢性细菌性痢疾患者病变多在直肠或乙状结肠,宜取左侧卧位;阿米巴痢疾患者病变多在回盲部,宜取右侧卧位。并垫高臀部10cm;肛管插入10~15cm;液量≤200ml;灌肠液面距肛门≤30cm;保留药液≥1h。

2. 肠道感染的治疗,以临睡前灌肠为宜。因为活动少,药物易于保留吸收。

3. 灌肠前嘱患者排尽大小便。选用的肛管要细;插管要深;液量要小;压力要低,灌入速度要慢。使药液能保留较长时间,利于吸收。

4. 肛门、直肠、结肠等手术后及大便失禁的患者不宜保留灌肠。

【操作后评价】

护患沟通有效,配合良好;操作规范,溶液保留在肠道超过1h。

四、口服高渗溶液清洁肠道

高渗溶液进入肠道,在肠道内形成高渗环境,使肠道内水分大量增加,从而软化粪便,刺激肠蠕动,加速排便,达到清洁肠道的目的。适用于直肠、结肠检查和手术前肠道准备。常用溶液有甘露醇、硫酸镁。

1. 甘露醇法　患者术前3d进半流质饮食,术前1d进食流质饮食,术前1d下午2:00~4:00口服甘露醇溶液1500ml(20%甘露醇500ml+5%葡萄糖1000ml混匀)。一般服用后15~20min即反复自行排便。

2. 硫酸镁法　患者术前3d进半流质饮食,每晚口服50%硫酸镁10~30ml。术前1d进食流质饮食,术前 1d 下午 2∶00 ~ 4∶00,口服 25% 硫酸镁 200ml(50% 100ml + 5% 葡萄糖盐水 100ml)后再口服温开水 1000ml。一般服后 15~30min,即可反复自行排便,2~3h 内可排便2~5 次。

【注意事项】

注意排便次数及粪便性质,确定是否达到清洁肠道的目的,并记录。

【操作后评价】

护患沟通有效,配合良好;操作规范,清洁肠道彻底。

重点提示

保留灌肠时采取的体位;肛管插入的深度和药液的保留时间。

第三节 排气护理

一、肠胀气患者的护理

1. 指导患者养成细嚼慢咽的良好饮食习惯。

2. 去除引起肠胀气的原因。如勿食产气食物和饮料,积极治疗肠道疾患。

3. 鼓励患者适当活动。病情允许时,可协助患者下床活动。卧床患者可做床上活动或变换体位。以促进肠蠕动,减轻肠胀气。

4. 轻微胀气时,可行腹部热敷或腹部按摩、针刺疗法。严重胀气时,遵医嘱给予药物治疗或行肛管排气。

二、肛管排气法

【目的】 将肛管从肛门插入直肠,以达到排除肠腔内积气的方法。

【评估】

1. 患者的腹胀情况、临床诊断。

2. 患者的意识状态、生命体征、心理状况。

3. 患者合作理解程度。

4. 病室温度和环境的隐蔽情况。

【计划】

1. 操作者准备 衣帽整洁,洗手,戴口罩。

2. 患者准备 了解操作的目的、过程和注意事项,并配合操作。

3. 用物准备 治疗盘内置:肛管 1 根(26 号)、玻璃接管 1 根、橡胶管 1 根、玻璃瓶 1 个(内盛水 3/4 满),瓶口系带 1 根、胶布 1 条、橡皮圈及别针 1 套、弯盘 1 个,润滑剂、棉签、卫生纸适量;必要时备屏风。

4. 环境准备 酌情关闭门窗、遮挡患者。

【实施】

操作流程	操作步骤	要点与说明
核对解释	备齐用物,推至床旁,再次核对患者的姓名、床号	避免差错事故的发生
安置体位	协助患者取左侧卧位或平卧位,注意保护患者	保暖,维护患者自尊
系瓶连管	将玻璃瓶系于床边,橡胶管一端插入玻璃瓶液面下,便于观察气体排出量的情况,另一端与肛管相连	防止空气进入直肠内,加重腹胀。观察气体排出量的情况
插管固定	润滑肛管前端,嘱患者张口呼吸,将肛管轻轻插入直肠 15~18cm,用胶布将肛管固定于臀部,橡胶管留出足够长度用别针固定在床单上	减少肛管对直肠的刺激,便于患者翻身
观察处理	观察和记录排气情况,如排气不畅,帮助患者更换体位或按摩腹部	若有气体排出,可见瓶内液面下有气泡自管端逸出
拔出肛管	保留肛管不超过 20min,拔出肛管,擦净肛门,协助患者取舒适卧位	长时间留置肛管,会降低肛门括约肌的反应,甚至导致肛门括约肌永久性松弛
整理记录	整理床单位,分类清理用物,开窗通风,洗手,记录	需要时,2~3h 后再行肛管排气

【注意事项】

保留肛管不超过 20min,因为长时间留置肛管,会降低肛门括约肌的反应,甚至导致肛门括约肌永久性松弛。需要重复排气时,应间隔 2~3h 后再行肛管排气。

【操作后评价】

护患沟通有效,配合良好;操作规范,患者腹胀减轻或消失。

重点提示

肛管排气的目的;肛管插入直肠的深度;肛管保留的时间。

讨论与思考

1. 李女士,28 岁,因剖宫产术后 8h 未排尿,紧张不安,主诉下腹胀痛,排尿困难。护理体检:耻骨联合上触及一囊性包块。该患者发生了什么情况? 为什么会发生此情况? 你应采取哪些护理措施?

2. 张某,男,34 岁,因车祸伤导致患者昏迷不醒,大小便失禁,需要行导尿管留置术。你在插导尿管时应注意什么? 怎样防止尿路逆行感染? 还需加强哪些护理措施?

3. 王女士,45 岁,因"子宫肌瘤"在 3d 前行子宫切除术。诉腹胀,未排气排便。她发生了什么情况? 你怎样为患者选择适宜的通便技术?

(陈丽平)

第13章

冷热疗法

学习要点

1. 机体对冷热的反应
2. 影响冷热应用的因素
3. 冷热疗法的禁忌证及作用
4. 冷热疗法的目的、操作方法及注意事项

冷热疗法是临床上常用的物理治疗方法,是利用低于或高于人体温度的物质作用于人体的局部或全身,通过神经传导引起皮肤和内脏器官的血管收缩或舒张,改变机体各系统的血液循环和新陈代谢等活动,达到退热、止血、止痛、消炎、解痉和增进舒适的目的。护理人员应及时评估患者的身体状况,掌握正确的冷热疗应用方法,防止不良反应的发生,确保患者安全,达到治疗目的、满足其身心需要。

第一节 概 述

人体皮肤分布着多种感受器,如冷觉感受器、温觉感受器等,能产生各种感觉。当皮肤感受器感受冷或热刺激后,神经末梢发出冲动,经过传入神经纤维传到大脑感觉中枢,感觉中枢对冲动进行识别,再通过传出神经纤维发出指令,使机体产生一系列的生理效应。

一、机体对冷热的反应

(一)生理效应

冷热应用可使机体产生不同的生理效应,但其效应是相对的。冷疗法使血管收缩、细胞代谢率减少、需氧量减少、毛细血管通透性减少、血液黏稠度增加、血液流动速度减慢、结缔组织伸展性减弱、神经传导速度减慢、体温下降;热疗法使血管舒张、细胞代谢率增加、需氧量增加、毛细血管通透性增加、血液黏稠度降低、血液流动速度增快、结缔组织伸展性增强、神经传导速度增快、体温上升。

(二)继发效应

机体受冷或热刺激超过一定时间,出现短暂的相反的生理效应,称为继发效应。如热疗可

使血管扩张,但持续用热超过 30min 后,则血管收缩;同样持续用冷 30min 后,则血管扩张。因此,用冷或热 20~30min,应停止使用,中间必须给予 1h 的休息时间,再按要求使用。

二、影响冷热应用的因素

(一)方式

冷、热应用方式不同效果也不同。因为水是一种良好的导体,其传导能力及渗透力强,所以同样的温度,湿冷、湿热的效果优于干冷、干热。

(二)面积

冷、热疗法的效果与应用的面积成正比。冷、热应用面积越大,患者的耐受性越差,且会引起全身反应。

(三)时间

冷、热疗的效应在一定时间内是随着时间的延长而增强。一般冷、热疗时间为 20~30min。如果持续时间过长,则会产生继发效应,甚至引起不良反应,如疼痛、皮肤苍白、冻伤、烫伤等。

(四)温度

冷、热疗法的温度与机体体表的温度相差越大,机体对冷、热刺激的反应越强;反之,则越弱。其次,环境温度也可影响冷热效应。

(五)部位

不同厚度的皮肤对冷、热反应的效果不同。

(六)个体差异

由于不同个体的机体状态、年龄、性别、神经系统调节功能等存在差异,所以同一强度的冷热刺激,会产生不同的效应。婴幼儿、老年人、昏迷、感觉迟钝、血液循环障碍等患者,要注意防止冻伤或烫伤。

> **重点提示**
>
> 继发效应是指机体受冷或热刺激超过一定时间,出现短暂的相反的生理效应。冷热疗时都要注意应用时间,一般为 20~30min,防止出现继发效应。

三、冷热疗法禁忌证

(一)冷疗法的禁忌证

1. **血液循环障碍** 用冷疗,会加重血液循环障碍,导致局部组织缺血、缺氧而变性坏死。如全身微循环障碍、水肿、大面积组织受损等患者。

2. **慢性炎症或深部化脓病灶** 冷疗会使局部血流减少,妨碍炎症的吸收。

3. **组织损伤** 冷疗可减慢血液循环,增加组织损伤,并影响伤口愈合。

4. **对冷过敏者** 冷疗可出现红斑、荨麻疹、关节疼痛、肌肉痉挛等症状。

5. **禁忌部位**

(1)枕后、耳郭、阴囊处:用冷易引起冻伤。

(2)心前区:用冷可导致反射性心率减慢、心房纤颤或心室纤颤及房室传导阻滞。

(3)腹部:用冷易引起腹泻。

(4)足底:用冷可导致反射性末梢血管收缩影响散热或引起一过性冠状动脉收缩。

(二)热疗法的禁忌证

1. 未明确诊断的急性腹痛　用热后减轻疼痛,掩盖病情真相,贻误诊断和治疗。

2. 面部危险三角区的感染　面部危险三角区血管丰富,面部静脉无静脉瓣,且与颅内海绵窦相通,热疗可使血管扩张,血流增多,导致细菌和毒素进入血液循环,促进炎症扩散,造成严重颅内感染和败血症。

3. 各种脏器出血　用热疗可使局部血管扩张,增加脏器的血流量和血管通透性而加重出血。

4. 软组织损伤或扭伤的初期(48h 内)　热疗可促进血液循环,加重皮下出血、肿胀、疼痛。

重点提示

冷热疗法的禁忌证。

第二节　冷疗法的应用

一、冷疗的作用

(一)控制炎症扩散

冷疗可使局部血管收缩,血流量减少,细胞的新陈代谢和细菌的活力降低,从而限制炎症的扩散。适用于炎症早期。

(二)减轻局部充血或出血

冷疗可使局部血管收缩,毛细血管通透性降低,血流减慢,血液黏稠度增加,有利于减轻局部充血和出血。适用于局部软组织损伤的初期、扁桃体摘除术后、鼻出血等。

(三)减轻疼痛

冷疗可抑制细胞的活动,减慢神经冲动的传导,降低神经末梢的敏感性而减轻疼痛;冷疗使血管收缩,毛细血管的通透性降低,渗出减少,减轻组织肿胀对神经末梢的压迫,起到减轻疼痛的作用。适用于急性损伤初期、牙痛、烫伤等。

(四)降低体温

冷直接与皮肤接触,通过传导与蒸发的物理作用,使体温降低、患者舒适,适用于高热、中暑等。头部用冷可降低脑细胞的代谢和需氧量,有利于脑细胞功能恢复,适用于脑外伤、脑缺氧的患者。

二、冷疗的方法

冷疗的方法分局部与全身冷疗。局部冷疗法有冰袋(冰囊、冰帽)和冷湿敷等,主要通过传导散热达到降温的目的;全身冷疗法主要有温水拭浴和乙醇拭浴。温水拭浴主要通过传导散热,乙醇拭浴主要通过蒸发散热达到降温目的。

（一）冰袋应用法

【目的】

降温、局部消肿、止血、镇痛、消炎。

【评估】

1. 评估患者的年龄、病情、体温、治疗情况、活动能力。

2. 评估患者对冷疗的心理反应及合作程度。

3. 评估患者的组织情况，如颜色、温度、有无硬结、淤血、感觉障碍等。

【计划】

1. 操作者准备　衣帽整洁，修剪指甲，洗手，戴口罩。

2. 患者准备

（1）了解冰袋使用的目的、方法、注意事项及配合要点。

（2）体位舒适、愿意合作。

3. 用物准备

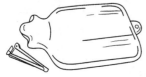

图 13-1　冰袋

（1）治疗盘内：冰袋或冰囊（图 13-1）、布套、毛巾。也可备化学冰袋。化学冰袋是一种无毒、无味的冰袋，内置凝胶或其他化学冰冻介质，使用时将其放入冰箱中吸冷，冰袋由凝胶状变为固状，取出后置于所需部位。

（2）治疗盘外：冰块、帆布袋、木槌、脸盆及冷水、勺。

4. 环境准备　室温适宜，酌情关闭门窗，避免对流风直吹患者。如需暴露患者可用隔帘遮挡。

【实施】

操作流程	操作步骤	要点与说明
准备冰袋	（1）备冰：冰块装入帆布袋，用木槌敲碎成小块放入盆内用冷水冲去棱角	便于与皮肤接触
	（2）装袋：装冰袋 1/2~2/3 满	空气可加速冰的融化
	（3）驱气：排气并夹紧袋口	
	（4）检查：用毛巾擦干、倒提、检查	检查有无破损、漏水
	（5）加套：将冰袋装入布套避免棱角引起患者不适及损坏冰袋	避免冰袋与皮肤直接接触
核对解释	（1）核对床号、姓名	确认患者
	（2）向患者解释操作目的、过程	解除患者紧张情绪，取得合作
安置体位	患者取舒适卧位	
放置冰袋	（1）高热降温置冰袋于前额头顶部和体表大血管流经处（颈部两侧、腋窝、腹股沟等）	放置前额，应将冰袋悬吊在支架上，以减轻局部压力（图 13-2）
	（2）扁桃体摘除术后将冰囊置于颈前颌下（图 13-3）	
	（3）放置时间不超过 30min	减轻伤口出血 防止继发效应
观察疗效	观察效果与反应	局部皮肤出现发绀、麻木感，则停止使用
整理嘱咐	整理取下冰袋，协助患者取舒适卧位，整理床单位	敷完后安置患者、呼叫器放置易取处，交代注意事项

续表

操作流程	操作步骤	要点与说明
收拾用物	冰袋内冰水倒空,倒挂晾干,吹少量空气,夹紧袋口备用	有利于保存,防止变形
观察记录	洗手、记录冰袋使用的部位、时间、效应、反应	避免交叉感染,便于评价

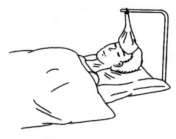

图 13-2　头部冷敷

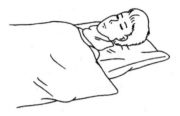

图 13-3　颈部冷敷

【注意事项】

1. 随时观察、检查冰袋是否夹紧,有无漏水。冰块融化后应及时更换,保持布袋干燥。

2. 观察用冷部位局部情况、皮肤色泽,防止冻伤。倾听患者主诉,有异常立即停止用冷。

3. 如为降温,冰袋使用 30min 后需测体温,当体温降至 39℃ 以下时,应取下冰袋,并在体温单上做好记录。

【操作后评价】

1. 操作程序及方法正确,冷疗达到预期效果。

2. 护患沟通有效,患者安全。

重点提示

冰袋应用时要注意使用布套和观察患者皮肤,防止出现冻伤。

(二)冷湿敷法

【目的】

降温、止血、消炎、止痛。

【评估】

1. 评估患者的年龄、病情、体温、治疗情况、活动能力。

2. 评估患者对冷疗的心理反应及合作程度。

3. 评估患者的组织情况,如颜色、温度、有无硬结、淤血、感觉障碍等。

【计划】

1. 操作者准备　衣帽整洁,修剪指甲,洗手,戴口罩。

2. 患者准备

(1)了解冷湿敷使用的目的、方法、注意事项及配合要点。

(2)体位舒适、愿意合作。

3. 用物准备

(1)治疗盘内备:长钳 2 把、敷布 2 块、凡士林、纱布、棉签、橡胶单、治疗巾。

(2)治疗盘外备:盛放冰水的容器。必要时备屏风、换药用物。

4. 环境准备　室温适宜,酌情关闭门窗,必要时屏风遮挡。

【实施】

操作流程	操作步骤	要点与说明
核对解释	(1)核对床号、姓名 (2)向患者解释操作目的、过程。	确认患者 解除患者紧张情绪,取得合作
安置体位	患者取舒适卧位	
患处准备	(1)暴露患处,垫橡胶单和治疗单于受敷部位 (2)受敷部位涂凡士林,上盖一层纱布 (3)必要时屏风遮挡,保护患者的隐私	保护皮肤及床单位
湿敷患处	(1)敷布浸入冰水中,用长钳夹起拧至半干抖开敷于患处(图 13-4) (2)每 3~5min 更换一次敷布,持续 15~20min敷布须浸透,拧至不滴水为度	敷垫需浸透,方可使温度平均分散在敷垫上,若冷敷部位为开放性伤口,须按无菌技术处理 确保冷敷效果
观察疗效	观察效果与反应	局部皮肤和全身出现异常则停止使用
整理嘱咐	(1)擦干冷疗部位,协助患者取舒适卧位 (2)整理床单位,用物处理使患者舒适	敷毕,撤掉敷布,擦去凡士林,清理用物 呼叫器放易取处,交代注意事项。
观察记录	洗手、记录冷湿敷的部位、时间、效应、反应	避免交叉感染,便于评价

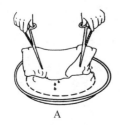 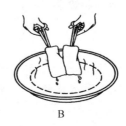 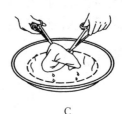

A　　　　　　　　　B　　　　　　　　　C

图 13-4　冷湿敷法

【注意事项】

1. 注意观察局部皮肤情况及患者反应。

2. 若为降温,使用冷湿敷 30min 后应测量体温,并将体温记录在体温单上。

3. 敷布需浸湿,拧至不滴水为宜。

【操作后评价】

1. 冷湿敷过程中,操作程序及方法正确,患者局部皮肤无发紫、发麻及冻伤等情况。

2. 达到用冷的效果,护患沟通有效。

重点提示

冷湿敷法要注意受敷部位涂凡士林,上盖一层纱布保护皮肤,防止出现冻伤。

（三）温水（乙醇）拭浴法

【目的】

为高热患者降温。

【评估】

1. 评估患者的年龄、病情、体温、治疗情况、有无乙醇过敏史。

2. 评估患者对冷疗的心理反应及合作程度。

3. 评估患者的活动能力及皮肤情况,如颜色、温度、有无硬结、淤血、感觉障碍等。

【计划】

1. 操作者准备　衣帽整洁,修剪指甲,洗手,戴口罩。

2. 患者准备

（1）了解温水拭浴或乙醇拭浴的目的、方法、注意事项及配合要点。

（2）体位舒适、愿意合作,需要时排尿。

3. 用物准备

（1）治疗盘内备:大毛巾、小毛巾、热水袋及套、冰袋及套。

（2）治疗盘外备: 脸盆内盛放 2/3 满的 32～34℃温水或盛放 32～34℃、25%～35% 乙醇 100～300ml。必要时备衣裤、屏风、便器。

4. 环境准备　调节室温,关闭门窗,必要时围帘或屏风遮挡。

【实施】

操作流程	操作步骤	要点与说明
核对解释	（1）核对床号、姓名	确认患者
	（2）向患者解释操作目的、过程。	解除患者紧张情绪,取得合作
安置患者	（1）松盖被、脱衣服松开床尾盖被,协助患者脱去上衣便于擦拭	必要时屏风遮挡,维护患者隐私
	（2）置冰袋、热水袋	头部置冰袋,以助降温并防止头部充血而致头痛
		热水袋置足底,以促进足底血管扩张而减轻头部充血,并使患者感到舒适
患者拭浴	（1）方法	
	①大毛巾垫于擦拭部位下	保护床单位,拭浴时间不可过长,以防产生继发效应
	②小毛巾浸入温水或乙醇中,拧至半干,缠于手上成手套状	
	③以离心方向拭浴,拭浴毕,用大毛巾擦干皮肤	
	④每侧（四肢、背腰部）3min,全程 20min 以内	
	（2）顺序	
	①双上肢:患者取仰卧位,脱去上衣	
	a. 颈外侧→上臂外侧→手背	
	b. 侧胸→腋窝→上臂内侧→手心	擦至腋窝、肘窝、手心处稍延长停留时间,以促进散热
	②腰背部:患者取侧卧位	
	从颈下肩部→臀部,拭浴毕,帮助患者穿好上衣	
	③双下肢:患者取仰卧位,脱裤	
	a. 外侧:髂骨→大腿外侧→足背	
	b. 内侧:腹股沟→大腿内侧→内踝	擦至腹股沟、腘窝处稍延长停留时间,以促进散热
	c. 后侧:臀下→大腿后侧→腘窝→足跟	擦拭完毕,帮助患者穿好裤子

续表

操作流程	操作步骤	要点与说明
观察疗效	观察效果与反应	若出现寒战、面色苍白、脉搏、呼吸异常,则停止使用,及时处理
整理嘱咐	(1)拭浴毕,取下热水袋,协助患者取舒适卧位,整理床单位 (2)用物处理,保持整齐	清理用物、消毒后备用 呼叫器放易取处,交代注意事项。
观察记录	洗手、记录	记录拭浴时间、效果、反应,避免交叉感染。拭浴后30min测量体温,降温后体温记录在体温单上;若低于39℃,取下头部冰袋

【注意事项】

1. 拭浴过程中,注意观察局部皮肤情况及患者反应。

2. 胸前区、腹部、后颈、足底为拭浴禁忌部位。

3. 血液病及新生儿高热患者禁用乙醇拭浴,因为前者凝血机制差可使皮肤出现散在的出血点;后者因皮肤薄,毛细血管丰富,而大脑皮质发育不完善可致酒精中毒而加重高热惊厥。

4. 拭浴时,以拍拭(轻拍)方式进行,避免摩擦方式,因摩擦易生热。

【操作后评价】

1. 操作程序及方法正确,患者皮肤无发绀、发麻及冻伤等。

2. 拭浴后达到预期效果、护患沟通有效,患者安全。

> 重点提示
>
> 温水(乙醇)拭浴法要注意擦拭的顺序和部位,胸前区、腹部、后颈、足底为拭浴禁忌部位,拭浴时,以拍拭(轻拍)方式进行。

第三节 热疗法的应用

一、热疗的作用

(一)促进炎症的消散和局限

热疗使局部血管扩张,促进血液循环,白细胞数量增多,吞噬能力和新陈代谢增加。因而炎症早期用热,可促进炎性渗出物吸收与消散;炎症后期用热,可促进白细胞释放蛋白溶解酶,使炎症局限。

(二)减轻深部组织的充血

热疗使皮肤血管扩张,血流量增多,由于全身循环血量的重新分布,深部组织的血流量减少,从而减轻深部组织的充血。

(三)减轻疼痛

热疗可降低痛觉神经兴奋性;改善血液循环,加速致痛物质排出;促使炎性渗出物吸收,解除对神经末梢的压迫,使肌肉、肌腱、韧带松弛,从而减轻或解除疼痛。

(四)保暖与舒适

热疗可使局部血管扩张,促进血液循环,体温升高,使患者感觉舒适。适用于年老体弱、早产儿、危重、末梢循环不良患者。

二、热疗的方法

热疗的方法有干热法和湿热法 2 种。常用的干热法有热水袋法和红外线灯法;湿热法有热湿敷法、热水坐浴和温水浸泡法。

(一)热水袋应用法

【目的】

保暖、解痉、镇痛、舒适。

【评估】

1. 评估患者的年龄、病情、体温、治疗情况。

2. 评估患者对热疗的心理反应及合作程度。

3. 评估患者的活动能力及皮肤情况,如颜色、温度、有无硬结、淤血、感觉障碍等。

【计划】

1. 操作者准备 衣帽整洁,修剪指甲,洗手,戴口罩。

2. 患者准备

(1)了解热水袋使用的目的、方法、注意事项及配合要点。

(2)体位舒适、愿意合作。

3. 用物准备

(1)治疗盘内备:热水袋及套、水温计、毛巾。

(2)治疗盘外备:水罐、热水。

4. 环境准备 调节室温,酌情关闭门窗,避免对流风直吹患者。

【实施】

操作流程	操作步骤	要点与说明
核对解释	(1)核对床号、姓名 (2)向患者解释操作目的、过程。	确认患者 解除患者紧张情绪,取得合作
安置体位	患者取舒适卧位	
备热水袋	(1)测量、调节水温:将水温计置于水中视读。成年人 60~70℃	昏迷、老年人、婴幼儿、感觉迟钝、循环不良等患者,水温应低于 50℃
	(2)灌袋:放平热水袋,去塞,一手持袋口边缘,一手灌水	灌水 1/2~2/3 满
	(3)驱气:热水袋缓慢放平,排出袋内空气并拧紧塞子边灌边提高热水袋	使水不致溢出以防影响热的传导
	(4)再检查:用毛巾擦干热水袋,倒提,检查	
	(5)加套:将热水袋装入布套	防止烫伤
置热水袋	放热水袋置所需部位(如腋下、足底),袋口朝身体外侧,谨慎小心、避免烫伤	放置时间不超过 30min,防止继发效应

续表

操作流程	操作步骤	要点与说明
观察疗效	观察效果与反应	皮肤潮红、疼痛,应停止使用,并在局部涂凡士林保护皮肤
整理嘱咐	(1)协助患者取舒适卧位,整理床单元 (2)热水倒空,倒挂,晾干,吹气,旋紧塞子,放阴凉处;布袋洗净,以备用	敷完后安置患者、呼叫器放置易取处,交代注意事项。 有利于保存,防止变形
观察记录	洗手,记录使用的部位、时间、效应、反应	避免交叉感染,便于评价

【注意事项】

1. 经常检查热水袋有无破损,热水袋与塞子是否配套,以防漏水。

2. 意识不清、感觉迟钝的患者使用热水袋,应再包一块大毛巾,以防烫伤。如昏迷、老年人、婴幼儿、感觉迟钝、循环不良等患者,水温应低于50℃。

3. 加强巡视,观察局部皮肤情况,如有潮红、疼痛,应立即停止使用,并局部涂凡士林以保护皮肤,必要时床边交班。

【操作后评价】

1. 热疗后的效果好,患者感觉舒适,疼痛程度减轻。

2. 护患沟通有效,方法正确,患者安全。

(二)烤灯应用法

【目的】

消炎、镇痛、解痉、促进创面干燥结痂、保护肉芽组织生长。

【评估】

1. 评估患者的年龄、病情、体温、治疗情况。

2. 评估患者对热疗的心理反应及合作程度。

3. 评估患者的活动能力及皮肤情况,如颜色、温度、有无硬结、淤血、感觉障碍等。

【计划】

1. 操作者准备　衣帽整洁,修剪指甲,洗手,戴口罩。

2. 患者准备

(1)了解烤灯使用的目的、方法、注意事项及配合要点。

(2)体位舒适、愿意合作。

3. 用物准备　红外线灯或鹅颈灯。根据部位和患者情况选择不同功率的烤灯,手、足等部位以250W为宜;胸、腹、腰背等部位可用500~1000W。必要时备有色眼镜、屏风。

4. 环境准备　调节室温,酌情关闭门窗,必要时屏风遮挡。

【实施】

操作流程	操作步骤	要点与说明
核对解释	(1)核对床号、姓名 (2)向患者解释操作目的、过程。	确认患者 解除患者紧张情绪,取得合作
安置体位	患者取舒适卧位,暴露治疗部位	必要时隔帘遮挡
局部照射	(1)调节灯距:将灯移至治疗部位的斜上方,以患者感到温热为宜 (2)调节温度 (3)调节照射时间	一般灯距为30~50cm 前胸、面颈部照射时应戴有色眼镜或用纱布遮盖,以保护眼睛 照射时间20~30min,以防产生继发效应
观察疗效	观察效果与反应	观察有无过热、心慌、头晕感觉及皮肤反应
整理嘱咐	(1)协助患者取舒适卧位,整理床单位 (2)用物处理保持整齐	安置患者,呼叫器放置易取处,交代注意事项
观察记录	洗手,记录照射的部位、时间、效应、反应	避免交叉感染,便于评价

【注意事项】

1. 根据治疗部位选择灯泡功率,胸、腹、腰、背500~1000W,手、足部250W。

2. 一定强度的红外线直接照射可引角膜、晶状体、虹膜、眼底视网膜的伤害,甚至引发白内障。因此前胸、面颈部照射时,应戴有色眼镜或用纱布遮盖。

【操作后评价】

1. 患者照射后效果好,无心慌、头晕,皮肤无异常变化。

2. 护患沟通有效,方法正确,患者安全。

(三)热湿敷法

【目的】

解痉、消炎、消肿、止痛。

【评估】

1. 患者的年龄、病情、体温、治疗情况。

2. 患者对热疗的心理反应及合作程度。

3. 患者的活动能力及皮肤情况,如颜色、温度、有无硬结、淤血、感觉障碍等。

【计划】

1. 操作者准备 衣帽整洁,修剪指甲,洗手,戴口罩。

2. 患者准备

(1)了解热湿敷使用的目的、方法、注意事项及配合要点。

(2)体位舒适、愿意合作。

3. 用物准备

(1)治疗盘内备:长钳2把、敷布2块、凡士林、纱布、棉签、橡胶单、治疗巾、棉垫、水温计。

(2)治疗盘外备:热水瓶或电炉、脸盆内盛放热水(50~60℃)。必要时备大毛巾、热水袋、屏风、换药用物。

4. 环境准备 调节室温,酌情关闭门窗,必要时屏风遮挡。

【实施】

操作流程	操作步骤	要点与说明
核对解释	(1)核对床号、姓名 (2)向患者解释操作目的、过程。	确认患者 解除患者紧张情绪,取得合作
安置体位	患者取舒适卧位	
患处准备	(1)暴露患处,垫橡胶单和治疗单于受敷部位 (2)受敷部位涂凡士林,上盖一层纱布 (3)必要时屏风遮挡,保护患者的隐私	保护皮肤及床单位 防止烫伤
湿敷患处	(1)敷布浸入热水中,用长钳夹起拧至半干抖开放在手腕侧试温,以不烫手为宜,同图13-4 (2)抖开,折叠敷布敷于患处,上盖棉垫,若患者感觉过热,可掀起敷布一角散热 (3)每3~5min更换一次敷布,持续15~20min	敷垫需浸透,方可使温度平均分散在敷垫上,若热敷部位为开放性伤口,须按无菌技术处理 水温50~60℃ 确保热敷效果
观察疗效	观察效果与反应	局部皮肤和全身出现异常则停止使用,防止烫伤
整理嘱咐	(1)擦干冷疗部位,协助患者取舒适卧位 (2)整理床单位,用物处理使患者舒适	敷毕,撤掉敷布,擦去凡士林,清理用物 呼叫器放易取处,交代注意事项。
观察记录	洗手,记录热湿敷的部位、时间、效应、反应	避免交叉感染,便于评价

【注意事项】

1. 若患者热敷部位不禁忌压力,可将热水袋放置在敷布上再盖以大毛巾,以维持温度。

2. 面部热敷者,应间隔30min方可外出,以防感冒。

【操作后评价】

1. 热湿敷过程中,患者皮肤的颜色无异常。

2. 护患沟通有效,方法正确,达到预期效果,患者安全。

(四)热水坐浴法

【目的】

减轻盆腔、直肠器官的充血,达到消炎、消肿、止痛的目的。用于会阴、肛门部位疾病和手术前后的准备。

【评估】

1. 评估患者的年龄、病情、体温、治疗情况。

2. 评估患者对热疗的心理反应及合作程度。

3. 评估患者的活动能力及皮肤情况,如颜色、温度、有无硬结、淤血、感觉障碍等。

【计划】

1. 操作者准备　衣帽整洁,修剪指甲,洗手,戴口罩。

2. 患者准备

(1)了解热水坐浴的目的、方法、注意事项及配合要点。

（2）排尿、排便，并清洗局部皮肤。

3. 用物准备　消毒坐浴盆或坐浴椅（图 13-5）、热水瓶、水温计、药液（遵医嘱常用 1:5000 的高锰酸钾溶液）、毛巾、无菌纱布。必要时备屏风、换药用物。

4. 环境准备　调节室温，关闭门窗，必要时屏风遮挡。

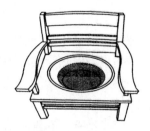

图 13-5　坐浴椅

【实施】

操作流程	操作步骤	要点与说明
核对解释	（1）核对床号、姓名 （2）向患者解释操作目的、过程	确认患者 解除患者紧张情绪，取得合作
安置体位	患者取舒适卧位	
配药调温	（1）配置药液置于浴盆内 1/2 满，浴盆置于坐浴椅上 （2）调节水温，水温 40~45℃	
患者准备	（1）屏风遮挡 （2）协助患者将裤子脱至膝盖部暴露患处	维护患者隐私
协助坐浴	（1）协助患者坐在坐浴椅上 （2）嘱患者用纱布蘸药液清洗外阴部皮肤 （3）待适应水温后，将臀部完全浸泡于水中，持续 15~20min	患者舒适，便于操作 适应水温，防烫伤 随时调节水温，冬季尤其注意室温与保暖，防止患者着凉
观察效果	若出现面色苍白、脉搏加快、眩晕、软弱无力，应停止坐浴	
整理嘱咐	（1）坐浴毕用纱布擦干臀部，协助穿裤子，卧床休息 （2）用物处理	安置患者、呼叫器放置易取处，交代注意事项
观察记录	洗手、记录	记录坐浴的时间、效应、反应，避免交叉感染

【注意事项】

1. 坐浴部位若有伤口，坐浴盆、溶液及用物必须无菌；坐浴后应用无菌技术处理伤口。

2. 女性患者经期、妊娠后期、产后 2 周内、阴道出血和盆腔急性炎症不宜坐浴，以免引起或加重感染。

3. 坐浴过程中，注意观察面色、脉搏、呼吸，倾听患者主诉，有异常应停止坐浴，扶患者上床休息。

【操作后评价】

1. 坐浴后的效果好，患者无不良反应。

2. 护患沟通有效，方法正确，患者安全。

（五）温水浸泡法

【目的】

消炎、镇痛、清洁、消毒伤口。多用于手、足前臂、小腿等部位的热疗。

【评估】

1. 评估患者的年龄、病情、体温、治疗情况。

2. 评估患者对热疗的心理反应及合作程度。

3. 评估患者的活动能力及皮肤情况,如颜色、温度、有无硬结、淤血、感觉障碍等。

【计划】

1. 操作者准备　衣帽整洁,修剪指甲,洗手,戴口罩。

2. 患者准备

(1)了解温水浸泡的目的、方法、注意事项及配合要点。

(2)坐姿舒适、愿意合作。

3. 用物准备

(1)治疗盘内备:长镊子、纱布。

(2)治疗盘外备:热水瓶、药液、浸泡盆。必要时备换药用物。

4. 环境准备　调节室温,酌情关闭门窗。

【实施】

操作流程	操作步骤	要点与说明
核对解释	(1)核对床号、姓名 (2)向患者解释操作目的、过程	确认患者 解除患者紧张情绪,取得合作
安置体位	患者取舒适卧位	
配药调温	(1)配制药液置于盆内 1/2 满 (2)调节水温 43~46℃	
协助浸泡	(1)将肢体慢慢放入浸泡盆,必要时用长镊子夹纱布轻擦创面,使之清洁 (2)持续 15~20min	患者舒适,便于操作 适应水温,防烫伤 防止继发效应
观察效果	观察局部皮肤及水温	局部有无发红、疼痛 水温不足需要加热水时,先移开肢体,避免烫伤
整理嘱咐	(1)浸泡毕用纱布擦干浸泡部位,协助患者取舒适卧位 (2)用物处理	安置患者、呼叫器放置易取处,交代注意事项
观察记录	洗手、记录	记录浸泡的部位、时间、效应、反应,避免交叉感染

【注意事项】

1. 浸泡部位若有伤口,浸泡盆、药液及用物必须无菌;浸泡后应用无菌技术处理伤口。

2. 浸泡过程中,注意观察局部皮肤,倾听患者主诉,随时调节水温。

【操作后评价】

1. 浸泡后效果好,患者无不良反应、伤口感染减轻。

2. 护患沟通有效,方法正确,患者安全。

讨论与思考

1. 比较冷疗法与热疗法目的的异同点。
2. 简述冷热疗的禁忌证及原因?
3. 为昏迷患者或婴幼儿使用热水袋时要特别注意什么?
4. 全身用乙醇、温水拭浴时的禁用部位及其原因有哪些?
5. 王女士下楼不慎致踝关节扭伤,1h后来院就诊,你应如何处理? 实施中应注意什么?

(冀 萌)

第 *14* 章

给 药

学习要点

1. 药物的领取和保管方法

2. 药疗原则、注射原则

3. 医院常用的给药途径、外文缩写和中文译意

4. 取用口服药的方法和注意事项

5. 雾化吸入的方法和各种吸入药物的作用

6. 各种注射法的目的,注射部位、注射方法和注意事项

7. 各种药物过敏试验法、青霉素过敏预防方法、过敏性休克的急救措施及破伤风抗毒素脱敏注射法

给药又称药物治疗,是临床最常采用的一种治疗方法,其目的包括治疗疾病、减轻症状、预防疾病、协助诊断以及维持正常的生理功能。在护理工作中,执行给药是护士重要的职责之一。为了确保准确、安全而有效地给药,护士应了解有关药物的药理知识;熟练掌握正确给药方法和技能;及时观察和评价药物疗效和反应;以使患者得到最佳的药物治疗效果。

第一节 给药的基本知识

一、病区药物管理

(一)药物的种类

根据药物性质和作用途径,常用的药物种类可分为以下几类。

1. 内服药 包括片剂、胶囊、溶液、丸剂、合剂、酊剂等。

2. 注射药 包括水溶液、混悬液、油剂、粉剂、结晶剂等。

3. 外用药 包括软膏、搽剂、滴剂、粉剂、栓剂、洗剂等。

4. 新型制剂 包括粘贴敷片、植入慢溶药片、胰岛素泵等。

(二)药物的领取方法

药物必须凭医生的处方领取。

1. 病区小药柜　为了住院患者临时用药方便及便于急救,每一个病区都设有常用、抢救、麻醉及贵重药品。由专人负责,按规定领取和补充,定期清点和检查。剧毒药、麻醉药(如哌替啶)等药品,患者用后应及时凭医生开具的处方领取、补充原基数,专人加锁保管,每班交接。个人专用贵重药和特殊药,凭医生处方单独领取。

2. 中心药房领取　中心药房又称病区药房或住院药房,是各病区领取住院患者用药之处。病区护士每天把药盘和小药卡一起送中心药房(也可由药房根据医生处方或医嘱配备后送到病区),由中心药房摆放一天的用药,病区护士核对取回后按时分发给患者。

(三)药物的保管

1. 药柜放置合理并保持整洁　应放在通风、干燥、光线明亮处,但不宜阳光直射,保持整洁,由专人负责管理,定期检查药物质量,发现过期或变质的药物,应及时处理。

2. 药品分类保管　按内服药、外用药、注射用药、剧毒药、麻醉用药、抢救用药等分类放置,并按有效期顺序摆放整齐,先领先用,以防失效。贵重药、剧毒药和麻醉药应加锁并专人保管,专本登记,列入交班内容。

3. 药瓶有明显标签　标签注明药名、浓度、剂量,中英文对照,字迹清楚。标签用不同颜色:内服药用蓝边标签,外用药用红边标签,剧毒药、麻醉药用黑边标签。标签脱落或字迹辨认不清应及时处理。

4. 定期检查　有计划地使用药物,定期检查,如发现药品无标签或标签模糊不清、药品沉淀、浑浊、异味、潮解、霉变或已过期失效均不可再用。

5. 根据药品性质分类保管　以免药物变质,影响疗效甚至增加毒性作用。

(1)对易氧化和遇光易变质的药物,应装在深色瓶内,或放在黑纸遮光的纸盒内避光且置于阴凉处保存。如氨茶碱、维生素 C、盐酸肾上腺素、硝普钠等。

(2)易挥发、潮解或风化药物需装瓶封闭、盖紧。如乙醇、碘酊、过氧乙酸、糖衣片等。

(3)易燃、易爆的药物,应封闭并单独存放于阴凉低温处,远离明火。如乙醚、乙醇、环氧乙烷等。

(4)对易被热破坏的某些生物制品和抗生素类的药物,应置于阴凉干燥处或按需要冷藏于 2~10℃的冰箱内保存。如疫苗、免疫球蛋白、抗毒血清、胰岛素注射液、青霉素皮试液等。

(5)患者个人专用药物,应注明床号、姓名并单独存放。

重点提示

护士应根据药物保管要求合理管理,确保药物质量,达到及时、准确、安全给药。

二、给药的基本原则

(一)按医嘱要求准确给药

医嘱必须清楚、明确,护士应严格执行医嘱,如对医嘱有疑问,应及时向医生提出,切不可盲目执行及擅自更改医嘱。

(二)严格执行查对制度

1.“三查”操作前查,操作中查,操作后查。

2.“八对”对床号、姓名、药名、浓度、剂量、用法、时间及有效期。

3."一注意" 注意观察服药、注射、处置后的反应。

（三）安全正确给药

1. 做好"五个准确"，即将准确的药物，按准确的剂量，用准确的途径，在准确的时间内，发给准确的患者。药物备好及时分发，以免放置过久降低药效和引起药物污染。

2. 熟练掌握给药技术和方法，耐心解释，并给予相应用药指导，提高患者合理用药效果。

3. 联合用药注意配伍禁忌，防止发生不良反应。

4. 易过敏的药物，给药前询问过敏史，用药前做过敏试验，结果阴性方可用药。

5. 密切观察用药后的疗效，发现不良反应，及时处理，确保安全。

> **重点提示**
>
> "三查八对""五个准确"是确保安全用药的重要原则。

三、给药途径

常见给药途径有口服、舌下含服、吸入、外敷、直肠给药以及注射（包括皮内、皮下、肌内、静脉、动脉注射）给药等。不同的给药途径产生的药物作用可不同，如硫酸镁口服产生导泻与利胆作用，而静脉给药则产生镇静和降压作用，外敷则可消肿。不同给药途径药物吸收速度不同，一般快慢的顺序为：静脉给药、吸入给药、肌内注射、皮下注射、直肠给药、口服给药、皮肤给药。

四、给药次数和时间

给药次数及间隔时间取决于药物的半衰期以及能维持药物在血液中的有效浓度的时间，同时要考虑药物的特性，如空腹服、餐中服、餐后服等。医院常用给药方法的外文缩写与中文译意（表 14-1）；医院常用给药时间与安排（表 14-2）。

表 14-1　医院常用给药方法的外文缩写与中文译意

外文缩写	中文译意	外文缩写	中文译意
am	上午	gtt	滴,滴剂
pm	下午	aa 或 Aa	各
12n 或 12N	中午 12 时	Po	口服
12mn 或 12MN	午夜 12 时	H	皮下注射
qd 或 Qd	每日 1 次	ID	皮内注射
bid 或 Bid	每日 2 次	IM 或 im	肌内注射
tid 或 Tid	每日 3 次	IV 或 iv	静脉注射
qid 或 Qid	每日 4 次	iv gtt(iv by drip)	静脉滴注
qod 或 Qod	隔 1 次	Rp. R	处方
biw 或 Biw	每周 2 次	OS	左眼
qm 或 Qm	每晨 1 次	OD	右眼
qn 或 Qn	每晚 1 次	OU	双眼
qh 或 Qh	每小时 1 次	AS	左耳
q2h 或 Q2h	每 2 小时 1 次	AD	右耳

续表

外文缩写	中文译意	外文缩写	中文译意
q3h 或 Q3h	每 3 小时 1 次	AU	双耳
q4h 或 Q4h	每 4 小时 1 次	tab	片剂
q6h 或 Q6h	每 6 小时 1 次	comp	复方
q8h 或 Q8h	每 8 小时 1 次	pil	丸剂
q12h 或 Q12h	每 12 小时 1 次	cap	胶囊
prn	必要时(长期有效)	pulv	粉剂
sos	需要时(限用 1 次)	syr	糖浆剂
st	立即	tr	酊剂
ac	饭前	mist	合剂
pc	饭后	sup	栓剂
hs	临睡前	ung	软膏剂
ad	加至	ext	浸剂
DC	停止	lot	洗剂

表 14-2　医院常用的给药时间和安排(外文缩写)

给药次数(外文缩写)	时间安排	给药次数(外文缩写)	时间安排
qm	6am	q2h	6am,8am,10am,12n,2pm…
qd	8am	q3h	6am,9am,12n,3pm,6pm…
qn	8pm	q4h	8am,12n,4pm,8pm,12mn…
bid	8am,4pm	q6h	8am,2pm,8pm,2am…
tid	8am,12n,4pm	q12h	8am, 8pm…
qid	8am,12n,4pm,8pm		

重点提示

护士应熟识常用外文缩写及中文译意,以便准确及时执行给药医嘱。

第二节　口服给药法

口服给药法是药物经口服后,通过胃肠黏膜吸收进入血液循环,起到局部或全身治疗的作用,既方便又经济且较安全,是最常用的一种给药方法。其缺点是:吸收慢而不规则,有些药物到达全身循环前要经过肝脏,使药效受到破坏;有的药物在肠内不吸收或具有刺激性而不能口服。病危、昏迷、吞咽困难、呕吐、禁食的患者不宜应用口服法。

一、药 物 准 备

(一)病区摆药

是由护士在所在病区自行负责准备本病区患者所需药品。

(二)中心药房摆药

是由医院设立的中心药房,供全院各病区日间住院患者用药。病房护士每天上午查完房后,把摆药盘、服药本一起送至中心药房(或将病区电子医嘱发送到中心药房计算机),由中心药房的药剂师负责摆药、核对,每次摆一天的药量,再由病房护士核对后取回,按时给患者服用。

二、给 药 方 法

【目的】

减轻症状、治疗疾病、维持正常生理功能和协助诊断,预防疾病。

【评估】

1. 患者病情及治疗情况,有无口腔、食管疾病,有无吞咽困难及恶心呕吐。

2. 患者口服药物的自理能力,患者及家属对给药计划的了解、认识和合作程度。

【计划】

1. 操作者准备　护士着装(衣、帽、鞋)整洁,修剪指甲,洗手,戴口罩。

2. 患者准备　了解口服药物的目的、不良反应,熟悉服药需注意的事项。

3. 用物准备　服药本、服药卡、各种药物、包药纸、量杯、滴管、研钵、药匙、纱布或小毛巾、治疗巾、发药盘或发药车、药杯、小水壶内备温开水。

4. 环境准备　环境整洁、安静、光线明亮。

【实施】

操作流程	操作步骤	要点与说明
备药		
1. 核对备物	核对医嘱、服药本、服药卡,按床号顺序将服药卡插入药盘内,放好药杯	严格实施"三查八对"
2. 规范配药	(1)根据药物剂型的不同,采取不同的取药方法	先配固体药后配液体药
	(2)固体药:摆固体药片、药粉、胶囊时应用药匙分发,一手取药瓶,瓶签朝向自己,另一手用药匙取出所需药量,放入药杯	同一患者的多种药片放入同一药杯内,药粉、含化及特殊要求的药物须用纸包好。配好一位患者的药后,再配另一位患者的药物
	(3)水剂药:摇匀药液,一手持量杯,拇指置于所需刻度与视线平行,一手持药瓶,标签朝向掌心,缓缓倒入所需药量。倒毕,用纱布擦净瓶口,将药瓶放回原处。量取药液方法(图 14-1)	同时服用几种水剂时,须分别倒入几个杯内;更换药液品种应洗净量杯;防止倒药时污染标签
	(4)油剂、药量不足 1ml:先在药杯内倒入少许温开水,用滴管吸取药液滴入杯中,以 1ml=15 滴计算,滴管稍倾斜	避免药液附着在杯壁上影响剂量的准确性;不宜稀释的药物,可用滴管直接滴入患者口中
3. 再次核对	配药完毕,须将药物、服药卡、医嘱本重新核对,2 名护士核对无误后盖上治疗巾备用	确保用药准确安全
4. 整理	按要求处理备药用具,晾干存放原处	
发药	按规定时间发药	发药前须经两人再次核对无误

续表

操作流程	操作步骤	要点与说明
1. 用物准备	洗手后携服药本、发药车或发药盘、备好温开水等至患者床旁	
2. 核对解释	按医嘱内容核对,一次把一位患者的药物全部取出,核对患者无误后再发药物	让患者说出自己的名字,确保无误
3. 协助服药	根据病情、年龄等情况协助患者服药,患者服下所有药物后方可离开。危重患者以及不能自行服药的患者应给予喂服;鼻饲者需将药物研碎,用水溶解后,从胃管注入	如果发药时患者不在或因故暂时不能服药,应将药物带回保管,适时再发或交班
4. 整理	服药后,收回药杯,再次核对,协助患者取舒适卧位休息	
	药杯浸泡消毒后清洗,再消毒备用(盛油剂的药杯,先用纸擦净再做初步消毒);一次性药杯集中消毒处理后销毁;清洁药盘和药车。洗手	防止交叉感染
5. 观察记录	观察药物疗效及不良反应,若有异常,及时联系医生,进行处理,并做好记录	

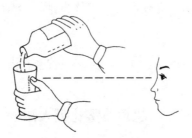

图 14-1　量取药液的方法

【注意事项】

1. 助消化药及对胃肠黏膜有刺激的药物,应在饭后服用;健胃药可刺激味觉感受器,促进消化液分泌,增加食欲,应在饭前服用。

2. 止咳糖浆是对呼吸道黏膜起安抚作用的药物,服后不宜立即饮水,否则会降低疗效;同时服用几种药物,应最后服用止咳糖浆。

3. 对牙齿有腐蚀或染色的药物,如酸类、铁剂,可用饮水管吸服,以免药液与牙齿接触,服后及时漱口。服铁剂时忌饮茶,因铁剂和茶中的鞣酸可形成难溶性的铁盐,影响吸收。

4. 抗生素及磺胺类药物须准时给药,以维持药物在血液中的有效浓度;磺胺类药物服后应嘱咐患者多饮水,以减少药物在尿少时析出结晶而引起肾小管堵塞。

5. 服用强心苷类药物前,应先测脉率(心率)和节律,如心率低于 60/min 或节律异常时,应暂停服用并报告医生。

6. 有相互作用的药物不宜同时或在短时间内服用。

7. 缓释片、肠溶片、胶囊吞服时不可嚼碎。

8. 需吞服的药物通常用 40~60ml 温开水送服,不可用茶水、牛奶、果汁等服药。

【操作后评价】

1. 给药程序正确,无发错药物的现象。

2. 患者能够掌握有关的药物知识。

3. 服药后能达到预期效果,减少不良反应。

重点提示

发药时若患者提出疑问,护士应认真听取,并重新核对,确认无误后再发,同时给予耐心解释。

链　接

药房计算机自动摆药

药房计算机自动摆药装置是由计算机与应用程序、开关集成电路、标准药瓶、水平与垂直微电机组、水平导轨、负压机、吸管与吸盘、压力传感器、收药台、小药袋、标签打印机、封口机、传送带等组成。护士将医嘱输入计算机程序后,只需操作机器,所需药品就自动装入透明塑料药袋中封好,同时把患者姓名、床号、服药时间自动打印在药袋上,可以减少用药错误,减轻护士工作量,另外还利于将药品集中使用,避免积压浪费。

第三节　吸入给药法

一、超声波雾化吸入法

超声波雾化吸入法是应用超声波声能,将药液变成细微的气雾,再由呼吸道吸入,达到治疗目的,其特点是雾量大小可以调节,雾滴小而均匀,药液随着深而慢的吸气被吸入终末支气管及肺泡;雾化器电子部分能产热,对药液能加温,使患者感觉温暖、舒适。

【目的】

1. 治疗呼吸道感染　消除炎症,减轻咳嗽,稀释痰液,帮助祛痰。

2. 改善通气功能　解除支气管痉挛,使气道通畅,用于支气管哮喘、喘息性支气管炎等。

3. 预防呼吸道感染　常用于胸部手术前后。

4. 湿化呼吸道　配合人工呼吸器使呼吸道湿化,如气管切开后常规治疗。

5. 治疗肺癌　应用抗癌药物治疗肺癌。

【评估】

1. 患者病情、治疗情况、用药状况、过敏史。

2. 患者呼吸道通畅情况、患者自理能力、意识状态以及合作程度。

【计划】

1. 操作者准备　护士着装(衣、帽、鞋)整洁,洗手,戴口罩。

2. 患者准备

(1)了解超声波雾化吸入的目的、操作过程等相关知识,掌握配合方法。

（2）根据病情取坐位或侧卧位。

3. 用物准备

（1）超声波雾化吸入器一套（图 14-2）

1）超声波雾化吸入器结构：雾化器面板上操纵调节器有电源开关、电源指示灯、定时开关、雾量调节旋钮。a. 超声波发生器：通电后输出高频电能；b. 水槽：内盛蒸馏水，水槽下方有一晶体换能器，接发生器发出的高频电能，将其转化为超声波声能；c. 雾化罐（杯）盛药液，雾化罐底部的半透明膜为透声膜；d. 螺纹管和口含管（或面罩）。

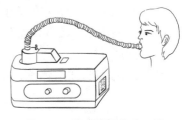

图 14-2 超声波雾化吸入器

2）超声波雾化吸入器工作原理：当超声波发生器输出高频电能，使水槽底部晶体换能器产生超声波声能，声能震动了雾化罐底部的透声膜，作用于雾化罐内的液体，破坏了药液的表面张力和惯性，使药液成为微细的雾滴，通过导管随患者吸气而进入呼吸道。

（2）根据医嘱准备药物：常用药物及作用为：①控制呼吸道感染，使用抗生素如卡那霉素、庆大霉素等；②解除支气管痉挛，如氨茶碱、沙丁胺醇（舒喘灵）等；③稀化痰液帮助祛痰，如 α-糜蛋白酶、乙酰半胱氨酸（痰易净、易咳净）等；④减轻呼吸道黏膜水肿，如地塞米松等。

（3）其他用物：治疗巾、弯盘、冷蒸馏水、电源插座、纸巾。

4. 环境准备 安静、安全、整洁、舒适。

【实施】

操作流程	操作步骤	要点与说明
1. 检查连接	检查雾化器各部件是否完好，将雾化器主机与各附件连接，选择口含管（或面罩）	
2. 水槽加水	水槽内加入冷蒸馏水约 250ml，水量应浸没雾化罐底部的透声膜	水槽内不可加温水或热水，以免损伤热敏元件
3. 核对解释	将用物携至床旁，确认患者，解释目的，协助患者取适当体位	严格执行查对制度，防止差错
4. 开机调节	接通电源，打开电源开关，预热 3～5min，先定时，再打开雾化开关，此时药液成雾状喷出	一般定时 15～20min，雾量大小根据需要调节
5. 开始雾化	将口含管放入患者口中（或面罩罩住口鼻），嘱其紧闭口唇深吸气	使用面罩雾化者吸气时，可将面罩覆于口鼻部，呼气时启开
6. 观察处理	使用过程中如发现水槽内水温超过 50℃，应调换冷蒸馏水；如发现雾化罐内液体过少，影响正常雾化时，应继续加药	换水槽内水时要先按顺序关闭机器；雾化罐内加药液时不必关机
7. 结束雾化	治疗毕，取下口含管（或面罩），先关雾化开关，再关电源开关	否则易损坏电子管
8. 整理消毒	漱口，擦干面部，安置舒适卧位，整理床单位。清理用物，放掉水槽内水，擦干水槽，将口含管或面罩、雾化罐、螺纹管用消毒液浸泡 1h	浸泡消毒后再洗净晾干备用，防止交叉感染
9. 洗手记录	洗手、记录患者反应和效果	记录及时、准确

【注意事项】

1. 水槽内无水、雾化罐内无药液时不能开机。水槽内切忌加入温水或热水。

2. 水槽底部的晶体换能器和雾化罐底部的透声膜薄而质脆,操作中注意勿损坏。

3. 连续使用超声波雾化器时,中间应间隔 30min。

【操作后评价】

患者感觉舒适,症状减轻。

二、氧气雾化吸入法

氧气雾化吸入法是利用高速氧气气流使药液形成雾状,随吸气进入呼吸道而产生疗效。

【目的】

1. 治疗呼吸道感染 消除炎症,减轻咳嗽,稀释痰液,帮助祛痰。

2. 改善通气功能 解除支气管痉挛,使气道通畅,用于支气管哮喘、喘息性支气管炎等。

【评估】

同超声波雾化吸入法。

【计划】

1. 操作者准备 护士着装(衣、帽、鞋)整洁,洗手,戴口罩。

2. 患者准备

(1)了解氧气雾化吸入的目的、操作过程等相关知识,积极配合。

(2)根据病情取坐位或半坐卧位。

3. 用物准备

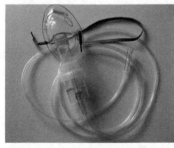

图 14-3 一次性氧气雾化吸入器

(1)氧气雾化吸入器一套:临床多使用一次性医用氧气雾化吸入器(图 14-3)。一人一个雾化器,专人使用,防止交叉感染。

(2)根据医嘱准备药物:常用药液及其作用同超声波雾化吸入法。

(3)其他用物:氧气装置一套、弯盘、治疗巾。

4. 环境准备 安静、安全、整洁、温湿度适宜,周围无易燃易爆物品。

【实施】

操作流程	操作步骤	要点与说明
1. 核对解释	核对床号、姓名、药名,确认患者,解释操作目的、方法及配合要点,以取得合作,协助患者取坐位或半坐位,漱口	严格执行查对制度;初次做此治疗,应指导患者使用方法,教会其使用氧气雾化器
2. 检查加药	检查雾化器后按医嘱抽取药液,注入雾化器内	药液应用蒸馏水稀释至 5ml
3. 连接气源	连接雾化器于氧气装置的输氧管上,调节氧流量 6~8L/min	各部件连接紧密,勿漏气
4. 开始雾化	患者手持雾化器,将口含管放入口中(或面罩罩住口鼻),紧闭嘴唇,深呼吸,直至药液吸完	一般 10~15min 即可将 5ml 药液雾化完毕;患者感到疲劳时,可休息片刻

续表

操作流程	操作步骤	要点与说明
5. 结束雾化	吸入完毕,取出雾化器,关闭氧气	
6. 整理	擦干患者面部,取舒适卧位,整理床单位	
7. 洗手,记录	洗手,记录患者反应和效果	防止交叉感染

【注意事项】

1. 治疗前检查雾化器连接氧气处是否漏气,雾化吸入过程中,嘱患者严禁接触烟火和易燃物品,以确保用氧安全。

2. 氧气湿化瓶内不加水,以免降低药液浓度,影响药物疗效。

【操作后评价】

1. 患者能正确配合,达到预期疗效,无不良反应。

2. 护士操作正确,护患沟通有效,用氧安全。

三、手压式雾化吸入

手压式雾化器(图 14-4)主要适用于雾化吸入解除支气管痉挛药物,药液预置于雾化器内的送雾器中。由于送雾器内腔为高压,将其倒置,用拇指按压雾化器顶部时,其内的阀门即打开,药液便从喷嘴喷出。雾滴平均直径为 $2.8 \sim 4.3 \mu m$,按压时喷出速度快,直接喷洒到口腔及咽部黏膜,药物经黏膜吸收。

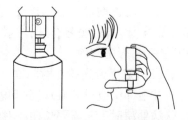

图 14-4 手压式雾化吸入器

此给药法主要用于吸入拟肾上腺素类药、氨茶碱或沙丁胺醇等支气管解痉药,适用于支气管哮喘和喘息性支气管炎的对症治疗。该操作较简单,可教会患者自行使用。取下雾化器保护盖,充分摇匀药液。将雾化器倒置,接口端放入双唇间,平静呼气。在吸气开始时,按压气雾瓶顶部,使之喷药,随着深吸气的动作,药雾经口吸入。嘱患者尽可能延长屏气(最好达 10s 左右),然后呼气。每次 1~2 喷,两次使用间隔时间 3~4h。喷雾器使用后放在阴凉处(30℃以下)保存。护士应指导患者正确使用手压式雾化给药,教会患者评价疗效,当疗效不满意时,不可随意增加用量和缩短用药间隔时间,以免加重不良反应。

第四节 注射给药法

注射给药法是将无菌的药液或生物制剂注入人体内的方法,以达到预防、诊断、治疗疾病的目的。常用的注射给药法有皮内注射、皮下注射、肌内注射、静脉注射、动脉注射等。注射给药药物吸收较快、血药浓度升高快,适用于因各种原因不宜口服给药者。某些药物不能经胃肠道吸收或易受消化液影响而失效,也应选择注射给药。但注射给药造成组织一定程度损伤,易引起疼痛及潜在并发症的发生,护士在给药过程中应严格执行注射原则及操作规程。

一、注 射 原 则

(一) 严格遵守无菌操作原则

1. 注射前护士衣帽整洁,洗手,戴口罩,注射后洗手。

2. 注射部位皮肤消毒 用无菌棉签蘸取 2% 碘酊以注射点为中心螺旋式向外涂擦,直径>5cm,待干后,以同法用 70% 乙醇脱碘,范围要大于碘酊消毒的面积,再次待干后方可注射。或用 0.5% 聚维酮碘或安尔碘以同法消毒皮肤 2 遍,无须脱碘。

3. 注射器的活塞、空筒的内壁和乳头、针头和针梗、针尖必须保持无菌。

(二) 严格执行查对制度

1. 遵医嘱正确准备药物:严格执行"三查八对",做到"五个准确",确保用药安全。

2. 仔细检查药液:如药液浑浊、沉淀、变质、变色、过期或安瓿有裂痕等,均不可使用。

3. 同时注射几种药物应确认有无配伍禁忌。

(三) 严格执行消毒隔离制度

注射时做到一人一针一带一垫巾,避免交叉感染。所用物品须先浸泡消毒,再处理。

(四) 选择合适的注射器和针头

根据药物剂量、性质选择合适的注射器和针头。注射器完整无损、不漏气;针头应锐利、无钩、无锈、无弯曲,型号合适;注射器和针头衔接紧密。一次性注射器须在有效期内使用,注意包装密封,灭菌有效。

(五) 选择合适的注射部位

注射部位应避开血管(除动静脉注射外)和神经。不可在有炎症、感染、瘢痕、硬结或患有皮肤病处注射。对需要长期注射的患者,应有计划地更换注射部位。

(六) 注射药液现配现用

药液应临时抽取,现配现用,不可在空气中暴露太久,以防药物效价降低或被污染。

(七) 注射前排尽空气

注射前须排尽注射器内的空气,以防气体进入血管形成栓塞。排气时,应避免浪费药液。

(八) 推药前检查回血

进针后、推注药液前,须抽动活塞,检查有无回血。动脉、静脉注射必须有回血方可注入药物。皮下注射、肌内注射无回血方可注入药物;若有回血,应拔出,更换针头重新穿刺。皮内注射进针较浅,无须检查回血。

(九) 应用无痛注射技术

1. 解除患者的思想顾虑,分散注意力,取得合作。

2. 协助患者取正确、舒适的体位,使肌肉放松,利于进针。

3. 注射时做到"二快一慢",即进针快、拔针快,推药速度慢且均匀。

4. 刺激性较强的药物,选用粗长针头,深部注射;多种药物同时注射时,一般先注射刺激性较弱的药物,再注射刺激性强的药物。

二、注射前准备

(一)注射用物准备

1. 注射盘

(1)皮肤消毒液:2%碘酊、70%乙醇或0.5%聚维酮碘或安尔碘。

(2)无菌持物镊:浸泡于消毒溶液内或放于干燥的无菌容器内。

(3)无菌棉签、砂轮、开瓶器、弯盘;静脉注射时加止血带、小垫枕、胶布;动脉注射时备无菌手套,必要时备无菌洞巾、无菌纱布。

2. 注射器和针头(图14-5)

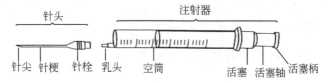

图14-5 注射器和针头构造

(1)注射器的构造:注射器的构造有乳头、空筒、活塞、活塞轴、活塞柄。有玻璃的和一次性的两种,目前广泛使用一次性注射器。

(2)针头的构造:针头由针尖、针梗、针栓3部分组成。

各种注射器、针头的规格及用途(表14-3)。

表14-3 不同注射法常选用的注射器和针头型号

用途	注射器规格	针头规格
皮内试验、注射胰岛素	1ml	$4\sim4^1/_2$ 号
皮下注射	1ml、2ml	5~6号
肌内注射	2ml、5ml、10ml	6~7号
静脉注射	5ml、10ml、20ml、30ml、50ml、100ml	6~9号
静脉采血	2ml、5ml、10ml	6~16号

3. 根据医嘱准备 包括药物、注射本或注射卡。

4. 其他 锐器回收盒(盛放用过的针头)、医用垃圾筒(盛放用过的注射器)、手消毒液。

(二)抽取药液术

【目的】

遵医嘱抽吸好药液,为注射做好准备。

【评估】

1. 治疗室内的环境。

2. 用物准备情况。

【计划】

1. 操作者准备 护士着装(衣、帽、鞋)整洁,修剪指甲,洗手,戴口罩。

2. 用物准备 同注射用物准备,严格查对。

3. **环境准备**　环境整洁、安静、光线充足,符合无菌操作要求。

【实施】

操作流程	操作步骤	要点与说明
1. 抽吸药液	(1) 自安瓿内抽吸药液:将安瓿尖端药液弹至体部,用砂轮在安瓿颈部划一锯痕,用70%乙醇棉签消毒颈部,同时拭去细屑,用纱布包裹按住颈部,折断安瓿。将注射器针头斜面向下,伸入安瓿内的液面下,抽动活塞进行吸药(图14-6、图14-7)	防止浪费药液;抽取药液时针栓不可进入安瓿,针头在进入和取出安瓿时,不可触及安瓿外口;不能用手握住活塞,只能持活塞柄,以免污染
	(2) 自密封瓶内抽吸药液:除去铝盖中心部分,用2%碘酊、70%乙醇消毒瓶塞(或用0.5%聚维酮碘或安尔碘消毒2遍),待干后往瓶内注入所需药液等量的空气,倒转药瓶及注射器,使针头在液面下,吸取所需药量(图14-8)	注空气增加瓶内压力,以利吸药
2. 拔针排气	右手示指固定针栓拔出针头,针头向上,轻拉活塞使针梗中的药液流入注射器内,并使气泡聚集在乳头口,稍推活塞,驱出气体	如注射器乳头偏向一侧,排气时应使注射器乳头朝上倾斜,使气泡集中于乳头根部,然后驱气
3. 查对备用	排气毕,将安瓿或密封瓶套在针头上,再次核对后放入铺好的无菌盘内备用	也可根据情况套上针头保护帽,保留空安瓿或密封瓶,以便查对

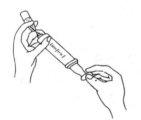

图14-6　自小安瓿内抽吸药液

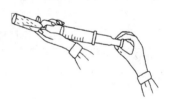

图14-7　自大安瓿内抽吸药液

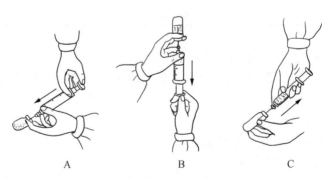

图14-8　自密封瓶内抽吸药液

【注意事项】

1. 折断安瓿时用力适度,防止划伤手指,用无菌棉球或纱布按住颈部折断;如安瓿颈部有蓝点标记,也可不用砂轮划痕,用70%乙醇消毒后直接折断。

2. 抽尽药液的空安瓿或密封瓶不可立即丢弃,应核对无误后再处理。

3. 吸取结晶或粉剂注射药物时,用无菌生理盐水或注射用水将药溶化(某些药物需专用溶媒),待充分溶解后再吸取;黏稠油剂可先加温(药液易被热破坏者除外),或将药瓶用双手对搓后再抽吸;混悬液应先摇匀后抽吸;油剂及混悬剂应选用稍粗长针头抽取。

【操作后评价】

1. 药物抽吸方法正确,剂量准确,未浪费药液。

2. 操作程序熟练,严格遵守无菌原则,无污染。

三、皮内注射法

皮内注射法(ID)是将小量药液注入表皮与真皮之间的方法。

【目的】

1. 进行各种药物过敏试验,观察有无过敏反应。

2. 预防接种。

3. 用于局部麻醉的前驱步骤。

【评估】

1. 患者病情、治疗情况,询问三史(用药史、过敏史、家族史)。

2. 患者注射部位皮肤情况,有无红肿、硬结、瘢痕等。

3. 环境是否清洁、光线是否充足。

【计划】

1. 操作者准备　护士着装(衣、帽、鞋)整洁,修剪指甲,洗手,戴口罩。

2. 患者准备

(1)了解皮内注射目的、方法、药物的作用、注意事项和配合要点。

(2)取舒适体位并暴露注射部位。药物过敏试验常选用前臂掌侧下段,此处皮肤较薄,易于注射,且易辨认局部反应;预防接种常选用上臂三角肌下缘(如卡介苗);局部麻醉则选用需要麻醉处。

3. 用物准备　同注射前准备,药物过敏试验者按需备急救用物(0.1%盐酸肾上腺素、地塞米松、2ml 注射器、砂轮、无菌小纱布等)。

4. 环境准备　按无菌操作要求进行。

【实施】

操作流程	操作步骤	要点与说明
1. 核对解释	核对床号、姓名、药名,解释操作目的和方法	严格执行查对制度。药物过敏试验者应询问"三史",且不宜空腹
2. 选择部位并消毒	根据注射目的选择合适注射部位,用 70% 乙醇消毒皮肤	药物过敏试验者忌用碘酊消毒,以免影响对局部反应的观察
3. 再次核对,排气	再次进行核对,排尽空气	保证用药的正确与安全
4. 穿刺推药	左手绷紧皮肤,右手持注射器,示指固定针栓,针尖斜面向上与皮肤呈 5°角,刺入皮内,左手拇指固定针栓,右手缓推药液 0.1ml,局部皮肤呈一圆形隆起皮丘(图 14-9)	进针角度不宜过大,以免刺入皮下;针尖斜面需要全部刺入皮内,否则药液漏出

续表

操作流程	操作步骤	要点与说明
5. 拔针整理	注射毕迅速拔针,查看注射时间,再次核对,无误后再将空安瓿、药瓶丢弃,协助患者拉好衣袖,取舒适体位,整理床单位	拔针时勿用棉签按压,确保剂量准确,叮嘱患者勿按揉注射部位 观察用药后反应
6. 用物处理	用物进行分类处理	严格按消毒隔离原则处理用物
7. 洗手,记录	洗手后,摘下口罩,记录用药反应	过敏试验者20min后2名护士观察结果并签名,阳性者用红笔记(+),阴性者用蓝黑笔记(−)

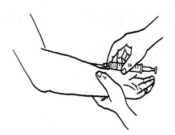

图 14-9 皮内注射法

重点提示

1. 皮内注射的进针角度为5°,角度过大易注入皮下,影响过敏试验结果的观察和判断。

2. 为患者做药物过敏试验前须备好急救药品,以防发生意外。

3. 药物过敏试验者嘱患者暂时不要离开病室或注射室,如有不适立即告知护士。

【注意事项】

1. 皮肤消毒时忌用碘酊,以免脱碘不彻底或患者对碘过敏,影响对局部反应的观察。

2. 皮试结果不确定时,在另一侧相同部位注入0.1ml生理盐水,20min后对照观察反应。

3. 药物过敏试验结果如为阳性,应告知患者和家属,不能再用该药物,并在体温单、医嘱单、病历卡、床头卡、门诊卡、注射卡、患者一览表上用红笔醒目注明"×××药物皮试阳性"。

【操作后评价】

1. 患者理解注射目的,护患沟通有效,患者能积极配合,无不适。

2. 操作技术熟练,一次性注射成功,患者局部皮肤无药液渗出。

四、皮下注射法

皮下注射(H)是将少量无菌药液注入皮下组织的方法。

【目的】

1. 用于需在一定时间内达到药效而不宜口服给药者,如注射肾上腺素、胰岛素等。

2. 预防接种。

3. 局部麻醉用药。

【评估】

1. 患者病情、治疗情况、意识状况、肢体活动能力等。

2. 注射部位的皮肤情况:常用的皮下注射部位有上臂三角肌下缘、腹部、后背及大腿外侧方(图 14-10)。

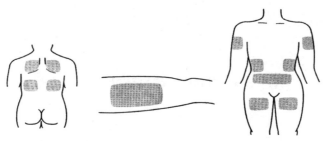

图 14-10　皮下注射部位

3. 环境是否清洁、光线是否充足。

【计划】

1. 操作者准备　护士着装(衣、帽、鞋)整洁,修剪指甲,洗手,戴口罩。

2. 患者准备

(1)了解皮下注射目的、方法、药物的作用、注意事项和配合要点。

(2)取舒适体位并暴露注射部位。

3. 用物准备　同注射前准备。

4. 环境准备　按无菌操作要求进行,并注意遮挡患者。

【实施】

操作流程	操作步骤	要点与说明
1. 核对解释	核对床号、姓名、药名,查对无误后,解释操作目的和方法	严格执行查对制度,确认患者,取得患者合作
2. 选择部位,消毒	根据注射目的选择合适注射部位,取合适的体位,用 2% 碘酊和 70% 乙醇消毒皮肤(或用 0.5% 聚维酮碘或安尔碘消毒皮肤 2 遍),待干	避开血管和神经 消毒范围要大,直径在 5cm 以上 预防接种常选在上臂三角肌下缘,局麻及封闭疗法在需要麻醉及治疗的局部
3. 再次核对,排气	再次进行核对,无误后排尽空气	操作中检查,保证用药的正确与安全
4. 穿刺	左手绷紧皮肤,右手持注射器,示指固定针栓,针头与皮肤呈 30°~40°角,快速刺入皮下,一般进针深度是针梗长度的 1/2~2/3(图 14-11)	切勿将针梗全部刺入,以免从根部衔接处折断,难以取出
5. 推药	松开左手,抽动活塞,检查有无回血,如无回血,固定针头,缓慢注入药物	如有回血,应拔针更换部位重新注射 推药过程中注意观察患者反应
6. 拔针整理	注射毕,以无菌干棉签按压注射部位迅速拔针,协助患者穿好衣裤,取舒适体位,整理床单位,再次核对,无误后将空安瓿、药瓶丢弃	防止药液外溢,减轻疼痛;观察患者用药后全身和局部反应
7. 用物处理	用物进行分类处理	严格按消毒隔离原则处理用物
8. 洗手,记录	洗手,记录用药反应	

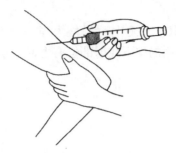

图 14-11　皮下注射法

【注意事项】

1. 针头刺入角度 30°~40°,不宜大于 45°,以免刺入肌层。对于身体消瘦者,可捏起局部组织,进针角度适当减小。

2. 尽量避免应用对皮肤有刺激作用的药物做皮下注射。

3. 长期注射者,应有计划地更换注射部位,轮流注射,避免局部出现红肿、硬结现象,以利于药物充分吸收。

4. 注射少于 1ml 的药液,应用 1ml 注射器,以保证注入药液剂量准确。

【操作后评价】

1. 患者理解注射目的,护患沟通有效,患者能积极配合,无不适。

2. 操作技术熟练,能按无痛注射法进行操作,无菌观念强。

3. 患者局部皮肤无硬结、炎症发生。

五、肌内注射法

肌内注射法(IM)是将少量无菌药液注入肌肉组织的方法。应选择肌肉较厚,远离大神经、血管的部位。其中以臀大肌为最常用,其次为臀中肌、臀小肌、股外侧肌及上臂三角肌。

【目的】

1. 不宜或不能口服或静脉注射,且要求短时间内迅速发生疗效者。

2. 注射刺激性较强或药量较多的药物,不宜皮下注射者。

【评估】

1. 患者病情、治疗情况、意识状况、肢体活动能力等。

2. 注射部位的皮肤和肌肉组织情况。常用的肌内注射的定位方法如下。

(1)臀大肌注射定位法:①十字法:从臀裂顶点向左或右侧划一水平线,然后从髂嵴最高点做一垂直线,将臀部分为四个象限,其外上象限避开内角处即为注射区域(图 14-12A)。②连线法:髂前上棘和尾骨连线的外上 1/3 处为注射部位(图 14-12B)。

(2)臀中肌、臀小肌注射定位法:①以示指指尖和中指指尖分别置于髂前上棘和髂嵴下缘处,这样髂嵴、示指、中指便构成一个三角形(图 14-13),注射部位在示指与中指间构成的三角内。此处血管、神经较少,且脂肪组织也较薄,故被广泛使用。②髂前上棘外侧三横指处(以患者自体手指宽度为标准)。

(3)股外侧肌注射部位:大腿中段外侧,位于膝关节上 10cm,髋关节下 10cm 左右,宽度约 7.5cm。此处大血管、神经干很少通过,部位较广,适用于多次注射者。

（4）上臂三角肌注射部位：上臂外侧自肩峰下2~3横指（图14-14），此处肌肉分布较臀部少，只能小剂量注射。

3. 环境是否清洁、光线是否充足。

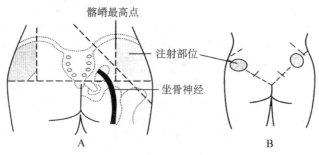

图14-12 臀大肌注射定位

A. 十字法；B. 连线法

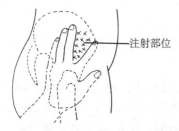

图14-13 臀中、小肌注射定位

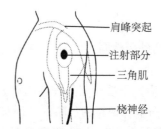

图14-14 上臂三角肌注射定位

【计划】

1. 操作者准备　护士着装（衣、帽、鞋）整洁，修剪指甲，洗手，戴口罩。

2. 患者准备

（1）了解肌内注射目的、方法、药物的作用、注意事项和配合要点。

（2）取舒适体位并暴露注射部位。为使臀部肌肉松弛，可取以下各种体位。①侧卧位：上腿伸直，下腿稍弯曲；②俯卧位：足尖相对，足跟分开；③坐位：坐位椅要稍高，便于操作。

3. 用物准备　同注射前准备。

4. 环境准备　按无菌操作要求进行，并注意遮挡患者。

【实施】

操作流程	操作步骤	要点与说明
1. 核对解释	核对床号、姓名、药名，查对无误后，解释操作目的和方法	严格执行查对制度，确认患者，取得患者合作
2. 选择部位，消毒	根据注射目的选择合适注射部位，取合适的体位，用2%碘酊和70%乙醇消毒皮肤（或用0.5%聚维酮碘或安尔碘消毒皮肤2遍），待干	局部肌肉放松，合理摆放体位；避开血管和神经；消毒范围要大，直径在5cm以上
3. 再次核对，排气	再次进行核对，无误后排尽空气	操作中检查，保证用药的正确与安全

续表

操作流程	操作步骤	要点与说明
4. 穿刺	左手拇指和示指绷紧皮肤,右手握笔式持注射器,中指固定针栓,针头与皮肤呈90°快速刺入肌内,一般进针深度2.5~3cm,约是针梗长度的2/3(图14-11)	切勿将针梗全部刺入,以免从根部衔接处折断,难以取出;消瘦者及儿童进针深度酌减
5. 推药	松开左手,抽动活塞,检查有无回血,如无回血,固定针头,缓慢注入药物	如有回血,应拔针更换部位重新注射;推药过程中注意观察患者反应
6. 拔针整理	注射毕,以无菌干棉签按压注射部位迅速拔针,协助患者穿好衣裤,取舒适体位,整理床单位,再次核对,无误后将空安瓿、药瓶丢弃	防止药液外溢,减轻疼痛;观察患者用药后全身和局部反应
7. 用物处理	用物进行分类处理	严格按消毒隔离原则处理用物
8. 洗手,记录	洗手,记录用药反应	

【注意事项】

1. 两种药液同时注射时,要注意配伍禁忌;需长期肌内注射者,注射部位应交替更换,避免硬结发生。

2. 2岁以下婴幼儿不宜选用臀大肌注射,幼儿在未能独自走路前,其臀大肌肌肉发育不完善,有损伤坐骨神经的危险,一般应选用臀中肌、臀小肌处注射。

3. 若针头折断,应先稳定患者情绪,并嘱患者保持原体位不动,用无菌血管钳夹住断端取出或请外科医生处理。

【操作后评价】

1. 操作技术熟练,能按无痛注射法进行操作,无菌观念强。

2. 患者局部皮肤无硬结、炎症发生。

3. 患者了解药物的作用,了解肌内注射目的,能够配合治疗。

六、静脉注射法

静脉注射法(Ⅳ)是将无菌药液注入静脉的方法。常用的四肢浅表静脉有贵要静脉、正中静脉、头静脉及手背、足背、踝部等处浅静脉(图14-15);小儿头皮静脉(图14-16);股静脉(图14-17)等。

【目的】

1. 药物不宜口服、皮下或肌内注射,需迅速发生药效时,可采用静脉注射法。

2. 做诊断、试验检查时,如为肝、肾、胆囊等行X线摄片,由静脉注入造影剂。

3. 用于静脉营养治疗。

4. 输液或输血。

【评估】

1. 患者病情、治疗情况、意识状况、肢体活动能力等。

2. 注射部位的皮肤情况、静脉充盈度和静脉管壁弹性等。

3. 环境是否清洁、光线是否充足。

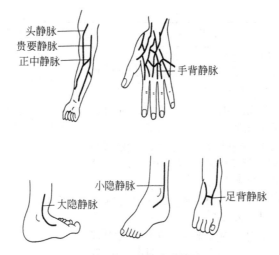

图 14-15　四肢浅表静脉

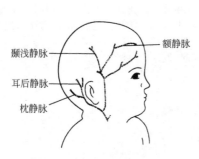

图 14-16　小儿头皮静脉分布

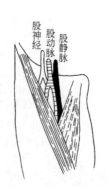

图 14-17　股静脉解剖位置

【计划】

1. 操作者准备　护士着装(衣、帽、鞋)整洁,修剪指甲,洗手,戴口罩。

2. 患者准备

(1)能了解静脉注射的目的并积极配合。

(2)取舒适体位并暴露注射部位。

3. 用物准备　同注射前准备。

4. 环境准备　按无菌操作要求进行,必要时用屏风遮挡患者。

【实施】

操作流程	操作步骤	要点与说明
1. 核对解释	核对床号、姓名、药名,查对无误后,解释操作目的和方法	严格执行查对制度,确认患者,取得患者合作
2. 选择部位	协助患者取适当体位,根据患者病情和注射原则选择合适注射部位	选择弹性好、粗、直、易固定的静脉,避开关节和静脉瓣

操作流程	操作步骤	要点与说明
3. 穿刺推药	**四肢静脉注射法** (1)在穿刺部位下方垫小软枕,以手指探明静脉走向和深浅	
	(2)在穿刺部位的上方(近心端)6cm 处扎紧止血带	使静脉充盈、暴露,利于穿刺;止血带末端向上,以免污染消毒部位
	(3)用 2% 碘酊和 70% 乙醇消毒皮肤(或用 0.5% 聚维酮碘或安尔碘消毒皮肤 2 遍),待干	
	(4)嘱患者握拳,排尽注射器内空气,再次核对确认患者	操作中检查
	(5)左手拇指绷紧静脉下端皮肤,使其固定,右手持注射器,示指固定针栓,针头斜面向上,与皮肤呈 15°~30°,静脉上方或侧方刺入皮下(图 14-18A),再沿静脉方向潜行刺入静脉	
	(6)见回血,证实针头已入静脉,可再顺静脉走向进针少许,松开止血带,嘱患者松拳,固定针头,缓慢注入药液(图 14-18B),同时观察注射部位有无隆起、发红等以及病情变化	防止药液外溢;根据病情、年龄及药物性质掌握推药速度,并听取患者主诉
	小儿头皮静脉注射法 (1)根据情况剃去穿刺部位的头发,暴露静脉	
	(2)用 70% 乙醇消毒皮肤 2 遍,待干	
	(3)由助手固定患儿头部,操作者排尽注射器内空气,再次核对确认患儿,以左手拇指和示指分别固定静脉两端,右手持头皮针针翼,沿向心方向平行刺入静脉,见回血后推药少许,如无异常,用胶布固定针头,继续缓慢推注药液	操作中注意固定患儿,防止哭闹抓拽注射部位;静脉血管微蓝色,无搏动;推药过程中应试抽回血,证实针头在血管内;在注射过程中,若局部肿胀疼痛,提示针头滑出静脉,应拔出针头更换部位,重新注射
	股静脉注射法 (1)患者平卧,下肢伸直略外展,局部皮肤常规消毒,待干	有出血倾向者不宜采用股静脉注射
	(2)术者消毒左手示指和中指,然后于股三角区扪股动脉搏动定位,再消毒穿刺点及术者左手的手指,用左手手指加以固定	也可用髂前上棘和耻骨结节连线中点作股动脉定位
	(3)右手持注射器,针头和皮肤呈 90° 或 45°,在股动脉搏动点内侧 0.5cm 处刺入,见抽出暗红色血提示已达股静脉,固定针头,注射药物	若抽出鲜红色血液,提示刺入股动脉,应立即拔出针头,用无菌纱布紧压穿刺处 5~10min,直至无出血为止

续表

操作流程	操作步骤	要点与说明
4. 拔针按压	注射完毕,用无菌干棉签按压穿刺部位皮肤,迅速拔出针头,继续按压 3~5min 直至无出血	股静脉注射,局部用无菌纱布加压止血
5. 整理,再次核对	将注射器与针头分离,协助患者穿好衣裤,取舒适体位,整理床单位。再次核对,无误后将空安瓿、空药瓶丢弃	操作后检查
6. 用物处理	用物进行分类处理	严格按消毒隔离原则处理用物
7. 洗手,记录	洗手,记录用药反应	

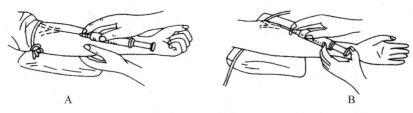

图 14-18　静脉注射法

【注意事项】

1. 严格执行查对制度和无菌操作原则。

2. 静脉穿刺时应沉着冷静,切勿乱刺。一旦出现局部血肿,立即拔出针头,按压局部,另选其他静脉。天气寒冷时,浅表静脉收缩,可先用热毛巾或热水袋局部热敷,使局部血管充盈,以提高穿刺成功率。

3. 需长期静脉注射者,应由远心端到近心端选择静脉血管进行注射,以保护静脉。

4. 静脉注射失败常见的原因(图 14-19):

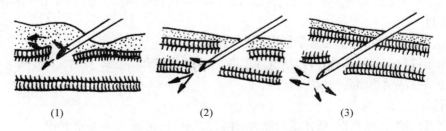

图 14-19　静脉注射失败常见原因

(1)针头斜面一半在血管内,一半在血管外,回血断断续续,药液溢至皮下,局部皮肤隆起,患者感觉疼痛。

(2)针头刺入较深,斜面一半穿破对侧管壁,有回血,推药不畅,部分药液溢至深部。

(3)针头刺入过深,穿透对侧血管壁,药物注入深部组织,有痛感,没有回血,如只推注少量药液,局部不一定隆起。

5. 对组织有强烈刺激性的药物,应另备装有生理盐水的注射器和头皮针,注射穿刺成功后,先注入少量生理盐水,证实针头确实在血管内,固定针头,取下注射器,调换抽有药液的注射器进行推药,以防止药液外溢而发生局部组织坏死。

链　接

静脉微量注射泵的使用

静脉微量注射泵(图 14-20)是将少量药液持续、均匀、定量输入人体静脉的注射装置。是目前临床运用较广的先进医疗设备。具体操作流程如下。

1. 将注射泵稳妥固定于输液架上。

2. 将抽吸好药液的注射器连接延长管与头皮针,排气后固定在注射泵上。

3. 接通电源,打开开关。一般机器内置电池连续充电 10h 以上可应急工作 3h 以上。

4. 按医嘱调整好注射速度和时间。

5. 按静脉注射法穿刺静脉,成功后固定头皮针。

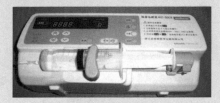

图 14-20　微量注射泵

6. 按"开始"键启动注射泵。

7. 随时观察患者反应和药液输入情况。当出现阻塞等故障或电池电力不足等情况,机器将自动蜂鸣报警。可按键关闭蜂鸣。排除故障后,再启动运行。

8. 注射完毕,按"停止"键。

9. 拔针、按压,取出注射器,切断电源。

10. 整理用物,洗手并记录。

七、动脉注射法

动脉注射法是将无菌药液注入动脉的方法,常用股动脉、颈总动脉、锁骨下动脉等。

【目的】

1. 用于抢救重度休克,尤其是创伤性休克患者。

2. 用于施行某些特殊检查,如脑血管造影、下肢动脉造影等。

3. 经动脉注射抗癌药物做区域性化疗。

【评估】

1. 患者病情、治疗情况、肢体活动能力,注射部位皮肤情况、动脉血管情况等。

2. 环境是否清洁、光线是否充足。

【计划】

1. 操作者准备　护士着装(衣、帽、鞋)整洁,修剪指甲,洗手,戴口罩。

2. 患者准备　了解动脉注射的目的并积极配合,取舒适体位并暴露注射部位。

3. 用物准备　同注射前准备。

4. 环境准备　按无菌操作要求进行,必要时用屏风遮挡患者。

【实施】

操作流程	操作步骤	要点与说明
1. 核对解释	核对床号、姓名、药名,查对无误后,解释操作目的和方法	严格执行查对制度,确认患者,取得患者合作
2. 选择部位,安置体位	根据注射目的选择合适注射部位,取合适的体位。以股动脉为例:患者平卧,下肢伸直略外展充分暴露穿刺部位	暴露穿刺部位
3. 消毒皮肤	用2%碘酊和70%乙醇消毒局部皮肤(或用0.5%聚维酮碘或安尔碘消毒皮肤2遍),消毒范围直径大于5cm;消毒术者左手示指和中指	必要时铺无菌洞巾、戴无菌手套
4. 再次核对,排气	再次进行核对,无误后排尽空气	操作中检查,保证用药的正确与安全
5. 穿刺推药	左手示指和中指固定所选动脉,右手持注射器垂直刺入动脉(股动脉多用)或与动脉走向呈40°刺入。见有鲜红色血涌进注射器时,即以一手固定好穿刺针,同时用另一手快速推注药液	
6. 按压拔针	注射毕,迅速拔出针头,局部用无菌纱布按压5~10min,直至不出血	避免出血或形成血肿,必要时沙袋压迫
7. 整理,再次核对	将注射器与针头分离,协助患者穿好衣裤,取舒适体位,整理床单位。再次核对,无误后将空安瓿、空药瓶丢弃	操作后检查
8. 用物处理	用物进行分类处理	严格按消毒隔离原则处理用物
9. 洗手,记录	洗手,记录用药反应	

【注意事项】
1. 新生儿不宜选择股动脉注射,进针时易损伤髋关节,多选用桡动脉。
2. 凝血功能障碍患者禁忌采用股动脉注射。
【操作后评价】
局部无疼痛、隆起或感染等不适。

第五节 其他给药法

一、滴入疗法

(一)滴耳药法
【目的】
1. 将药液滴入耳道,达到清洁、治疗耳部疾病的目的。
2. 软化耵聍、麻醉或杀死昆虫。
【评估】
1. 患者耳部疾病和用药目的。

2. 患者对滴耳药的认知情况和接受程度。

【计划】

1. 操作者准备 护士着装(衣、帽、鞋)整洁,洗手,戴口罩。

2. 患者准备

(1)患者了解滴耳药的目的、操作过程、注意事项等相关知识,积极配合。

(2)根据病情取坐位或卧位。

3. 用物准备 滴管、药液、无菌棉签、棉球、3%过氧化氢、洗耳球。

4. 环境准备 安静、安全、整洁、舒适。

【实施】

操作流程	操作步骤	要点与说明
1. 核对解释	核对床号、姓名、药名,查对无误后,解释操作目的和方法	严格执行查对制度,确认患者,取得患者合作
2. 清洁耳道	(1)嘱患者取卧位或坐位 (2)用棉签清洁外耳道,或用洗耳球吸尽耳道内分泌物,必要时用3%过氧化氢反复清洁,再用棉签拭干	头偏向健侧,患耳在上 如是软化耵聍,则无须清洁耳道
3. 滴药	一手将患耳耳郭向后上方轻提,使耳道变直,一手持滴管顺外耳孔缓慢滴入药液3~5滴(图14-21),轻压耳屏数次,再用无菌棉球塞入外耳口,保持原体位1~2min	小儿则向后下方牵拉耳垂;避免滴管触及外耳道,污染滴管和药液
4. 整理观察	协助患者取舒适体位,整理床单位,清理用物并观察患者有无迷路反应,如眩晕、眼球震颤等	迷路反应与药液过凉有关,应注意避免
5. 洗手,记录	洗手,记录用药反应	防止交叉感染

【注意事项】

1. 若双耳都要滴药,应在一侧滴药后保持原体位10~15min后,再滴另一侧。

2. 若是软化耵聍,每次滴药量可稍多(以不溢出外耳道为度),每天5~6次,3d后取出耵聍。

3. 若是使昆虫麻醉或窒息死亡,滴药2~3min后可取出昆虫。

【操作后评价】

患者感觉舒适,耳部疾病症状减轻。

(二)滴眼药法

【目的】

将药液滴入结膜囊,达到杀菌、收敛、消炎、麻醉、散瞳、缩瞳等治疗或诊断作用。

【评估】

1. 患者眼部疾病和用药目的。

2. 患者对滴眼药的认知情况和接受程度。

【计划】

1. 操作者准备 护士着装(衣、帽、鞋)整洁,洗手,戴口罩。

2. 患者准备

（1）向患者解释滴眼药的目的、操作过程、注意事项等相关知识,取得患者的配合。

（2）根据病情取坐位或仰卧位。

3. 用物准备　滴管（或眼药滴瓶）、眼药、无菌棉球。

4. 环境准备　安静、安全、整洁、舒适。

【实施】

操作流程	操作步骤	要点与说明
1. 核对解释	核对床号、姓名、药名,查对无误后,解释操作目的和方法	严格执行查对制度,确认患者,取得患者合作
2. 滴眼药	（1）嘱患者取卧位或坐位,头略后仰,眼向上看 （2）操作者一手分开上下眼睑,一手持滴管或滴瓶,将药液滴入下结膜囊1~2滴（图14-22）,轻提将眼睑闭合	操作者持滴管手掌根部放于患者前额,滴管距眼睑1~2cm;滴后嘱患者闭眼2~3min,以利药液充分吸收
3. 压泪囊	用无菌棉球压迫泪囊1~2min	以免药液经泪道流入泪囊和鼻腔后,经鼻黏膜吸收而引起全身不良反应
4. 整理、洗手、记录	清理用物后洗手,记录用药种类、时间、患者反应	防止交叉感染

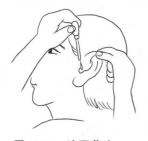

图14-21　滴耳药法

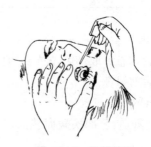

图14-22　滴眼药法

【注意事项】

1. 滴药前后洗净双手,如双眼滴药应先滴患病较轻眼;先滴一般患者,再滴隔离患者。

2. 滴管完整,勿将药液吸入滴管胶囊内或倒置滴管,滴管勿接触睑缘及睫毛,以免污染管口。

【操作后评价】

患者感觉舒适,眼部疾病症状减轻。

（三）滴鼻药法

【目的】

药液滴入鼻腔治疗上颌窦炎、额窦炎,或滴入血管收缩剂,减少鼻腔分泌物,减轻鼻塞症状。

【评估】

1. 患者鼻部疾病和用药目的。

2. 患者对滴鼻药的认知情况和接受程度。

【计划】

1. 操作者准备　护士着装(衣、帽、鞋)整洁,洗手,戴口罩。

2. 患者准备

(1)向患者解释滴鼻药的目的、操作过程、注意事项等相关知识,取得患者的配合。

(2)根据病情取坐位或垂头仰卧位。

3. 用物准备　滴管或滴瓶、药液、无菌棉球。

4. 环境准备　安静、安全、整洁、舒适。

【实施】

操作流程	操作步骤	要点与说明
1. 核对解释	核对床号、姓名、药名,查对无误后,解释操作目的和方法	严格执行查对制度,确认患者,取得患者合作
2. 滴药	(1)嘱患者取卧位或坐位,颈伸直,头后仰 (2)操作者一手示指轻推鼻尖,暴露鼻孔,另一手持滴管或滴瓶滴入药液 4~5 滴,后轻捏鼻翼,使药液分布均匀,保持原体位3~5min	滴管距鼻孔 2~3cm,不可触及鼻孔,以免污染
3. 整理、洗手、记录	清理用物后洗手,记录用药种类、时间、患者反应	防止交叉感染

【注意事项】

1. 滴药后嘱患者取仰卧位或头后仰,以确保药液达到治疗部位。

2. 滴药后勿擤鼻。

【操作后评价】

患者感觉舒适,鼻部疾病症状减轻。

二、栓剂给药法

(一)直肠栓剂插入法

【目的】

1. 软化粪便,以利排出。

2. 治疗某些直肠肛门疾病,如痔疮等。

3. 药物通过肠黏膜吸收,达到全身治疗作用。

【评估】

评估患者对用药目的、药物作用及用药有关知识的认知情况和配合程度。

【计划】

1. 操作者准备　护士着装(衣、帽、鞋)整洁,洗手,戴口罩。

2. 患者准备

(1)向患者解释直肠用药的目的、操作过程、注意事项等相关知识,取得患者的配合。

(2)根据病情取侧卧位,膝部弯曲,充分暴露出肛门括约肌。

3. 用物准备　栓剂、手套或指套,必要时备屏风。

4. 环境准备　安静、安全、整洁、舒适,屏风遮挡或拉好围帘。

【实施】

操作流程	操作步骤	要点与说明
1. 核对解释	核对床号、姓名、药名,查对无误后,解释操作目的和方法	严格执行查对制度,正确执行医嘱。确认患者,解除不良情绪,取得患者合作
2. 安置体位	嘱患者取侧卧位,膝部弯曲,暴露肛门	
3. 插入栓剂	嘱患者张口深呼吸,将栓剂插入肛门,并用示指将栓剂沿直肠壁朝肚脐方向送入 6~7cm(图14-23),置入后,保持原体位 15min	一手戴上手套或指套,避免污染手指;必须插至肛门内括约肌以上,防止栓剂滑脱或融化后渗出
4. 整理观察	协助患者穿裤,取舒适体位,整理床单位和用物,观察患者用药后反应	不能下床者,将便器、卫生纸、呼叫器放于易取处
5. 洗手,记录	洗手并记录用药种类、时间、患者用药效果	防止交叉感染

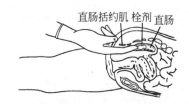

图 14-23　直肠给药法

【注意事项】

1. 尊重患者,注意保护隐私部位。

2. 观察患者用药后效果,若栓剂滑脱出肛门外,应予重新插入,确保疗效。

【操作后评价】

1. 药物放置方法正确,黏膜未造成损伤。

2. 患者感觉舒适,症状减轻。

(二) 阴道栓剂置入法

【目的】

阴道置入栓剂,以起到局部治疗的作用,如置入消炎、抗菌药物栓剂治疗阴道炎。

【评估】

患者用药的需要、药物的性能及患者对有关用药知识的认知程度。

【计划】

1. 操作者准备　护士着装(衣、帽、鞋)整洁,洗手,戴口罩。

2. 患者准备

(1)了解用药的目的、操作过程、注意事项等相关知识,掌握配合方法。

(2)取仰卧位,膝部弯曲并略分开。

3. 用物准备　阴道栓剂、栓剂置入器或手套、卫生棉垫。

4. 环境准备　安静、安全、整洁、舒适,拉好窗帘,屏风遮挡。

【实施】

操作流程	操作步骤	要点与说明
1. 核对解释	核对床号、姓名、药名,查对无误后,解释操作目的和方法	严格执行查对制度,正确执行医嘱。确认患者,解除不良情绪,取得患者合作
2. 安置体位	嘱患者脱去一侧裤腿,取屈膝仰卧位,双腿外展,暴露外阴	也可卧于检查床上,支起双腿(截石位)
3. 戴手套或指套	一手戴上手套或指套取出栓剂	避免污染手指
4. 置入栓剂	用置入器或戴手套的手指将阴道栓剂沿阴道下后方向轻轻送入 5cm,到达阴道穹窿(图14-24)	必须确定阴道口才可送药,避免误入尿道;置入后平卧 15min,以利药物扩散至整个阴道,确保用药效果
5. 整理观察	协助患者穿裤,取舒适体位并告知使用卫生棉垫,整理床单位和用物。观察患者反应	避免药物或阴道渗出物污染内裤
6. 洗手,记录	洗手并记录用药种类、时间、患者用药效果	防止交叉感染

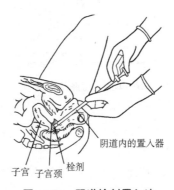

图 14-24　阴道栓剂置入法

【注意事项】

1. 尊重患者,注意保护隐私部位。

2. 准确判断给药部位,必须置入足够深度,以防滑脱。

3. 嘱咐患者在治疗期间避免性交。

【操作后评价】

1. 不泄露患者隐私,患者感觉舒适,痛苦减轻。

2. 操作方法正确,药物无滑脱。

三、皮肤给药法

【目的】

将药物直接涂于皮肤上,以达到局部治疗的作用。

【评估】

患者对用药目的、药物作用及用药有关知识的认知情况和配合程度。

【计划】

1. 操作者准备 护士着装(衣、帽、鞋)整洁,洗手,戴口罩。

2. 患者准备 教会患者或家属正确使用药物。

3. 用物准备 药物、棉签、棉球、弯盘、需要时备清洁皮肤用物。

4. 环境准备 安静、安全、整洁、舒适,必要时拉好围帘或屏风遮挡。

【实施】

操作流程	操作步骤	要点与说明
1. 核对解释	核对床号、姓名、药名,查对无误后,解释操作目的和方法	严格执行查对制度,正确执行医嘱。确认患者,取得合作
2. 清洁皮肤	先用温水和中性肥皂清洁皮肤	皮炎患者用温水清洁即可
3. 用药	根据药物剂型不同,采取不同护理方法 (1)溶液:用钳子夹取沾湿药液的棉球洗抹患处,也可用湿敷法给药 (2)糊剂:用棉签将药糊直接涂抹于患处,不宜涂得太厚,也可将糊剂涂在纱布上贴在患处皮肤,外加包扎 (3)膏剂:用棉签将软膏涂于患处,勿过厚,如为角化过度的皮肤用药,应略加摩擦 (4)酊剂:用棉签蘸药涂于患处 (5)粉剂:将药粉均匀地扑撒在皮损处。粉剂多次用后常有粉块形成,可用生理盐水湿润后除去 (6)乳膏剂:用棉签将乳膏剂涂于患处	
4. 整理观察	协助患者取舒适体位,整理床单位和用物。观察患者反应	
5. 洗手,记录	洗手并记录用药种类、时间、患者用药效果	防止交叉感染

【注意事项】

1. 观察用药后局部皮肤反应情况,尤其注意小儿和老年患者。

2. 了解患者用药后局部皮肤主观感觉,并有针对性地做好解释工作。

【操作后评价】

1. 患者感觉舒适,皮肤病变好转。

2. 护患沟通有效,患者心身需要得到满足。

四、舌下用药法

药物通过舌下口腔黏膜丰富的毛细血管吸收,可避免胃肠刺激、吸收不全和首过消除作用,而且生效快。如目前常用的硝酸甘油剂,舌下含服一般 2~5min 即可发挥作用,用药后患者心前区压迫感或疼痛感可减轻或消除。指导患者此类药物应放在舌下,让其自然溶解吸收,不可嚼碎吞下,否则会影响药效。

第六节 药物过敏试验法

一、常用药物过敏试验

(一)青霉素过敏试验

青霉素具有杀菌力强、毒性低的特点,临床应用较广泛。但青霉素易致过敏反应,人群中有3%~6%的人对青霉素过敏,而且任何年龄、任何剂型、任何剂量、任何给药途径,均可发生过敏反应。因此在使用各种剂型青霉素前均必须先询问"三史"(家族史、过敏史、用药史),无过敏史者都应先做过敏试验,试验结果阴性者方可给药。

1. **过敏反应的产生机制** 青霉素本身不具有抗原性,其制剂中所含高分子聚合物及降解产物属于半抗原物质,进入机体后,可使T淋巴细胞致敏,刺激机体产生特异性抗体IgE,由于IgE与组织细胞具有特殊的亲和力,故形成的抗体固定在某些组织的肥大细胞上和血液中的白细胞表面,使机体呈致敏状态。当具有过敏体质的人再次接受类似抗原刺激后,即与特异性抗体(IgE)结合,发生抗原抗体反应,导致细胞破裂,释放组胺、缓激肽、5-羟色胺等血管活性物质。这些物质作用于效应器官,导致平滑肌痉挛、微血管扩张、毛细血管通透性增高、腺体分泌增多。由于血管活性物质作用的部位不同及个体差异,故临床表现也是多种多样,如荨麻疹、哮喘、喉头水肿、休克等。

2. **过敏反应的预防** 过敏反应的预防措施包括以下几个方面。

(1)使用易发生过敏反应的药物前,详细询问"三史",已知有过敏史者,禁止做过敏试验;有其他药物过敏史或变态反应疾病史者应慎用;首次用药、停药24h以上者、注射长效青霉素前、用药过程中更换药物批号或生产厂家时,均须做过敏试验;试验结果阳性者禁止使用青霉素,报告医生,并在"两单四卡"(体温单、医嘱单、病历卡、床头卡、门诊卡、注射卡)上醒目注明"青霉素阳性",同时将结果告知患者及其家属。

(2)不宜在空腹、过度劳累、昏迷未清醒时做过敏试验;不应同时做2种药物过敏试验;配制青霉素的治疗盘、试验液及稀释青霉素的生理盐水要专用,防止隐性接触造成机体致敏。

(3)做药物过敏试验,必须准确配制试验药液,皮试液浓度与注射剂量要准确。严格遵守操作规程,及时准确判断试验结果。

(4)青霉素G粉剂性质稳定,在室温中保存而活性不减,但其水溶液则极不稳定,室温中放置24h后其抗菌效能可大部分丧失,而且由于青霉素分子的重排,降解产物可成倍增加,过敏反应发生率就会明显增高。因此试验液与注射液应现配现用,以减少过敏反应。

(5)在做过敏试验和用药过程中,须严密观察患者反应,严格执行查对制度,注射前做好急救的准备工作。备好0.1%盐酸肾上腺素、氧气及其他急救用品等。首次注射后观察30min,无过敏反应方可离开。

3. **青霉素皮内试验法**

【目的】

作为临床应用青霉素治疗的依据,防止发生过敏反应,提高用药的安全性。

【评估】

(1)用药史、过敏史和家族过敏史,如有青霉素过敏史者禁止做该试验。有其他药物过敏史或变态反应疾病史者应慎重。

（2）患者病情、治疗情况、用药情况。

（3）患者心理状况、意识状态、对青霉素过敏试验的认识及合作程度。

【计划】

（1）操作者准备：护士着装（衣、帽、鞋）整洁，修剪指甲，洗手，戴口罩，询问"三史"，熟悉青霉素皮试结果的判断和过敏反应的处理与急救。

（2）患者准备

①了解过敏试验目的、操作过程、注意事项等知识，掌握配合要点。

②过敏试验不宜在患者空腹时进行，若空腹时进行皮试，可发生眩晕、恶心等反应，易与过敏反应混淆。

（3）用物准备：注射盘 1 套、（1ml、2ml 或 5ml）注射器、4 或 $4\frac{1}{2}$ 号针头、青霉素药物、生理盐水、0.1% 盐酸肾上腺素，必要时备急救车、氧气、吸痰器等。

（4）环境准备：安静、安全、整洁、舒适。

【实施】

操作流程	操作步骤	要点与说明
1. 备齐用物	遵医嘱准备用物	严格执行查对制度，正确执行医嘱
2. 配制皮试液	青霉素皮试液配制法（表 14-4）	以每毫升试验液含青霉素 200～500U 为标准
3. 核对解释	携用物至床旁，核对床号、姓名，做好解释，询问"三史"（过敏史、用药史、家族史）	确认患者，取得合作
4. 选择部位	协助患者取舒适体位，暴露前臂掌侧下段并用 70% 乙醇消毒待干	
5. 注射皮试液	按皮内注射法注入 0.1ml 皮试药液（含青霉素 20～50U），勿按压	嘱患者勿按揉注射部，勿离开，有不适即呼叫
6. 整理用物	整理床单位和用物，洗手	观察患者反应
7. 观察，记录	20min 后两名护士观察并判断结果，并做好记录，两人签名	阴性：皮丘无改变，周围无红肿，无自觉症状和不适 阳性：局部皮丘隆起，并出现红晕或硬块，直径大于 1cm，或红晕周围有伪足，痒感，严重时可出现头晕、恶心等，甚至过敏性休克

表 14-4 青霉素皮试液的配制（以青霉素钠 80 万 U/瓶、皮试液 500U/ml 为例）

青霉素钠	生理盐水（ml）	含量（U/ml）	要求
80 万 U/瓶	4	20 万	充分溶解
取上液 0.1ml	0.9	2 万	摇匀
取上液 0.1ml	0.9	2000	摇匀
取上液 0.25ml	0.75	500	摇匀

【注意事项】

试验结果如为阴性,可按医嘱给患者使用青霉素;如为阳性,则通知医生,禁用青霉素,并在"两单四卡"上醒目标明,同时告知患者和家属。

【操作后评价】

患者了解青霉素过敏试验的目的,愿意接受并主动配合;操作过程中严格遵守注射原则,无感染及意外情况发生。

4. 青霉素过敏反应的临床表现

(1)过敏性休克:在做青霉素皮内试验或注射药物后数秒或数分钟内发生,也可于30min后出现,极少数患者发生在连续用药的过程中。主要表现为:

1)呼吸道阻塞症状:由于缺氧和窒息,表现为胸闷、气促伴濒危感。

2)循环衰竭症状:由于周围血管扩张,循环血量不足,患者面色苍白、出冷汗、脉搏细弱、血压下降等。

3)中枢神经系统症状:由于脑组织缺氧,患者表现烦躁不安、头晕眼花、面部及四肢麻木、意识丧失、抽搐、大小便失禁等。

(2)血清病型反应:一般于用药后7~12d发生,临床表现和血清病相似,有发热、关节肿痛、皮肤瘙痒、荨麻疹、全身淋巴结肿大、腹痛等。

(3)各器官或组织的过敏反应:

1)皮肤过敏反应:主要有皮疹(荨麻疹),严重者可发生剥脱性皮炎。

2)呼吸道过敏反应:可引起哮喘或促使原有的哮喘发作或加重。

3)消化系统过敏反应:可引起过敏性紫癜,以腹痛和便血为主要症状。

上述症状常以呼吸道症状或皮肤瘙痒最早出现,故必须注意倾听患者的主诉。

5. 过敏性休克的急救措施

(1)立即停药,使患者平卧,就地抢救,注意保暖。通知医生,配合抢救。

(2)立即皮下注射0.1%盐酸肾上腺素0.5~1ml,患儿酌减,如症状不缓解,可每隔30min皮下或静脉注射该药0.5ml,直至脱离危险。此药是抢救过敏性休克的首选药物,具有收缩血管、增加外周阻力、兴奋心肌、增加心排血量及松弛支气管平滑肌的作用。

(3)纠正缺氧,改善呼吸:给予氧气吸入,当呼吸受抑制时,应立即进行口对口人工呼吸,并肌内注射尼可刹米或洛贝林等呼吸兴奋药。喉头水肿影响呼吸时,应立即准备气管插管或配合施行气管切开术。

(4)抗过敏、抗休克:建立静脉通路,根据医嘱立即给地塞米松5~10mg静脉注射或用氢化可的松200mg加5%或10%葡萄糖液500ml静脉滴注,根据病情遵医嘱给予升压药物,如多巴胺、间羟胺等。若患者出现心搏骤停,立即行胸外心脏按压术。

(5)纠正酸中毒和使用抗组胺类药物,并严格遵医嘱应用。

(6)密切观察,详细记录:密切观察患者体温、脉搏、呼吸、血压、尿量及其他临床变化。对病情动态做好护理记录。患者未脱离危险期,不宜搬动。

(二)破伤风抗毒素(TAT)过敏试验法及脱敏注射法

破伤风抗毒素(TAT)是破伤风类毒素免疫马血清经物理、化学方法精制而成,能中和进入体液中的破伤风毒素,常作为一种被动免疫制剂来救治破伤风患者,也常用于预防破伤风感染。破伤风抗毒素(TAT)作为异种蛋白具有抗原性,注射后易出现过敏反应。因此,使用TAT

前必须做过敏试验。曾用过 TAT 而停药超过 7d 者,须重新做过敏试验。

1. 过敏试验法

(1)试验液的配制:用 1ml 注射器,取每毫升含破伤风抗毒素 1500U 的药液 0.1ml,加生理盐水稀释到 1ml(含 150U),即配成皮试液。

(2)试验方法:皮内注射破伤风抗毒素试验液 0.1ml(含 15U),20min 后观察并判断皮试结果。

阴性:局部皮丘无变化,全身无异常反应。

阳性:皮丘红肿,硬结直径大于 1.5cm 或红晕范围直径超过 4cm,有时出现伪足,痒感。全身过敏反应以血清病型反应多见。

2. 破伤风抗毒素脱敏注射法 破伤风抗毒素脱敏注射法是对破伤风抗毒素过敏试验阳性者,采用小剂量多次注射的方法达到脱敏。共分 4 次进行肌内注射或皮下注射(表 14-5)。

表 14-5 破伤风抗毒素脱敏注射法

次数	TAT(ml)	生理盐水(ml)	注射法
1	0.1	0.9	肌内或皮下注射
2	0.2	0.8	肌内或皮下注射
3	0.3	0.7	肌内或皮下注射
4	余量	稀释至 1ml	肌内或皮下注射

对 TAT 过敏试验阳性患者,采用脱敏注射法时,每次注射后均需密切观察 20min,无异常情况方可进行下次注射。如发现患者有气促、发绀、荨麻疹等不适或发生过敏性休克时应立即停止注射,并迅速处理。如反应轻微,待反应消退后,酌情增加注射次数,减少每次注射剂量,以达到顺利注入余量的目的。

(三)碘过敏试验

1. 试验方法

(1)口服法:口服 5%~10% 碘化钾 5ml,3/d 共 3d,观察结果。

(2)皮内试验法:取碘造影剂 0.1ml 行皮内注射,20min 后判断结果并记录。

(3)静脉注射法:静脉注射碘造影剂(30%泛影葡胺)1ml,观察 5~10min 后判断结果。

2. 结果判断

(1)口服法:患者出现口麻、头晕、心慌、恶心、呕吐、流泪、流涕、荨麻疹等为阳性。

(2)皮内试验法:局部皮丘红肿、硬结,直径大于 1cm 为阳性。

(3)静脉注射法:有脉搏、呼吸、血压和面色等改变为阳性。

3. 注意事项

(1)静脉注射造影剂前必须先做皮内试验,结果阴性再行静脉注射法试验,结果阴性方可行静脉造影。

(2)有少数人过敏试验呈阴性,但在注射碘造影剂时发生过敏反应,故造影时仍需备好急救物品。

二、其他药物过敏试验

(一)链霉素过敏试验法

链霉素由于本身的毒性作用及所含杂质具有释放组胺的作用,可引起中毒反应和过敏反应。过敏性休克发生率虽较青霉素低,但死亡率高,故使用链霉素前,应做皮肤过敏试验。

1. 试验液的配制 链霉素试验液以每毫升含链霉素 2500U 的生理盐水溶液为标准,配制方法如下。

(1)链霉素 1 瓶为 1g(100 万 U),用生理盐水 3.5ml 溶解后为 4ml,则每毫升含链霉素 0.25g(25 万 U)。

(2)取上液 0.1ml,加生理盐水至 1ml,则 1ml 中含链霉素 2.5 万 U。

(3)取上液 0.1ml,加生理盐水至 1ml,则 1ml 中含链霉素 2500U,即配成皮试液。

每次稀释时均需将溶液摇匀。

2. 试验方法 皮内注射链霉素试验液 0.1ml(含链霉素 250U),20min 后观察、判断结果并记录。结果的判断同青霉素过敏试验。

3. 过敏反应及处理 链霉素过敏反应发生率虽较青霉素低,但死亡率高。出现过敏反应时,处理措施与青霉素过敏反应相同。此外,因钙离子与链霉素络合产生毒性反应时,可将 10% 葡萄糖酸钙或 5% 氯化钙溶液稀释后静脉注射,使毒性症状减轻或消失。

(二)头孢菌素(先锋霉素)过敏试验法

以头孢唑啉为例,皮试液以含头孢唑啉 500μg/ml 的生理盐水溶液为标准,皮试注入剂量为 0.1ml(头孢唑啉 50μg)。

向含头孢唑啉 0.5g 的瓶内注入 2ml 生理盐水,则每 1ml 内含头孢唑啉 250mg/ml;

取上液 0.2ml,加生理盐水至 1ml,内含头孢唑啉 50mg;

取上液 0.1ml,加生理盐水至 1ml,内含头孢唑啉 5mg;

取上液 0.1ml,加生理盐水至 1ml,内含头孢唑啉 500μg,即配成皮试液。

皮内注射头孢菌素试验液 0.1ml(含头孢菌素 50μg),20min 后观察、判断结果并记录。结果判断、过敏反应的处理同青霉素。

(三)普鲁卡因过敏试验法

1. 试验液配制 取 0.25% 普鲁卡因液做皮内注射。

2. 试验方法 皮内注射试验液 0.1ml(含普鲁卡因 0.25mg),20min 后观察、判断结果并记录。结果判断同青霉素过敏试验。

(四)细胞色素 C 过敏试验法

1. 试验液配制 取细胞色素 C 溶液(每支 2ml,内含 15mg)0.1ml,加生理盐水至 1ml(内含细胞色素 C 0.75mg),即配成皮试液。

2. 试验方法

(1)皮内试验法:皮内注射 0.1ml 细胞色素 C 试验液(含细胞色素 C 0.075mg),20min 后观察、判断结果并记录;结果判断同青霉素过敏试验。

(2)划痕法:在前臂掌侧下段,用 70% 乙醇棉签消毒皮肤;取细胞色素 C 原液(每 1ml 含细胞色素 C 7.5mg)1 滴,滴于皮肤上,用无菌针头在表皮上划痕两道,长度约 0.5cm,深度以微量渗血为度;20min 后观察、判断结果并记录。若局部发红、直径大于 1cm,出现丘疹者为阳性。

讨论与思考

1. 护士在给药过程中,应遵循哪些原则?

2. 作为病区的护士,你如何保管好病区的药物?

3. 注射原则包括哪些方面?

4. 请列表比较各种注射方法的异同点。

5. 何种情况下需要使用雾化吸入技术? 如何选用药物?

6. 请写出下列药物的皮试液浓度:青霉素、链霉素、头孢菌素、破伤风抗毒素、普鲁卡因、细胞色素 C、碘造影剂。

7. 现医嘱需为某患者注射青霉素,有 1 瓶青霉素 80 万 U,请问该如何配制皮试液?

8. 某患者,男,35 岁,在青霉素过敏试验 5min 后突然感到胸闷、气急、面色苍白,出冷汗,血压 68/42mmHg,请问发生了什么情况? 应该怎样预防和护理?

(冯新华)

第15章

静脉输液与输血

学习要点

1. 静脉输液常用溶液及作用
2. 静脉输液法目的、方法
3. 静脉输液速度和时间的计算
4. 常见输液故障及其处理
5. 常见输液反应及护理
6. 血液制品的种类
7. 输血的目的和方法
8. 常见输血反应及护理

静脉输液和输血技术是临床上治疗疾病和抢救患者最常用的护理操作技术。护士必须熟练掌握及准确地运用有关静脉输液与输血的相关理论知识和操作技能,正确评估患者身心状况,及时发现和正确处理各种输液及输血过程中的反应,使患者获得安全、有效的治疗,从而促进患者的身心康复。

第一节 静 脉 输 液

一、静脉输液原理及目的

(一)静脉输液的原理

静脉输液是利用大气压和液体静压所形成的输液系统内压高于人体静脉压的物理原理,将一定量的无菌溶液或药液直接输入静脉的方法。无菌药液由输液瓶经输液管通过针尖输入到患者静脉内,需具备以下3个条件。

1. 输液瓶必须有一定的高度,从而形成足够的水柱压。其高度越高,水柱压越大,滴速也越快。

2. 输液瓶内液面上方必须与大气相通。液面直接受大气压作用,或大气压直接作用于输液软袋,当液面所受大气压高于人体静脉压时,液体向压力低的方向流动。

3. 输液管道必须保持通畅。输液管不扭曲、不受压,针头不堵塞,并确保针头在静脉血管内。

(二)静脉输液的目的

1. 补充水分和电解质,以预防和纠正体内水、电解质及酸碱平衡失调,恢复内环境稳定。常用于各种原因导致的脱水、代谢紊乱的患者,如腹泻、剧烈呕吐、大手术后的患者。

2. 补充营养,供给热能,促进组织修复。常用于慢性消耗性疾病、不能经口进食的患者(如昏迷、禁食、口腔疾病、大手术后等)以及胃肠道吸收障碍的患者。

3. 补充血容量,改善微循环,维持血压。常用于大出血、休克、大面积烧伤等患者。

4. 输入药物,治疗疾病。如输入抗生素控制感染、输入脱水药,降低颅内压,利尿消肿。

> **重点提示**
>
> 静脉输液可以补充水分和电解质,预防和纠正水、电解质及酸碱平衡失调、为人体补充营养,供给热能、补充血容量,改善微循环,维持血压、输入药物,治疗疾病。

二、静脉输液部位及工具的选择

(一)静脉输液部位

静脉输液时应根据患者的年龄、意识状态、体位、病情、病程长短、输液量、液体的种类、输液时间、静脉情况或即将进行的手术部位等情况选择合适的穿刺部位。常见的输液部位有以下几个方面。

1. 周围浅静脉　上肢常用的浅静脉有手背静脉网、肘正中静脉、头静脉、贵要静脉。手背静脉网是成人患者静脉输液时头皮针穿刺的首选部位;肘正中静脉、贵要静脉及头静脉是临床上采集血标本、静脉推注药液或经外周中心静脉插管(PICC)的常用穿刺部位。

下肢常用的浅静脉有大隐静脉、小隐静脉及足背静脉网,足背静脉网可作为小儿静脉输液的部位,但成人不主张选择该部位进行输液,因下肢静脉有静脉瓣,输注药液容易引起血栓性静脉炎。

2. 头皮静脉　小儿头皮静脉血管极为丰富,分支多,互相沟通,交错成网,同时静脉浅表易见,不易滑动,便于固定。因此,头皮静脉是小儿静脉输液最常采用的部位,包括颞浅静脉、额静脉、枕静脉及耳后静脉等(图 15-1)。但要注意和头皮动脉进行区别(表 15-1)。

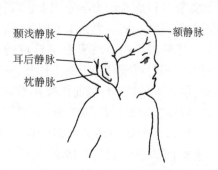

图 15-1　小儿头皮静脉分布

表 15-1　小儿头皮静脉和动脉的鉴别

鉴别项目	头皮静脉	头皮动脉
外观	微蓝色	正常肤色或浅红色
血流方向	向心	离心
活动度	不易滑动	易滑动
搏动	无	有
管壁	薄、易压瘪	厚、不易压瘪

3. 颈外静脉和锁骨下静脉　中心静脉插管者常采用颈外静脉和锁骨下静脉进行穿刺。该静脉是距离心脏较近的大动脉,管径粗大,行径表浅,位置固定,不易塌陷,硅胶管插入后保留时间长。

护理人员在为患者进行静脉输液前要视情况认真选择合适的穿刺部位,在选择穿刺部位时要注意以下几个问题:①一般选择粗、直、弹性好并避开关节、静脉瓣以及瘢痕部位,并且易于固定的静脉;②老年人的血管脆性较大,应尽量避开易活动或凸起的静脉;③选择穿刺部位时要避开皮肤表面有感染、渗出液的部位,以免皮肤表面的细菌被带入血管;④避免使用血液透析的端口或瘘管进行输液;⑤需长期输液者,应有计划地更换穿刺部位,以保护静脉,一般从远心端到近心端进行穿刺。

> **重点提示**
>
> 成人静脉输液时首选部位为手背静脉网,小儿静脉输液最常采用的部位是头皮静脉,包括颞浅静脉、额静脉、枕静脉和耳后静脉。

(二)静脉输液工具的选择

随着医疗护理水平的不断进步与发展,输液工具由以往的单纯的头皮针发展到目前静脉留置针、PICC、经皮穿刺中心静脉导管(CVC)、静脉输液港(PROT)等多种输液工具的选择。合理的应用输液工具可保护患者血管并延长导管的留置时间,提高护士的工作效率,同时有效地应用输液工具可降低成本,缩短住院时间为患者节省费用,提高医院病床使用率,提高医院的护理质量。

1. 外周静脉输液工具　有头皮针和静脉留置针

(1)头皮针:头皮针造价低廉,操作简单方便,在我国已长期使用。主要适用于以下患者:①输入非刺激性的药物和溶液时;②输入溶液处于等渗或接近等渗状态;③输入液体处于或接近正常 pH 范围;④输液疗程较短,一般小于 3d 的患者;⑤输入液体量不多;⑥采血;⑦少量一次经静脉给药或静脉肾盂造影者。其缺点是穿刺肢体活动受限,高渗漏率,不能保留,重复多次穿刺易损伤静脉。

(2)静脉留置针:静脉留置针输液法操作简便,在任何部位都可进行穿刺,适用于以下患者:①间接性或连续性进行静脉输液治疗的患者;②需要进行血流动力学监测者;③所输溶液处于等渗或接近等渗状态,正常 pH 范围;④输液疗程在 3~10d 者。能够减少患者反复穿刺造成的血管损伤以及精神痛苦,同时可减轻护士的工作量,一般留置时间为 3~5d,最长不超过 7d,目前该操作是临床输液较好的方法。但导管容易脱出和渗漏,不能作为长期输液的工具。静脉留置针的种类和型号较多,但主要由针头和肝素帽两部分组成(图 15-2)。针头部为软硅胶管后接硬塑料回血室,软硅胶管内为不锈钢针芯,

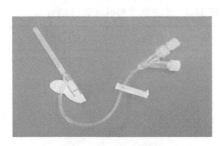

图 15-2　静脉留置针

针芯尖端突出于软硅胶管;肝素帽前端是硬塑接头,后端有橡胶帽封闭,帽中有管道可与针头相连并可容纳封管液。

2. 中心静脉输液工具　有外周穿刺中心静脉导管(PICC)、中心静脉导管(CVC)、输液港(PORT)、隧道或导管。

(1)外周穿刺中心静脉导管:采用引导针经外周静脉穿刺,将一根由硅胶材料制成、标有刻度、能以放射显影的中心静脉导管插入并使其顶端位于上腔静脉或锁骨下静脉内的深静脉导管置入术,插管后需要 X 线检查。PICC 口径小、管壁薄、有高度生物相容性;其操作方法简捷易行、可床边插管、损伤小、危险性较低、并发症少、留置时间长(7d 至 1 年)等优点适用于间歇性或持续性静脉输液治疗 2 周以上的患者、持续或间歇滴注刺激性药物及溶液以及需要高渗透压药物治疗的患者。在临床上被广为应用。其缺点是在急诊及手术时不能保证快速输液。PICC 主要选择肘部静脉进行穿刺,首选贵要静脉,其次为肘正中静脉和头静脉。

(2)经皮穿刺中心静脉导管:是将导管经皮穿刺进入中心静脉,主要经颈外静脉、锁骨下静脉、股静脉将导管插入到上下腔静脉并保留。可为各种治疗提供直接便利的静脉通路,同时也可利用其测定各种生理学参数。由于穿刺血管管径粗、血流速度快、血流量、插入导管长度相对短等优势,CVC 穿刺成功率较高,同时不受输入液体浓度与 pH 的限制。临床上主要用于中心静脉压测定、大量快速扩容、2 周到 1 个月以内的输液治疗、特殊药物治疗、外周静脉穿刺困难及作为介入治疗通路时等情况。

(3)静脉输液港:是一种完全植入的血管通道系统,为患者提供长期的血管通道。临床上可用于肿瘤患者的静脉化疗、营养支持治疗、反复输入血液制品、每日多次静脉采血检查等。可使用一种 Huber 安全穿刺针(无损伤针)穿刺植入输液港。具有患者使用方便、感染风险较低、皮下埋植、操作简单、可洗浴游泳、不易被别人注意、维护简单及使用时间长等优点。但PORT 需要经过培训的医师进行手术置入,当输液港功能发生异常时纠正手段较其他技术更为复杂困难,价格也比传统的 PICC 或 CVC 更贵,每次穿刺时患者会有痛感,拆除时需再进行一次手术,增加患者的痛苦。

合理使用输液工具应遵循以下原则:①满足输液治疗的需要;②穿刺次数最少;③留置时间最长;④对患者造成的损伤和风险最小。美国静脉输液协会(INS)提出正确的使用输液工具的标准为:在满足治疗需要的情况下,尽量选择最细、最短的导管。同时考虑患者的年龄、静脉的局部条件、输液的目的和种类、治疗时限及患者的活动需要。

三、静脉输液常用溶液及其作用

(一)晶体溶液

晶体溶液的分子小,在血管内存留时间短,对维持细胞内外水分的相对平衡有重要作用,能有效纠正人体内的水及电解质失调。临床上常用的晶体溶液有:

1. 葡萄糖溶液　用于补充水分和热量,常用作静脉给药的载体和稀释剂。常用溶液有5% 葡萄糖溶液、10% 葡萄糖溶液。

2. 等渗电解质溶液　用于供给水分和电解质,维持体液容量和渗透压平衡。常用溶液有0.9% 氧化钠、5% 葡萄糖氯化钠、复方氯化钠溶液(林格氏液)等。

3. 碱性溶液　用于纠正酸中毒,调节酸碱平衡失调。常用溶液有 5% 碳酸氢钠和 11.2%乳酸钠注射液。

4. 高渗溶液　用于利尿脱水,迅速提高血浆渗透压,回收组织水分进入血管内,消除水肿;亦可降低颅内压,改善中枢神经系统的功能。常用溶液有 20% 甘露醇、25% 山梨醇、25% ~

50%葡萄糖溶液。

(二)胶体溶液

胶体溶液的分子大,在血管内存留时间长,能有效维持血浆胶体渗透压,增加循环血容量,改善微循环,提升血压。临床上常用的胶体溶液有:

1. 右旋糖酐 为水溶性多糖类高分子聚合物。临床上常用的有中分子右旋糖酐(右旋糖酐-70)和低分子右旋糖酐(右旋糖酐-40)。中分子右旋糖酐能提高血浆胶体渗透压,扩充血容量,主要用作血浆代用品,常用于出血性休克、创伤性休克及烧伤性休克;低分子右旋糖酐能阻止红细胞及血小板聚集,防止血栓形成,从而降低血液黏稠度,有效改善微循环,常用于各种休克所致的微循环障碍、弥漫性血管内凝血、心绞痛、急性心肌梗死以及其他周围血管疾病等。

2. 代血浆 常用溶液有羟乙基淀粉(706代血浆)、氧化聚明胶、聚乙烯吡咯烷酮(聚维酮)等。其作用与低分子右旋糖酐类似,其扩容效果良好,在体内存留时间较右旋糖酐长,静脉输入后可增加血浆渗透压及循环血量,同时也可增加心排血量,在急性大出血时可与全血共用。

3. 浓缩白蛋白注射液 可提高血浆胶体渗透压,补充蛋白质,减轻组织水肿。

4. 水解蛋白注射液 补充蛋白质,纠正低蛋白血症,促进组织修复。

(三)静脉高营养液

静脉高营养液能供给患者热能,维持正氮平衡,同时补充各种人体所需维生素及矿物质,其主要成分有氨基酸、脂肪乳、维生素、矿物质、高浓度葡萄糖或右旋糖酐以及水分等。多用于不能经消化道供给营养或营养摄入不足,需经静脉插管输注高营养溶液的方法来维持营养供给的患者。输注时需严格执行无菌技术操作原则,同时在营养液内不得添加与营养素无关的药物。常用溶液有复方氨基酸、脂肪乳剂等。

重点提示

静脉输液常用溶液的种类及作用。

四、常用静脉输液法

静脉输液法有周围静脉输液法和中心静脉输液法。周围静脉输液法有密闭式静脉输液法和开放式静脉输液法;常用的中心静脉输液液法有颈外静脉输液法、锁骨下静脉输液法等。

(一)周围静脉输液法

【目的】

同"静脉输液的目的"。

【评估】

1. 患者病情、出入液量、营养状况、心肺功能及药物对血管的影响。

2. 穿刺部位皮肤完整性(有无破损、皮疹、感染)、静脉情况及肢体活动度。

3. 患者的年龄、意识状态、心理反应、对相关输液知识的知晓程度以及患者的合作程度。

【计划】

1. 操作者准备 衣帽整洁、洗手、戴口罩。

2. 患者准备 了解静脉输液的目的、操作方法、配合要点、注意事项、排尽大、小便及取舒适体位。

3. 用物准备　注射盘一套、加药用注射器及针头、一次性使用输液器或根据情况准备静脉留置针或开放式输液器一套、无菌纱布、治疗巾、止血带、胶布、输入液体及药物(遵医嘱准备)、输液贴、启瓶器、瓶套(软袋或塑料瓶装可不备)、砂轮、小垫枕、输液卡、输液巡回记录单、弯盘、输液架、手消毒液,医用垃圾桶、生活垃圾桶、锐器盒。必要时备止血钳、一次性手套、小夹板及绷带。如为静脉留置针输液还需备静脉留置针一套、封管液(无菌生理盐水或稀释肝素溶液),灭菌敷贴,无菌手套。

4. 环境准备　病室光线充足、安静、整洁、舒适、安全。

【实施】

1. 密闭式静脉输液法　是最常用的输液法。其操作简便,污染机会少,在临床上应用广泛。常用的有头皮针静脉输液法和静脉留置针输液法。

(1)头皮针静脉输液法:是临床上应用最广泛的静脉输液法。

操作流程	操作步骤	要点与说明
1. 核对检查	核对医嘱,根据医嘱准备药液,擦去瓶上灰尘,检查药液瓶口、瓶体、瓶内溶液	核对药液的名称、浓度、剂量和有效期 检查瓶盖有无松动、瓶体有无裂痕 对光检查药液有无浑浊、沉淀、变色和絮状物
2. 消毒加药	(1)根据医嘱填写输液卡片并签全名,倒贴在输液瓶上,套瓶套 (2)开启液体瓶铝盖中心部分,常规消毒瓶塞;检查加药用注射器质量,根据医嘱加入药物	加入的药物应合理分配,同时注意药物的配伍禁忌
3. 插输液器	检查输液器后按要求取出输液器,将输液管及通气管针头同时插入瓶塞到针头根部,关闭调节器	检查输液器外包装是否破损,是否在有效期内,严格执行无菌操作技术
4. 核对解释	备齐用物,携用物至患者床旁,核对患者并解释,嘱患者排便,协助其取舒适体位,备输液架、输液贴	执行查对制度,杜绝差错事故发生,向患者解释输液的目的和方法以解除顾虑,取得合作
5. 挂瓶排气	将输液瓶倒挂在输液架上,一手倒置茂菲滴管,一手打开调节开关,当茂菲滴管液面达到滴管的 1/2～2/3 时,迅速转正滴管,使液体缓慢下降(图 15-3),直至液体流入头皮针管内即关闭调节器,将输液管安置妥当	输液前排出输液管及针头内的空气,避免发生空气栓塞,如输液管下端有小气泡不易排出时,可轻弹输液管,将气泡弹至莫菲滴管内
6. 选择静脉	在待穿刺静脉的肢体下方垫治疗巾、小垫枕,选择合适的穿刺静脉,常规消毒皮肤,消毒范围为 8～10cm,在穿刺点上方 6cm 处扎止血带,尾端向上,再次消毒皮肤,待干	根据患者病情及药物性质选择合适静脉 一般选择粗、直、弹性好且避开关节和静脉瓣、易于固定的静脉 长期给药,需注意合理使用静脉,从远心端开始
7. 核对排气	再次核对患者及药物,取下头皮针护针帽,再次排气	再次执行查对制度,杜绝差错,穿刺前确保输液管下段无气泡

操作流程	操作步骤	要点与说明
8. 穿刺固定	(1)嘱患者握拳,绷紧皮肤,右手持头皮针针柄,针尖斜面向上,在静脉上方或侧方与皮肤成15°~30°角进针,见有回血后再沿静脉走向平推0.5~1cm	使针头斜面全部进入血管内
	(2)嘱患者松拳,松开止血带,打开调节器;待液体滴入通畅、局部无肿胀、患者无不适后,用输液贴固定	固定时用输液贴先固定针柄,再用带无菌小绵垫的胶布覆盖固定针眼处,最后环绕固定头皮针管(图15-4),对婴幼儿等不合作的患要用夹板和绷带固定
9. 调速滴速	根据患者的病情、年龄、输入药物的性质调节输液速度(图15-5)	一般成人40~60滴/分,儿童20~40滴/分对年老、体弱、婴幼儿、心、肺、肾功能不良者或输入刺激性较强的药物、高渗盐水、升压药、扩血管药物时速度宜慢对严重脱水、血容量不足、心肺功能良好者、输利尿剂时,输液速度宜快
10. 再次核对	输液后再次核对医嘱	严格执行查对制度,防止差错
11. 记录挂卡	(1)撤出止血带、小垫枕与治疗巾,协助患者取舒适体位,整理床单位,收拾用物,洗手 (2)填写输液卡,记录输液时间、滴速,并签全名挂于输液架上	
12. 嘱咐	告之患者所输药物,交代输液过程中的注意事项,将呼叫器置于患者易取处,护士回治疗室清理用物	
13. 巡视换瓶	(1)输液过程中应加强巡视,密切观察患反应,及时处理输液故障 (2)需连续输液时,核对后常规消毒瓶塞,从瓶中拔出输液管及勇气针插入下一瓶中,观察输液通畅后方可离开	观察有无输液反应,使输液顺利进行,严格执行查对制度,核对无误后更换
14. 拔针按压	确认患者全部液体输入完毕后,轻揭输液胶贴,关闭调节器,保留针眼处带小棉垫的胶贴,轻按穿刺点上方,快速拔针,按压片刻至无出血	及时拔针,避免空气进入静脉形成栓塞按压穿刺点上方时注意不可用力过大,以免引起疼痛和损伤血管按压部位稍靠皮肤穿刺点以压迫静脉进针点,防止皮下出血
15. 整理用物	(1)协助患者取舒适卧位,整理床单位 (2)将头皮针以及插入输液瓶中的插头用剪子剪下放入锐器盒中,输液器剩余部分放于医用垃圾桶中	用物分类放置在专用的密闭垃圾桶内,标明警示标志统一处理
16. 洗手记录	洗手,记录输液情况及患者反应并签全名	

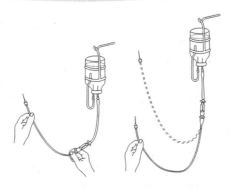

图 15-3　排气法

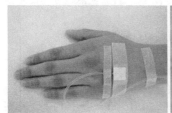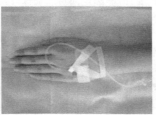

图 15-4　头皮针静脉输液法针头固定

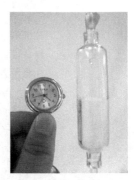

图 15-5　调节滴速法

重点提示

　　静脉输液速度的调节。应根据患者的年龄、病情、药物性质调节输液速度,一般成人 40~60 滴/分,儿童 20~40 滴/分;对年老、体弱、婴幼儿、心、肺、肾功能不良者或输入刺激性较强的药物、高渗盐水、升压药、扩血管药物时速度宜慢;对严重脱水、血容量不足、心肺功能良好者、输利尿剂时,输液速度宜快。

　　(2)静脉留置针输液:输液时采用静脉留置针进行穿刺的方法。

操作流程	操作步骤	要点与说明
1~5	同"头皮针静脉输液法"1~5	严格执行查对制度和无菌技术操作
6. 检查	检查并打开静脉留置针和敷贴	检查静脉留置针和敷贴的型号、有效期、包装是否完好等
7. 连接排气	操作者戴无菌手套,取出静脉留置针,将输液器上的针头插入留置针的肝素帽内,将留置针内的气体排尽,关闭调节器	减少医院内感染的发生率,保护护士自身的安全,输液前排尽输液管及针头内的空气,防止发生空气栓塞

操作流程	操作步骤	要点与说明
8. 选择静脉	协助患者取舒适卧位,选择穿刺部位,在穿刺点上方 10~15cm 处扎止血带	选择弹性好,粗直、清晰可见的静脉 对能下地活动的患者,避免选择下肢留置
9. 皮肤消毒	肢体下铺治疗巾、置小垫枕,按常规消毒穿刺部位的皮肤,待干	严格执行无菌技术操作
10. 再次核对	再次核对患者床号、姓名及输入药物	再次执行查对制度,杜绝差错
11. 静脉穿刺	(1)先取下针套,旋转针芯以松动外套管,消除套管与针芯的粘连,检查针尖及套管尖端是否完好,操作者右手拇、示指持静脉留置针针翼,再次排气	消除套管与针芯的粘连,检查针头及套管尖端是否完好
	(2)嘱患者握拳,左手绷紧皮肤,固定静脉,右手持留置针针翼,以 15°~30°角进针,同时观察针头回血室有无回血	固定静脉,便于穿刺
	(3)见回血后,降低穿刺角度,沿静脉走向再将留置针推进约 0.2cm	确保外套管在血管内,注意进针速度不能太快
	(4)左手持"Y"形接口,右手后撤针芯 0.5cm,手持针翼将针芯与硅胶套管一起送入静脉内	避免针芯刺破血管 动作轻稳熟练,避免导管口溢血
12. 三松固定	嘱患者松拳,松开止血带,打开针芯调节器;左手固定留置针两翼,右手迅速将抽出,放于锐器收集盒中,用无菌透明敷贴对留置针管做密闭式固定,用注明置管日期和时间的胶布固定留置针和输液管(图 15-6)	使静脉恢复正常,药液顺利滴入 避免穿刺点及周围被污染,同时便于观察穿刺点的情况 作为确认置管时间的依据 对婴幼儿等不合作的患者要用夹板和绷带固定
13~16	同"头皮针静脉输液法"9~12	
17. 完毕封管	(1)确认患者全部液体输入完毕后,去除固定输液器硅胶管的胶贴,关闭调节器,拔出连接肝素帽的头皮针	
	(2)常规消毒肝素帽并用无菌注射器抽取封管液 2~5ml,将针头插入肝素帽缓慢注入,边推注封管液边退针,确保正压封管,封管后将夹子夹住连接管前端 1/3 处,以防止回血过多	常用的正压封管液有无菌生理盐水和稀释肝素溶液 通过封管,可以保持畅通的静脉输液通道,而且可以将残留的刺激性药液冲入血流,避免刺激局部血管
	(3)用胶贴将静脉留置针妥善固定	
	(4)嘱咐患者封管后需注意保持置管部位敷贴的清洁干燥并避免置管肢体下垂及剧烈活动	避免引起回血而堵塞导管
	(5)整理用物,协助患者取舒适卧位,整理床单位,洗手,记录输液结束时间,签全名	
18. 再次输液	(1)检查置管部位静脉有无红肿、疼痛、条索状红线	每次输液前后均应检查局部静脉,询问患者有无不适,如有异常情况及时拔除导管,对局部进行处理
	(2)核对置管日期和时间	
	(3)常规消毒肝素帽后将完成排气的静脉输液针头插入肝素帽内完成输液	

续表

操作流程	操作步骤	要点与说明
19. 拔留置针	(1)核对,解释,洗手,戴口罩	严格执行查对制度及无菌技术操作
	(2)先撕下小胶布,再揭开无菌透明敷贴,将无菌棉签或无菌纱布置于穿刺点上方,关闭调节器,迅速拔除留置针,并按压穿刺点至不出血为止	避免穿刺点出血
	(3)协助患者取舒适卧位,整理床单位,清理用物并分类处理	
	(4)洗手,取下口罩,记录拔管日期,观察患者置管部位有无异常等	

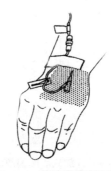

图15-6 静脉留置针固定法

重点提示

　静脉留置针输液结束后,需封管,用无菌注射器抽取封管液(稀释肝素液或生理盐水)2~5ml,确保正压封管。

　2. 开放式静脉输液法　将无菌药液倒入开放式输液吊瓶内进行输液的方法。此法能灵活变换输液种类和数量,根据病情随时加入各种药物,常用于手术患者、抢救危重患者和患儿等。但此法易被污染,应严格执行无菌技术操作原则,在临床上应用较少。

操作流程	操作步骤	要点与说明
1. 准备药液	(1)按密闭式静脉输液法准备药液,除去密封瓶铝盖,常规消毒瓶塞及瓶口	严格执行查对制度和无菌技术操作
	(2)打开输液包,检查开放式输液器是否完好,一手持输液瓶并将输液管根部折叠夹于指缝中,另一手按取用无菌溶液法倒入30~50ml溶液	
2. 冲管排气	旋转冲洗输液瓶和输液管以减少输液反应,并将冲洗液倒入弯盘中,再倒入所需液体(图15-7),盖好瓶盖,挂在输液架上,排尽管内空气	冲洗输液瓶和输液管以减少输液反应的发生 倒入液体时,溶液瓶不得触及输液瓶口

续表

操作流程	操作步骤	要点与说明
3. 穿刺固定	同密闭式静脉输液法	
4. 添加溶液	如需加入药液,应将药液抽吸到注射器内,取下针头,在距离输液瓶1cm处注入,并轻轻摇动输液瓶使药液混匀	取下针头,防止针头脱落,掉入输液瓶内污染药液 输液过程中如需添加溶液,溶液瓶勿触及输液瓶口,以免污染输液瓶
5. 其余操作	同"密闭式静脉输液法"	

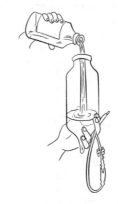

图 15-7　开放式静脉输液法

【注意事项】

1. 严格执行无菌操作原则和查对制度,预防感染及差错事故的发生。

2. 注意药物的配伍禁忌,根据治疗原则、病情的轻重缓急、药物半衰期等情况,合理分配药物,有计划的安排输液顺序。

3. 对长期输液者需注意保护并合理使用静脉,应从远端小静脉开始,手足交替。

4. 输液过程中应加强巡视,注意观察输液过程是否有输液故障,穿刺部位皮肤有无肿胀或疼痛,并密切观察患者有无输液反应,询问患者有无不适,发现问题及时处理并将巡视情况记录在输液巡视卡上或护理记录单上。

5. 预防空气栓塞,输液前应排尽输液管及针头内的空气,输液过程中及时更换溶液瓶,输液结束后及时拔针。

6. 连续24h以上输液者,需每日更换输液器。

7. 防止交叉感染,应做到"一人一巾一带",即每位患者使用一块治疗巾和一条止血带。

8. 若采用静脉留置针输液法,需注意:①严格掌握留置时间,一般可保留3~5d,最长不超过7d;②常用封管液有稀释肝素液,即每毫升生理盐水含肝素10~100U,每次用2~5ml,抗凝作用可持续12h以上;亦可用生理盐水,每次5~10ml,每隔6~8h重复注射1次;③封管时注意将封管液充满软管,以防止造成堵塞或局部静脉炎;④当血液回流造成堵塞引起输液不畅时,可轻轻捏挤软管或推入少许肝素稀释液,阻力较大时不可强行推入,只能回抽,避免血栓脱落导致患者血管栓塞;⑤敷料应每日更换1次,如若潮湿应立即更换。

重点提示

连续 24h 以上输液者,需每日更换输液器,静脉留置针一般可保留 3~5d,最长不超过 7d。

【操作后评价】

1. 严格执行无菌技术操作及查对制度。

2. 治疗性沟通有效,患者能理解输液的目的,并主动配合。

3. 穿刺局部无肿胀、疼痛,未发生输液反应。

(二)头皮静脉输液法

【目的】

同"静脉输液目的"。

【评估】

1. 患儿的病情及治疗情况。

2. 患儿穿刺部位的皮肤情况及静脉状况。

3. 患儿的年龄、意识状态、心理反应及合作程度。

【计划】

1. 操作者准备　衣帽整洁、洗手、戴口罩。

2. 患儿准备　排空大小便,取舒适体位,根据需要剃除局部头发。

3. 用物准备　同"周围静脉输液法",另备注射器、无菌等渗盐水、头皮针。

4. 环境准备　病室光线充足、安静、整洁、舒适、安全。

【实施】

操作流程	操作步骤	要点与说明
1. 核对解释	备齐用物携至患儿床旁,核对患者床号、姓名、药名,向患者儿家属解释输液的目的、方法及注意事项,确认患儿	严格执行查对制度,避免差错,解除患儿及家属的紧张情绪,取得合作
2. 安置体位	患儿仰卧或侧卧,助手固定患儿头部及其肢体	必要时将注射部位的头发剃除,操作者和助手的位置合理,必要时约束患儿全身
3. 挂瓶排气	按密闭式静脉输液的操作方法将溶液瓶挂于输液架上并排气,备好输液贴	输液前排尽输液管及针头内的空气,防止发生空气栓塞
4. 选择静脉	操作者位于患儿头端,选择粗、直的头皮静脉,用 70% 乙醇消毒穿刺部位毒皮肤	注意小儿头皮静脉与头皮动脉的鉴别(表 15-1)
5. 穿刺固定	用注射器抽取适量等渗盐水,连接头皮针,一手拇指、示指分别固定待穿刺静脉两端,另一手持头皮针沿静脉向心方向平行进针,见回血后,再推进少许,注入少量等渗盐水,如无异常,分离注射器,连接输液器,待液体滴入通畅后,用输液贴固定	如误入动脉则回血成冲击状,推注药液时阻力大,局部出现树枝分布状苍白

操作流程	操作步骤	要点与说明
6. 调节滴速	根据患儿的病情、年龄及输入药物的性质,调节滴速,交代注意事项	滴速一般不超过 20 滴/分
7. 整理巡视	协助患儿取舒适卧位,整理床单位,清理用物	用物分类收集在专用的密闭垃圾桶内,标明警示标志统一处理
8. 洗手记录	记录输液情况及患儿反应,并签全名	

【操作后评价】

1. 患儿未发生不良反应。

2. 严格执行无菌技术操作和查对制度。

3. 操作规范,一次性穿刺成功,穿刺局部无肿胀。

(三)颈外静脉穿刺置管输液法

颈外静脉位于颈部外侧皮下,为颈部最大的浅静脉,其位置固定,管径粗,易于穿刺。

【目的】

1. 需长期静脉输液,而周围静脉不易穿刺者。

2. 长期静脉输注高浓度、有刺激性药物或行静脉内高营养输液者。

3. 周围循环衰竭而需测中心静脉压的危重患者。

4. 大量失血失液,须迅速纠正循环血容量不足、提升血压者。

5. 心搏骤停插入心脏起搏导管者。

【评估】

同“周围静脉输液法”。另外,应询问患者有无普鲁卡因过敏史,并做药物过敏试验。

【计划】

1. 操作者准备　同“周围静脉输液法”。

2. 患者准备　了解颈外静脉插管的过程、配合要点及注意事项,插管时所取卧位的目的。

3. 用物准备

(1)注射盘另备 1% 普鲁卡因注射液 1 支、无菌手套、无菌敷贴及一次性使用输液器各 2 个,肝素稀释液或 0.4% 枸橼酸钠生理盐水、无菌生理盐水。

(2)无菌穿刺包:内含穿刺针 2 根、硅胶管 2 条、5ml 和 10ml 注射器各 1 只、6 号针头 2 个、尖头刀片、镊子、平针头 1 个、小纱布、普通纱布数块、无菌巾、弯盘 1 个。

(3)其他用物:同“周围静脉输液法”。

4. 环境准备　病室光线充足、安静、整洁、舒适、安全。

【实施】

操作流程	操作步骤	要点与说明
1~5	同“头皮针静脉输液法”1~5	严格执行无菌操作技术及查对制度
6. 安置体位	协助患者去枕平卧位,将头部偏向穿刺部位对侧,肩下垫一薄枕,选择下颌角与锁骨上缘中点连线之上 1/3 处,颈外静脉外缘为穿刺点(图 15-8)	使患者头低肩高,颈部平直,充分暴露穿刺部位,注意避免损伤锁骨下胸膜及肺尖

操作流程	操作步骤	要点与说明
7. 消毒麻醉	(1)术者立于床头或穿刺部位对侧,常规消毒穿刺部位皮肤	严格执行无菌操作技术
	(2)检查穿刺包并打开,戴无菌手套,铺好洞巾,用 10ml 注射器吸满生理盐水,以平针头连接硅胶管,并排尽空气备用	
	(3)操作者用 5ml 注射抽取 1% 普鲁卡因对穿刺部位进行局部浸润麻醉	
8. 穿刺插管	(1)穿刺前用尖头刀片刀尖在穿刺点处刺破皮肤。助手以手指按压静脉三角处,操作者左手绷紧穿刺点上方皮肤,右手持穿刺针与皮肤成 45°角进针,入皮后降低进针角度,改为 25°角沿颈外静脉方向继续进针(图 15-9)	刺破皮肤作引导可减少进针时皮肤阻力按压静脉三角处以阻断血流使静脉充盈,利于操作者进针
	(2)见回血后,立即抽出穿刺针内芯,左手拇指用纱布堵住针栓孔,右手持备好的连接 10ml 注射器的硅胶管轻轻送入针孔内 10cm 左右,同时,由助手配合一边缓慢注入生理盐水,一边抽回血以查看导管是否在血管内	插管动作要轻柔,以防盲目插入使硅胶管在血管内打折或硅胶管过硬刺破血管发生意外注意防止凝血
9. 连接固定	(1)确定硅胶管在血管内后,缓慢退出穿刺针,再次抽回血,注入生理盐水,检查硅胶管是否在血管内,确定无误后,撤下无菌巾,连接肝素帽及输液器进行静脉输液	液体滴入不畅时应检查硅胶管有无弯曲,是否滑出血管外
	(2)用无菌透明敷贴覆盖并固定针眼处,导管与输液管接头处用无菌纱布包扎严实并用胶布将其固定患者颌下,防止导管脱出,粘贴置管日期、时间、签名等标识	注意固定要牢固,防止导管脱出
10. 调节滴速	根据患者的年龄、病情、输入药物的性质调节合适的输液滴速,再次查对	
11. 整理用物	撤去用物,协助患者取舒适卧位,分类处理用物,交代注意事项,洗手,记录	
12. 封管	确认当天液体全部输完需要暂停输液时,先拔出输液器针头,常规消毒肝素帽,用 0.4% 枸橼酸钠生理盐水或肝素稀释液 2ml 封管,用肝素帽塞住针栓孔,外用纱布包裹,再用安全别针固定在敷料上	如硅胶管内有血液凝集,应用注射器抽出血凝块再注入药物,或边抽边拔管,切忌将血凝块推入血管内
13. 更换敷料	每天用 0.9% 过氧乙酸溶液消毒硅胶管外部,用碘伏消毒穿刺点局部皮肤后更换敷料	注意观察穿刺部位皮肤有无红肿因乙醇可使硅胶管老化,故勿使用乙醇擦拭
14. 再次输液	需要再次进行输液时,先确认导管在静脉内,常规消毒肝素帽,连接输液针头并妥善固定,打开调节器,调节滴数	

续表

操作流程	操作步骤	要点与说明
15. 拔管整理	(1)输液疗程结束后需拔管时,先揭开无菌敷贴和胶布,硅胶管末端接上注射器,边抽吸边拔出硅胶管,局部加压按压数分钟至不出血,穿刺点局部皮肤消毒后用无菌小纱布覆盖,胶布固定	边抽边拔,防止残留小血块和空气进入血管,造成血栓 拔管动作应轻柔,避免折断硅胶管
	(2)协助患者取舒适卧位,整理床单位	
	(3)分类处理用物,洗手,记录拔管日期	观察患者置管部位有无异常

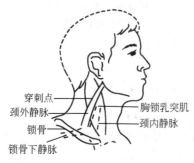

图 15-8　颈外静脉输液穿刺点定位

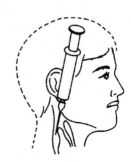

图 15-9　颈外静脉输液穿刺法

重点提示

选择下颌角与锁骨上缘中点连线之上 1/3 处,颈外静脉外缘为颈外静脉置管穿刺点。

【注意事项】

1. 插管动作要轻柔,如硅胶管送入过程中有阻力,不可强行置入,可将导丝后退少许再继续送入,防止盲目插管使硅胶管在血管内打折或刺破血管而发生意外。

2. 退针时,切勿来回转动针头,防止针尖斜面割断硅胶管。穿刺针未退出血管时,不能放松针栓孔处的手指,防止硅胶管吸入。拔管时动作宜轻,避免折断硅胶管。

3. 观察与护理:①渗漏。主要是由于穿刺过程中操作不当、患者躁动、套管固定不牢固或末梢循环不良等因素引起,应拔除套管,选择其他静脉重新进行穿刺,注意掌握正确的穿刺技术及妥善固定;②脱管。主要由于固定不牢、患者躁动等因素引起,如完全脱管,消毒按压即可,如部分脱管,消毒后用无菌透气敷贴重新固定,如有打折现象应先拉直;③若硅胶管内有回血,需及时用肝素稀释液冲注,以免硅胶管被血凝块堵塞;④输液过程中若发现输液不畅,应检查硅胶管有无弯曲、受压、脱落、固定硅胶管的线结扎过紧以及头部体位不适当等情况;⑤穿刺部位周围皮肤应每日进行消毒,敷料每日更换 1 次,如有潮湿应立即更换,同时应注意观察穿刺部位皮肤有无炎症表现并做相应处理。

【操作后评价】

1. 患者能理解颈外静脉穿刺置管输液的目的,并能主动配合。

2. 穿刺局部无肿胀、疼痛等炎症,未发生输液反应。

3. 患者明确留置输液过程中应注意的问题。

(四) 锁骨下静脉穿刺置管输液法

锁骨下静脉在第 1 肋外侧续于腋静脉,向内行于腋动脉的前下方,至胸锁关节后方与颈内静脉汇合成头臂静脉。此静脉表浅、粗大,成人的管腔直径可达 2mm,经常处于充盈的状态,周围被结缔组织固定,因而血管不易塌陷,易于穿刺,硅胶管插入后可保留较长时间。锁骨下静脉距离右心房较近,血流快,当输入大量高浓度或刺激性较强的药物时,注入的药物可以迅速被稀释,对血管壁的刺激性较小。

【目的】

同"颈外静脉穿刺置管输液法"。

【评估】

同"颈外静脉穿刺置管输液法"。

【计划】

1. 操作者准备　同"颈外静脉穿刺置管输液法"。

2. 患者准备　同"颈外静脉穿刺置管输液法"。另外,叩诊患者两侧背部肺下界,并听诊两侧呼吸音,以便为锁骨下静脉穿刺术后不适时作为对照。

3. 用物准备

(1)注射盘另备 1% 普鲁卡因注射液 1 支、无菌手套、无菌敷贴及一次性使用输液器各 2 个,肝素稀释液或 0.4% 枸橼酸钠生理盐水、无菌生理盐水。

(2)无菌穿刺包:内含穿刺针(20 号)2 根、硅胶管 2 条、8~9 号平针头 2 个、5ml 注射器 1 个、射管水枪 1 个、镊子 1 把、弯盘 1 个、无菌巾、纱布各 2 块,缝合针、持针器、结扎线各 1 个。

(3)其他用物:同"周围静脉输液法"

4. 环境准备　病室光线充足、安静、整洁、舒适、安全。

【实施】

操作流程	操作步骤	要点与说明
1~5	同"头皮针静脉输液法"1~5	严格执行无菌操作技术及查对制度
6. 安置体位	协助患者去枕平卧位,将头部偏向穿刺部位对侧,肩下垫一薄枕,选择胸锁乳突肌外缘与锁骨上缘所形成的夹角平分线上,距离顶点 0.5~1cm 处为穿刺点(图 15-10),并做好标记	使患者头低肩高,颈部平直,挺露锁骨上窝,充分暴露穿刺部位
7. 消毒麻醉	(1)术者立于床头或穿刺部位对侧,常规消毒穿刺部位皮肤	严格执行无菌操作技术
	(2)检查穿刺包并打开,戴无菌手套,待助手消毒穿刺部位皮肤后铺好无菌巾,准备好射管水枪和硅胶管,用注射器肝素稀释液,以平针头连接硅胶管,并排尽空气备用	严格执行无菌操作技术,排尽空气,防止发生空气栓塞
	(3)操作者用 5ml 注射抽取 1% 普鲁卡因对穿刺部位进行局部浸润麻醉	

续表

操作流程	操作步骤	要点与说明
8. 穿刺	(1)操作者左手绷紧穿刺点上方皮肤,右手持穿刺针将针头指向胸锁关节,与皮肤呈30°～40°角进针,边进针边抽回血	避免过度向外偏移而刺破胸膜造成气胸
	(2)当穿刺针通过胸锁筋膜时有落空感,此时应继续进针,直至穿刺成功以探测进针方向、角度与深度	穿刺过程中应密切观察患者情况,一旦出现呼吸困难、发绀、术侧呼吸减弱等现象,应立即停止操作,并报告医生
9. 射管	(1)操作者持射管水枪,按试穿方向刺入锁骨下静脉,同时抽回血	如若抽出暗红色血液,则证明进入锁骨下静脉
	(2)嘱患者屏住呼吸,操作者一手按住水枪的圆孔以及硅胶管末端,另一手快速推动活塞,使硅胶管随液体进入锁骨下静脉	射入长度为:左侧16～19cm,右侧12～15cm 切记要用手按住水枪的圆孔处及硅胶管末端,以免硅胶管全部射入血管内 如若推注缓慢,水枪内压力小,即使水枪的液体全部推注完,仍不能射出硅胶管
	(3)压住穿刺针顶端,将针头从皮肤退出后,再从水枪中轻轻抽出硅胶管	退针时注意应先将针尖退出,以免硅胶管被吸入血管内
10. 连接固定	(1)将已经备好的输液器导管连接平针头插入硅胶管内,进行静脉输液	
	(2)常规消毒穿刺部位皮肤并用无菌敷贴覆盖、固定硅胶管,在距离穿刺点1cm处,用缝线将硅胶管固定在皮肤上,用无菌纱布覆盖后再用胶布固定,同时做好标记	注意固定要牢固,防止导管脱出
11～16	同"颈外静脉穿刺置管输液法"10～15	

重点提示

选择胸锁乳突肌外缘与锁骨上缘所形成的夹角平分线上,距离顶点0.5～1cm处为锁骨下静脉置管穿刺点。

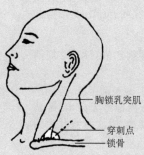

图15-10 锁骨下静脉输液穿刺点示意图

【注意事项】

1. 操作过程中应准确选择穿刺部位并做好标记以及准确掌握进针方向,避免过度向外偏移而刺破胸膜造成气胸,应密切观察患者有无呼吸困难、发绀、术侧呼吸减弱等情况,耐心听取患者主诉,一旦发现异常,立即报告医生进行处理。

2. 射管操作时,切记要用手按住水枪的圆孔处及硅胶管末端,以免硅胶管全部射入血管内;射管时应迅速推动水枪活塞,使水枪内压力猛增而将硅胶管射出,如若推注缓慢,水枪内压力小,即使水枪的液体全部推注完,仍不能射出硅胶管;退针时注意应先将针尖退出,以免硅胶管被吸入血管内。

3. 同"颈外静脉穿刺置管输液法"的 3。

【操作后评价】

"颈外静脉穿刺置管输液法"

五、静脉输液速度和时间的计算

护士在为患者输液时应根据患者的年龄、病情及输注药物的性质调节合适的输液速度,而输液速度和时间可按下列公式计算。

1. 已知每分钟滴数与输入液体总量,计算输液完成所需用的时间

$$输液时间(min) = \frac{液体总量(ml) \times 输液系数}{每分钟滴数}$$

例 1:患者输液 1000ml,每分钟滴数为 50 滴,问:该患者完成输液需多长时间? (输液系数为 15 滴/ml)

$$输液时间(min) = \frac{1000ml \times 15\ 滴/ml}{50\ 滴/min} = 300min$$

2. 已知输入液体总量与计划输液所需时间,计算每分钟滴数

$$每分钟滴数 = \frac{液体总量(ml) \times 输液系数}{输液时间(min)}$$

例 2:患者需输入 500ml 液体,需在 2h 内输完,问:护士需调节的滴数?

$$每分钟滴数 = \frac{500ml \times 15\ 滴/ml}{120min} = 62\ 滴/min$$

输液系数是指每毫升溶液的滴数,不同的输液器输液系数各不相同,目前常用静脉输液器的输液系数有 10、15、20 三种型号,最常见的是 15 滴/ml,在输液器的外包装上均有体现。

（重点提示）

　　最常见的输液系数是 15 滴/ml,静脉输液速度和时间的计算公式。

六、常见输液故障及其处理

输液过程中,可能会由于各种原因导致输液故障而使输液不能顺利进行,如若不能及时正确的排除这些故障,会引起不良的后果。常见的输液故障及其原因和排除方法如下。

（一）液体不滴

1. 针头滑出血管外　液体注入皮下组织,局部肿胀、疼痛;应拔出针头,更换针头后另选

静脉重新穿刺。

2. 针尖斜面紧贴血管壁　表现为液体滴入不畅或不滴,应调整针头位置或适当变换肢体位置,也可在头皮针针柄下垫棉签,直至液体滴入通畅。

3. 针头阻塞　一手捏住滴管下段输液管,另一手轻轻挤压靠近针头的输液管,感觉有阻力,松开后又无回血;应更换针头后重新选择静脉进行穿刺,注意勿强行挤压输液管或用注射器冲洗。

4. 压力过低　由于输液瓶位置过低或肢体抬举过高引起;可适当抬高输液瓶的位置或降低穿刺肢体。

5. 静脉痉挛　由于穿刺肢体长时间暴露于寒冷环境中或输入液体温度过低所致;可局部进行热敷或按摩注射部位上端血管。

6. 其他　输液管扭曲、受压 检查患者肢体位置,排除扭曲、受压因素,保持输液管通畅。

(二)茂菲滴管内液面过高

1. 若滴管侧面有调节孔时,可夹住滴管上端的输液管,打开调节孔,滴壶内液体就会缓慢下降,当液体降至茂菲滴管的 1/2~2/3 时,再关闭调节孔,松开滴壶上端的输液管。

2. 若滴管侧面没有调节孔时,可将输液瓶取下,将输液瓶倾斜,使插入瓶内的针头露出液面,滴壶内液体会缓慢下降,当液体降至茂菲滴管的 1/2~2/3 时,再将输液瓶挂回输液架上继续输液。

(三)茂菲滴管内液面过低

1. 若滴管侧面有调节孔时,可夹住茂菲滴管下端的输液管,打开调节孔,滴壶内液面就会缓慢升高,当液面升至茂菲滴管的 1/2~2/3 时,再关闭调节孔,松开滴壶下端的输液管。

2. 若滴管侧面没有调节孔时,可夹住滴管下端的输液管,用手挤压滴壶,迫使输液瓶内液体流至滴壶内,当液面升至茂菲滴管的 1/2~2/3 时,则停止挤压,松开滴壶下端的输液管。

(四)茂菲滴管内液面自行下降

输液过程中,如果发现茂菲滴管内液面自行下降,应检查滴管各衔接部位是否松动,上端输液管和滴管内有无漏气或裂隙,必要时更换输液器。

重点提示

　常见输液故障的处理。

七、常见输液反应及护理

(一)发热反应

是输液反应中最常见的一种。

1. 原因　输入致热源物质引起。多由于输液器具消毒灭菌不彻底,输入的溶液或药液制剂不纯,消毒保存不当,输液器质量不合格或被污染,输液过程中未严格执行无菌操作原则等所致。

2. 症状　患者表现为发冷、寒战和发热。轻者体温可升至 38℃ 左右,在停止输液后数小时体温可自行恢复正常;严重者起初寒战,继之高热,体温可高达 41℃,并伴有头痛、恶心、呕吐、脉速、周身不适等症状。

3. 护理措施

(1)轻者立即减慢输液速度或停止输液,观察体温,并通知医生处理。重者立即停止输液。

(2)对症处理:密切观察患者生命体征的变化,寒战时给予保暖,高热患者给予物理或药物降温,必要时遵医嘱给予抗过敏药物或激素治疗。

(3)保留余液和输液器进行检测,查找输液反应发生的原因。

(4)记录:记录症状出现的原因、临床表现、护理措施及其效果。

4. 预防　输液前认真执行查对制度,严格检查药物质量、输液器具的包装及灭菌日期、有效期,严格执行无菌技术操作原则,防止致热源物质进入体内。

(二)循环负荷过重(急性肺水肿)

1. 原因　由于输液速度过快,在短时间内输入过多液体,使循环血容量急剧增加,导致心脏负荷过重;患者原有心肺功能不良,多见于急性左心功能不全者,在输入液体后使心脏负荷过重,导致肺水肿。

2. 症状　患者突然感到胸闷、呼吸困难、咳嗽、咳粉红色或白色泡沫痰,严重时痰液可从口、鼻涌出,听诊时肺部布满湿啰音,心率快且节律不齐。

3. 护理措施

(1)一旦出现循环负荷过重的症状时,应立即停止输液,通知医生进行紧急处理。

(2)病情允许时患者取端坐位,双腿下垂,以减少静脉回流,减轻心脏负担。

(3)氧气吸入:给予高流量(6~8L/min)氧气吸入,可提高肺泡内氧分压,增加氧的弥散,改善低氧血症,同时减少肺泡内毛细血管渗出液的产生;吸氧时,湿化瓶内用 20%~30% 的乙醇进行湿化,其目的是因乙醇降低肺泡内泡沫的表面张力,使泡沫破裂消散,从而改善肺部气体交换,减轻缺氧症状。

(4)遵医嘱给药:给予患者镇静、平喘、强心、利尿和扩血管等药物,使周围血管扩张,加速液体排出,减少回心血量,减轻心脏负荷。

(5)必要时可进行四肢轮扎,用止血带或血压计袖带适当加压四肢,以阻断静脉血流,但动脉血流仍通畅。有加压过程中,每 5~10min 轮流放松一个肢体上的止血带或血压计袖带,可有效地减少静脉回心血量。待症状缓解后,需将止血带或袖带逐渐解除,以免回心血容量骤然增多。

(6)心理护理:给予患者心理安慰,消除其紧张情绪。

(7)记录:记录症状出现的原因、临床表现、护理措施及其效果。

4. 预防　输液过程中要严格控制输液速度和输液量,尤其是对老年人、儿童和心肺功能不良者更应注意。

重点提示

　　输液速度过快,在短时间内输入过多液体,使循环血容量急剧增加,导致心脏负荷过重;典型临床表现为患者突然感到胸闷、呼吸困难、咳嗽、咳粉红色或白色泡沫痰。

(三)静脉炎

1. 原因　长期输入高浓度、刺激性较强的药物或在静脉内长期放置刺激性大的导管,导致局部血管壁发生化学炎症反应或机械伤害性反应;亦可因护理操作中未严格执行无菌操作原则,引起局部静脉感染。

2. 症状　沿静脉走向出现条索状红线,局部组织发红、肿胀、灼热、疼痛,可伴有畏寒、发热等全身症状。

3. 护理措施

(1)一旦出现炎性症状应停止在此部位进行输液,并将患肢抬高并制动。

(2)局部用50%硫酸镁或95%乙醇进行湿热敷;或中药外敷,可用如意金黄散加醋调成糊状局部外敷,如意金黄散具有清热、镇痛、消肿等功效。

(3)超短波理疗,1/d,每次20min。

(4)如合并感染,遵医嘱应用抗生素治疗。

(5)记录:记录症状出现的原因、临床表现、护理措施及其效果。

4. 预防　严格执行无菌操作,对血管壁刺激性较强的药物应充分稀释后再应用,输液时选用较粗静脉,且输液速度宜慢,严防药液漏出血管外;有计划地更换输液部位,以保护静脉;静脉内导管留置时间不宜过长,严格按规定定期更换并做好留置导管期间的护理。

重点提示

静脉炎为局部血管壁发生的化学炎症反应,其临床表现为沿静脉走向出现条索状红线,局部组织发红、肿胀、灼热、疼痛,一旦发现后患侧肢体应抬高并制动,局部用50%硫酸镁或95%乙醇进行湿热敷。

(四)空气栓塞

1. 原因　输液管空气未排尽、导管连接不紧、有漏气;输液结束后未及时更换药液或拔针,或更换液体时未处理已排空的茂菲滴管,空气输入到静脉内;加压输液、输血时无人守护。

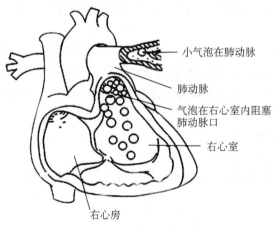

小气泡在肺动脉

肺动脉

气泡在右心室内阻塞肺动脉口

右心室

右心房

图15-11　空气在右心室内阻塞肺动脉口

进入静脉的空气,形成空气栓子随血流首先被带到右心房,然后到右心室。如若空气量少,空气栓子则可在右心室随血液泵入肺动脉并分散到小动脉内,最后经肺部毛细血管被吸收,对患者造成损害较小;如若空气量大,空气栓子在进入右心室后阻塞肺动脉入口,使右心室内的血液不能进入肺内,肺脏血液发生障碍,不能有效地进行气体交换,使机体严重缺氧,造成患者立即死亡(图15-11)。

2. 症状　患者突感乏力,眩晕,胸部异常不适、胸骨后疼痛,继而出现呼吸困难和严重发绀,有濒死感。听诊心前区时可闻及响亮的、持续的"水泡音",心电图显示心肌缺血和急性肺源性心脏病的改变。

3. 护理措施

（1）一旦发生立即停止输液，让患者采取左侧卧位和头低足高位，因此体位可使肺动脉的位置低于右心室，使气体浮向右心室心尖部，避开肺动脉入口，避免发生肺阻塞（图 15-12），随着心脏的跳动，可将气泡混成泡沫，分次小量进入肺动脉内，最后弥散至肺泡内被逐渐吸收。

（2）给予高流量氧气吸入，以提高患者血氧浓度，使严重的缺氧症状得到改善。

（3）有条件者可通过中心静脉导管抽出空气。

（4）严密观察患者病情变化，做好病情的动态记录直至平稳。

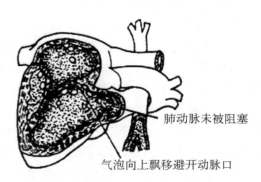

肺动脉未被阻塞

气泡向上飘移避开动脉口

图 15-12　置患者于左侧头低足高位时使气泡避开肺动脉口

4. 预防　输液前认真检查输液器具的质量并排尽输液管中的空气；输液过程中加强巡视并及时更换液体瓶或添加药物；输液结束后及时拔针；加压输液时要有专人进行守护。

> **重点提示**
>
> 空气栓塞时听诊心前区可闻及响亮的、持续的"水泡音"；让患者采取左侧卧位和头低足高位，可使肺动脉的位置低于右心室，使气体浮向右心室心尖部，避开肺动脉入口。

八、静脉输液微粒的预防

输液微粒是指在输入液体中含有的非代谢性颗粒杂质，一般直径为 $1\sim15\mu m$，亦可达$50\sim300\mu m$。$50\mu m$ 以上的微粒肉眼可见。输液微粒污染是指在静脉输液过程中，将输液微粒带入到人体，对人体造成严重危害的过程。

（一）输液微粒的来源

输液微粒可堵塞末梢血管，可引起局部组织供血不足，还可形成血栓，导致静脉炎和血管栓塞的发生，亦可形成肉芽肿（主要在肺内）、组织炎症或肿块，可发生血小板减少和变态反应，对机体造成的损害极大。其主要来源有以下几方面。

1. 药物原料不纯，在药物生产制作过程中混入异物与微粒，如水、空气、工艺过程中的污染。

2. 盛装药液的容器不洁净。

3. 输液装置与注射器不洁净。

4. 在准备工作中的污染，如切割安瓿、开启瓶塞、反复穿刺溶液瓶橡胶塞导致橡胶塞分子剥落以及输液环境不洁等。

（二）防止和消除微粒污染的措施

1. 制剂生产　生产药厂严格原料筛选和制剂操作规程，改善生产车间环境卫生条件、安装空气净化装置，使空气清洁，防止空气中悬浮尘粒和细菌的污染；工作人员在生产车间要穿工作服、工作鞋、戴口罩、帽子，必要时戴手套；选用优质溶剂与注射用水；采用先进技术提高药物检验技术,确保药物的质量。

2. 输液操作

(1)严格无菌技术操作:操作者除按常规要求穿工作服、戴帽、流动水洗手、戴口罩、避免扫床和减少人员走动外,还需特别注意为每名患者进行静脉穿刺后,应用随车消毒液洗手后才能为下一患者穿刺,以减少细菌微粒的污染。

(2)输液操作中的空气净化:输液前的准备及液体配置可在超净化工作室内进行;在通气针头或通气管内放置滤膜,以阻止空气中微粒进入液体中;对监护病房、手术室、产房、新生儿室应定期进行空气消毒,或安装空气净化装置,若条件允许,在一般病室内也安装空气净化装置,减少空气中病原微生物和尘埃的数量,以保证输液环境的洁净。

(3)输液应采用密闭式一次性使用医用输液(血)器,以减少污染机会。

(4)输液前认真检查输入液体的质量、透明度、溶液瓶有无裂痕、瓶盖有无松动、瓶签字迹是否清晰及是否在有效期内等,同时严格控制药物的配伍数量,药液应现用现配,避免污染。

(5)正确切割玻璃安瓿,切忌用镊子等物品敲开安瓿。在开启安瓿前,用70%乙醇消毒瓶颈来减少微粒污染。

(6)正确抽吸药液,在抽吸药液时不能用手横握注射器,即"一把抓";抽吸药液用的空针也不能反复多次使用,因使用次数越多微粒的数量也越多;抽吸时安瓿不应倒置,针头置于瓶颈口时,玻璃微粒污染最多,若于底部抽吸时虽然微粒最少,但针头触及底部易引起钝针,因此,为减少玻璃微粒污染,主张针头应置于安瓿的中部;向输液瓶内加药或注射时,应将针管垂直静止片刻,因大于50μm以上的微粒沉淀较快,静止可使其沉淀于针管内,再缓缓注入,同时尽量减少液体瓶的摆动,这样便会使瓶内的较大微粒沉积于瓶口周围,以减少微粒进入体内。

> **重点提示**
>
> 输液微粒是指在输入液体中含有的非代谢性颗粒杂质,一般直径为1~15μm,亦可达50~300μm。

九、输液泵的应用

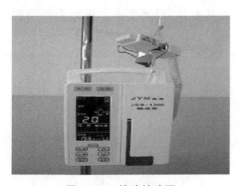

图 15-13　静脉输液泵

静脉输液泵(图15-13)是一种机械或电子输液控制装置,它通过作用于输液导管达到控制输液速度和量,保证药液能速度均匀、药量准确、持续安全地输入患者体内发挥作用的一种仪器。其体积小、操作简便,泵内置有蓄电池,交流电中断时保证持续用药,同时,它还能提高临床给药操作的效率和灵活性,降低护理工作量,并具有报警功能,是医院急救、治疗及护理方面的常规设备。临床上主要用于静脉、动脉输液、输血、管饲、造影剂注入及化疗等。按其工作特点可分为智能输液泵、蠕动控制式输液泵和针筒微量注射式输液泵。

（一）操作方法

静脉输液泵的产品型号多样，但其主要组成与功能大体相同。以下对输液泵的操作做简单介绍。

1. 任何型号的输液泵在使用之前均应仔细阅读使用说明，按规定掌握其操作程序及面板上各种标志及其意义。

2. 将输液泵固定在输液架上，使用前先依次检查各部分功能及报警系统是否处于良好工作状态。

3. 按无菌技术操作要求连接专用配套输液泵、注射器或延长管，常规排气。

4. 根据医嘱设定参数。

5. 开启动键，开始输注。

6. 输液泵工作过程中，应加强巡视，观察其是否处于正常工作状态，有报警应查明原因，及时排除故障。

7. 终止输液时，按停止键，停止输液。

8. 用后清洁消毒，存放在固定地点备用。

（二）注意事项

1. 输液泵在使用过程中，具有一定的压力，快速输注中应密切注意观察患者穿刺部位，是否出现液体渗漏，输注速度缓慢时应注意观察有无回血或导管堵塞等现象。一旦出现，及时处理。

2. 护士应熟知所用型号输液泵所具有的报警功能，如滴数报警、空气报警、预置液量报警等，并能对相应的报警及时查找原因，做出相应处理。

3. 所用消耗品需按要求及时更换，持续维持输注的药液所使用的输液器每 24h 更换 1 次，防止发生感染。

4. 使用过程中要经常巡视，注意实际速度与设定速度是否一致等，及时发现问题及时解决。

5. 详细记录输液泵使用的起始时间、输液总量、输液速度以及输入液体种类、药物名称及剂量。

6. 定期检测输液泵的性能、流量、容量和堵塞压力测试。

第二节　静　脉　输　血

静脉输血是指将血液通过静脉输入人体内的方法，是临床急救、治疗和保证一些手术顺利进行的一项重要手段。近些年来，输血理论与输血技术在血液保存和管理、血液成分的分离、输血器材的改进等多方面都得到迅速发展，使输血的有效性和安全性都得到进一步提高，成分输血在临床上已也得到广泛应用，既节省了大量血源，也减少了由于输注全血引起的不良反应。

一、输血的目的、原则、适应证及禁忌证

（一）静脉输血的目的

1. 补充血容量　增加有效循环血量，提高血压，增加心输出量，促进循环。常用于急性大

出血、失液休克患者。

2. 纠正贫血　提高血红蛋白含量,增加红细胞的携氧能力,有效改善组织器官的缺氧状况。常用于严重贫血患者。

3. 补充各种凝血因子和血小板　改善凝血功能,有利于止血。常用于凝血机制障碍的患者。

4. 补充血浆蛋白　维持血浆胶体渗透压,减少组织渗出和水肿,维持血液循环。常用于低蛋白血症的患者。

5. 补充抗体、补体等血液成分　增加机体免疫力,提高机体抗感染能力。常用于严重感染、烧伤等患者。

(二)静脉输血的原则

为保证输血的安全性和有效性,必须严格遵守输血原则。

1. 输血前必须做血型鉴定及交叉配血试验。

2. 无论是输全血还是输成分血,最好选用同型血液输注,但在紧急情况下,如无同型血液,可选用 O 型血输给患者,一次输入血量要少,一般最多不超过 400ml,且要放慢输血速度。

3. 患者如若需要再次输血,则必须重新做交叉配血试验,以排除机体已产生抗体的情况。

(三)静脉输血的适应证

1. 各种原因引起的大出血　是静脉输血的主要适应证。正常成人的血容量应占体重的 8% ,一般情况失血不超过人体总血容量的 10% 时,对机体健康无明显影响,机体可通过自我代偿,使血容量在短期内得以恢复,不必输血;失血 20% 时,对人体影响不明显,可出现各种缺氧表现;失血超过 30% 时可危及生命,患者出现血压下降,脏器供血不足,当脑细胞供血不足时可出现功能降低,甚至昏迷,必须立即输血。

2. 贫血或低蛋白血症　输注浓缩红细胞、血浆、清蛋白。

3. 严重感染　输入新鲜血液以补充抗体和补体,禁忌使用库存血。

4. 凝血功能障碍　输入相关血液成分。

(四)静脉输血的禁忌证

静脉输血的禁忌证包括急性肺水肿、充血性心力衰竭、肺栓塞、恶性高血压、真性红细胞增多症、肾功能极度衰竭及对输血有变态反应者。

(重点提示)

静脉输血的目的。

二、血型和交叉配血

(一)血型

血型通常是指红细胞膜上特异性抗原的类型。根据红细胞表面的抗原类型把人的血型分为若干类型,自 1901 年第一个人类血型系统 ABO 血型系统被发现以来,至今已发现 29 个不同的红细胞血型系统。其中,与临床关系最为密切的是 ABO 血型系统和 Rh 血型系统。

1. ABO 血型系统　根据红细胞膜上是否存在 A 抗原和 B 抗原可将血液分为四种 ABO 血型:A 型、B 型、AB 型和 O 型。不同血型的人血清中含有不同的抗体,但不会含有与自身红细胞抗原相对应的抗体(表 15-2)。

表 15-2　ABO 血型系统的抗原和抗体

血型	红细胞膜上的抗原(凝集原)	血清中的抗体
A	A	抗 B
B	B	抗 A
AB	A,B	无
O	无	抗 A+抗 B

2. Rh 血型　Rh 血型系统是红细胞血型中最复杂的一个系统。目前,已发现 40 多种 Rh 抗原(也称 Rh 因子),与临床关系密切的是 D、E、C、c、e 五种,其中 D 抗原的抗原性最强,故临床意义最为重要。医学上通常将红细胞上含有 D 抗原者称 Rh 阳性,而红细胞上缺乏 D 抗原者称为 Rh 阴性。这样就使已发现的红细胞 A、B、O、AB 四种主要血型的人,又都分别一分为二地被划分为 Rh 阳性和阴性两种。在我国汉族人群中,Rh 阳性者约占 99%,Rh 阴性者只占 1%左右。在有些少数民族人群中,Rh 阴性者较多。人的血清中不存在抗 Rh 的天然抗体,只有当 Rh 阴性者在接受 Rh 阳性的血液后,才会通过体液性免疫产生抗 Rh 的免疫性抗体,因此,Rh 阴性受血者第一次接受 Rh 阳性血液的输血后,一般不产生明显的输血反应,但在第二次或多次输入 Rh 阳性的血液时,即可发生抗原-抗体反应,输入的 Rh 阳性红细胞将被破坏而发生溶血。Rh 阴性的母体怀第一胎 Rh 阳性的胎儿时,很少出现新生儿溶血的情况,但在第二次妊娠时,母体内的抗 Rh 抗体可进入胎儿体内而引起新生儿溶血。

(二)血型鉴定和交叉配血试验

1. 血型鉴定

(1)ABO 血型鉴定:正确的鉴定血型是保证输血安全的基础。常规 ABO 血型的定型包括正向定型和反向定型。正向定型是用抗 A 和抗 B 抗体检测来检查红细胞上有无 A 或 B 抗体(表 15-3);反向定型是用已知血型的红细胞检测血清中有无抗 A 或抗 B 抗体。一般同时采用两种方法进行检验,可起到核对作用,并防止用弱抗原核定血型。

表 15-3　ABO 血型鉴定

血型	与抗 A 血清的反应(凝集)	抗 B 血清
A	+	-
B	-	+
AB	+	+
O	-	-

(2)Rh 血型的鉴定:用已知的抗 D 血清来鉴定。若受检者的红细胞遇抗 D 血清后发生凝集,则受检者为 Rh 阳性;若受检者的红细胞遇抗 D 血清后不发生凝集,则受检者为 Rh 阴性。

2. 交叉配血试验　该试验的目的在于检查受血者与供血者之间有无不相合抗体。输血前虽已验明供血者与受血者的 ABO 血型相同,为保证输血安全,在确定输血前仍需再做交叉相容配血试验。

(1)直接交叉相容配血试验:用受血者血清与供血者红细胞进行配血试验,检查受血者血清中是否有破坏供血者红细胞的抗体。其结果绝对不可能有凝集或溶血现象。

(2)间接交叉相容配血试验：直接交叉相容配血试验后，再将供血者血清和受血者红细胞交叉配合，检查输入血液中的血浆中有无破坏受血者红细胞的抗体。

表 15-4　交叉配血试验

	直接交叉配血试验	间接交叉配血试验
供血者	红细胞	血清
受血者	血清	红细胞

如果直接交叉和间接交叉配血试验结果都没有凝集反应，即交叉配血试验阴性，为配血相合，方可进行输血(表 15-4)。

重点提示

血型通常是指红细胞膜上特异性抗原的类型。在我国汉族人群中，Rh 阳性者约占99%，Rh 阴性者只占 1%左右。

三、血液制品种类

(一) 全血

全血是指采集的血液未经任何加工而全部于保存液中待用的血液。可分为新鲜血和库存血。

1. 新鲜血　新鲜血是指在 4℃冰箱内冷藏，在常用抗凝保养液中保存 1 周的血液。它基本保留了血液的所有成分，可以补充各种血细胞、血浆、凝血因子和血小板等。适用于血液病患者。

2. 库存血　库存血是指在 4℃冰箱内冷藏，保存 2~3 周的血液。它含有血液的各种成分，但随着保存时间的延长，血液中的白细胞、血小板、凝血酶原等成分破坏较多，钾离子含量增多，酸性增高。大量输注时，可引起高钾血症和酸中毒。适用于各种原因引起的大出血。

3. 自体血　脾切除、宫外孕的患者可利用血液回收装置进行术中失血回输；对身体一般情况好、符合自身输血条件的患者，可在术前 2~3 周定期反复采集自身血液保存，手术时回输。

(二) 成分血

成分输血是指根据血液成分比重的不同，将血液的各种成分加以分离提纯，精制成高浓度和高纯度的血液制品。可根据患者病情的需要输注一种或数种有关的血液成分，能达到一血多用，满足不同患者的需求。成分输血针对性强，节约血源，减少输血反应，经济方便，是目前临床常用的方法。

1. 血浆　是将全血分离后所得到的液体部分，不含血细胞，无凝集原。可分为以下几类：

(1)新鲜血浆：含有新鲜血液中的全部凝血因子。适用于凝血因子缺乏的患者，以补充凝血因子，扩充血容量。

(2)保存血浆：除血浆蛋白外，其他成分逐渐被破坏，一般可保存 6 个月。适用于低血容量及低血浆蛋白的患者。

(3)新鲜冷冻血浆：含有全部凝血因子，在−30℃低温环境下保存，有效期 1 年。其主要作用为扩充血容量、补充凝血因子。使用前在 37℃的温水中融化后 6h 内输入。

（4）普通冷冻血浆：新鲜冷冻血浆保存 1 年后便是普通冷冻血浆。在 -30℃ 低温环境下可保存 5 年。主要适用于补充稳定的凝血因子，如凝血Ⅱ、Ⅶ、Ⅸ、Ⅹ因子缺乏或手术、外伤、烧伤、肠梗阻等大出血及血浆大量丢失的患者，用以补充稳定的凝血因子和血浆蛋白。

（5）干燥血浆：是指将冷冻血浆放在真空装置下加以干燥制成，保存时间为 5 年，使用时需加适量等渗盐水或 0.1% 枸橼酸钠溶液溶解后为患者输入。

2. 红细胞　能增加血液的携氧能力，主要用于贫血、失血量大的手术或疾病。一般以 100ml 为一个单位，每个单位红细胞可以增加血球容积约 4%。

（1）浓缩红细胞：是新鲜全血经离心或沉淀去除血浆后的剩余部分。适用于携氧功能缺陷和血容量正常的贫血患者。

（2）洗涤红细胞：是全血经离心去除血浆和白细胞，用无菌生理盐水洗涤数次后，加入适量生理盐水而成。适用于免疫性溶血性贫血患者、脏器移植术后、需反复输血的患者。

（3）红细胞悬液：是全血经离心后去除血浆，加入等量红细胞保养液制成。适用于战地急救及中、小手术者。

3. 白细胞浓缩悬液　由新鲜全血经离心取其白膜层的白细胞，需在 4℃ 的温度下保存，48h 内有效。适用于粒细胞缺乏伴严重感染的患者，以提高机体抗感染能力。

4. 血小板浓缩悬液　由新鲜全血离心后所得，需在 22℃ 的温度下保存，24h 内有效。适用于血小板减少和功能障碍性出血的患者。

5. 各种凝血制剂　如凝血酶原复合物等。适用于各种原因引起的凝血因子缺乏的出血疾病。

（三）其他血液制剂

1. 白蛋白制剂　从血浆中提纯得到，临床上常用 5% 的人血白蛋白制剂，能提高血浆蛋白及胶体渗透压，适用于低蛋白血症患者。

2. 纤维蛋白原　适用于纤维蛋白缺乏症、弥散性血管内凝血（DIC）者。

3. 抗血友病球蛋白浓缩剂　适用于血友病患者。

> **重点提示**
>
> 全血、成分血及其他血液制剂的保存与适应证。

四、输血的方法

（一）输血前准备

1. 备血　根据医嘱认真填写输血申请单，认真核对后采集血标本 2ml，与已填写完整的输血申请单一起送往血库，做血型鉴定及交叉配血试验。静脉输全血、红细胞、白细胞、血小板等血制品必须做血型鉴定和交叉配血试验；输入血浆前须做血型鉴定。注意采血时不要同时采集两个人的血标本，以免发生混淆。

2. 取血　根据输血医嘱，凭提血单取血，与血库人员共同做好"三查八对"："三查"即查血液的有效期、血液的质量及输血装置是否完好；"八对"即对姓名、床号、住院号、血瓶（袋）号、血型、交叉配血试验结果、血液种类和剂量。查对无误后在交叉配血单上签名。

如输入库存血，必须认真检查库存血质量。正常库存血分为两层，上层血浆呈淡黄色，半透明,下层血细胞呈暗红色,两者之间界线清楚,无凝块。如血浆颜色变红、混浊、有泡沫,血细胞呈现紫玫瑰色、界限不清、有凝块等都提示可能出现溶血,不能使用。

3. 取血后　血液从血库取出后,勿剧烈震荡,以免红细胞被大量破坏而引发溶血。使用前不能将血液加温,以免血浆蛋白凝固而引起不良反应。血液放置时间不宜过长,一般在室温下放置 15~20min 后再输入,通常应在 4h 内输完。

4. 核对　输血前须与另一名护士再次进行查对,二人确认无误后方可输入。

5. 知情同意　输血前,患者应该了解输血的不良反应和经血传播疾病的可能性,征得患者或家属的同意,并在《输血治疗同意书》上签字。《输血治疗同意书》应放入病历,为无家属签字同时无自主意识的患者紧急输血时,应报医院职能部门或主管领导同意、备案,并记入病历。

重点提示

输血前的备血工作、"三查八对"的内容及取血后需注意的问题。

(二)静脉输血技术

目前,临床上常用的输血方法包括直接静脉输血法和间接静脉输血法两种。

【目的】详见静脉输血的目的。

【评估】

1. 患者的年龄、病情、生命体征、意识状态及治疗情况。

2. 患者的血型、既往有无输血史和过敏史。

3. 患者穿刺部位、血管状况及肢体的活动度。

4. 了解患者的心理状态、对输血相关的知识的知晓程度以及患者的合作程度。

【计划】

1. 操作者准备　衣帽整洁、洗手、戴口罩。

2. 患者准备　了解静脉输血的目的、操作方法、配合要点、注意事项、排尽大、小便及取舒适体位,同时签写知情同意书。

3. 用物准备

(1)直接输血法:同静脉注射用物,另备无菌治疗盘,内放 50ml 注射器数支、针头数个(根据输血量而定)及 9 号穿刺针头,3.8%枸橼酸钠溶液,血压计袖带。

(2)间接输血法:同密闭式静脉输液法用物,用一次性输血器代替一次性输液器。一次性输血器的装置和输液器基本相同,只是用滤血器代替茂菲滴管,滤血器可使血细胞、血浆和凝血因子通过,滤去大的细胞碎屑和纤维蛋白等微粒,输血器穿刺针头为 9 号针头。

(3)生理盐水,根据医嘱准备血液制品,一次性手套。

4. 环境准备　病室光线充足、安静、整洁、舒适、安全。

【操作步骤】

1. 直接输血法　直接静脉输血法是指将血液从供血者体内抽出后立即输入受血者体内的输血方法。适用于婴幼儿的少量输血以及血库没有存血而患者又急需输血时。

操作流程	操作步骤	要点与说明
1. 备齐用物	备好物品,携用物至患者床旁;洗手,戴口罩	严格执行无菌操作技术
2. 核对解释	认真核对供血者和患者的姓名、血型及交叉配血结果,并做好解释,取得配合	严格执行查对制度,防止差错事故发生,解除患者顾虑以取得配合
3. 摆好体位	将供血者和受血者平卧置于两张相邻的床上,露出穿刺肢体	便于操作和安全
4. 抽抗凝剂	用备好的注射器抽取一定量的抗凝剂	一般 50ml 血液中需加入 3.8%枸橼酸钠溶液 5ml
5. 穿刺输血	(1)选择穿刺静脉,多选择肘正中静脉,将血压计袖带缠于供血臂上臂并充气	压力维持在 13.3kPa(100mmHg)左右,使静脉充盈,便于操作
	(2)戴手套,常规消毒皮肤,抽取血液,立即行静脉注射输给受血者	从供血者血管内抽血不可过急过快,并注意观察患者面色、血压等变化,询问有无不适感 推注血液时速度不可过快,随时观察患者病情变化
	(3)操作时需三人配合:一人用加入抗凝剂的注射器抽取供血者的血液,一人传递注射器,另一人立即行静脉注射将抽出的血液输给患者,如此连续进行	如需连续抽血时,不必拔出针头,只需更换注射器,但在更换时要放松血压计袖带,用手指按压穿刺静脉前端,以减少出血
6. 拔针、记录	输血完毕后拔出针头,有无菌棉签按压针眼至无出血,安置患者舒适卧位,整理用物,护士洗手后做好输血记录	

2. 间接输血法　间接输血法是指将已经抽出的血液按密闭式静脉输液的方法输给患者。

操作流程	操作步骤	要点与说明
1. 核对解释	备好物品,携用物至患者床旁;洗手,戴口罩;核对并做解释	严格执行无菌操作技术和查对制度,解除患者顾虑以取得配合
2. 消毒穿刺	按密闭式静脉输液法建立静脉通道,先输入少量的 0.9%氯化钠溶液,冲洗输血器管道	严格执行无菌操作技术
3. 核对	由两名护士按"三查八对"内容再次核对检查、确定无误后签名	严格执行查对制度,防止差错发生
4. 连接血袋	以手腕旋转动作将血袋内的贮血液轻轻摇匀,戴手套,打开血袋封口,常规消毒开口处塑料管,将输血器针头从 0.9%氯化钠溶液瓶上拔出,插入贮血袋的输血接口,缓慢将贮血袋倒挂于输液架上	勿剧烈震荡,以免发生溶血 血液内不得随意加入其他药物,并避免和其他溶液相混,以防血液变质

续表

操作流程	操作步骤	要点与说明
5. 调节滴速	开始输入血液时速度宜慢,观察 15min 后,如无不良反应后再根据病情调节滴数	开始速度不超过 20 滴/min 成人一般 40～60 滴/min,儿童酌减。对年老、体弱、严重贫血、心衰患者应谨慎,速度宜慢 嘱患者勿自行调节滴数,如出现点不畅、输血部位肿胀疼痛、患者突然寒战、恶心头痛及皮疹等反应需及时与医护人员联系
6. 整理记录	整理用物、床单位,协助患者取舒适卧位,将呼叫器置于患者易取处。洗手后记录输血开始时间、种类、血量、血型、血袋号、滴速、患者的全身情况及局部情况,并签全名	输血过程中应经常巡视观察患者情况,注意有无输血反应并及时处理
7. 续血处理	如需输入两袋以上的血液时,再次按规定查对,两袋血液之间输入少量生理盐水	
8. 输血完毕	输血结束后再输入少量生理盐水,待输血器内的血液全部输入患者体内后再拔针	由于输血针头较粗,拔针后按压时间应长
9. 整理用物	撤去用物,协助患者取舒适卧位,整理床单位,将物品分类放置,输血器和针头按要求放入医用垃圾袋中统一处理	所有输完血的血袋保留 24h 后送血库
10. 记录	洗手,摘口罩,做好输血记录	记录输血的时间、种类、量以及滴速、患者的生命体征及输血反应等

【注意事项】

1. 根据医嘱及输血申请单采集血标本,禁止同时为两位患者采集血标本,以免发生混淆。

2. 患者需要再次输血时必须重新做交叉配血试验,以免机体已产生抗体而发生输血反应。

3. 严格执行查对制度和无菌操作制度。查对时须由两名护士共同查对并签名。

4. 输血前、后及输入两袋血液之间均须输入少量生理盐水,以免发生不良反应。

5. 输入的血液中不得随意加入其他药物,如钙剂、酸性或碱性药品、葡萄糖、高渗或低渗溶液等,避免血液变质、出现凝集或溶血现象。

6. 输血过程中,应加强巡视,注意倾听患者的主诉,观察患者有无输血反应。如发生严重反应,须立即停止输血,报告医生,并保留余血以备检查、分析原因。

7. 加压输血时,需专人守护,以免发生空气栓塞。

8. 全血和成分血同时输入,应首先输入成分血(尤其是浓缩血小板),其次是新鲜血,最后为库存血,保证成分血新鲜输入。成分血除红细胞外要求在 24h 内输完(从采血时开始计时);除血浆、白蛋白制剂外均需做交叉配血相容试验。

9. 输血完毕后的血袋,需保留 24h,以便必要时进行化验复查。

【操作后评价】

1. 严格执行无菌操作及查对制度。

2. 患者能理解输血的相关知识,并能主动配合。

3. 未发生输血反应。

重点提示

　　直接输血法每50ml血液中需加入3.8%枸橼酸钠溶液5ml,血压计袖带压力维持在13.3~kPa(100mmHg)左右;间接输血法在输血前、后及输入两袋血液之间均须输入少量生理盐水,以免发生不良反应;输入的血液中不得随意加入其他药物,如钙剂、酸性或碱性药品、葡萄糖、高渗或低渗溶液等,避免血液变质、出现凝集或溶血现象,同时在输血过程中,应加强巡视,注意倾听患者的主诉。

五、全血输血和成分输血

(一)全血输血

全血是指将采集的血液不经任何加工而全部存入保养液血袋中的血液,可分为新鲜血和库存血,主要成分是红细胞和血浆,可以发送携氧能力和维持渗透压,但血小板、粒细胞很少,凝血因子浓度也低。从现代输血观点来看,全血只适用血容量不足,有进行性出血的急性大量输血患者。但全血输血存在很多弊端,主要表现在:全血中所含的血细胞和血浆蛋白浓度低,起不到治疗效果;全血中细胞碎片多,血浆内含乳酸、钠、钾、氨等成分含量高,能加重患者代谢负担;大量输注时可引起循环负荷过重,同时比其他血液更易产生免疫反应,不良反应较多。因此,全血输血存在很多禁忌证。

1. 心功能不全、心力衰竭的贫血患者、婴幼儿、老年人、慢性病体质虚弱者。

2. 需长期反复输血的患者。

3. 对血浆蛋白致敏的患者或以往输血或妊娠已产生白细胞或血小板抗体的患者。

4. 血容量正常的慢性贫血患者。

5. 可能施行骨髓移植或其他器官移植的患者。

在临床上主张少用或不用全血,而提倡使用成分输血。

(二)成分输血

随着医学和科学技术的进步,由于血液成分分离机的广泛应用以及分离技术和成分血质量的不断提高,输血疗法已经从原来的全血输血发展成为成分输血。成分输血是把人血中的各种不同成分,如红细胞、粒细胞、血小板和血浆,分别制备成高纯度或高浓度的制品,再输注给患者。不同的患者对输血有不同的要求,严重贫血患者主要是红细胞量不足,总血量不一定会减少,因此适宜输注浓缩红细胞悬液;大面积烧伤患者主要是由于创面渗出使血浆大量丢失,因此适宜输入血浆或血浆代用品,如右旋糖酐溶液等;对各种出血性疾病的患者,可根据疾病的情况输入浓缩的血小板悬液或含凝血因子的新鲜血浆,以促进止血或凝血过程。因此,成分输血可增强治疗的针对性,提高疗效,减少不良反应,并且能节约血源。但输注成分血应注意以下几点。

1. 从采血开始计时,成分血必须在24h内输完,红细胞除外。

2. 患者在输成分血的同时还需输全血时,应先输成分血,后输全血,以保证成分血新鲜输入。

3. 血浆和人血白蛋白制剂输注时可不做交叉配血试验,其他各种成分血均须进行交叉配血试验。

六、常见输血反应及护理

输血反应是指在输血过程中或输血后,受血者发生了用原来的疾病不能解释的症状和体征。为了保证患者输血的安全,防止发生输血反应,在输血过程中,护士应加强巡视,密切观察患者,并熟悉各种输血反应的临床表现,给患者及时提供恰当的护理措施。常见的输血反应主要有以下几方面。

(一)发热反应

发热反应是输血中最常见的反应。发生率为 2% ~ 10%。

1. 原因

(1)由于输入致热源物质(如蛋白质、细菌的代谢产物或死菌等)而引起,致热源污染保养液或输血用具引起发热。

(2)违反无菌技术操作原则,造成污染。

(3)受血者在多次输血后,由于血液内已产生白细胞抗体和血小板抗体,当再次输血时会发生免疫反应而引起发热。

2. 症状　发生在输血过程中或输血后的 1~2h,患者表现为畏寒、发热,严重者体温可高达 41℃,同时伴有皮肤潮红、头晕、头痛、出汗、恶心、呕吐等症状,可持续 1~2h 缓解,体温逐渐下降。严重者可出现呼吸困难、血压下降、抽搐甚至昏迷。

3. 护理措施

(1)反应轻者需减慢输血速度或暂停输血,并严密观察患者生命体征,一般症状可自行缓解。

(2)严重者应立即停止输血,并以生理盐水维持静脉通路。

(3)对症处理:寒战时注意保暖,高热时给予物理降温,并密切观察患者生命体征的变化。

(4)遵医嘱给药:遵医嘱给予退热药、抗过敏药或肾上腺皮质激素。

(5)保留输血器、贮血袋、剩余血液一同送往血库进行检验,以便查明原因。

4. 预防　操作中严格遵守无菌技术操作原则,防止污染,同时要加强预防,严格管理血液制品和输血器。

> **重点提示**
>
> 发热反应产生的原因;其症状常发生在输血过程中或输血后的 1~2h;为查明发热反应产生的原因,需保留输血器、贮血袋、剩余血液一同送往血库进行检验。

(二)过敏反应

1. 原因

(1)受血者为过敏体质,血液中的异体蛋白与过敏机体的组织细胞(蛋白质)相结合,形成完全抗原而引起机体发生过敏反应。

(2)输入的血液中含有致敏物质,可能为供血者在献血前用过可致敏的食物或药物。

(3)患者多次输血后在体内产生过敏性抗体,当再次输血时,抗体和抗原相互作用发生免疫反应而导致过敏。

2. 症状　过敏反应大多发生在患者输血后期或即将结束时,反应程度轻重不一,症状出现越早,反应越严重。轻者表现为局限性或广泛性的皮肤瘙痒或荨麻疹,也可出现血管神经性水肿(眼睑、口唇水肿明显),常在数小时后消退;重者可发生支气管痉挛、喉头水肿、呼吸困难,两肺闻及哮鸣音,甚至出现过敏性休克。

3. 护理措施

(1)轻者减慢输血速度,重者应立即停止输血,维持静脉通路,及时通知医生。

(2)遵医嘱给药:皮下注射 0.1% 的盐酸肾上腺素 0.5~1ml,给予抗过敏药物如苯海拉明、异丙嗪、轻化可的松或地塞米松等。

(3)对症处理:密切观察患者病情及生命体征的变化,呼吸困难者,给予氧气吸入,喉头水肿严重时可做气管插管或切开,以防窒息;循环衰竭者应给予抗休克治疗;如发生过敏性休克,立即配合医生抢救。

(4)保留余血及输血器等,以便查明过敏原因。

4. 预防　不选用有过敏史的供血者的血液;献血者在采血前 4h 内不宜食用富含蛋白质和脂肪的食物和易致敏的药物,可饮用糖水或进食少量清淡食物,以免血液中含有致敏物质;对有过敏史的患者,输血前应给予抗过敏药物;如患者 IgA 水平低下或检出 IgA 抗体的患者,应输不含 IgA 的血液、血浆或血液制品,若必须输入红细胞时,应输入洗涤红细胞。

> **重点提示**
>
> 　　过敏反应轻者出现荨麻疹;献血者在采血前 4h 内不宜食用富含蛋白质和脂肪的食物。

(三)溶血反应

溶血反应是输血反应中最严重的一种。是指输入的红细胞或受血者的红细胞发生异常破坏和溶解,而引起的一系列临床症状。其发生率较低,但后果严重,死亡率高。可分为血管内溶血和血管外溶血。

1. 血管内溶血

(1)原因

1)输入异型血:由于 ABO 血型不相容引起,即供血者与受血者血型不符而造成血管内溶血,反应发生快,后果严重。

2)输入变质血:输血前红细胞已发生变质溶解,如血液贮存过久、保存温度不当、血液被细菌污染或剧烈震荡、输血前血液被加温、血液内加入高渗、低渗溶液或影响 pH 的药物等,均可导致血液中的红细胞被大量破坏。

(2)症状:典型症状常在输血 10~15ml 后发生,表现为四肢麻木、腰酸背痛、黄疸和血红蛋白尿。血管内溶血随着输血量的增加症状逐渐加重,其临床表现可分为三个阶段。

1)开始阶段:患者血浆中的凝集素与所输血液中红细胞的凝集原发生凝集反应,导致红细胞凝集,阻塞部分小血管,造成组织缺血缺氧,引起患者头部胀痛、四肢麻木、腰背部剧烈疼痛、胸闷、面色潮红、恶心呕吐等症状。

2)中间阶段:由于凝集的红细胞发生溶解,释放大量的血红蛋白到血浆中,患者出现黄疸和血红蛋白尿(酱油色)。同时伴高热、寒战、呼吸急促、血压下降和发绀等。

3)最后阶段:一方面由于大量的血红蛋白进入肾小管,遇酸性物质形成结晶,阻塞肾小管;另一方面由于抗原抗体反应,引起肾小管内皮缺血、缺氧而坏死脱落,致使肾小管进一步阻塞。患者可出现少尿、无尿等急性肾衰竭症状,严重者可导致死亡。

（3）护理措施

1）一旦发现溶血反应立即停止输血并通知医生,积极配合医生抢救患者,保留余血,做血型鉴定和交叉配血试验。

2）给予氧气吸入,维持静脉通路,根据医嘱输入升压药和其他抢救药物。

3）保护肾脏、双侧腰部封闭,并用热水袋热敷双侧腰部,以解除肾血管痉挛保护肾脏。

4）口服或静脉注射碳酸氢钠以碱化尿液,增加血红蛋白在尿液中的溶解度,避免血红蛋白结晶而使肾小管阻塞以减轻对肾脏的损害。

5）严密观察患者生命体征和尿量,并做好记录,对少尿、无尿者按急性肾衰竭处理,配合医生进行透析治疗。

6）如出现休克症状,应积极配合抗休克治疗。

7）做好患者心理护理,安慰患者,以缓解其恐惧和焦虑。

（4）预防:护士应加强责任心,输血前认真采集、及时送检血标本,做好血型鉴定和交叉配血试验;输血前严格遵守操作,认真执行"三查八对",杜绝差错事故的发生;严格执行血液保存规则,不可使用变质血;输血后密切观察患者10min左右,观察有无异常反应,加强巡视。

2. 血管外溶血　　主要原因为 Rh 血型不合,Rh 阴性者首次接受 Rh 阳性血液后,其血清中产生抗 Rh 阳性抗体,当患者再次接受 Rh 阳性血液时即可发生血管外溶血。一般发生在输血后几小时至几天后发生,反应发生较慢,体征较轻,有轻度发热伴乏力、血胆红素升高。对此种患者应查明原因,确诊后,尽量避免再次输血。

> **重点提示**
>
> 溶血反应是输血反应中最严重的一种。典型症状常在输血 10~15ml 后发生,表现为四肢麻木、腰酸背痛、黄疸和血红蛋白尿,临床表现可分为三个阶段。

（四）大量输血后反应

大量输血一般指在24h内紧急输血量大于或相当于患者总血容量。常见的大量输血后反应有循环负荷过重、出血倾向、枸橼酸钠中毒、酸中毒、低血钙和高钾血症等。

1. 循环负荷过重　　同静脉输液反应。

2. 出血倾向

（1）原因:由于库存血中血小板破坏较多,凝血因子不足,当患者长期反复输血或大量输入库存血,可导致出血倾向。

（2）症状:表现为患者皮肤、黏膜淤点或淤斑,穿刺部位可见大块淤血或手术伤口渗血。

（3）护理措施:在短时间内大量输入库存血时,应密切观察患者意识、生命体征等变化,注意皮肤、黏膜或手术伤口有无出血倾向。

（4）预防:遵医嘱间隔输入新鲜血或血小板悬液,以补充足够的血小板和凝血因子。一般每输入 3~5 个单位,应补充 1 个单位的新鲜血液。

3. 枸橼酸钠中毒

（1）原因:大量输血后血钙下降所致。患者输入大量库存血随之输入大量枸橼酸钠,如若患者肝功能不全,枸橼酸钠未完全氧化即与血液中的游离钙结合而使血钙下降,导致凝血功能障碍、毛细血管张力降低、血管收缩不良、心肌收缩无力等。

（2）症状：患者表现为手足抽搐、出血倾向、心率缓慢、血压下降、心室纤维颤动，甚至出现心脏骤停。

（3）护理措施：严密观察患者反应，出现症状及时通知医生紧急处理，根据医嘱给药，积极配合医生治疗。

（4）预防：每输入库存血 1000ml 以上时，遵医嘱静脉注射 10% 葡萄糖酸钙或氯化钙 10ml，以补充钙离子，减少低血钙的发生。

4. 酸中毒和高钾血症　库存血由于保存时间的延长，葡萄糖分解，乳酸增高，pH 值逐渐下降；同时，红细胞及白细胞逐渐被破坏，细胞内钾离子外溢，使血浆钾离子浓度升高，酸性增强。因此，大量输注库存血时，可导致酸中毒和高血钾的发生。

重点提示

> 　常见的大量输血后反应有循环负荷过重、出血倾向、枸橼酸钠中毒、酸中毒、低血钙和高钾血症等。

（五）其他反应

输血不当，还可引起空气栓塞、细菌污染反应以及输血传染的疾病，如病毒性肝炎、艾滋病、梅毒、疟疾等。因此，为保证患者输血安全，必须严格筛选供血员，严格管理血液及血液制品，采血、储血和输血操作的各个环节必须严格把关。

讨论与思考

1. 静脉输血中"三查八对"的内容是什么？

2. 静脉输液的目的有哪些？

3. 静脉输血的目的及适应证？

4. 简述输液过程中，造成液体不滴的原因有哪些？

5. 急性肺水肿吸氧时，需采用何种溶液进行湿化？为什么？

6. 大量输血后反应有哪些？

7. 患者，李某，女，29 岁，因车祸导致右下肢开放性骨折，失血性休克。体检：血压 70/50mmHg，心率 120 次/分，脉搏细弱，神志清楚，表情淡漠，四肢湿冷。医嘱：立即输血 200ml，问：

（1）输血前需做哪些准备工作？

（2）当输入 20ml 血液时，如果患者出现畏寒、胸闷、腰背酸痛、四肢麻木等症状，可能发生哪种输血反应？应立即采取哪些措施？

8. 患者，汪某，女，65 岁，慢性肺心病，意识清楚，口唇发绀，护士在静脉输液中调节滴速度为 60 滴/min，输液 10min 后发现患者局部肿胀、疼痛、抽有回血，问：

（1）护士给患者调节滴速的方法正确吗？为什么？

（2）请分析输液故障的原因及如何排除输液故障？

（王　波）

第 *16* 章

标 本 采 集

学习要点

1. 标本采集的意义和原则
2. 各种标本采集的目的及注意事项
3. 各种标本的采集方法
4. 12h 或 24h 尿标本的常用防腐剂及作用

标本采集是指采集人体的小量血液、体液(脑脊液、胸腔积液、腹水)、排泄物(尿、粪)、分泌物(痰、胃液、十二指肠引流液、鼻咽分泌物、精液、阴道分泌物、前列腺液)、呕吐物或组织等样本,通过物理、化学以及生物学实验室技术和方法进行检验,为患者疾病诊断提供一定的依据,是临床最基本的诊断方法之一。

第一节 标本采集的意义与原则

一、标本采集的意义

标本的检验结果在一定程度上可反映出机体正常的生理变化和病理改变。标本检验结果的正确与否直接影响到对疾病的诊断、治疗和抢救工作,而检验结果的正确与否又与标本采集的质量密切相关。因此,护理人员只有正确掌握各种标本采集的基本知识和技能,才能确保标本采集的质量。正确有效地实施标本采集可有利于①观察病情;②协助疾病诊断;③预测病程进展;④制订治疗措施;⑤提供重要的科研参考研究数据。

二、标本采集的原则

在采集各种检验标本时,均应遵循以下的基本原则,即遵照医嘱、充分准备、严格核对、正确采集和及时送检。

(一)遵照医嘱

采集各种标本均应按医嘱执行。医生填写检验申请单,字迹清楚,目的明确,申请人应签全名。

（二）充分准备

1. **护士准备**　如修剪指甲,洗手,戴好帽子、口罩,做到衣帽整齐。

2. **患者准备**　做好解释,向患者及家属解释检验的目的及注意事项,消除其顾虑,取得患者配合。

3. **用物准备**　根据检验目的,选择合适的标本容器,并外贴标签,注明患者姓名、性别、床号、科别和送检日期。

（三）严格核对

保证采集标本无误的重要环节之一是核对。因此,护士在采集前应认真核对医嘱、检验申请项目,患者姓名、床号、科别、住院号等,对检验申请单有疑问时,应及时核准、核实后方可执行,并检查标本容器有无破损。采集完毕、送检前应再次核对,避免发生差错。

（四）正确采集

为确保标本质量,必须掌握正确的采集方法、采集时间和采集量,选择合适的标本容器。如做妊娠试验须留晨尿,因晨尿内绒毛膜促性腺激素的含量高,易获阳性结果;细菌培养标本应在患者使用抗生素前采集,已使用抗生素的患者,应在其最低血药浓度时采集,并在检验单上注明。采集时严格执行无菌操作技术,不可将防腐剂、消毒剂及其他药物混入标本。采集后将标本放入无菌容器内,并保证无菌容器无裂缝,瓶塞干燥,培养基足量、无浑浊及变质。

（五）及时送检

标本采集后应及时送检,放置过久导致标本被污染或变质时,影响检验结果。特殊标本应注明采集时间。

重点提示

细菌培养标本的采集时间在患者使用抗生素前,而已用抗生素患者则应在其最低血药浓度时采集。

第二节　各种标本采集法

一、血标本采集法

血液发生病理变化时全身的组织器官常会受到影响。反之,组织器官的病变又可引起血液发生变化。因此,血液检查是判断体内各种功能及异常变化的重要指标之一,是临床最常见的检验项目,它不仅可反映血液系统本身的病变,也可为协助诊断疾病、判断患者病情进展程度以及疾病治疗提供参考。

血标本采集法分为静脉血标本采集法和动脉血标本采集法 2 种。

（一）静脉血标本采集法

静脉血标本分为全血标本、血清标本和培养标本 3 种。其采集方法包括真空采血器采血法和注射器采血法。

真空采血器采血法是利用真空采血管中预先设置的真空负压,自动将血液吸入试管,在很大程度上减少了溶血的发生。同时,作为一个全封闭系统,它可以保护医护人员的安全,避免医护工作中感染的发生。真空采血管密闭性好,结实牢固;管壁标有刻度值;管内备有各种添加剂(如抗凝剂);同时,管帽采用不同颜色用以区别不同的采血内容及采血量,颜色鲜明易辨认。鉴于该法采血简便、快捷、省力,采血量准确,可有效避免人为误差的产生,并可连续多管采血,在很大程度上减轻了患者的痛苦,因此,目前在临床工作中得到广泛应用见表16-1。

表 16-1　真空采血管使用指南

试管帽颜色	临床用途	添加剂	采血量(ml)
黄色	适用于生化、免疫等血清学检查	促凝剂	3.5 或 5.0
紫色	用于血细胞分析(血常规),尤适用于血小板计数	抗凝剂	2
蓝色	用于凝血机制(PT、PTT、凝血因子)的检验	抗凝剂	2.7
绿色	血黏度	抗凝剂	3
红色	血糖、输血常规	无	3
黑色	用于血沉、血型等检验	抗凝剂	2.4

【目的】

1. 全血标本　用于血常规、血沉、血型、配血、凝血四项和测定血液中某些物质的含量,如血糖、血氨、血尿素氮、肌酐、尿酸和肌酸等。

2. 血清标本　用于测定血清酶、脂类、电解质、肝功能等。

3. 血培养标本　用于查找血液中的致病菌。

【评估】

1. 患者的一般情况　年龄、病情、意识状态、治疗情况、采集血标本的种类及要求、采集部位血管情况等。

2. 患者的认知反应　对血标本采集的认知情况、心理反应、情绪状态及合作程度等。

【计划】

1. 操作者准备　衣帽整洁,修剪指甲,洗手,戴口罩,核对医嘱。

2. 患者准备　向患者及家属解释操作目的和方法,取得患者配合,取舒适卧位。

3. 用物准备

(1)真空采血器采血法:检验申请单、注射盘内备真空采血器、按需备不同颜色管帽的真空采血管、止血带、安尔碘、无菌棉签。

(2)注射器采血法:检验申请单,注射盘内备5ml或10ml一次性无菌注射器,根据需要备贴好标签的标本容器:全血标本备抗凝试管、血清标本备普通干燥试管、培养标本备血培养瓶,止血带,安尔碘,无菌棉签,按需要备酒精灯,火柴,肝素,无菌纱布数块,必要时备无菌手套。

4. 环境准备　整洁、安静、舒适、光线充足。必要时准备屏风或围帘,保护患者隐私。

【实施】

操作流程	操作步骤	要点与说明
1. 核对解释	(1)核对床号、姓名及医嘱	确认患者,防止发生差错
	(2)向患者解释操作的目的、过程及方法	消除紧张情绪,取得患者合作
2. 选择静脉	选择合适的静脉	常见四肢浅静脉:贵要静脉、肘正中静脉、头静脉
3. 消毒皮肤	在穿刺部位下铺治疗巾,穿刺点上方 6cm 处扎止血带,常规消毒皮肤,待干	使静脉充盈,便于穿刺、抽血
4. 穿刺进针	按静脉注射法将针头刺入静脉	
5. 留取标本		
真空采血器采血法	(1)见回血后将采血针的另一端刺入真空采血管中,自动留取至所需血量,若需继续采血,可换另一真空管	采血顺序:红→蓝→黑→黄→绿→紫→灰
	(2)采血毕,松止血带,嘱患者松拳,迅速拔出头皮针,用无菌干棉签按压穿刺点至不出血为止	
注射器采血法	(1)见回血后抽动活塞抽取血液至所需量	
	(2)采血完毕,松止血带,嘱患者松拳,迅速拔针,用无菌干棉签按压穿刺点至不出血为止	
	(3)注血	
	1)全血标本:将血液沿管壁缓慢注入抗凝试管内,并轻轻摇动,使血液与抗凝剂充分混匀	防止血液凝固,影响检验结果
	2)血清标本:将血液沿管壁缓慢注入普通干燥试管,勿将泡沫注入,避免震荡	避免震荡,以防红细胞破裂溶解 一般血培养标本采集 5ml。但亚急性细菌性心内膜炎患者,采血量可增至 10~15ml,为提高细菌培养阳性率
	3)血培养标本:注入密封瓶时,先除去铝盖中心部,消毒瓶塞后将血液注入瓶内,轻轻摇匀;注入三角烧瓶时,松开瓶口纱布取出瓶塞后,在酒精灯火焰上迅速消毒瓶口后取下针头,将血液注入瓶内,轻轻摇匀,再次消毒瓶口、瓶塞后塞好,扎紧纱布	
6. 再次核对	操作后查对	再次确认患者
7. 整理用物	取舒适卧位,整理床单位,清理用物,告知注意事项	预防医院交叉感染
8. 记录送检	洗手、记录,将标本分类后,连同化验单及时送检	以免影响检验结果

重点提示

全血标本和血培养标本注入标本容器后均应轻轻摇动,而血清标本则避免摇动。

【注意事项】

1. 检查血生化、肝功能、空腹血糖,宜清晨空腹抽血,应提前通知患者禁食,以避免因进食而影响检验结果。

2. 血标本严禁在输液、输血的针头处或同侧肢体采集,可在对侧肢体抽取血标本。乳腺切除术后的女性患者,应在手术对侧手臂采血。

3. 避免充血和血液浓缩。采血时应动作迅速,尽可能缩短止血带使用时间,止血带压迫时间最好不超过半分钟,否则可导致生化结果升高或下降。

4. 用注射器采血时,只能向外抽取,禁止向静脉内推注,避免注入空气,形成气栓而造成严重后果。

5. 应用注射器采血法同时采集不同类型血标本时,注入标本容器的先后顺序为:血培养瓶→抗凝试管→普通干燥试管。

6. 检测二氧化碳结合力用液状石蜡抗凝试管。标本采集后将针头(长针头)插入液状石蜡液面下再注血。

7. 防止溶血。注射器和容器不干燥、不清洁;穿刺不顺利,组织损伤过多;抽血速度太快;血液注入容器时未取下针头或注入速度过快产生大量泡沫;震荡过于剧烈等因素均可造成溶血。用注射器采血法采集血标本后,不取针头直接将血注入真空管内,也易造成溶血。体内溶血现象所抽取的标本属合格标本,但应在报告单上注明。

8. 采集血培养标本时,应严格执行无菌操作原则,防止标本被外源性污染。

9. 采集疟原虫血标本宜在患者发热时,因高热时检查疟原虫的阳性率高,标本采集后应立即送检。

重点提示

应用注射器采血法同时采集不同类型血标本时,注入标本容器的先后顺序为:血培养瓶→抗凝试管→普通干燥试管。

【操作后评价】

1. 严格按照无菌技术操作的原则采集标本。

2. 血标本采集方法正确,符合标本检查项目的要求。

3. 护患沟通良好,患者积极配合。

(二)动脉血标本采集法

【目的】

常用做血气分析,判断患者缺氧情况,为疾病治疗提供依据。

【评估】

1. 患者的一般情况 年龄、病情、意识状态、治疗情况、采集血标本的要求、采集部位血管情况等。

2. 患者的认知反应 对血标本采集的认知情况、心理反应、情绪状态及合作程度等。

【计划】

1. 操作者准备 衣帽整洁,修剪指甲,洗手,戴口罩,核对医嘱。

2. 患者准备 向患者及家属解释操作目的和方法,取得患者配合,取舒适卧位。

3. 用物准备 按需备标本容器、注射盘内备 5ml 或 10ml 一次性无菌注射器或动脉血气针、安尔碘、无菌纱布数块、无菌软木塞、小沙袋、适量肝素、必要时备酒精灯,无菌手套。

4. 环境准备 整洁、安静、舒适、光线充足。必要时准备屏风或围帘,保护患者隐私。

【实施】

操作流程	操作步骤	要点与说明
1. 核对解释	(1)核对床号、姓名及医嘱 (2)向患者解释操作的目的、过程及方法	确认患者,防止发生差错 消除紧张情绪,取得患者合作
2. 选择动脉	(1)桡动脉:穿刺点位于前臂掌侧腕关节上 2cm 动脉搏动明显处 (2)股动脉:穿刺点位于髂前上棘和耻骨结节连线中点处或者是股三角区动脉搏动最明显处	股动脉穿刺者,下肢稍屈膝外展,以充分暴露穿刺部位
3. 消毒皮肤	常规消毒穿刺部位、术者左手示指和中指或者戴无菌手套	消毒范围大于 5cm
4. 穿刺进针	将欲穿刺动脉搏动最明显处固定于左手示指和中指间,右手持注射器垂直进针或与动脉走向成 40°刺入动脉	采血前先抽吸 0.5ml 肝素充分湿润注射器内壁,弃去余液,避免凝血,影响检测,注意无菌操作
5. 留取标本	见鲜红色回血后,右手固定动脉采血针,左手抽至所需血量	血气分析采血量一般为 1~2ml
6. 按压止血	采血完毕,迅速拔针,局部用无菌纱布按压止血 5~10min 或用沙袋加压止血	按压至无出血为止,注意按压部位和时间,避免出现血肿
7. 隔绝空气	将针尖斜面立即刺入软木塞或橡胶塞中,以隔绝空气,并轻轻转动注射器使血液与肝素混匀	注射器内留空气,会影响检验结果 勿剧烈震荡
8. 再次核对	操作后查对	再次确认患者
9. 整理用物	脱手套,取舒适卧位,整理床单位,清理用物,告知注意事项	预防医院交叉感染
10. 记录送检	洗手、记录,将标本连同化验单及时送检	以免影响检验结果

【注意事项】

1. 严格执行查对制度和无菌操作技术,以防感染。有出血倾向的患者,谨慎使用。

2. 新生儿宜选择桡动脉穿刺,因股动脉穿刺垂直进针时易伤及髋关节。

3. 拔针后局部用无菌纱布或沙袋加压止血 5~10min,以免出血或形成血肿。

4. 使用注射器采血前应先检查有无漏气,针头必须连接紧密,标本采集后应立即封闭针头斜面,避免空气进入影响检查结果。

5. 动脉血标本采集后应即刻送检,常温下最晚不超过 15min,如在冰箱内放置不超过 1h,否则影响结果检测。

【操作后评价】

1. 血标本采集方法正确,符合检验要求。

2. 护士操作规范,无并发症发生。

3. 护患沟通有效,患者积极配合。

二、尿标本采集法

尿液是机体代谢的产物,由肾脏产生,其理化性质和有形成分的改变,不仅与泌尿系统疾病直接相关,而且受机体各系统功能状态的影响。临床上通过收集尿标本做物理、化学、细菌学和显微镜等检查,以了解患者的病情,协助疾病的诊断和治疗。

尿标本分为常规标本、培养标本、12h 或 24h 尿标本 3 种。

【目的】

1. 常规标本　用于检查尿液的颜色、透明度、有无细胞和管型、测定尿比重、做尿蛋白及尿糖定性检测等。

2. 培养标本　用于检查尿液中的致病菌,以了解病情,协助诊断和治疗。

3. 12h 或 24h 尿标本　用于尿液的各种定量检查,如钠、钾、氯、肌酐、肌酸、17-羟类固醇、17-酮类固醇、尿糖、尿蛋白定量及尿浓缩检查结核分枝杆菌等。

【评估】

1. 患者的一般情况　年龄、病情、意识状态、治疗情况、采集尿标本的种类及要求。

2. 患者的认知反应　对尿标本采集的认知情况、心理反应、情绪状态及合作程度等。

【计划】

1. 操作者准备　衣帽整洁,修剪指甲,洗手,戴口罩,核对医嘱。

2. 患者准备　向患者及家属解释操作目的和方法,取得患者配合,取舒适卧位。

3. 用物准备　检验申请单,按需备标本容器:常规标本备清洁容器 100ml、培养标本备无菌有盖标本容器,12h 或 24h 尿标本备 3000~5000ml 的清洁大口集尿瓶,防腐剂,便器,培养标本另需备无菌导尿用物、清洁手套等。

4. 环境准备　整洁、安静、舒适、安全。必要时准备屏风或围帘,保护患者隐私。

【实施】

操作流程	操作步骤	要点与说明
1. 核对解释	(1)核对床号、姓名及医嘱 (2)向患者解释操作的目的、过程及方法	确认患者,防止差错 消除紧张,取得合作
2. 标本留取 　常规标本	(1)自理者:留取晨起第一次尿液 100ml 于标本 　容器内 (2)不能自理者:协助使用便器,收集尿液于标本 　容器内 (3)留置导尿者:消毒集尿袋下方引流孔处,留取 　尿液于标本容器	晨尿浓度高,未受饮食影响,检测 　结果阳性率高
培养标本	(1)中段尿留取法:按导尿术要求清洁、消毒外 　阴,嘱患者自行排尿弃去前段尿后,留取中段 　尿5~10ml 于无菌标本容器内,盖好 (2)按照导尿术插入导尿管将尿液引出,留取尿 　标本	自行排尿患者在膀胱充盈时留 　取,前段尿冲洗尿道
12h 或 24h 尿 标本	(1)12h 尿标本:嘱患者晚 7 时排空膀胱后开始留 　取尿液,至次晨 7 时留取最后一次尿液,将 　12h 内全部尿液盛于集尿瓶内 (2)24h 尿标本:嘱患者清晨 7 时排空膀胱后开始 　留取尿液,至次晨 7 时留取最后一次尿液,将 　24h 内全部尿液盛于集尿瓶内	须在医嘱规定的时间内留取

操作流程	操作步骤	要点与说明
3. 再次核对	操作后查对	再次确认患者
4. 整理用物	取舒适卧位,整理床单位,清理用物,告知注意事项	预防医院交叉感染
5. 记录送检	洗手、记录,将标本分类后,连同化验单及时送检	以免影响检验结果

【重点提示】

12h 尿标本由晚 7 时排空膀胱后留取至次晨 7 时最后一次尿;24h 尿标本由清晨 7 时排空膀胱后留取至次晨 7 时最后一次尿。

【注意事项】

1. 女性患者在月经期不宜留取标本;阴道分泌物较多时,应先清洁或冲洗会阴,再收集尿标本。

2. 不合作(昏迷)、尿失禁、尿潴留的患者可通过导尿术留取尿标本。

3. 做尿妊娠试验应留取晨尿。

4. 嘱患者留取标本时不可将粪便混于尿液中,因粪便中的微生物可使尿液变质。

5. 采集尿培养标本时,应注意执行无菌操作,防止标本污染,影响检验结果。

6. 督促患者正确留取尿标本,做好交接班,12h 或 24h 尿标本必须在医嘱规定时间内留取,不可多余或少于 12h 或 24h,以得到正确的检验结果。

7. 采集 12h 或 24h 尿标本时,集尿瓶应置于阴凉处,并根据不同的检验要求加入相应的防腐剂,避免尿液久置而变质。

8. 临床常用防腐剂的种类、作用、使用方法及临床应用,见表 16-2。

表 16-2 临床常用防腐剂使用指导

名称	作用	用法	临床应用
甲醛	固定尿液中有机成分,防腐	每30ml 尿液中加 40% 甲醛 1 滴	艾迪计数
浓盐酸	保持尿液呈酸性,防止尿液中激素被氧化,防腐	24h 尿液中加 5~10ml	17-羟类固醇、17-酮类固醇
甲苯	可在尿液表面形成一薄膜,防止细菌污染,保持尿液化学成分不变	倒入第一次尿液后添加,每100ml 尿液加 0.5%~1% 甲苯 10ml	尿蛋白定量、尿糖定量及钾、钠、氯、肌酐、肌酸的定量

【重点提示】

采集 12h 或 24h 尿标本常用的防腐剂及其作用与临床应用。

【操作后评价】

1. 患者尿标本采集正确,符合检验要求。

2. 护士操作规范,尊重患者,保护患者隐私。

3. 护患沟通有效,患者积极配合。

三、粪便标本采集法

正常粪便由已消化和未消化的食物残渣、消化道分泌物、大量细菌和水分组成。检查粪便标本有助于评估患者的消化功能,协助诊断、治疗疾病。

粪便标本分为常规标本、隐血标本、培养标本和寄生虫或虫卵标本 4 种。

【目的】

1. 常规标本　用于检查粪便的颜色、性状、混合物和细胞等。

2. 隐血标本　用于检查粪便中肉眼不易察见的微量血液。

3. 培养标本　用于检查粪便中的致病菌。

4. 寄生虫标本　用于检查粪便中的寄生虫、幼虫及虫卵计数。

【评估】

1. 患者的一般情况　年龄、病情、意识状态、治疗情况、排便情况、采集粪便标本的种类及要求。

2. 患者的认知反应　对粪便标本采集的认知情况、心理反应、情绪状态及合作程度等。

【计划】

1. 操作者准备　衣帽整洁,修剪指甲,洗手,戴口罩,核对医嘱。

2. 患者准备　向患者及家属解释操作目的和方法,取得患者配合,取舒适卧位。

3. 用物准备　检验申请单、便器、蜡质便盒或塑料便盒、检便匙或竹签、培养标本备无菌培养管或无菌纸盒、无菌长棉签或竹签、无菌生理盐水。

4. 环境准备　整洁、安静、安全、隐蔽。必要时准备屏风或围帘,保护患者隐私。

【实施】

操作流程	操作步骤	要点与说明
1. 核对解释	(1)核对床号、姓名及医嘱 (2)向患者解释操作的目的、过程及方法	确认患者,防止发生差错 消除紧张情绪,取得患者合作
2. 标本留取 常规标本	解便于清洁便器中,用检便匙取中央部分或含脓血、黏液部分的粪便约 5g,放入检便盒内;水样便应盛于容器中送检	避免排便时尿液排出,大小便混合,影响结果 取标本 15~30ml
培养标本	(1)有便意者,解便于消毒便器中,用无菌竹签挑取中央部分或带黏液脓血部分粪便 2~5g,放入无菌培养瓶中,加盖,立即送检 (2)无便意者,将蘸取 0.9% 氯化钠溶液的无菌棉签轻轻插入肛门内 6~7cm,沿同一方向轻轻旋转,取出少许粪便,放入无菌培养瓶中,立即送检	
隐血标本	按常规标本留取标本并送检	观察粪便的颜色、气味

续表

操作流程	操作步骤	要点与说明
寄生虫标本及虫卵标本	(1)检查寄生虫虫卵时,让患者解便于清洁便器中,用检便匙在粪便不同的部位采集带血或黏液部分 5～10g,放入检便盒内。服用驱虫药或做血吸虫孵化检查的患者,应留取全部粪便	
	(2)检查阿米巴原虫,先将便器加温至接近人体的体温,再嘱患者排便于便器内,便后连同便器立即送检	避免阿米巴原虫在低温条件下失去活力而难以检出
	(3)检查蛲虫,嘱患者在临睡前或晨起前,贴透明胶带于肛周,取下粘有虫卵的透明胶带后,将其贴在载玻片上或将其对合,送实验室检查	因蛲虫常在午夜或清晨爬到肛周处产卵
3. 再次核对	操作后查对	再次确认患者
4. 整理用物	取舒适卧位,整理床单位,清理用物,告知注意事项	预防医院交叉感染
5. 记录送检	洗手、记录,将标本分类后,连同化验单及时送检	以免影响检验结果

【重点提示】

除粪便寄生虫标本取粪便不同部位外,其他类型粪便标本均取粪便的中央部分或黏液脓部分。

【注意事项】

1. 采集隐血标本前 3d 嘱患者禁食肉类、动物肝、血和含铁丰富的药物、食物、绿叶蔬菜,以免造成假阳性。

2. 采集阿米巴原虫标本前几天,不应给患者服用钡剂、油质或含金属的泻剂,以免金属制剂影响阿米巴虫卵或胞囊的显露。

3. 蛲虫常在午夜或清晨爬到肛周处产卵,有时需要连续数天采集。

【操作后评价】

1. 粪便标本采集正确,符合检验要求。

2. 护士尊重患者,护患沟通有效,操作规范,保护患者隐私,患者了解粪便标本采集的注意事项并积极配合。

3. 护士对自己能够做出客观评价,并能指出存在的问题和改进措施。

四、痰标本采集法

痰液是气管、支气管和肺泡的分泌物,主要由黏液和炎性渗出物组成,正常人痰液量很少,不引起咳嗽和咳痰。呼吸道黏膜受刺激时分泌物增多,痰量增加,并伴有性状改变。因此,痰标本的检查有助于呼吸系统疾病的诊断。

临床上的痰标本分为常规标本、培养标本和 24h 标本 3 种。

【目的】

1. 常规标本　用于检查痰液的一般性状和痰液中的细菌、虫卵或癌细胞等,以协助诊断。

2. 培养标本　用于检查痰液中的致病菌,为选择抗生素提供依据。

3. 24h 痰标本　用于检查 24h 痰量和性状,以协助诊断。

【评估】

1. 患者的一般情况　年龄、病情、意识状态、治疗情况、有无咳嗽、咳痰情况、采集痰标本的种类及要求。

2. 患者的认知反应　对痰标本采集的认知情况、心理反应、情绪状态及合作程度等。

【计划】

1. 操作者准备　衣帽整洁,修剪指甲,洗手,戴口罩,核对医嘱。

2. 患者准备　向患者及家属解释操作目的和方法,取得患者配合,取舒适卧位。

3. 用物准备　检验申请单,按需备标本容器:常规标本备蜡纸痰盒或集痰器、培养标本备无菌有盖蜡纸痰盒或无菌集痰器、24h 痰标本备 500ml 痰杯或广口集痰器,清水,吸引器,吸痰管,培养标本另备朵贝尔溶液和无菌吸痰管。

4. 环境准备　整洁、安静、舒适、光线充足。

【实施】

操作流程	操作步骤	要点与说明
1. 核对解释	(1)核对床号、姓名及医嘱 (2)向患者解释操作的目的、过程及方法	确认患者,防止发生差错 消除紧张情绪,取得患者合作
2. 标本留取 　常规标本	清晨采集标本 (1)自行留痰者:晨起未进食前,清水漱口,数次深呼吸后用力咳出气管深处的第一口痰液,置于痰盒内,加盖 (2)无力咳痰或不合作者:取合适卧位,由下向上叩击患者胸背部,戴手套后,按吸痰法将痰液标本吸入集痰器内	清晨痰量和痰内细菌较多 去除口腔中杂质 深呼吸有助于痰液的咳出 使痰液松动 集痰器开口高的一端连接吸引器,低的一端连接吸痰管
培养标本	(1)自行留痰者:晨起未进食前先用朵贝尔漱口溶液漱口,再用清水漱口,数次深呼吸后用力咳出气管深处的第一口痰液,置于无菌痰盒内,盖好盒盖 (2)无力咳痰或不合作者:同常规标本收集,但注意需要使用无菌集痰器和无菌吸痰管	去除口腔中的细菌及杂质
24h 痰标本	收集晨起 7 时漱口后第一口痰起至次晨 7 时漱口后第一口痰,将 24h 内全部痰液收集于盛有少量清水的痰盒内	计算 24h 痰液量时,应减去集痰器内加入的清水的含量
3. 再次核对	操作后查对	再次确认患者
4. 整理用物	取舒适卧位,整理床单位,清理用物	预防医院交叉感染
5. 记录送检	洗手、记录,将标本分类后,连同化验单及时送检	以免影响检验结果

【注意事项】

1. 嘱患者在采集标本时,不可将漱口水、唾液、鼻涕等混入标本。

2. 痰常规标本查找癌细胞时应立即送检,或先用 10% 甲醛溶液或 95% 乙醇溶液固定后再送检。

3. 采集培养标本时注意严格执行无菌操作,避免污染标本,影响检验结果。

4. 嘱伤口疼痛无法咳嗽患者用手掌或软枕按压伤口,以减轻伤口张力,从而减轻咳嗽引起的疼痛。

【操作后评价】

1. 痰标本采集方法正确,符合检验要求。

2. 护士尊重患者,操作规范,护患沟通有效,患者了解痰标本采集的注意事项并积极配合。

3. 护士对自己能够做出客观评价,并能指出存在的问题和改进措施。

> **重点提示**
>
> 所有培养标本的目的均用于查找该标本中的致病菌,为选择抗生素提供依据。

五、咽拭子标本采集法

【目的】

采集咽部或扁桃体处分泌物做细菌培养或病毒分离,以协助临床诊断、治疗和护理。

【评估】

1. 患者的一般情况　年龄、病情、意识状态、治疗情况、进食时间等。

2. 患者的认知反应　对咽拭子标本采集的认知情况、心理反应、情绪状态及合作程度等。

【计划】

1. 操作者准备　衣帽整洁,修剪指甲,洗手,戴口罩,核对医嘱。

2. 患者准备　向患者及家属解释操作目的和方法,取得患者配合,取舒适卧位。

3. 用物准备　检验申请单、咽拭子培养管、酒精灯、火柴、压舌板、手套及无菌生理盐水。

4. 环境准备　整洁、安静、舒适、光线充足。

【实施】

操作流程	操作步骤	要点与说明
1. 核对解释	(1)核对床号、姓名及医嘱 (2)向患者解释操作的目的、过程及方法	确认患者,防止发生差错 消除紧张情绪,取得患者合作
2. 留取标本	点燃酒精灯后嘱患者张口发"啊"音,充分暴露咽喉部,用蘸 0.9% 氯化钠溶液的消毒长棉签轻柔而快速地擦拭两侧腭弓及咽扁桃体上的分泌物,用酒精灯火焰消毒试管口后将棉签插入试管中,塞紧	暴露咽喉部,必要时用压舌板 防止引起恶心、呕吐 防止标本污染
3. 再次核对	操作后查对	再次确认患者
4. 整理用物	取舒适卧位,整理床单位,清理用物	预防医院交叉感染
5. 记录送检	洗手、记录,将标本连同化验单及时送检	以免影响检验结果

【注意事项】

1. 做真菌培养时,应在咽喉部溃疡面上采集分泌物。

2. 禁止长棉签触及其他部位,保证所取标本的准确性。

3. 避免在餐后 2h 内采集标本,防止引起呕吐。

4. 采集后及时送检,防止标本污染,影响检查结果。

【操作后评价】

1. 咽拭子标本采集方法正确,符合检验要求。

2. 护士尊重患者,操作规范。

3. 护患沟通有效,患者了解咽拭子标本采集的注意事项并积极配合。

六、呕吐物标本采集法

【目的】

观察呕吐物的颜色、气味、性质、次数和数量,以协助疾病诊断。

【评估】

1. 患者的一般情况 年龄、病情、意识状态、治疗情况等。

2. 患者的认知反应 对呕吐物标本采集的认知情况、心理反应、情绪状态及合作程度等。

【计划】

1. 操作者准备 衣帽整洁,修剪指甲,洗手,戴口罩,核对医嘱。

2. 患者准备 向患者及家属解释操作目的和方法,取得患者配合,取舒适卧位。

3. 用物准备 检验申请单、弯盘、痰盂或广口容器。

4. 环境准备 整洁、安静、舒适、光线充足。

【实施】

操作流程	操作步骤	要点与说明
1. 核对解释	(1)核对床号、姓名及医嘱	确认患者,防止发生差错
	(2)向患者解释操作的目的、过程及方法	消除紧张情绪,取得患者合作
2. 留取标本	患者呕吐时将呕吐物接留于弯盘、痰盂或广口容器	卧床患者呕吐时,头偏向一侧
3. 再次核对	操作后查对	再次确认患者
4. 整理用物	取舒适卧位,整理床单位,清理用物	预防医院交叉感染
5. 记录送检	洗手、记录,将标本连同化验单及时送检	以免影响检验结果

【注意事项】

1. 卧床患者呕吐时应将患者头偏向一侧,防止发生窒息。

2. 做好患者的心理护理。

3. 患者呕吐后及时擦净面部、洗脸。

【操作后评价】

1. 呕吐物标本采集正确,符合检验要求。

2. 护士操作规范,尊重患者。

3. 护患沟通有效,患者了解呕吐物标本采集的注意事项并积极配合。

七、常用消毒效果监测标本采集法

医院消毒是预防医院内感染的重要措施之一,对消毒效果的监测则是评价其消毒方法合理性、消毒效果可靠性的有效手段,因此,在医院消毒工作中至关重要。下面对手、物品表面、空气消毒效果监测标本的采集方法分别做以下介绍。

(一)手消毒效果监测标本采集法

研究显示:接触感染或传染病患者医务人员手上细菌的数量和种类与其接触感染或传染病患者的密切程度呈正相关。在病区内,护理员手上的细菌数量和种类最多,护士其次,医生最后。对手消毒效果监测是对患者和医务人员进行有效双向保护的重要手段之一。

【采样时间】

消毒后即刻采样。

【采样方法】

被检人五指并拢,用浸有无菌生理盐水的棉签从指根到指尖往返涂擦双手指屈面 2 次(每只手涂擦面积约 30cm^2),并随之转动采样棉签,剪刀剪去操作者手接触部位后将棉签放入盛有 10ml 采样液的试管内,立即送检。按平方厘米(cm^2)计算采样面积。

【注意事项】

在表面不足 5cm×5cm 的皮肤黏膜处采样选用相应面积的规格板。

(二)物品表面消毒效果监测标本采集法

【采样时间】

消毒处理后采样。

【采样方法】

在被检物体表面放置 5cm×5cm 灭菌规格板,采样面积≥100cm^{2}时,连续采样 4 个,用 1 支棉签,在规格板内横竖往返均匀涂擦,各 5 次,并随之转动棉签,剪刀剪去手接触部位后,将棉签放入盛有 10ml 采样液的试管内,立即送检。按平方厘米(cm^2)计算采样面积。

不规则物体如门把手等表面可用棉签直接涂擦采样。

【注意事项】

1. 送检时间　采集样本必须在 6h 内送检,若样本保存于 0~4℃,则必须在 24h 内送检。

2. 采样面积　被采样本表面积< 100cm^2 时全部取样;被采样本表面积≥100cm^2,取 100cm^2。

(三)空气消毒效果监测标本采集法

【采样时间】

消毒处理后、操作前进行。

【采样方法】

1. 布点方法　室内面积≤30m^2,设内、中、外对角线 3 点,内、外点布点部位距墙壁 1m 处;室内面积>30m^2,设 4 角及中央 5 点,4 角的布点部位距墙壁 1m 处。采样面积按平方米(m^2)计算。

2. 平板暴露法　在室内各采样点处放置普通营养琼脂平板(直径为 9cm),距地面 1.5m 采样,采样时打开平板盖,扣放于平板旁,暴露 5min 后盖好,立即送检。

检测方法:将送检的平板置于 37℃温箱,培养 48h,计数菌落数,并分离致病菌。

【注意事项】

采样后及时送检。

讨论与思考

1. 采集标本应遵循哪些原则?

2. 采集 12h 或 24h 尿标本时,常用防腐剂种类、作用及其临床应用?

3. 患者,杨某,男,52 岁,既往有 30 余年的饮酒史,2 年前因肝硬化腹水入院治疗,1 个月来出现上腹部持续性钝痛不适,恶心呕吐,消瘦乏力,体重下降 6kg 后来院就诊,查体:T 38℃,P 62 次/分,R 22 次/分,BP 105/75mmg,面色发黄,颜面部和上肢出现蜘蛛痣,腹部膨隆,肝区疼痛、肝大、大量腹水,AFP 800μg/L,B 超检查提示右肝多发性占位,诊断为原发性肝癌。医嘱:查血糖、肝功能、血培养。请问:

(1)采集上述三种不同的血标本有哪几种方法? 哪种方法目前临床应用最广泛? 若采用该种方法,需准备哪些不同颜色管帽的真空采血管?

(2)若用真空采血法同时采集上述三种血标本,应遵循何种顺序?

(3)若护士采用注射器采血法采集血标本,需分别准备哪些标本容器?

(4)护士采用注射器采血法同时采集上述三种血标本时,应遵循何种顺序?

(高　燕)

第17章

病情观察和危重患者的抢救与护理

学习要点

1. 病情观察的内容和方法
2. 各类患者病情观察的重点
3. 抢救工作的组织管理
4. 危重患者的支持性护理
5. 心肺复苏、氧气吸入法、吸痰法、洗胃法等操作技能和注意事项

病情观察即护理人员在工作中对患者的病史和现状进行全面系统的评估,对病情做出综合判断的过程。病情观察是临床护理工作的重要组成部分,它贯穿于护理的全过程,是护士思想认识、专业知识和技术水平的反映。

危重患者是指病情危重,随时可能发生生命危险的患者。如果抢救及时,护理得当,患者可转危为安,反之,即可发生生命危险。抢救危重患者是医疗和护理工作中一项紧急任务。护士应从思想上、组织上、物质上和技术上做好充分准备,常备不懈。若遇危重患者要当机立断,积极配合抢救,并提供及时有效的护理,促进患者早日康复。

第一节 病情观察

病情观察是临床护理工作的一项重要内容。护理人员工作在临床的第一线,与患者接触的时间最多,必须具有高度的责任心、扎实的理论知识、丰富的临床经验和敏锐的观察能力,有目的地运用各种感觉器官,或借助医疗仪器设备,对患者的生理、心理、症状和体征等,进行全面的观察、分析和判断,及时发现患者的病情变化,为患者诊断、治疗、护理和并发症的预防提供依据。

一、病情观察的目的和要求

(一)病情观察的目的

1. 为患者的诊断、治疗与护理提供依据 病情观察是诊断、治疗与护理不可或缺的重要

依据,由于疾病性质、病变部位和发病原因不同,故临床表现亦不一样。护理人员通过对患者所患疾病的临床表现及发展过程进行观察、分析,可及时为临床提供病情变化的动态依据。

2. 了解患者病情的进展及变化 通过病情观察,可获知疾病的发展趋势,如原有症状减轻说明病情好转;反之,则为加重;若病情变化幅度大,如体温骤降、血压忽高忽低、呼吸时快时慢、原有症状基础上又出现新的症状,常为病情恶化征兆。

3. 为评价治疗及护理效果提供依据 用药后应主动询问和评估患者有无不适反应,及时发现问题,及时处理并做好记录;治疗效果和用药反应表现在疾病治疗过程中,病情的好转常表示治疗、护理有效,反之,则为无效。

4. 为教学和科研积累资料 护理教学和科研工作离不开准确、真实的资料,病情观察所得,便是其获取第一手信息的重要途径与来源。

(二)病情观察的要求

1. 既有重点,又要全面 重点是指对患者的某些表现或诊疗效果进行观察;不同的疾病、不同的诊疗方法,观察的重点不同。全面是对患者全身与局部,身体与心理进行的观察。

2. 既要准确,又要细致 观察要准确细致,能量化的一定要用计量单位和具体数量单位表示;对不能量化的,要用专业语言准确表达。

3. 因人而异,排除干扰 病情观察常受多种因素干扰。患者的性格、对疼痛耐受程度不同以及某些患者的特殊思想情况造成病情诉说中的差异等,均可影响病情观察的准确性。护理人员需要经过去伪存真、详加分析、反复核实,以获得准确的结果。

4. 仔细观察,认真记录 发现异常及时通知医生进行处理,及时、准确、客观、清晰和完整地记录观察结果。

二、病情观察的内容和方法

(一)病情观察的内容

1. 一般情况

(1)发育与体型:发育正常与否通常以年龄、身高、体重、智力及第二性征之间的关系来判断。成人发育正常的判断指标一般为:胸围等于身高的一半,坐高等于下肢的长度,两上肢展开的长度约等于身高。体形是发育的形体表现,包括骨骼、肌肉与脂肪分布的状态。临床上将正常人体形分为3型。

1)均称型(正力型):即身体各部分匀称适中,此型多见。

2)瘦长型(无力型):身体瘦长,颈长肩窄,胸廓扁平,腹上角<90°。

3)矮胖型(超力型):身短粗壮,颈粗肩宽,胸廓宽厚,腹上角>90°。

(2)饮食与营养:饮食在疾病治疗中占重要地位,对疾病的诊断亦起一定作用;应注意观察患者的食欲、食量、进食后反应、饮食习惯,有无特殊嗜好或偏食等情况。临床上将营养状态通常分为良好、中等、不良、肥胖4个等级。肥胖是指体重超过标准体重的20%,消瘦是指体重低于正常体重的10%。

(3)面容与表情:健康人表情自然、神态安怡;疾病可以影响患者的面容与表情,不同疾病呈现不同的面容和表情,常见的典型面容如下。

1)急性病容:面颊潮红、口唇干燥、呼吸急促、皮肤发热和表情痛苦等征象。多见于急性感染性疾病,如疟疾和大叶性肺炎等。

2)慢性病容:精神萎靡、目光暗淡、面容憔悴、面色苍白或灰暗、双眼无神和消瘦无力等。多见于慢性消耗性疾病,如肺结核、肝硬化和恶性肿瘤等。

3)甲状腺功能亢进面容:面容惊愕、眼球突出、眼裂增宽和表情兴奋等,见于甲状腺功能亢进症。

4)二尖瓣面容:患者面容晦暗、口唇微绀、两面颊呈淤血性的发红等。

5)贫血面容:表现为面色苍白,唇舌及结膜色淡,表情疲惫乏力,见于各种类型的贫血患者。

(4)皮肤与黏膜:皮肤、黏膜常可反映某些全身疾病,主要应观察其颜色、温度、湿度、弹性及有无出血、水肿、皮疹、皮下结节、囊肿等情况,如贫血患者,其口唇、结膜、指甲苍白;肺心病、心力衰竭等缺氧患者,其口唇、面颊、鼻尖等部位发绀;热性病皮肤发红;休克患者皮肤湿冷;严重脱水,甲状腺功能减退者,皮肤弹性差;心性水肿,多表现为下肢水肿;肾性水肿,多于晨起眼睑、颜面水肿。压之不褪色,直径<2mm 为出血点,直径 3~5mm 为紫癜,直径>5mm 为瘀斑。蜘蛛痣是皮肤小动脉末端分支扩张所形成的血管痣,多见于面、颈、上臂、前胸等上腔静脉所属处,其产生与体内雌激素增高有关,常见于慢性肝炎患者。

(5)姿势与体位:姿势即举止的状态。健康成人躯干端正,肢体动作灵活适度。步态即走动时所表现的姿态。小脑、锥体外系功能障碍、深感觉、肌力、肌张力异常等均会影响姿势和步态。如佝偻病、大骨节病、进行性肌营养不良或双侧先天性髋关节脱位等患者,在行走时身体左右摇摆,称蹒跚步态(鸭步);小脑疾病时呈醉酒步态,帕金森病患者呈慌张步态。此外,患者突然出现步态改变,可能是病情变化的征兆之一,如高血压患者突然出现跛行,则提示有发生脑血管意外、偏瘫的可能。

(6)睡眠:应注意睡眠深浅、时间长短、有无失眠或嗜睡等现象;睡眠与疾病和心理状态有密切联系,疾病或不良的心理状态,常可引起睡眠异常。

(7)呕吐物:呕吐是胃内容物或一部分小肠内容物,由于胃肠逆蠕动增加,进入食管,通过口腔而排出体外的现象。呕吐可将胃内有害物质吐出,因而是一种具有保护意义的防御反射。但长期频繁呕吐,不仅会影响进食和营养物质的吸收,而且由于大量胃液丢失,引起水、电解质及酸碱平衡失调。剧烈呕吐还可引起贲门撕裂而致上消化道出血,如呕吐物不慎吸入,可造成窒息及吸入性肺炎。应注意观察呕吐的次数、发生时间、方式及呕吐物的性状、量、色、气味及伴随症状等。

(8)排泄物:包括大小便、汗液、痰液和引流液等,应注意观察患者排泄的时间、方式,排泄物的性状、颜色、气味、量、次数及伴随症状等。

2. 生命体征　生命体征是机体内在活动的一种客观反映,是衡量机体健康状况的指标。正常人的生命体征在一定范围内相对稳定,当病情危重时,体温、脉搏、呼吸和血压均可出现不同程度的变化。

(1)体温:体温低于 35℃,多见于休克和极度衰竭患者;体温突然升高,多见于急性感染。

(2)脉搏:脉搏<60/min 或>140/min,出现间歇脉或脉搏短绌,均说明病情有变化。

(3)呼吸:要注意观察呼吸的频率、深浅、节律和呼吸的声音。

(4)血压:收缩压持续<70mmHg 或脉压<20mmHg,多见于休克患者,如果收缩压持续>180mmHg 或舒张压持续>100mmHg,是重度高血压的表现。

3. 意识状态　意识是大脑高级神经中枢功能活动的综合表现,即对环境的知觉状态。正常人意识清晰,反应敏捷精确,语言流畅、准确,思维合理,情感正常,对时间、地点、人物的判断力和定向力正常。

意识障碍是指个体对外界环境刺激缺乏正常反应的一种精神状态。任何原因引起大脑高级神经中枢功能损害时,都可出现意识障碍,表现为对自身及外界环境的认识及记忆、思维、定向力、知觉、情感等精神活动的不同程度的异常改变。意识障碍的程度由轻到重依次分为:嗜睡、意识模糊、昏睡和昏迷。

(1)嗜睡:是最轻的意识障碍。持续处于睡眠状态,能被言语或轻度刺激唤醒,醒后能正确、简单而缓慢地回答问题,但反应迟钝,停止刺激后又入睡。

(2)意识模糊:其程度较嗜睡深,表现为思维和语言不连贯,对时间、地点、人物的定向力完全或部分发生障碍,可有错觉、幻觉、躁动不安、谵语或精神错乱。

(3)昏睡:处于熟睡状态不易唤醒,强刺激可被唤醒,醒后答话含糊或答非所问,停止刺激后又很快进入熟睡状态。

(4)昏迷:是最严重的意识障碍,按其程度可分为:

1)浅昏迷:意识大部分丧失,无自主活动,对声、光刺激无反应,对疼痛刺激(如压迫眶上缘)可有痛苦表情及躲避反应。瞳孔对光反射、角膜反射、吞咽反射、咳嗽反射等都还存在。生命体征无明显改变,可有大小便失禁或潴留。

2)深昏迷:意识完全丧失,对各种刺激甚至是强刺激均无反应,全身肌肉松弛,深浅反射均消失,机体仅能维持呼吸和循环的最基本功能,但生命体征不稳定,大小便失禁或潴留,也可以出现以兴奋性增高为主的高级神经中枢急性失调状态即谵妄。

> **重点提示**
>
> 意识障碍程度的划分及深、浅昏迷的判断标准。

4. 瞳孔 瞳孔变化是许多颅内疾病、药物中毒等病情变化的一个重要指征,应观察瞳孔的大小、对称性、形状及对光反应。

(1)瞳孔的大小与对称性:正常瞳孔呈圆形,两侧等大等圆,边缘整齐,位置居中,对光反应灵敏,在自然光线下直径为2~5mm。生理情况下,婴幼儿、老年人瞳孔较小,青少年瞳孔较大,光亮处瞳孔缩小,昏暗处瞳孔扩大。病理情况下,瞳孔直径<2mm,称瞳孔缩小(瞳孔直径<1mm,称为针尖样瞳孔),双侧瞳孔缩小常见于有机磷农药、巴比妥类、氯丙嗪、吗啡等药物中毒,单侧瞳孔缩小常提示同侧小脑幕切迹疝早期;瞳孔直径>5mm,称瞳孔散大,双侧瞳孔散大常见于颅内压增高、颅脑损伤、阿托品、颠茄类药物中毒及濒死状态等;单侧瞳孔散大、固定常提示同侧颅内病变(颅内血肿、脑肿瘤等)所致的小脑幕裂孔疝的发生;两侧瞳孔不等大,提示颅内出血、脑肿瘤及脑疝等。

(2)瞳孔的形状:正常瞳孔呈圆形,瞳孔的形状改变常因眼科疾病引起,瞳孔呈椭圆形见于青光眼;瞳孔呈不规则形见于虹膜粘连。

(3)瞳孔的对光反应:正常瞳孔对光反应灵敏,当光线照射瞳孔时,瞳孔立即缩小,移去光线后又可增大;当瞳孔大小不随光线刺激而发生变化时,称为瞳孔对光反应消失,常见于病情危重或深昏迷患者。

重点提示

正常瞳孔的大小、形状、对称性和对光反应;瞳孔散大和缩小的临床判断标准;不同疾病瞳孔的变化特点。

5. 特殊药物治疗后反应　药物治疗是临床最常用的治疗方法。护士应注意观察其疗效、副作用及毒性反应。如应用利尿剂的患者,应观察其尿量及有无电解质紊乱的现象;应用退热药物后,应注意体温的变化,有无虚脱或休克的发生;使用胰岛素治疗时,观察有无心慌、出冷汗、神志不清等低血糖反应;使用易产生过敏反应的血清类和青霉素类药物时应注意有无过敏反应等。

6. 心理状态　心理状态的观察应从患者对健康的理解、对疾病的认识、人际关系、平时角色及处理问题的能力、对疾病和住院的反应、价值观、信念等方面来观察其语言和非语言行为、思维能力、认知能力、情绪状态、感知情况等是否正常,有无记忆力减退,思维混乱,反应迟钝,语言、行为怪异等情况,有无焦虑、恐惧、绝望、忧郁等情绪反应。

(二) 观察方法

1. 直接观察法

利用感觉器官观察患者。在一接触到患者时就需作视诊,其次为听诊、触诊及叩诊。在观察过程中有时需运用辅助仪器配合,以增加观察效果。

(1)视诊:是通过视觉观察患者全身或局部表现的方法。检查时,光线需充足,观察者本身需具备专业知识与技能,从患者入院至出院,持续、客观地进行视诊,并随时注意患者反应与病情变化。如了解患者发育、营养、意识状态、面容、表情、体位、姿势、皮肤、黏膜及舌苔等情况。

(2)触诊:是通过护理人员手的触觉去感知所触及患者体表及脏器状况的一种检查方法。如利用手的触觉判断皮肤的温度、干湿度、光滑度和弹性等;脉搏的强弱、节律、频率等;用触诊法检查内脏器官的大小、硬度和移动度等。

(3)叩诊:常用于对胸、腹部做评估。可通过手指叩击或手掌拍击被检查部位体表,使之震动而产生音响,根据所感到的震动和所听到的音响特点来了解被检查部位脏器的大小、形状、位置及密度,如确定肺下界、心界大小、有无腹水及量。

(4)听诊:是通过耳朵或借助听诊器来辨别身体各部发出的声音而判断正常与否的一种方法。如通过听觉听患者的说话、咳嗽、呻吟及啼哭等声音;或借助听诊器听患者的心音、肠鸣音等。护理人员亦可通过倾听来了解患者现存的和潜在的健康问题。

(5)嗅觉的观察:是通过护理人员鼻子的嗅觉来辨别来自患者体表、呼吸道、胃肠道、呕吐物、分泌物等的气味,以判断疾病的性质。嗅诊时护士用手将患者散发出的气味扇向自己的鼻部,然后仔细判断气味的性质和特点。如呕吐物有腥臭味,则提示上消化道有出血;伤口分泌物有恶臭味,提示有严重的感染。

2. 间接观察法

(1)通过与医生、患者家属及其朋友等沟通交流,可全面了解病情发生的原因和经过。

(2)通过阅读交接班记录、病历记录和各种检查报告等,可获取病情变化的相关信息。

(3)借助仪器的检查和监测,获得临床检测指标,使观察更准确和完善,如肠镜、心电监护仪及血糖检测仪等。

重点提示

视、触、嗅、听是中医诊断中的望、闻、问、切方法在护理工作中的具体应用。

第二节 危重患者的抢救与护理

抢救危重患者是医疗护理工作中一项重要、紧急的任务,是一场争分夺秒的战斗。因此,护士必须从思想上、组织上、物质上、技术上做好充分准备,常备不懈。遇有危重患者,要当机立断、全力以赴,积极进行抢救。

一、抢救工作的组织管理

(一)立即指定抢救负责人,组成抢救小组

一般可分为全院性和科室(病区)性抢救两种。全院性抢救一般用于大型灾难等突发情况,由院长组织实施,各科室均参与抢救工作。科室内的抢救一般由科主任、护士长负责组织实施,各级医务人员必须听从指挥,在抢救过程中态度要严肃、认真,动作迅速准确,既要分工明确,又要密切配合。护士可在医生未到之前,根据病情需要,予以适当、及时的紧急处理,如止血、吸氧、吸痰、人工呼吸、胸外心脏按压、建立静脉通道等。

(二)制定抢救方案

护士应参与抢救方案的制定,使危重患者能及时、迅速得到抢救。

(三)制定抢救护理计划

明确护理诊断与预期目标,确定护理措施,解决患者现存的或潜在的健康问题。

(四)做好查对工作及抢救记录

各种急救药品须经两人核对正确后才能使用。抢救过程中执行口头医嘱时,护士必须向医生复述一遍,双方确认无误后执行,抢救完毕后需及时提醒医生补写医嘱和处方。抢救过程中产生的空安瓿、输液空瓶和输血空袋等应集中放置,以便统计和查对。抢救记录应及时、准确、清晰和完整,并注明执行时间与执行者。

(五)安排护士参与查房、会诊和病例讨论

护士随医生参加查房、会诊和病例讨论,了解危重患者的病情、重点监测项目及抢救过程,做到心中有数,便于对患者实施有效护理。

(六)加强抢救物品的管理

为了不延误抢救时机,一切抢救物品应放置合理,严格执行"五定制度",即定数量、定点安置、定人保管、定期消毒灭菌和定期检查维修,保证抢救物品完好率达100%,随时备用。护士应熟悉抢救器械的性能和使用方法,并能排除一般性故障。

(七)参与抢救人员及器械位置合理

抢救时医生、护士以及抢救器械要合理定位,确保抢救工作方便、快捷和有序地进行(图17-1)。

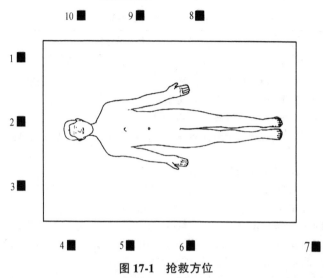

图 17-1 抢救方位

1. 吸引器;2. 指示灯;3. 氧气;4. 呼吸机;5. 医生(主);6. 护士(主);7. 抢救车;8. 护士(辅);9. 医生(辅);10. 监护仪

(八) 及时清理使用后的抢救物品并做好交接班工作

抢救物品使用后,要及时清理,归还原处和补充,并保持整齐清洁。如系传染病患者,应按传染病要求进行消毒、处理,严格控制交叉感染。严格执行交接班制度,保证抢救和护理措施的落实。

> **重点提示**
>
> 抢救物品的"五定"制度和完好率,是决定抢救成功率的基础工作之一。

二、抢 救 设 备

(一) 抢救室

急诊室和病区均应设抢救室。病区抢救室宜设在靠近护士办公室的单独房间内,要求宽敞、整洁、安静、光线充足。非工作人员未经许可禁止入内。

(二) 抢救床

能升降的多功能活动床为佳,必要时备木板 1 块,为胸外心脏按压时用。

(三) 抢救车

抢救车内需准备以下抢救物品。

1. 急救药品 见表 17-1。

2. 各种无菌物品包 如导尿包、静脉切开包、气管切开包、气管插管包、各种穿刺包、缝合包等。

3. 其他用物

(1) 无菌用物:各种注射器及针头、输液器及输液针头、输血器及输血针头、开口器、压舌板、舌钳、牙垫、各种型号的医用橡胶手套、各种型号及用途的橡胶或硅胶导管、无菌治疗巾、无菌敷料、皮肤消毒用物等。

表 17-1　常用急救药品

类　别	药　物
呼吸兴奋药	尼克刹米(可拉明)、洛贝林(山梗菜碱)氨茶碱等
升压药	去甲肾上腺素、盐酸肾上腺素、异丙肾上腺素、间羟胺(阿拉明)、多巴胺等
抗心力衰竭药	去乙酰毛花苷丙(西地兰)、毒毛花苷 K 等
抗心律失常药	利多卡因、普鲁卡因胺、乙氨碘肤酮等
抗高血压药 (血管扩张药)	甲磺酸酚妥拉明、硝酸甘油、硝普钠、氨茶碱等(利舍平、肼屈嗪 、硫酸镁注射液等)
平喘药	氨茶碱(有舒张冠状动脉血管作用)等
止血药	卡巴克洛、酚磺乙胺、维生素 K₁、氨甲苯酸、垂体后叶素等
镇痛镇静药	哌替啶(度冷丁)、吗啡、苯巴比妥、氯丙嗪等
解毒药	阿托品、解磷定、氯解磷定(氯磷定)、亚甲蓝、二巯丙醇、硫代硫酸钠等
抗过敏药	异丙嗪(非那根)、苯海拉明、氯苯那敏(扑尔敏)、阿司咪唑(息斯敏)等
抗惊厥药	地西泮(安定)、苯妥英钠、硫酸镁等
脱水利尿药	20% 甘露醇、50% 葡萄糖、呋塞米(速尿)等
碱性药	5% 碳酸氢钠、11.2% 乳酸钠等
激素类药	地塞米松、氢化可的松、可的松等
其他	生理盐水、各种浓度的葡萄糖溶液、氯化钾、右旋糖酐、氯化钙、代血浆等

（2）非无菌用物：治疗盘、血压计、听诊器、手电筒、止血带、玻璃接头、夹板、宽胶布、火柴、酒精灯、多头电源插座等。

(四)急救器械

供氧装置、电动吸引器、心电监护仪、电除颤器、心脏起搏器、简易呼吸器、人工呼吸机及电动洗胃机等。

三、危重患者的支持性护理

危重患者病情严重,变化快、抵抗力低、易发生并发症。护士应加强各方面的护理,预防并发症的发生,减轻患者的痛苦,促进患者早日康复。

(一)严密观察病情变化,做好抢救准备

护士应密切观察患者生命体征、意识、瞳孔及其他情况,随时了解患者心、肝、肺、肾、脑等重要脏器的功能及治疗效果。如有异常,立即通知医生,并进行相应处理。

(二)保持呼吸道通畅

清醒患者应鼓励并协助其咳嗽或轻拍背部,以助分泌物咳出,预防坠积性肺炎及肺不张;昏迷患者常因咳嗽、吞咽反射减弱或消失,呼吸道分泌物及唾液等积聚喉头,而引起呼吸困难甚至窒息,故头偏向一侧,用吸引器及时吸出呼吸道分泌物,保持呼吸道通畅,防止引起呼吸困难甚至窒息。

(三)加强临床护理

1. 眼睛的护理　危重患者眼部常出现分泌物,应及时用湿棉球或纱布擦拭干净。眼睑不能闭合的患者,由于眨眼少、角膜干燥,易发生溃疡,并发结膜炎,可涂金霉素眼膏或盖凡士林纱布,以保护角膜。

2. 口腔护理　保持口腔卫生,增进食欲;对不能经口腔进食者,每天进行口腔护理 2~3

次,防止发生口腔炎症、口腔溃疡、腮腺炎、中耳炎、口臭等。

3. 皮肤护理　保持皮肤清洁、干燥,及时更换污染的床单和衣物,使患者舒适。加强预防压疮的各项措施,做到"六勤一注意",即勤观察、勤翻身、勤擦洗、勤按摩、勤整理、勤更换和注意交接班,防止压疮的发生。

(四)肢体被动锻炼

病情平稳后,2~3/d 对患者肢体进行被动运动及按摩,以维持关节的可动性,有效促进肢体血液循环,增加肌肉张力,防止肌肉无力或萎缩、关节僵硬和静脉血栓的形成等。

(五)补充营养和水分

危重患者的分解代谢增加,机体消耗大,应注意补充水分和营养。对神志清醒及病情允许的患者应鼓励自行进食;对不能经口腔进食的患者应进行鼻饲或静脉高营养液支持。

(六)维持排泄功能

协助患者进行大小便的排泄,保持大小便通畅。尿潴留者,可采用诱导排尿法,必要时导尿,以减轻患者的痛苦;便秘者,可采用饮食调理、腹部按摩、使用缓泻药物及灌肠等方法帮助排便;大小便失禁者应给予心理安慰与支持,保持皮肤清洁干燥,帮助患者重建控制排便和排尿的能力。

(七)保持各类导管通畅

危重患者身上有许多导管,如输液管、吸氧管、胃管、导尿管和术后引流管等。加强各种导管的护理,严格遵守无菌操作原则,预防感染,导管要妥善固定,安全放置,确保引流通畅。

(八)确保患者安全

及时和准确地执行医嘱,确保患者的医疗安全。对意识丧失、谵妄和躁动的患者,要避免各种原因导致的意外损伤,必要时应使用床挡和约束带等保护具,防止意外发生;牙关紧闭、抽搐的患者,可用牙垫或用压舌板裹上数层纱布放于上、下磨牙之间,以免因咀嚼肌痉挛而咬伤舌,同时室内光线宜暗,工作人员动作要轻,避免因外界刺激而引起抽搐。

(九)心理护理

危重患者常常会表现出各种各样的心理问题,如突发的意外事件或急性起病的患者,常表现为焦虑、恐惧、悲伤、过分敏感等,因此在进行任何操作前均应向患者做简单清晰的解释,取得配合。在护理工作中不但要细心照顾患者,满足其身体需要,还要观察患者的心理状态,有针对性地进行心理护理,满足其心理需要。及时鼓励、安慰和疏导,缓解患者的心理压力,增强战胜疾病的信心。此外,护理人员还要注意自己的言行举止,避免不当的言行加重患者的心理负担。

重点提示

做好危重患者的支持性护理,不仅可以延长患者的生存时间,更可以提高患者的生存质量。

四、常用抢救技术

常用抢救技术是危重患者抢救成功的关键,如呼吸、心搏骤停者的心肺复苏基本生命支持技术、缺氧患者的吸氧法、服毒患者的洗胃法等。护士必须熟练掌握常用的抢救技术,才能保证抢救工作及时、准确、有效地进行。

(一)心肺复苏基本生命支持技术

亦称初步心肺复苏术,是针对由于各种原因导致的心搏骤停,而必须采取的急救措施之一。心肺复苏基本生命支持技术包括胸外心脏按压、开放气道、人工呼吸3个步骤。对于呼吸和心搏骤停者应分秒必争,就地抢救。在4min内进行心肺复苏基本生命支持技术,人脑耐受循环停止的临界时限为4~6min(WHO),超过时限患者便会因大脑缺氧而造成终身残疾,甚至死亡。因此,护士应熟练掌握这项技术,为挽救心脏病突发、溺水、窒息或其他意外事件造成的意识丧失并有呼吸及心跳停止患者的生命赢得时间。

【目的】

1. 通过人工的方法恢复呼吸、心搏骤停患者的自主呼吸和循环。

2. 维持重要脏器的血氧供应。

【评估】

患者意识及呼吸、心跳停止的判断。

1. 对意识的判断 轻摇或轻拍肩部并大声呼喊患者,如无反应,表示意识丧失。

2. 对心跳停止的判断 检查颈动脉和股动脉。因颈动脉浅表且暴露,易于迅速判断,所以最常用。检查颈动脉的方法是用示指、中指指端先触及气管正中(男性患者可触及喉结)后,然后滑向颈外侧气管与胸锁乳突肌内侧之间的凹陷处,触摸有无颈动脉搏动;股动脉位于股三角区,在髂前上棘和耻骨结节连线的中点,触摸有无搏动。

3. 对呼吸停止的判断 应在保持气道开放的情况下判断。可通过"一看"(患者胸部和腹部有无起伏)、"二听"(耳朵贴近患者口鼻部,听有无气流声)、"三感觉"(用面颊贴近患者口鼻部,有无呼气气流的吹拂感)来判断。如胸部和腹部无起伏,无呼气气流通过说明呼吸停止。

【计划】

1. 操作者准备 熟悉心肺复苏基本生命支持技术的操作程序。

2. 患者准备

(1)仰卧于硬板床上或地面上,睡在软床上的患者,应在其肩背下垫一心脏按压板,去枕,头后仰。

(2)解开患者的衣扣、领带及腰带等束缚物。

3. 用物准备 有条件的可准备手电筒、纱布数块、血压计、听诊器和弯盘等。必要时备心电监护仪、心脏按压板、脚踏凳和屏风等。

4. 环境准备 周围环境安全、宽敞、明亮,必要时备屏风。

【实施】

操作流程	操作步骤	要点与说明
1. 判断与呼救	(1)判断意识:轻拍或轻摇患者肩部,并大声呼喊:"喂!喂!你怎么了……" (2)检查呼吸:观察患者胸部起伏	如无反应,说明患者意识丧失。 判断呼吸和循环同时进行,时间不超过10s

操作流程	操作步骤	要点与说明
	(3)触摸颈动脉搏动 (4)紧急呼救:确认患者意识丧失,立即呼叫	招呼周围的人前来协助或拨打"120" 　急救电话
2. 安置体位	(1)患者仰卧于地面或硬板床上 (2)判断颈部无损伤,去枕,头后仰,头、颈、躯 　干在同一轴线上,双手放在身体两侧	保证按压的有效性 抢救者跪或站立于患者右侧
3. 心脏按压	解开衣扣、腰带,暴露患者胸腹部	确定按压部位,实施胸外心脏按压 禁忌证:胸廓严重畸形、广泛性肋骨骨 　折、心脏外伤、血气胸等不能实施胸 　外心脏按压
	(1)定位方法:(以成年人为例) 1)两乳头连线与胸骨的相交处(男性); 2)剑突上两横指(女性); 3)将胸骨分为上中下 3 部分,中下 1/3 交界处 　为按压区,此法男女均可 见图 17-2	定位必须正确
	(2)按压方法: 一手的掌根部置于按压区上,另一手掌平行重 　叠在其手背上,两手手指翘起(扣在一起)离 　开胸壁,上半身前倾,双肘关节伸直,利用身 　体重量垂直向下按压,然后迅速放松,使胸廓 　充分回弹,如此反复进行 30 次 见图 17-3	按压时两手手指不能触及患者胸壁, 　放松时手掌根部不能离开定位点 胸外按压时最大限度地减少中断 以心脏按压:人工呼吸＝30∶2的比例 　进行
	(3)按压幅度: 胸骨下陷至少 5cm(婴儿和儿童的按压 幅度至少为胸部前后径的三分之一) (4)按压频率:≥100 次	
4. 开放气道	(1)检查口腔,清除口、鼻腔分泌物或异物 (2)开放气道的方法: 1)压额抬颈法: 一手压前额,另一手五指并拢,掌心向上, 　放在患者的颈部,向上抬起,使头部充分 　后仰 见图 17-4	有义齿应取下,保持气道通畅 根据不同情况采取合适方法开放气道 头、颈部损伤者禁用,以免损伤脊髓
	2)压额提颏法: 一手压前额,使其头部后仰,另一手示指、中指 　并拢,置于下颏的骨性部分,将颏部向上提 　起,使头部充分后仰 见图 17-5	此法解除舌后坠效果最佳,避免手指 　压迫颏下软组织,阻塞气道
	3)压额托颌法: 一手压前额,另一手拇指与示指、中指分别放在 　两侧下颌角处向上托起,使头部充分后仰 见图 17-6	此法不仅省力,而且便于做口对口人 　工呼吸

操作流程	操作步骤	要点与说明
	4)双手拉颌法： 施术者站或跪在患者头顶端，双手分别固定两侧的下颌角，并向上拉起，使头部后仰，下颌骨前移，打开气道 见图17-7	适用于颈椎损伤者，此法注意双手用力均匀，不可将患者的头部左右移动，加重头颈部损伤。此法不便于做口对口吹气
5. 人工呼吸	人工呼吸的方法： (1)口对口人工呼吸： 抢救者用保持患者头后仰的手的拇指、示指捏住患者鼻孔，吸一口气，屏气，双唇包住患者口部(不留空隙)，用力吹气，吹气毕，松开口鼻，观察患者胸部复原情况。按上述方法重复吹气一次。频率为10~12次/分 (2)口对鼻人工呼吸： 抢救者用一手将患者口唇闭紧，深吸气后，双唇包住患者的鼻吹气，吹气时间要长，用劲要大 (3)口对口鼻人工呼吸： 抢救者双唇包住患者口鼻吹气，吹气时间要短，用劲要小	人工呼吸的首选方法 每次吹气时间为1s以上。 有效反应：吹气时患者胸部抬起，呼气时听到或感觉到有气体流出 避免过度通气 用于口腔严重损伤或牙关紧闭者 因婴幼儿口鼻开口均较小，位置又很靠近，可做口对口鼻人工呼吸 心脏按压开始送气结束
6. 判断复苏效果	触摸是否有颈动脉搏动同时听是否有呼吸音、看胸廓是否有起伏	抢救过程中随时观察患者的自主呼吸及心跳是否恢复
7. 整理用物	(1)帮患者整理好衣、裤 (2)清理用物	用物分类清洁消毒，防止交叉感染
8. 洗手记录	洗手、记录相关内容	记录抢救时间、效果等情况，签全名

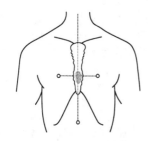

图 17-2　胸外心脏按压部位

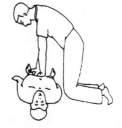

图 17-3　胸外心脏按压姿势、手法

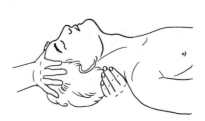

图 17-4　压额抬颈法

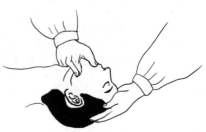

图 17-5　压额提颏法

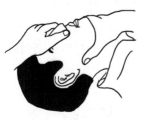

图 17-6　压额托颌法

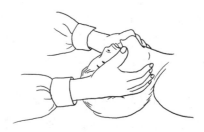

图 17-7　双手拉颌法

【注意事项】

1. 胸外心脏按术只能在患者心脏停止跳动后才能施行。

2. 口对口吹气和胸外心脏按压应同时进行,严格按吹气和按压的比例操作,吹气和按压的次数过多和过少均会影响复苏的成败。

3. 口对口吹气量不宜过大,一般不超过 1200ml,胸廓稍起伏即可;吹气时间不宜过长,过长会引起急性胃扩张、胃胀气和呕吐;吹气后,迅速将头转向患者胸部的方向,避免吸入患者呼出的高浓度二氧化碳,并观察患者气道是否通畅,胸廓是否被吹起。

4. 胸外心脏按压的位置必须准确,不准确容易损伤其他脏器;按压的力度要适宜,过大过猛容易使胸骨骨折,引起气胸、血胸;按压的力度过轻,胸腔压力小,不足以推动血液循环。

5. 施行心肺复苏术时应将患(伤)者的衣扣及裤带解松,以免影响吹气或引起内脏损伤。

【操作后评价】

1. 心肺复苏有效,无并发症发生。

2. 操作程序规范,手法熟练、正确。

链　接

身体组织器官耐受缺氧的时间

大脑:4~6min,>6min:脑组织不可逆的损伤;>10min:脑死亡。小脑:10~15min;延髓:20~25min;心肌和肾小管细胞:30min;肝细胞:1~2h。心脏停搏后45s左右可出现瞳孔散大,1~2min后可出现瞳孔固定。少数人在心脏骤停后不出现瞳孔散大。

要避免这些器官出现严重损害,应在组织的缺血阈值时间内尽快恢复有效的血液灌注。

(二) 氧气吸入法

氧是人类生存所必需的物质,如果机体组织不能获得足够的氧或利用氧发生障碍,机体组织的代谢、功能和形态结构都会发生异常变化,这种现象称为缺氧。在临床上通过给予缺氧的患者吸入氧气,提高肺泡内氧分压,增加氧弥散能力的方法,提高动脉血氧分压(PaO_2)和动脉血氧饱和度(SaO_2),增加动脉血氧含量(CaO_2),纠正各种原因造成的缺氧状态,改善低氧血症,促进机体的新陈代谢,维持生命活动,这种治疗方法称为氧气吸入疗法(简称氧疗)。

1. **缺氧的类型和氧疗的作用**

(1)低张性缺氧:由于呼吸道通气障碍,气体弥散障碍,吸入气体中氧分压过低,静脉血分流入动脉而引起动脉血氧分压降低,动脉血氧含量减少。一般氧疗对低张性缺氧疗效最好。

常见于慢性阻塞性肺部疾病、肺气肿、高山病、先天性心脏病、广泛性肺不张等。

(2)血液性缺氧:由于血红蛋白数量减少或性质改变而引起动脉血氧含量减少,但动脉血氧分压正常。常见于严重贫血、一氧化碳中毒、高铁血红蛋白症等。通过吸入高浓度氧或纯氧可缓解症状。

(3)循环性缺氧:由于组织器官血液灌注量不足或血液循环速度减慢引起。常见于动脉栓塞、心力衰竭、休克等。通过加强病因治疗,吸入高浓度氧可达到治疗效果。

(4)组织性缺氧:由于组织细胞利用氧障碍引起。常见于安眠药、氰化物、酒精中毒等。氧疗效果不太明显。

2. 吸氧适应证、缺氧程度的判断和临床表现

(1)吸氧适应证包括:①肺活量减少。②心肺功能不全。③各种中毒引起的呼吸困难。④昏迷患者。⑤其他:某些外科手术前后、大出血休克的患者及分娩时产程过长或胎心不良等。

(2)缺氧程度的判断和表现:对缺氧程度的判断,主要依据患者的临床表现和血气分析检查,PaO_2是反映缺氧的敏感指标,是决定是否给氧的重要依据。其正常值为 80 ~ 100mmHg。当 PaO_2 低于 50mmHg(中度和重度缺氧时)时,应给予吸氧。缺氧程度的判断,见表 17-2。

表 17-2　缺氧程度的判断及表现

缺氧程度	PaO_2(mmHg)	SaO_2(%)	临床表现
轻度	50 ~ 70	>80	无发绀、无呼吸困难、意识清醒
中度	30 ~ 50	60 ~ 80	有发绀、呼吸困难、意识正常或烦躁不安
重度	<30	<60	显著发绀、极度呼吸困难、三凹征明显、嗜睡或昏迷

(3)氧疗指征

1)轻度缺氧:一般不需氧疗。如果出现轻度呼吸困难,可给予低流量、低浓度氧气吸入,吸氧浓度低于30%。

2)中度缺氧:需要中等浓度氧疗,吸氧浓度为30% ~ 50%。

3)重度缺氧:是氧疗的绝对适应证。如果患者单纯缺氧而无二氧化碳潴留,可给予短时间、间歇高流量、高浓度氧气吸入,吸氧浓度高于50%;如果患者是低氧血症伴有二氧化碳潴留则应持续、低流量、低浓度给氧。

3. 氧气的成分、氧浓度和流量的换算法

(1)氧气的成分:一般用99%氧气或5%的二氧化碳和纯氧混合气体。

(2)氧气浓度:氧气在空气中占 20.93%。给氧时,低于 25% 的氧浓度,则和空气中的氧含量相似,无治疗价值;在常压下吸入 40% ~ 60% 的氧气是安全的;高于 60%,吸入时间超过 1 ~ 2d,就有发生氧中毒的可能,表现为眩晕、恶心、烦躁不安、面色苍白和进行性呼吸困难等。对于慢性呼吸衰竭,缺氧和二氧化碳潴留并存者,应以低流量、低浓度、持续给氧为宜。因慢性缺氧者长期 PaO_2 的降低可刺激颈动脉窦化学感受器,反射性兴奋呼吸中枢,增加肺部通气量,如果吸入高浓度的氧后,患者缺氧症状迅速得到改善,同时也解除了缺氧对呼吸中枢的刺激作用,抑制患者的自主呼吸,使肺通气量下降,$PaCO_2$升高,可出现肺性脑病,甚至呼吸停止。

（3）氧浓度和氧流量的换算公式：流量用升/分（L/min）表示。

$$吸氧浓度(\%) = 21 + 4 \times 氧流量(L/min)$$

氧流量与氧浓度关系，见表17-3。

表17-3 氧流量与氧浓度对照表

氧流量（L/min）	1	2	3	4	5	6	7	8	9
氧浓度（%）	25	29	33	37	41	45	49	53	57

（4）氧气筒内的氧气可供应时间计算公式：

$$可供应时间 = \frac{[压力表压力 - 5(kg/cm^2)] \times 氧气筒容积(L)}{1\ kg/cm^2 \times 氧流量(L/min) \times 60min}$$

例：已知氧气筒容积为60L，压力表所指压力为85kg/cm²，若患者用氧流量为2L/min，请问氧气筒内氧气可用多少时间？

代入公式为：

$$\frac{60 \times (85-5)}{2 \times 60 \times 1} = 40$$

答：氧气筒内氧气可用40h。

重点提示

根据临床表现、血气分析结果，判断缺氧的程度，正确给予氧疗。

链 接

氧疗的副作用和预防

当吸氧浓度高于60%，持续时间超过1~2d，患者就可能出现一系列氧疗的副作用。

（1）氧中毒：主要损害肺实质，患者的临床表现是胸骨后灼热感、恶心呕吐、干咳、烦躁、进行性呼吸困难。预防其发生的关键是避免长时间、高浓度吸氧，同时动态监测血气分析以观察疗效。

（2）肺不张：肺泡内的氮气因吸入高浓度氧气而被大量置换，患者的临床表现是烦躁，呼吸、心率加快，血压升高，甚至出现呼吸困难、发绀、昏迷。预防的关键是鼓励患者多咳嗽，勤翻身，防止分泌物阻塞，控制吸氧浓度。

（3）呼吸道分泌物干燥：由于长时间吸入高浓度未经湿化的氧气，患者出现呼吸道黏膜干燥、分泌物黏稠、不易咳出。预防的关键是加强湿化和雾化吸入。

（4）眼晶状体后纤维组织增生：仅见于新生儿尤其是早产儿。由于持续吸入高浓度氧气导致视网膜血管纤维化，出现不可逆的失明。预防的关键是控制吸氧浓度和时间。

（5）呼吸抑制：见于低氧血症伴有二氧化碳潴留的患者，由于吸入高浓度氧解除了缺氧对呼吸的刺激，导致呼吸抑制。预防的关键是应持续低流量低浓度给氧，PaO_2维持在60mmHg。

4. 供氧的装置　常用的有氧气筒及氧气表装置、中心供氧装置、氧气枕供氧装置等。

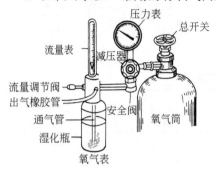

图 17-8　氧气筒、氧气表装置

（1）氧气筒及氧气表装置：临床上最常用的一种供氧装置（图 17-8）

1）氧气筒：氧气筒是一个圆柱形无缝钢筒，筒内可耐高压达 150kg/cm^2，容纳氧气 6000L。氧气筒的上部有一总开关，主要是控制氧气的进出。使用时，将总开关向逆时针方向旋转 1/4 周，氧气就被输出；不用时，将其向顺时针方向旋紧。氧气筒颈部的侧面有一气门和氧气表连接，是氧气从筒内输出的途径。氧气筒无论在搬运或放置时都需缚在带轮的架子上并牢固固定，方便使用。

2）氧气表：主要包括压力表、减压器、流量表、湿化瓶和安全阀。

压力表：压力表上的指针可测知氧气筒内的压力，以 MPa 为单位表示，压力越大，说明筒内贮存气量越多。

减压器：是一种弹簧自动减压装置，可将来自氧气筒内压力减低至 0.2~0.3MPa，使氧流量平稳，保证安全。

流量表：用来测量每分钟氧气的流出量，用升/分（L/min）表示，当氧气通过流量表时，将浮标吹起，以浮标上端平面所指刻度读数，即为氧气的流出量。表下有一流量开关，旋转调节氧流量的大小。

湿化瓶：内盛无菌蒸馏水 1/3~1/2，通气导管浸入水中，用橡胶管和鼻导管连接，通过湿化瓶能使干燥的氧气变湿润，防止刺激呼吸道黏膜。而急性肺水肿的患者常选用 20%~30% 的乙醇作为湿化液，可以降低肺泡内泡沫的表面张力。

安全阀：当氧气流量过大、压力过高时，内部活塞自行上推，使过多的氧气由四周的小孔流出，以保证用氧安全。

（2）中心供氧装置（氧气管道化装置，图 17-9）：医院的氧气可集中由供氧站供给，设管道通至各个病区、门诊、急诊室，直到每个病床单位；总开关由供氧站控制，各用氧单位有分开关，配有氧气表和湿化瓶，随时可以取用。

（3）氧气枕供氧装置（图 17-10）：氧气枕为一长方形橡胶枕，一角有橡胶导管与枕内相通，导管上有调节开关可调节氧气流量；使用方法是将氧气枕充满氧气，连接湿化瓶后，检查并清洁患者的鼻腔，连接鼻导管，打开调节器，检查通畅，轻轻插入鼻腔，固定；使用时让患者的头部枕在氧气枕上，借助头部重力使氧气流出。适用于现场急救、转移患者途中和家庭氧疗等。新的氧气枕内有滑石粉，使用前要用自来水清洗干净，以防引起吸入性肺炎，甚至窒息。

5. 氧疗的方法　供给患者氧气的方法有多种，可以根据患者的年龄、病情和吸氧时间等酌情选择。

【目的】

1. 提高动脉血氧分压和动脉血氧饱和度。

2. 提高呼吸效率，改善缺氧状况，使患者舒适。

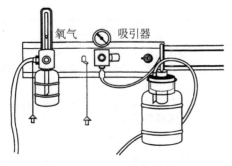

图 17-9　中心供氧装置

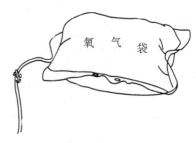

图 17-10　氧气枕

【评估】

1. 患者的年龄、意识、病情及鼻腔黏膜情况。

2. 患者的缺氧程度、血气分析结果。

3. 患者的认知水平、自理能力、配合程度及心理反应。

【计划】

1. 操作者准备　衣帽整洁,洗手,戴口罩,核对医嘱。

2. 患者准备　向患者及家属解释吸氧的目的及注意事项,消除其顾虑,取得患者配合。

3. 用物准备　供氧装置、治疗盘内放镊子、鼻导管、治疗碗、纱布、橡胶管、玻璃接管、棉签、安全别针、蒸馏水或冷开水、弯盘、扳手、用氧记录单和笔,必要时备胶布。

4. 环境准备　温湿度适宜、安静、整洁、安全,必要时备屏风。

【实施】

1. 鼻导管给氧法有单侧鼻导管给氧法和双侧鼻导管给氧法 2 种。

(1)单侧鼻导管给氧法:将鼻导管经一侧鼻孔插入到患者的鼻咽部,导管末端连接氧气的一种给氧方法。此种方法节省氧气,但刺激鼻黏膜。持续使用单侧鼻导管给氧者,每日更换导管 2 次以上,两侧鼻孔交替插管,并及时清除鼻腔内分泌物,防止鼻导管堵塞。

操作流程	操作步骤	要点与说明
装表		
1. 去帽吹尘	逆时针方向旋转去帽,取后放车下层	
	双手逆时针旋转总阀门 1/4 周,放出少量氧气,吹尘	清洁气门,避免灰尘吹入氧气表内 操作前应告知患者,以免使其受到惊吓
2. 装表连接	装表、旋紧,连接导管,接湿化瓶及橡胶管	氧气表与地面垂直 未旋紧前手不离表
	开氧气开关(关小开关—开总开关—开小开关)	
	检查各衔接部分是否漏气	用手背或面颊部感觉
	关流量表(小)开关	备用
吸氧		
1. 携用物至床旁	备齐用物,携至床旁	

续表

操作流程	操作步骤	要点与说明
2. 核对解释	核对床号、姓名及医嘱 向患者或家属解释和说明操作目的、过程及配合方法	确认患者,以防差错 解除患者的紧张情绪,使患者有安全感,取得合作
3. 清洁鼻腔	选择、清洁鼻腔、备胶布 2 条	用湿棉签清洁鼻腔,同时再次检查患者的鼻腔情况
4. 连接调流量	(1)取出鼻导管并连接 (2)打开流量表开关并调节氧流量	根据病情调节氧流量,轻度缺氧 1 ~ 2L/min,中度缺氧 2 ~ 4L/min,重度缺氧 4 ~ 6L/min
5. 湿润导管	将鼻导管蘸水湿润,并检查氧气流出是否通畅	减少对鼻黏膜的刺激 不可太湿,以免引起呛咳
6. 测长度插管固定	测量插管长度,鼻尖至耳垂的 2/3,见图 17-11 将氧气导管轻轻插入患者鼻腔 观察无呛咳,固定鼻导管	用胶布将鼻导管固定在鼻翼和面颊部。见图 17-12 用安全别针将橡胶管固定在患者枕旁或肩头,留有足够患者活动的长度固定,避免牵拉脱落
7. 交代注意事项	交代患者不要压住橡胶管,告知患者及家属不要随意调节氧流量,病室内禁止吸烟,不要随意移动氧气筒,以免发生意外	注意用氧安全,患者用氧期间加强巡视,观察疗效
8. 整理用物	整理床单位,协助患者取舒适卧位,放置呼叫器,致谢 整理用物归位,记录本挂在氧气筒左边	
9. 洗手记录	洗手、记录给氧时间及氧流量,签全名	根据病情变化,及时调节氧流量 中途调整氧流量时,先分离氧气输出管和鼻导管,调节好流量后再接上
停氧		
1. 携用物至床旁	备齐用物,携至床旁	
2. 核对解释	核对床号、姓名及医嘱 向患者解释说明操作目的、过程及配合方法	确认患者,以防差错 解除患者的紧张情绪,使患者有安全感,取得合作
3. 拔管关氧气	放置弯盘,取出鼻导管并分离置弯盘内 清洁患者面部	先拔出鼻导管再关闭氧气 去除胶布痕迹
卸表		
1. 关氧卸表	观察氧气瓶内余气量,关闭总开关,放出余气,再关闭流量开关 取下橡胶管、湿化瓶,卸下氧气表,戴氧气帽	
2. 洗手记录	洗手、记录停氧时间及瓶内剩余氧气量,签全名	记录本放在治疗车上带回治疗室
3. 整理用物洗手	撤去弯盘,协助患者取舒适卧位,整理床单位,放置呼叫器,致谢 清理用物、洗手	所有使用过的物品放车下层 询问患者有无不适及其他需要 用物分类清洁消毒,防止交叉感染

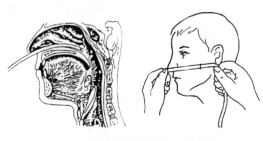
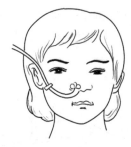

图 17-11　单侧鼻导管插入的长度　　　　　　图 17-12　单侧鼻导管胶布固定法

（2）双侧鼻导管给氧法（图 17-13）：将双侧鼻导管轻轻插入双侧鼻孔约 1cm，再将导管经耳后绕过，固定于下颌处，松紧适宜，用安全别针固定于患者枕旁或肩头，向患者及家属说明用氧期间不可自行调节流量。此法操作简单，患者感觉比较舒适，容易接受，是目前临床上常用的给氧方法之一。持续使用双侧鼻导管给氧者，每日更换鼻导管 1 次。适用于小儿或长期给氧者。

2. 鼻塞法（图 17-14）　鼻塞是一种用塑料制成的球状物，有单侧和双侧两种鼻塞，一般置于患者鼻前庭部位。此法比鼻导管吸氧法更为简便、舒适，更易被患者接受，但是易被牵拉脱出，对于持续吸氧者应注意睡眠时需固定鼻塞。适用于长期低流量吸氧者。

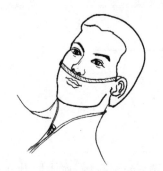
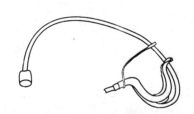

图 17-13　双侧鼻导管给氧法　　　　　　　　图 17-14　鼻塞法

3. 面罩法（图 17-15）　面罩是由透明塑料制成，置于患者的口鼻部供氧，氧气从其下端的输入孔进入，呼出气从其两侧孔排出。面罩必须紧贴患者的口鼻及其周围，用松紧带固定，调节氧流量，成年人一般 6~8L/min，小儿一般为 1~3L/min。由于口、鼻部都能吸入氧气，效果较好，感觉较舒适，此法不会对呼吸道黏膜造成刺激，但耗氧量大。适用于病情较重、张口呼吸的患者，但是对患者日常生活造成不便且易移位。持续面罩法给氧者，每日更换面罩 1 次。

4. 氧气头罩法（图 17-16）　将患者头置于头罩内，将氧气接于头罩氧气进孔处，头罩与患者颈部之间要保持适当距离，防止呼出的二氧化碳再次吸入。此法简便，无刺激性，透明的头罩便于观察病情变化，罩面上也有多个孔，可以维持罩内一定的氧浓度、温度和湿度。长期给氧不会产生氧中毒。适用于婴幼儿供氧。持续头罩法给氧者，每日更换头罩 1 次。

5. 漏斗法　将氧气管接于漏斗上，调节氧流量，漏斗距患者口鼻 1~3cm 处，适当固定，防止移动。此法无刺激、使用方便，但耗氧量大，多用于婴幼儿或气管切开者。

6. 氧气帐法（图 17-17）　氧气帐是用透明塑料薄膜制成的帐幕，可将患者的头部及胸部严密罩在帐内。此法适用于大面积烧伤患者或新生儿抢救,通过仪器控制帐内氧浓度、温度和湿度,并能过滤空气,但是设备复杂,价格昂贵,帐内氧浓度不易维持。

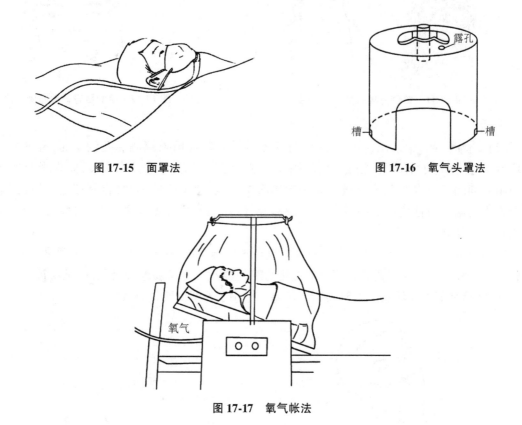

图 17-15　面罩法　　　　　　　　　　　图 17-16　氧气头罩法

图 17-17　氧气帐法

【注意事项】

1. 注意观察用氧效果　如吸氧后患者由烦躁转为安静、心率减慢、血压回升、呼吸平稳、皮肤红润温暖,说明缺氧症状改善。

2. 注意用氧安全　氧气筒应放在阴凉处,周围严禁烟火及易燃品,至少距明火 5m,距暖气 1m,以防引起燃烧或爆炸;氧气瓶搬运时要避免倾倒撞击;切实做好"四防",即防震、防火、防热和防油。氧气表及螺旋口勿涂油。

3. 根据患者病情及时调节氧流量　避免长时间吸入高浓度氧引起氧中毒等副作用。

4. 用氧方法正确　使用氧气时,应先调节流量后应用;停用氧气时,应先拔出导管,再关闭氧气开关;中途改变流量,先将氧气和鼻导管分离,调好流量再接上,以免弄错开关方向,大量氧气进入呼吸道而损伤肺部组织。

5. 防止交叉感染　给氧装置的导管、鼻塞和湿化瓶等,应定时更换,并清洁消毒。

6. 氧气筒内氧气勿用尽　压力表至少要保留 0.49MPa(5kg/cm^2)时,以免灰尘进入筒内,再充气时引起爆炸。对未用或已用空的氧气筒应分别悬挂"满"或"空"的标志,以便于及时充氧,还可以避免急用时搬错而影响抢救速度。

重点提示

不同的供氧方法,适宜于不同的对象,只有方法正确、长度合适、流量准确才能保证患者安全用氧。

【操作后评价】

1. 护患沟通有效,患者有安全感、能配合。

2. 患者缺氧症状改善,无并发症发生。

3. 操作熟练规范,患者和家属感到满意。

链 接

高 压 氧 舱

高压氧治疗需要一个提供压力环境的设备——高压氧舱。高压氧舱治疗是通过将人体置于一个舱内,在高压状态下吸氧以达到治疗疾病的目的,应用范围十分广泛,其治疗必须经过加压、稳压和减压吸氧 3 个阶段,工作人员可与患者对话联络,还可通过窗孔观察患者反应。高压氧可以治疗心脑血管疾病、煤气中毒、脑外伤、骨折术后、植皮术后、皮肤坏死、糖尿病、突发性耳聋等。与普通吸氧相比,高压氧的力度更大,效果更好,能够直接利用氧量解决缺氧问题,高压氧还具有抗菌等效果。

(三) 吸痰法

是指经患者的口腔、鼻腔、人工气道将呼吸道的分泌物吸出,以保持呼吸道通畅,预防并发症的一种机械吸引的方法。适用于各种原因引起的不能有效咳嗽和排痰者,如年老体弱、危重、昏迷、麻醉未清醒前与气管切开的患者等。

在紧急状态下,可用注射器吸痰及口对口吸痰,前者用 50~100ml 注射器连接吸痰管进行抽吸;后者由操作者托起患者下颌,使其头后仰并捏住患者鼻孔,口对口吸出呼吸道分泌物(操作者要注重自身防护,科学规避风险),解除呼吸道梗阻症状。目前临床上常用中心负压吸引装置和电动吸引器作为动力源,二者都是利用负压吸引原理,将痰液吸出。

【目的】

1. 为清理呼吸道无效的患者吸出呼吸道分泌物,保持呼吸道通畅。

2. 改善肺通气,防止窒息和吸入性肺炎等并发症。

【评估】

1. 患者有无排出呼吸道分泌物的能力。

2. 患者的年龄、病情、神志、呼吸及痰鸣音、口鼻腔黏膜情况,有无鼻中隔偏曲,痰液黏稠度及痰量等。

3. 患者及家属的心理状态及对有关吸痰知识的了解程度等。

【计划】

1. 操作者准备 衣帽整洁,洗手,戴口罩,核对医嘱。

2. 患者准备 向患者及家属解释吸痰的目的、方法、注意事项及配合要点,协助取合适体位。

3. 用物准备

1)治疗盘内备盖罐 2 个(分别盛无菌生理盐水、已消毒的吸痰管数根)、盛有消毒液的玻璃瓶、玻璃接管、无菌持物镊及其盛放容器、无菌手套、无菌纱布、弯盘、电筒,必要时备压舌板、开口器、舌钳;

2)如用电动吸引器吸痰,另备电动吸引器(图 17-18)。

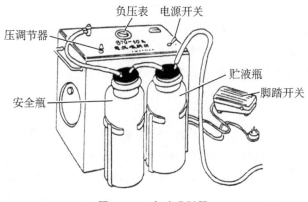

图 17-18 电动吸引器

构造:主要由马达、偏心轮、气体过滤器、负压表、负压调节器、安全瓶、贮液瓶组成,安全瓶和贮液瓶容量为 1000ml,瓶塞上有两个玻璃管和橡胶管连接;

工作原理:接通电源后,马达带动偏心轮,从吸引孔吸出瓶内空气,然后由排气孔排出,循环转动,使瓶内呈负压状态吸出痰液。必要时备电插板。

3)用注射器吸痰,另备 50~100ml 注射器;记录本、消毒液。

4. 环境准备 整洁、安静、光线充足、温湿度适宜,必要时备屏风。

【实施】

1. 电动吸引器吸痰法

操作流程	操作步骤	要点与说明
1. 准备	备齐用物,携至床旁	检查电动吸引器各管连接是否正确
2. 核对解释	(1)核对床号、姓名及医嘱	确认患者,以防差错
	(2)向患者或家属解释并说明操作目的、过程及方法	解除患者的紧张情绪,使患者有安全感,取得合作,如意识不清者,应向家属解释
3. 接电源调负压	(1)查看吸引器电压与电源电压是否相符	
	(2)接通电源,打开开关,调节负压	一般成年人吸痰负压为 40~53.3kPa,小儿 <40kPa
4. 安置患者	(1)协助患者将头转向操作者一侧,嘱患者张口	
	(2)昏迷患者用开口器,打开口腔,取下活动义齿。	防止义齿脱落误吞入食管或落入气管引起窒息
	(3)舌后坠者,用舌钳将舌拉出	保持呼吸道通畅
5. 连管试通畅	(1)连接吸引器与吸痰管	
	(2)用少量生理盐水试吸、通畅,关上开关	检查管道是否通畅,同时湿润吸痰管

续表

操作流程	操作步骤	要点与说明
6. 抽吸痰液	（1）一手将吸痰管末端折叠,另一手用无菌血管钳夹持吸痰管前端插入口咽部,放松折叠处,吸净口咽部分泌物	插管时不可有负压,以免负压吸附呼吸道黏膜,造成损伤 如果鼻腔、口腔、气管切开需要同时吸痰者,注意严格执行无菌操作,先吸气管切开处,再吸口腔,最后吸鼻腔 如有咳嗽反射,应轻轻拉出吸痰管
	（2）吸痰动作轻柔,在患者吸气时顺势将吸痰管经口腔插至气道 10～15cm,吸出气管内分泌物。由深部左右旋转,边吸边上提,吸净痰液并随时擦净喷出的分泌物	吸痰时不可将吸痰管上下移动或固定一处抽吸 每次吸痰时间不超过 15s,以免患者缺氧 痰液黏稠时可叩击胸背部,也可采取蒸气吸入、超声雾化吸入、祛痰药,稀释痰液
7. 冲洗导管	（1）退出吸痰管,用生理盐水抽吸冲洗 （2）如需重复吸痰动作,更换吸痰管	避免堵塞吸痰管及导管 一根吸痰管只用一次 在吸痰过程中,观察患者的面色、呼吸是否改善、口腔黏膜有无损伤以及吸出物的颜色、形状和量
	（3）吸痰结束,关闭吸引器开关及电源开关	贮液瓶不可过满,及时倾倒
8. 擦净面部	在吸痰过程中,随时擦净患者面部的分泌物	使患者清洁舒适
9. 取管消毒	取下吸痰管重新消毒或统一处理,并将玻璃接管插入消毒液瓶浸泡备用	预防医院内感染
10. 整理用物	（1）协助患者取舒适卧位,整理床单位,放置呼叫器,致谢	询问患者有无不适及其他需要
	（2）清理用物	贮液瓶及其连接的导管应定期清洁、消毒 电动吸引器应有专人保管、维修,定期检查其性能
11. 洗手记录	洗手、记录相关内容	记录吸痰时间、吸痰次数、痰液性状、量、患者呼吸情况等

2. 中心负压吸引装置吸痰法　目前在临床上最常用,吸引管道直接通至各病床单位,使用时只要连接吸痰导管,打开开关,调节压力即可抽吸,非常方便。具体吸痰的方法和要求同电动吸引器吸痰法。

3. 注射器吸痰法　将无菌吸痰管末端连接注射器后,插入患者的口腔、鼻腔或气管内,然后抽动活塞,吸出痰液。常用 50～100ml 注射器连接吸痰管抽吸痰液。适用于家庭和无吸引装置的紧急情况。

【注意事项】

1. 严格执行无菌操作　吸痰管每次更换,治疗盘内吸痰用物每天更换 1～2 次,贮液瓶和安全瓶内的液体应及时倾倒,瓶内液量应小于贮液瓶容积的 2/3。

2. 注意观察病情　听到患者喉头有痰鸣音或排痰不畅,应及时抽吸保持呼吸道通畅。

3. 若痰液黏稠不宜吸出　禁止增加负压吸引,可配合叩背和雾化吸入;气管插管或气管切开者也可向气管内滴入少量等渗盐水或化痰药物,使痰液稀释,便于吸出。

4. **缺氧严重者** 每次吸痰前和两次吸痰之间,应给患者吸入高浓度氧;吸痰时,每次插入吸引时间<15s,以免引起缺氧;若需反复吸引时,需间隔3~5min。

5. **为婴幼儿吸痰时** 吸痰管要细、动作要轻、负压要小,以免损伤黏膜。

6. **自口腔吸痰有困难** 可由鼻腔吸引,但有颅底损伤者禁止从鼻腔吸痰,以防吸出脑脊液。

重点提示

对于无力有效咳嗽、排痰的患者,选择适当的方法、调节合适的负压,采用规范、熟练的操作手法,以保持其呼吸道的畅通。

【操作后评价】

1. 护患沟通有效,患者有安全感、能配合。

2. 患者呼吸道的分泌物及时吸出,气道通畅,缺氧症状缓解。

3. 操作规范、熟练,呼吸道未发生机械性损伤。

(四)洗胃法

洗胃法分口服催吐法和胃管洗胃法2种;即让患者自行饮入大量溶液或将洗胃管由口腔或鼻腔插入胃内,反复灌入洗胃溶液以冲洗并排除胃内容物的方法。

【目的】

1. **解毒** 通过洗胃可清除胃内毒物或刺激物,减少毒物吸收,还可利用不同灌洗液进行中和解毒,用于急性食物或药物中毒。服毒后6h内洗胃最佳。

2. **减轻胃黏膜水肿** 幽门梗阻患者饭后常有胃内容物滞留现象,易引起腹胀、恶心和呕吐等症状。通过洗胃,可以减轻胃黏膜充血水肿,可在饭后4~6h或空腹进行。

3. **为某些检查或手术做准备** 如食管下段、胃和十二指肠术前准备等。

【评估】

1. 患者中毒情况:如摄入毒物的种类、剂型、浓度、量、中毒时间、途径等,来院前的处理措施,是否曾经呕吐过及有无洗胃禁忌。如遇病情危重者,应首先进行维持呼吸循环的抢救,然后再洗胃。

(1)适应证:非腐蚀性毒物中毒,如有机磷、催眠药、重金属类、生物碱及食物中毒等。

(2)禁忌证:强腐蚀性毒物(如强酸、强碱)中毒(以免导致胃穿孔)、肝硬化伴食管-胃底静脉曲张、胸主动脉瘤、近期内有上消化道出血及胃穿孔、消化道溃疡、食管阻塞和胃癌等患者禁忌洗胃。

2. 患者生命体征、意识和瞳孔的变化、口腔和鼻腔黏膜情况、有无活动义齿、口中异味等。

3. 患者对洗胃的认知程度、心理状态及合作程度。

【计划】

1. **操作者准备** 衣帽整洁,洗手,戴口罩,核对医嘱。

2. **患者准备** 围好围裙,根据中毒情况取合适体位。

(1)口服催吐法:病情允许者取坐位。

(2)胃管洗胃法:

1)中毒较轻者取坐位或半坐位。

2)中毒较重者取左侧卧位,因左侧卧位可减慢排空,延缓毒物进入十二指肠的速度。

3)昏迷者,取平卧位,头偏向一侧并用压舌板,开口器撑开口腔,置牙垫于上下磨牙之间,如有舌后坠,可用舌钳将舌拉出。

(3)向患者及家属说明洗胃目的、方法、配合要点及注意事项。

3. 用物准备　根据洗胃方法和所处条件准备

(1)口服催吐法:

1)洗胃溶液:毒物性质不明时,可备温开水或等渗盐水,量 10 000～20 000ml,温度 25～38℃(洗胃液温度应适宜,过高则血管扩张,促进毒物吸收,过低可导致胃肌痉挛);根据毒物性质准备拮抗性溶液,见表 17-4。

表 17-4　各种药物中毒的灌洗溶液(解毒剂)和禁忌药物

毒物	洗胃溶液	禁忌药物
酸性物	蛋清水①、镁乳、牛奶	强酸药物
碱性物	5%醋酸、白醋、蛋清水、牛奶	强碱药物
敌敌畏	2%～4%碳酸氢钠、1%盐水或清水、1∶15 000～1∶20 000 高锰酸钾	
1605、1059、4049(乐果)	2%～4%碳酸氢钠	高锰酸钾②
敌百虫	1%盐水或清水、1∶15 000～1∶20 000 高锰酸钾	碱性药物③
氰化物	3%过氧化氢溶液引吐后,1∶15 000～1∶20 000 高锰酸钾④	
DDT(灭害灵)、666	温开水或生理盐水洗胃,50%硫酸镁导泻	油性泻药
巴比妥类(安眠药)	1∶15 000～1∶20 000 高锰酸钾洗胃、硫酸钠⑤导泻	硫酸镁
灭鼠药(磷化锌)	1∶15 000～1∶20 000 高锰酸钾洗胃、0.5%硫酸铜洗胃;0.5%～1%硫酸铜溶液每次 10ml,每 5～10min 口服一次,并用压舌板刺激舌根催吐	牛奶、鸡蛋、脂肪及其他油类食物⑥

注:
①蛋清水、牛奶等可黏附于黏膜或创面上起到保护作用,并可减轻患者疼痛;
②1605、1059、4049(乐果)等,禁用高锰酸钾洗胃,否则可氧化成毒性更强的物质;
③敌百虫遇碱性药物可分解出毒性更强的敌敌畏,其分解的过程随碱性的增强和温度的升高而加速;
④氧化剂能将化学性毒品氧化,改变其性能,从而减轻或除去其毒性;
⑤巴比妥类药物采用碱性硫酸钠导泻,是利用其在肠道内形成的高渗透压,阻止肠道水分和残存的巴比妥类药物的吸收,促使其尽早排出体外。硫酸钠对心血管和神经系统没有抑制作用,不会加重巴比妥类药物的毒性;
⑥磷化锌中毒时,口服硫酸铜可使其成为无毒的磷化铜沉淀,阻止吸收,并促使其排出体外。磷化锌易溶于油类物质,故禁用脂肪性食物,以免促使磷的溶解吸收。

2)治疗盘内置:量杯、压舌板、水温计、弯盘、塑料围裙或橡胶单(防水布)。

3)水桶 2 只(一盛洗胃液,一盛污水)。

(2)胃管洗胃法:

1)洗胃溶液(同口服催吐法)。

2)治疗盘内置:治疗巾、一次性洗胃管、无菌镊子、纱布、一次性手套、塑料围裙或橡胶单、棉签、弯盘、胶布、水温计、润滑油、量杯,必要时备压舌板、张口器、牙垫、舌钳放于治疗碗内、检验标本容器或试管;

3)水桶 2 只,必要时备多项电源插座。

4) 全自动洗胃机洗胃法另备:全自动洗胃机及其配套装置。

5) 电动吸引器洗胃法另备:电动吸引器及其配套装置、Y 型三通管、调节夹或止血钳、输液架、输液瓶、输液器。

6) 漏斗胃管洗胃法另备:漏斗洗胃管。

7) 注洗器洗胃法:备 50~100ml 注射器。

4. 环境准备　患者床单位周围要宽阔,便于操作,必要时备屏风。

> **重点提示**
>
> 　　正确选择洗胃液,为抢救患者生命赢得时间。

【实施】

操作流程	操作步骤	要点与说明
1. 准备	备齐用物,携至床旁	
2. 核对解释	核对床号、姓名及医嘱	确认患者,以防差错
	向患者或家属解释和说明操作目的、过程及方法	使患者有安全感,消除紧张情绪,取得合作
3. 安置患者	协助患者取合适卧位,围好围裙或铺好橡胶单及治疗巾,弯盘放于口角旁,污物桶置坐位前或床旁	保护被服不被污染
	取下活动义齿	防止义齿脱落误吞入食管或落入气管引起窒息
4. 洗胃		根据医嘱准备洗胃液
◆ 口服催吐法		用于服毒量少的清醒而又合作的患者
	洗胃前先试行引吐	必要时送检
	嘱患者一次自饮灌洗液 300~500ml	饮入量过少,患者不易吐出
	然后吐出,必要时刺激咽喉部或用压舌板刺激舌根催吐。如此反复,直至吐出的灌洗液澄清无味为止	饮入量过多,胃过度扩张,加速毒物的吸收 表示毒物以基本洗净
◆ 胃管洗胃法		
* 全自动洗胃机洗胃法 见图 17-19		原理:利用电磁泵作为动力源,通过自控电路的控制,使电磁阀自动转换动作,分别完成向胃内冲洗药液和吸出胃内容物的过程
		优点:能自动、迅速、彻底清除胃内毒物
(1)通电检查	接通电源,打开开关,检查机械性能	
(2)插管连接	润滑胃管前端约 1/3,由口腔插入 45~55cm(前额发际至剑突水平)	不合作者由鼻孔插入,昏迷者按昏迷患者胃插管术进行
	证实胃管在胃内后固定	插管动作应轻、稳、准,尽量减少对患者的刺激
	连接导管,将 3 根橡胶管分别与机器的药管(进液口)、胃管、污水管(排液口)相连,将药管和污水管分别放于备好的洗胃液桶和污水桶内,胃管的另一端与以插好的患者胃管相连	检查管道连接是否正确和牢固 药管管口必须始终浸没在洗胃液的液面下

续表

操作流程	操作步骤	要点与说明
(3)吸出胃内容物	按"手吸"键,吸出胃内容物,必要时留取吸出物送检	先吸出胃内毒物,可缩短洗胃时间
(4)自动冲洗	按下"自动键",开始自动完成对胃进行反复冲洗,直至引出的灌洗液澄清无味为止 按"停机键"停止工作	冲洗时"冲"灯亮,吸时"吸"灯亮 若发现有食物堵塞管道,水流减慢,不流或发生故障时,可交替按手冲和手吸键重复冲洗数次,直到管路通畅,再按"手吸"键将胃内残留液体吸出后,按"自动"键,恢复自动洗胃
* 电动吸引器洗胃法 见图 17-20		原理:利用负压吸引作用,吸出胃内容物 优点:能迅速有效的清除毒物,节省人力,并能准确计算洗胃的液体量
(1)通电检查调负压	接通电源后检查吸引器的功能 打开负压开关,调节负压	吸引器负压保持在 13.3kPa 左右,以免损伤胃黏膜
(2)接管挂液	输液管与 Y 形三通管主管相连,洗胃管及贮液瓶的引流管分别与 Y 形三通管的两个分支相连 将洗胃液倒入输液瓶内,关闭输液管,挂在输液架上	
(3)插管	同全自动洗胃机洗胃法	
(4)吸出胃内容物	打开吸引器,吸出胃内容物	吸出胃内毒物,可缩短洗胃时间 必要时送检
(5)洗胃	关闭吸引器,夹紧贮液瓶上引流管 打开输液导管,使液体流入胃内300~500ml	防灌入量过多,液体从口鼻腔涌出,引起窒息;或导致急性胃扩张,使胃内压增高,促进中毒物质进入肠道,增加毒物吸收;突然的胃扩张还可兴奋迷走神经,反射性地引起心脏骤停; 过少则洗胃液无法与胃内容物充分混合,不利于彻底洗胃,延长了洗胃时间 每次灌入量和洗出量应基本相等,否则易致胃潴留
	夹闭导管,打开吸引器,吸出灌洗液,如此反复至洗出液澄清无味为止	观察出入液量是否平衡以及洗出液的性质
* 漏斗胃管洗胃法 见图 17-21		原理:利用虹吸作用,引出胃内液体,使其流入污水桶
(1)插管	同全自动洗胃机洗胃法	
(2)吸出胃内容物	置漏斗胃管低于胃水平的位置 挤压橡胶球,抽尽胃内容物	利用挤压橡胶球所形成的负压作用,抽出胃内容物,必要时留取吸出物送检

续表

操作流程	操作步骤	要点与说明
(3)洗胃	举漏斗高过患者头部 30~50cm,将 300~500ml 灌洗液缓慢倒入漏斗	
	当漏斗内尚余少量液体时,迅速将漏斗放在低于胃部的位置,倒向污水桶内	引流不畅时可挤压橡胶球吸引
	如此反复灌洗直至洗出液澄清无味为止	
*注洗器洗胃法		用于幽门梗阻、胃、十二指肠手术前准备
(1)插管	同全自动洗胃机洗胃法	
(2)吸出胃内容物	将注洗器与胃管末端相连,抽尽胃内容物	必要时留取吸出物送检
(3)洗胃	用注洗器抽约 200ml 洗胃溶液,注入胃内,然后抽出弃去	
	如此反复,直至抽出的灌洗液澄清无味为止	
5. 观察	洗胃过程中,应随时观察洗出液的性质、颜色、气味、量及患者面色、脉搏、呼吸和血压的变化,如果患者感到腹痛,洗出血性液体或出现休克现象,应立即停止洗胃,与医生共同采取相应的急救措施	防止出现并发症
6. 拔管	嘱患者做深呼吸。待呼气时反折胃管末端快速拔管	以防胃管内液体滴入气管
7. 清理用物	协助患者漱口、洗脸,必要时更衣	
	安置舒适卧位,整理床单位,放置呼叫器,致谢	询问患者有无不适及其他需要
	整理用物	全自动洗胃机洗胃后,应将药管、胃管和污水管同时放入清水中,按"清洗"键清洗各管腔,清洗完毕,将各管同时取出,待机器内水完全排尽后,按"停机"键关机。以免各管道被污物堵塞或腐蚀
8. 洗手记录	洗手。记录相关内容:①洗胃时间。②洗胃液的名称、量。③洗出液的性质、颜色、气味、量。④患者的反应等	

重点提示

在临床洗胃当中,经常会有洗胃并发症发生,如出血、急性胃扩张、胃穿孔、大量低渗液洗胃致水中毒、水电解质紊乱、酸碱平衡失调、昏迷患者误吸或过量胃内液体反流致窒息、迷走神经兴奋致反射性心脏骤停等;对洗胃禁忌证的详细询问,洗胃的正确操作及并发症的观察和处理,可大大减少洗胃并发症的发生,避免患者病情加重。

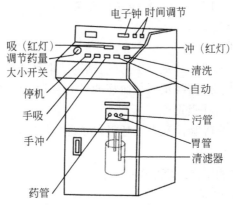

图 17-19　全自动洗胃机构造

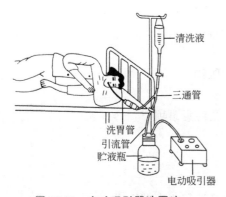

图 17-20　电动吸引器洗胃法

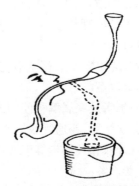

图 17-21　漏斗胃管洗胃法

【注意事项】

1. 洗胃前:应检查生命体征,凡呼吸和心跳停止者,应先行心肺复苏,再行洗胃术,如有缺氧或呼吸道分泌物过多,应先吸出痰液,保持呼吸道通畅,再行洗胃术。

2. 洗胃时:按照"先出后入,快出快入,出入量大致相近"的原则,一次灌入量以 300～500ml 为宜。

3. 清醒合作的患者,急性中毒时,应立即采取口服催吐法进行洗胃;如患者不合作或合作困难者应迅速插管洗胃,以减少毒物的吸收,插管动作要轻柔和迅速,切勿损伤食管黏膜或误入气管。

4. 当毒物性质不明时,洗胃溶液可选用温开水或生理盐水,必要时留取胃内容物送检。待毒物性质明确后,再采用对抗剂洗胃。

5. 为幽门梗阻患者洗胃时,需记录胃内潴留量,以了解梗阻情况,胃内潴留量=洗出量-灌入量。

6. 洗胃中如患者感到腹痛,灌洗出的液体呈血性或出现休克现象,应立即停止洗胃,并与医生联系,采取相应急救措施,并监测脉搏、面色、呼吸、抽出液的性质等。

【操作后评价】

1. 患者主动配合,无口腔黏膜损伤、无误吸发生。

2. 患者胃内毒物在短时间内得到最大程度的清除。

3. 操作规范、熟练,未发生并发症。

(五)人工呼吸器的使用

人工呼吸器是通过人工或机械装置产生通气,辅助或取代患者的自主呼吸运动,达到维持和增加通气量,改善气体交换功能,纠正低氧血症的目的。常用于各种原因所致的呼吸停止或呼吸衰竭的抢救及麻醉期间的呼吸管理。

常用的人工呼吸器有简易呼吸器和人工呼吸机 2 种,是急救的必备设备之一。

【目的】

1. 维持和增加机体通气和换气功能。

2. 纠正威胁生命的低氧血症。

【评估】

1. 患者呼吸形态、有无自主呼吸,呼吸道是否通畅等。

2. 患者的意识、生命体征和血气分析结果等。

3. 患者的心理状态,对使用人工呼吸器的接受程度。

【计划】

1. 操作者准备　衣帽整洁,洗手,戴口罩,核对医嘱。

2. 患者准备

(1)向患者及家属解释使用人工呼吸器的目的及注意事项。

(2)去枕平卧,畅通呼吸道。

(3)解开衣扣及腰带等束缚物。

3. 用物准备

(1)简易呼吸器:由呼吸囊、呼吸活瓣、面罩、衔接管和四头带组成。

(2)人工呼吸机:氧气装置、蒸馏水、吸痰用物和多项电源插座,必要时准备气管切开或气管插管用物。

4. 环境准备　整洁、安静、空气流通、温湿度适宜,必要时备屏风。

【实施】

操作流程	操作步骤	要点与说明
1. 准备	备齐用物,携至床旁	
2. 核对解释	核对床号、姓名及医嘱	确认患者,以防差错
	向患者或家属解释和说明操作目的、过程及方法	解除患者的紧张情绪,使患者有安全感,取得合作
3. 安置患者	患者仰卧于床上,去枕,取下活动义齿	
	解开领口及腰带	
4. 通畅气道	清除上呼吸道分泌物或呕吐物	保持呼吸道通畅
5. 开放气道	患者头后仰托起下颌	充分打开气道
◆简易呼吸器		用于呼吸机前的临时抢救及救护车上的使用
(1)紧扣面罩	将四头带至于患者头下	
	面罩与口鼻紧贴,使之不漏气	

续表

操作流程	操作步骤	要点与说明
(2)挤压气囊	挤压呼吸囊,空气自气囊进入肺部 放松呼吸囊,肺部气体经活瓣排出	一次挤压可有 500~1000ml 空气进入肺内,婴幼儿以胸廓隆起为宜。以 16~20 次/分的速度,反复而有规律地进行 若患者有自主呼吸,挤压应与患者呼吸同步,以免影响患者自主呼吸 根据病情需要连接呼吸机或氧气
◆人工呼吸机	用于危重患者及需要长期循环、呼吸支持者	原理:应用机器装置建立肺泡与气道通口压力差,而产生肺泡通气的动力。吸气动作:当气道口的压力超过肺泡压气体进入肺内而产生;反之,释去压力,肺泡压高于大气压,肺泡气体排出,产生呼气动作
(1)连接检查	连接氧气装置与呼吸机,接通电源 连接导管,打开开关,检查机器运转及有无漏气	
(2)调节参数	开机, 根据患者情况调节呼吸机参数,见表 17-5	达到增加通气量、改善换气功能、减轻呼吸肌做功目的
(3)连接气道	根据患者气道情况选择与呼吸机连接方法 面罩法:将面罩盖住口鼻后,与呼吸机连接 气管插管法:气管内插管后与呼吸机连接 气管切开法:气管切开放置气管套管后与呼吸机连接	可采用:面罩法、气管插管法、气管切开法 适用于神志清醒,能合作并间断使用呼吸器的患者 适用于神志不清醒的患者 适用于较长期使用呼吸机的患者
(4)上机护理	观察患者: 1)胸廓起伏情况; 2)面色、甲床、末梢循环情况; 3)监测血氧饱和度 观察呼吸机运转情况 预防控制感染,保持呼吸道的通畅,及时清理呼吸道 及时、准确地做好记录和交接班	观察患者反应,定期进行血气分析 定时翻身、拍背、吸痰、湿化气道,防止呼吸道干燥和堵塞 记录患者上机时间、呼吸机参数、效果、患者的反应及特殊处理等
(5)撤机护理	遵医嘱执行,循序渐进地撤机 停机前要做好心理护理,分离面罩或导管,拔管	减少患者对呼吸机的依赖
(6)关机停氧	关闭呼吸机、电源、氧气开关	
6. 整理用物	协助患者取舒适卧位,整理床单位,放置呼叫器,致谢 消毒处理用物	询问患者有无不适及其他需要 用物分类清洁消毒,防止交叉感染 呼吸机应有专人保管、维修,定期检查其性能
7. 洗手记录	洗手,记录患者的反应	患者人工呼吸的效果及撤机时间等

表 17-5　人工呼吸机通气参数

项目	数值
呼吸频率(R)	10~16 次/分
每分通气量(VE)	8~10L/min
潮气量(Vr)	10~15ml/kg(范围在 600~800ml)
吸/呼比值	1:(1.5~2.0)
呼气压力(EPAP)	0.147~1.96kPa(一般<2.94kPa)
呼气末正压(PEEP)	0.49~0.98kPa(渐增)
供氧浓度(FiO$_2$)	30%~40%(一般<60%)

【注意事项】

1. 简易呼吸器　容易发生活瓣漏气,要定期检查、维修和保养。

2. 严格执行无菌操作原则　简易呼吸器每次用的气囊、接头、面罩及气管套管,都要做好消毒处理;呼吸机要定期消毒,每日更换呼吸机管道,更换集水瓶、螺纹管及呼吸机滤过装置,并做好消毒灭菌工作;湿化罐内放蒸馏水,减少杂质;定期进行空气消毒,保持空气及病室的清洁;严格无菌吸痰技术,常规作痰培养;口腔护理 2~3 次/天。

3. 观察患者病情及呼吸机运转情况　观察患者两侧胸廓运动对称,呼吸音一致,机器与患者同步呼吸,提示呼吸机已进入正常运行,观察神志、脉搏、呼吸、血压等变化及患者面色、口唇等缺氧症状有无改善,定期进行血气分析。

4. 监测呼吸机工作情况　注意呼吸机工作是否正常,检查各管道连接是否紧密、有无漏气、有无脱落,观察各参数是否符合病情需要:

①通气量适宜:患者安静、呼吸合拍、血压、脉搏正常。并注意监测血气分析结果,及时、准确地做好记录和交接班。

②通气量不足:患者可出现烦躁不安、多汗、皮肤潮红、血压升高、脉搏加速、浅静脉充盈消失。

③过度通气:患者可出现昏迷、抽搐等呼吸性碱中毒症状。

5. 保持呼吸道的通畅　协助患者翻身和拍背,鼓励患者咳嗽和深呼吸,必要时吸痰;呼吸机使用过程中应用加温湿化器,将水加温后产生蒸汽,混进吸入气体,同时起到加温加湿的作用,注意补充水分,防止呼吸道干燥。

6. 呼吸机撤离指征　引起呼吸困难的原因解除,神志清楚,缺氧完全纠正,内环境正常;血气分析基本正常;肺功能良好,呼吸频率<30 次/分,心功能良好,循环稳定,无严重心律紊乱发生;无威胁生命的并发症。

重点提示

简易呼吸气囊的使用方法,使用呼吸机患者的观察、护理。

【操作后评价】

1. 患者能适应所使用的辅助呼吸方法,通气功能明显改善。

2. 操作规范、熟练,患者呼吸道通畅,未发生并发症。

链　接

心电监护仪的功能

目前临床上使用的心电监护仪其基本功能大致分为：

1. 异常数据　及时预警

心电监护仪能随时随地 24h 连续监测和记录心电数据，自动根据患者当前的心电基础数据，跟踪捕捉患者具有临床价值的动态变化数据并自动存储，无须医生和患者人工设置，有效减轻医院医生工作负荷。

2. 运动监测　多维分析

心电监护仪实现了各种人体运动状态下的心电信号监测，通过客户端软件、远程数据中心分析系统和医学专家团队进行多层次、多角度分析判断，并通过健康热线给予用户医疗建议。

3. 触屏操作　简单便捷

心电监护仪采用大尺寸触摸屏设计，这意味着用户可以直观地通过屏幕进行各种功能的操作，使用简单便捷。

4. 屏蔽信号　数据精准

心电监护仪可以有效屏蔽肌电信号、电磁信号干扰，保证了心电数据的精准性和分析的有效性，对心脏异常状况监测有临床意义。

讨论与思考

1. 病情观察的方法有哪几种？需要观察的内容有哪些？

2. 意识障碍的程度(由轻到重)是如何划分的？如何鉴别嗜睡和昏睡？浅昏迷和深昏迷？

3. 危重患者的支持性护理包括哪些？

4. 想一想哪些药物中毒禁用高锰酸钾溶液洗胃、哪种药物中毒禁用碱性药物洗胃？为什么？洗胃过程中应该注意哪些事项？

5. 某心脏病患者，男，65 岁，呼吸困难，明显发绀，神志清，烦躁，动脉血氧分压 35 ~ 50mmHg，二氧化碳分压大于 70mmHg，试问：

(1)该患者的缺氧程度。

(2)患者首要的护理诊断。

(3)应采取哪些护理措施？

6. 已知氧气筒容积为 40L，压力表所指压力为 9.5MPa，某患者吸氧浓度为 33%，请问：

(1)此筒氧气可供氧多少时间？

(2)吸氧时应注意什么？

(平菊梅)

第18章

临终关怀

第一节 概 述

一、临终与死亡的定义

生老病死是人类发展的自然客观规律,死亡作为一种不可避免的客观存在,是每个人都无法抗拒的命运。临终是人生必然的发展阶段,护理人员应掌握相关的理论知识和技能,帮助临终患者减轻痛苦,提高生存质量,同时也需对临终患者家属给予疏导和安慰,促使其保持良好的身心状态。

临终又称濒死,一般指由于各种疾病或损伤而造成人体主要器官功能趋于衰竭,经积极治疗后仍无生存希望,各种迹象显示生命活动即将终结的状态。患者的临终过程以走向死亡为终结,但临终时间的长短不定,短则几小时、几天,如心、脑血管疾病急性发作、中毒、急性过敏、意外事故造成的心、肺、脑、肝、肾等人体重要脏器严重损伤;长则几周、几个月,如各种疾病终末期的脏器功能衰竭、肿瘤晚期等。

死亡是指个体的生命活动和新陈代谢的永久终止。

链 接

临终时限的界定

目前尚无统一的界定标准,应视病情而定。世界上许多国家倾向于以患者的生命垂危,需要住院直到死亡,平均天数为17.5d为标准。美国:患者已无治疗意义,只能存活6

个月以内;日本:患者只有2~6个月存活时间;英国:预后1年或不到1年为临终期;中国目前对临终的时限定义为当患者处于疾病末期,死亡在2~3个月内不可避免时,为临终阶段。对晚期癌症患者,只要出现生命体征和代谢紊乱即可开始实施临终护理。

二、死亡过程的分期

死亡并不是生命骤然结束,而是一个逐渐进展的过程,一般分为以下3期。

(一)濒死期

濒死期是死亡过程的开始阶段。此时机体各系统的功能发生紊乱,特别是中枢神经系统脑干以上部位功能处于抑制状态,表现为意识模糊或丧失,呼吸、循环衰竭,各种反射减弱,肌张力减退,机体各系统功能严重障碍。濒死期的持续时间可随患者机体状况及死亡原因而异,年轻力壮者、慢性病患者较年老体弱者及急性病患者濒死期长;猝死、严重的颅脑损伤等患者可直接进入临床死亡期。此期生命处于可逆阶段,若得到及时有效的抢救治疗,生命可复苏;反之,则进入临床死亡期。

(二)临床死亡期

临床死亡期是死亡过程的延续,此期延髓处于极度抑制状态。表现为心跳、呼吸完全停止,各种反射消失,瞳孔散大,但各种组织细胞仍有微弱而短暂的代谢活动。此期持续时间非常短暂,但在低温条件下,尤其是头部降温脑耗氧降低时,临床死亡期可延长。临床上对突发事件致死的患者(如触电、溺水、大出血等),若及时积极采取有效的急救措施仍有复苏的可能,因为此期重要器官的代谢过程尚未停止。

(三)生物学死亡期

生物学死亡期是死亡过程的最后阶段。从大脑皮质开始,整个神经系统及各器官的新陈代谢相继停止,并出现不可逆的变化,整个机体已不可能复活。死亡后尸体将发生如下变化。

1. 尸冷　是死亡后最先发生的尸体改变现象,因体内产热停止,散热继续,尸体温度逐渐降低称尸冷。一般死后24h左右,尸温与环境温度相同。

2. 尸斑　是尸体皮肤出现暗红色斑块或条纹。死亡后血液循环停止,由于地心引力的缘故,血液向身体的最低部位坠积充血而形成。尸斑出现的时间是死亡后2~4h。

3. 尸僵　尸体出现肌肉僵硬、关节固定现象称为尸僵。主要是三磷酸腺苷(ATP)在肌肉组织不断分解而不能再合成,由于缺乏三磷酸腺苷(ATP)酶,致使肌肉收缩,尸体变硬。尸僵一般在死后1~3h开始出现,由咬肌、颈肌开始,向下至躯干、上肢和下肢,4~6h扩展到全身,12~16h发展至高峰,24h后尸僵开始减弱,肌肉逐渐变软,称为尸僵缓解。

4. 尸体腐败　指死亡后机体组织的蛋白质、脂肪和糖类因腐败细菌的作用而分解的过程。尸体腐败一般在死亡24h后出现。表现为尸臭、尸绿等。尸臭是肠道内有机物分解后从口、鼻、肛门逸出的腐败气体。尸绿是尸体腐败时出现的色斑,一般死亡后24h先在右下腹出现,逐渐扩展至全身。

重点提示

死亡过程的分期及各期显著特点。

三、死亡的标准

(一) 传统死亡的标准

传统医学认为,患者心跳、呼吸停止,瞳孔散大而固定,所有反射均消失,心电波平直,即可宣告生命终止。

现代医学表明:心肺功能停止者,可借助药物和机器来维持生命,只要大脑功能保持着完整性,一切生命活动都有恢复的可能。因此,传统的死亡标准受到了强烈的冲击。

(二) 脑死亡的标准。

脑死亡即全脑死亡,包括大脑、中脑、小脑和脑干在内的全脑功能完全的、不可逆转的停止。目前基本沿用 1968 年美国哈佛大学提出的"脑死亡"诊断标准:①不可逆的深度昏迷;②自发呼吸停止;③脑干反射消失;④脑电波消失。

符合以上标准,24h 内无变化者可宣告脑死亡。但须排除体温过低(低于 32℃)及中枢神经抑制的影响。

重点提示

目前医学界主张的死亡诊断依据是脑死亡,应重点掌握脑死亡的诊断标准。

四、安 乐 死

安乐死一词来源于希腊语,意为无痛苦、幸福的死亡。医学伦理对安乐死的定义:患不治之症的患者在濒死状态时,由于精神和躯体的极端痛苦,在患者和家属的合理要求下,经过医生的鉴定认可,用人为的医学方法使患者在无痛苦状态下度过死亡阶段而终结生命的全过程。

安乐死有两层基本含义:一是一种无痛苦的死亡状态;二是一种死亡方法,指为结束不治之症患者的痛苦所采取的无痛致死术。也就是说,安乐死不是临终患者生与死的选择,而是临终患者即将面临的是安乐死还是痛苦死亡方式的选择。这种选择不是人为导致死亡,而是通过人工调节和控制,使死亡呈现出一种良好的状态及达到这种状态的方法,避免精神和躯体的痛苦。安乐死可分为主动安乐死与被动安乐死两种。

第二节　临 终 关 怀

一、临终关怀的概念

临终关怀:以心理护理和照料为主,为濒死者及家属提供缓和性和支持性的照顾。

临终关怀又称善终服务、安宁照顾、终末护理等,是以心理护理为主,治疗为辅的一种照顾方法。主要是给予临终患者及其家属精神上的慰藉,心理上的疏导,生活上的全面照料,使临终患者的生命得到尊重,症状得到控制,生命质量得到提高,家属的身心健康得到维护和增强,使患者在临终时能够无痛苦、安宁、舒适地走完人生的最后旅程。因此,临终关怀不仅是一种服务,而且也是一门以临终患者的生理、心理发展和为临终患者提供全面照料以减轻患者家属精神压力为研究对象的新兴学科。

二、临终关怀的内容

1. 针对临终患者的病痛及各种症状,给予专业化的姑息治疗和身心全面照顾。
2. 创造良好的生活环境,满足临终患者的身心需要。
3. 对临终患者家属进行心理指导和支持。
4. 帮助临终患者维持正常的生活方式。
5. 临终患者死亡后认真做好尸体护理。
6. 对丧亲者提供心理安慰与支持。

三、临终关怀的基本原则

临终患者是一个特殊的群体,对于一个濒死的患者,医疗已无效,周详地照顾临终患者,满足其需要,显得尤为重要。从事临终关怀的医护人员要遵守临终关怀的基本原则。

(一)护理为主的原则

临终关怀是针对各种疾病的末期,治疗不再生效、生命即将结束者。对于这些患者,已经从以治疗为主的观点,转向以护理为主,提供姑息性治疗,控制症状,减轻疼痛,消除焦虑和恐惧,给患者提供心理社会方面的支持,使其得到最后安宁。

(二)提高生存质量的原则

当临终患者感觉到生存无希望时,要求解除痛苦和无痛苦死亡。如果花费大量的人、财、物进行抢救,时间的延长反而会增加患者的痛苦,最终仍然改变不了死亡的结局。临终关怀已从单纯延长生命,转向如何去丰富患者有限的生存时间,提高患者生命的质量。使临终患者在有限的时间里,能有清醒的头脑,在可控制的症状中,享受关爱,与家人共度温馨生活,感受人生的余晖。临终关怀重视患者生存的质量,充分显示了人类对生命的热爱。

(三)注重伦理关怀的原则

临终患者是濒临死亡,但尚未死亡的患者,医护人员应给予临终患者更充分的尊重、理解、关怀和同情。应注意保持和维护临终患者的尊严及权利,在临终护理中征求患者和家属的意见,维持患者原有的生活方式,尽量满足患者的合理要求,尊重患者的隐私权,同时应尊重临终患者选择死亡的权利并维护死亡的尊严。

(四)注重心理支持的原则

临终是人生在世的最后时期,此时患者的心理问题极其突出和复杂,其心理变化过程经历五个时期,即否认期、愤怒期、协议期、忧郁期、接受期,而且每个临终患者因政治地位、经济地位、文化程度、职业、年龄和宗教信仰的不同而有所不同。医护人员要帮助患者建立新的心理平衡,减少恐惧和忧郁,向患者提供良好的临终心理护理,使患者能在生命最后一程感受到自己的人生价值和意义,正确对待生与死。应以可信而巧妙的方式帮助临终患者坦然地接受死亡。临终护理的效果与临终患者家属的积极配合是分不开的,护理人员应注重对家属提供心理支持,使他们能保持正常的心态,在患者临终时的心理和精神方面起到别人所不能替代的作用。

四、临终关怀的意义

(一)临终关怀符合人类追求高生命质量的客观要求

随着人类社会文明的进步,人们对生命的生存质量和死亡质量提出了更高的要求,像迎接新生命、翻开人生历程的第一页一样,为送走、合上人生历程的最后一页,划上一个完美的句号。临终关怀从优化生命末端质量出发,帮助临终患者解决各种生理和心理需要,以便让临终患者在死亡时获得安宁、平静、舒适,让家属在患者死亡后没有留下任何遗憾和阴影。

(二)临终关怀是社会文明的标志

每一个人都希望生的顺利,死的安详。临终关怀正是为让患者有尊严、舒适地到达人生彼岸而开展的一项社会公共事业,它是社会文明的标志。现代社会生活模式的一个显著特点,就是家庭规模与职能缩小,这些人在临终之际,将会只有一个子女照护,其精力往往不够,因而临终关怀作为一个组织或团队照顾临终患者显得尤为迫切。通过临终关怀再现人间温暖,使临终患者体验到人与人之间的温情,感受到人道主义的光辉。

(三)临终关怀体现了医护职业道德的崇高

医护职业道德的核心内容就是尊重患者生命价值和人格尊严。临终关怀则通过对患者实施整体护理,运用护理程序和心理护理方法、精湛、娴熟的临床护理手段以及姑息、支持疗法最大限度地帮助患者减轻躯体和精神上的痛苦,提高生命质量,平静地走完生命的最后旅程。医护人员作为具体的临终关怀实施者,充分体现了以提高生命价值和生命质量为服务宗旨的高尚职业道德。

第三节　临终患者及家属的护理

一、临终患者的生理变化及护理

(一)临终患者的生理变化

1. 循环系统改变　表现为脉搏细速、不规则,逐渐变弱或消失,血压下降甚至测不出,皮肤苍白、湿冷、大量出汗,口唇、指甲呈灰白或青紫色,四肢发绀。

2. 呼吸系统改变　表现为气促、潮式呼吸、张口呼吸等呼吸困难症状,由于分泌物在支气管内潴留,出现痰鸣音及鼾声呼吸,最终呼吸停止。

3. 肌肉张力改变　表现为吞咽困难,大小便失禁,无法维持舒适的功能位,肢体软弱无力,不能进行自主躯体活动。

4. 面容改变　脸部外观改变呈希氏面容,即面肌消瘦、呈铅灰色、眼眶凹陷、双眼半睁半滞、下颌下垂、嘴微张。

5. 感知觉、意识改变　表现为视觉逐渐减退,由视觉模糊发展到只有光感,最后视力消失。眼睑干燥,分泌物增多。听觉常是人体最后消失的一个感觉,许多人直到死亡最后一刻仍有听觉。意识改变可表现为嗜睡、意识模糊、昏睡、昏迷等。

6. 消化道与泌尿系统改变　表现为胃肠道功能逐渐减退,临终患者恶心、呕吐、食欲缺乏、腹胀、便秘、口干等。由于肛门括约肌和膀胱括约肌控制失调,导致排泄功能异常,还可发生排尿、排便困难或大小便失禁。

7. 疼痛　大多数临终患者特别是癌症晚期都伴有疼痛。表现为烦躁不安,血压及心率改变,呼吸变快或减慢,瞳孔散大,疼痛面容(五官扭曲、眉头紧锁、眼睛睁大或紧闭、双眼无神、咬牙)。疼痛有时是临终患者生存的最大威胁,有的晚期癌症患者因疼痛而产生尽快结束生命的念头。同时,疼痛也会使临终患者家属感到极度的恐慌和痛苦。

8. 临近死亡的改变　各种深浅反射逐渐消失,肌张力逐渐丧失,脉搏快而弱,血压降低,呼吸急促、困难、出现潮式呼吸,皮肤湿冷。各种反射消失,通常呼吸先停止,随后心跳停止。

(二)护理措施

1. 加强生活护理,保持舒适

(1)定时给患者翻身与按摩,保持舒适体位,避免某一部位长期受压,促进血液循环,防止压疮。

(2)大小便失禁者保持会阴、肛门周围皮肤的清洁、干燥,尿失禁的患者必要时留置导尿管;便秘的患者可给予开塞露或小量不保留灌肠通便;大量出汗的患者及时擦洗,更换衣物,保持皮肤的清洁、干燥;保持床单位清洁、干燥、平整、无碎屑。

(3)加强口腔护理,除去口腔异味,保持口腔清洁卫生,在临终患者晨起、睡前及餐后协助其漱口或口腔护理;有溃疡或真菌感染时酌情涂药;口唇干燥者可适量喂水、湿棉签湿润口唇或湿纱布覆盖口唇,也可涂液状石蜡。

(4)了解临终患者的睡眠习惯,采取良好的措施,增进其睡眠,疼痛者在睡前采用合适有效的止痛药,恐惧或孤独感严重者安排家属陪伴,护理人员多巡视,减轻临终患者的心理负担,促进休息和睡眠。

2. 保证营养

(1)主动了解临终者的饮食习惯,根据病情,提供色、香、味俱全的食物,以增进食欲。

(2)恶心、呕吐者解释原因,以减轻焦虑,饮食宜少食多餐。

(3)吞咽困难的患者给予流质或半流质饮食。必要时采用鼻饲法或完全胃肠外营养,尽量保证患者营养需要。

(4)监测患者血电解质指标,注意营养状况的观察。

3. 改善血液循环

(1)观察体温、脉搏、呼吸、血压、皮肤色泽和温度。

(2)注意保暖,尤其是在冬天,可以通过提高室内温度,增加松软棉被,必要时给予热水袋,注意防止烫伤患者。

4. 改善呼吸功能

(1)室内定时通风换气,保持空气新鲜。

(2)神志清醒者,适当采用半卧位,改善呼吸困难。昏迷者仰卧位头偏向一侧或侧卧位,防止呼吸道分泌物误入气管引起窒息或肺部并发症。

(3)必要时使用吸引器吸出痰液,保持呼吸道通畅。

(4)根据呼吸困难程度给予吸氧,纠正缺氧状态,或人工辅助呼吸,改善呼吸困难

5. 减轻感、知觉改变的影响

(1)提供安静的环境,空气新鲜、通风良好、有一定的保暖设施、适宜的照明,避免临终患者视觉模糊产生害怕、恐惧,增加安全感。

(2)用湿纱布拭去患者眼部分泌物,眼睑不能闭合者,涂眼膏或覆盖凡士林纱布保护角膜,防止角膜干燥发生溃疡或结膜炎。

(3)听力是临终患者最后消失的感觉,护理中应避免在患者周围窃窃私语,以免增加患者的焦虑。可采用触摸患者的非语言交流方式,配合亲切、温柔、清晰的语言交谈,使临终者感到即使在生命的最后时刻,也并不孤独。

6. 控制疼痛

（1）评估患者疼痛的性质、部位、程度及持续时间。

（2）帮助患者选择减轻疼痛的最有效方法。若患者选择药物止痛，可采用 WHO 建议的"三阶梯止痛治疗方案"：第一步止痛，选用非麻醉性镇痛药，如阿司匹林、对乙酰氨基酚（扑热息痛）等；第二步止痛，选用弱麻醉性镇痛药，如可待因、布桂嗪（强痛定）、美沙酮（美散痛）等；第三步止痛，选用强麻醉性镇痛药，如吗啡、哌替啶等。注意用药后的反应，把握好用药的阶段，选择恰当的剂量和给药方式，达到控制疼痛的目的。

（3）非药物控制方法也能取得一定的镇痛效果，它是药物镇痛的有益补充。如松弛术、音乐疗法、生物反馈法等。病室设置家庭化，为临终患者家属提供与患者有效沟通的环境。护理人员也应与患者有效地沟通，稳定患者情绪，适当引导使其注意力转移减轻疼痛。

二、临终患者的心理变化及护理

（一）临终患者的心理变化

当临终患者接近死亡时，对生的渴望和对死的恐惧，其心理反应是十分复杂的。心理学家罗斯博士提出临终患者通常经历 5 个心理反应阶段，即否认期、愤怒期、协议期、忧郁期、接受期。

1. 否认期　患者得知自己病重将面临死亡，其心理反应是"不，这不会是我，那不是真的！"表现出极度恐惧和震惊，并伴有强烈的求生欲望。他们怀着侥幸的心情四处求医，希望是误诊。这些反应是一种心理防卫机制，可减少不良信息对患者的刺激，使患者躲避现实的压迫感，有较多的时间来调整自己，面对死亡。这段时间的长短因人而异，大部分患者能很快停止否认，而有些人甚至会持续地否认直至死亡。

2. 愤怒期　否认期是短暂的，随着病情的进一步恶化，诊断的明确，患者常表现为生气与愤怒，产生"为什么是我，这不公平"的心理，往往将愤怒的情绪发泄到医护人员、朋友、家属等人身上，表现出对医生的治疗不满，或抱怨家属照顾不周，以弥补内心的不平。

3. 协议期　求生、畏死与希望奇迹出现是这一期的心理特点。患者愤怒的心理消失，接受临终的事实。试图用合作的态度和良好的表现，尽量延长生命，做出许多承诺作为交换条件。此时患者情绪平静、变得和善，对自己的病情抱有希望，积极配合治疗和护理。

4. 忧郁期　当病情迅速恶化，死亡不可避免时，产生很强烈的失落感，"好吧，那就是我"，出现悲伤、抑郁、沮丧、绝望、哭泣等反应，要求与亲朋好友见面，希望有自己喜爱的人陪伴照顾。

5. 接受期　这是临终的最后阶段。在一切的努力、挣扎之后，只有无可奈何地接受死亡事实，患者变得平静，产生"好吧，既然是我，那就去面对吧"的心理。喜欢独处，睡眠时间增加，情感减退，对外界反应淡薄，静等死亡的到来。

（二）护理措施

1. 否认期　护理人员应具有理解、真诚、爱护的态度，不要揭穿患者的防卫机制，也不要欺骗患者，耐心地解答患者对病情的询问，注意医护人员对患者病情的言语一致性。还可主动地表示愿意和患者一起讨论病情的预后，在交谈中循循善诱，因势利导，使患者逐步面对现实。争取家属的合作，建议家属经常陪伴在患者身旁，注意患者的行为，防止自杀等意外事件发生。

2. 愤怒期　给患者一定的时间和空间，允许患者以发怒、抱怨、不合作行为来宣泄内心的不快,但应注意预防意外事件的发生。在临终患者愤怒时,护理人员要认真地倾听,静静地陪伴,适时地表达同情和理解。争取患者家属的合作,给予患者宽容、关爱和理解。

3. 协议期 处于这一时期的患者表现出较好的合作态度,积极配合治疗和护理,希望改变命运,延长生命。护理人员应加强护理,给予指导和关心,尽量满足患者的合理要求,以减轻痛苦,控制症状。有时患者的协议行为具有隐匿性,不被他人所察觉,护理人员在与其交谈中,应鼓励患者说出内心的感受和需求,尊重患者的信仰,积极引导,减轻压力。

4. 忧郁期 护理人员应经常陪伴临终患者,给予同情和照顾,允许其表达失落和悲哀,如忧伤、哭泣等。劝慰家属陪伴身旁,安排亲朋好友见面、相聚。转移注意力,疏导抑郁情绪,预防患者的自杀倾向。鼓励和协助患者保持个人清洁卫生,提供舒适环境。

5. 接受期 给临终患者提供一个安静、光线适宜、单独的环境,减少外界干扰。尊重其选择,不要强迫与其交谈。注意帮助其了却未尽的心愿,如遗嘱处理、重要事宜的交代等。继续保持对患者的关心、支持和生活护理,在亲人陪伴下安然地度过生命的最后阶段。

重点提示

临终患者因各人情况不同,以上5个阶段也因人而异,有的会交错出现,有的会缺失,各阶段持续时间也有不同,临终患者心理变化十分复杂,护理人员应密切观察,及时给予相应护理措施。

三、临终患者家属的护理

(一)临终患者家属的心理反应

临终患者的临终过程常给家属带来一定的压力和痛苦。他们为了延长亲人的生命,四处求医,希望出现奇迹,当看到亲人的死亡不可避免时,常常痛苦不堪。临终患者家庭改变如下:

1. 家庭成员中角色和义务的调整与再适应 家庭必须重新调整其他成员的角色,分担调整后的义务,如长兄如父、长嫂如母以保持家庭的稳定。

2. 个人目标的推迟和放弃 一人生病,打破了家庭的平衡,患者的家属不仅要承受失去亲人的痛苦,增加经济负担,而且照顾临终患者任务很重。家庭成员不得不暂时改变或放弃自己的目标。

3. 压力增加 长期照料临终患者,家属因精神上的哀伤,体力和财力的消耗,感到心力交瘁、疲惫不堪,有时可能对临终患者会产生欲其生、又欲其死的矛盾心理,引起家属的内疚与罪恶感。长期的陪伴与照料使社会交往减少,同时还要对临终患者隐瞒病情,避免患者知晓后产生不良后果而加速病情恶化。因此,临终患者家属既要压抑自我痛苦,又要不断地隐瞒病情。这些都加重了家属的心身压力。

(二)护理措施

临终关怀实质上是一种立体化、全方位的社会性卫生服务,其中对临终患者家属的关怀是临终关怀的重要组成部分。因此,对临终患者家属给予心理安抚与护理,鼓励他们战胜心理危机,促进其心理健康发展,是护士的职责之一。护士可以用以下方式帮助他们。

1. 满足家属照顾患者的需要

(1)适当为家属提供与患者单独相处的时间和环境。

（2）安排家属同患者的主管医生会谈,使他们正确了解患者的病情进展及预后。

（3）与家属共同讨论患者的身心变化和制定相应的护理计划。

（4）为家属提供有关的护理知识与方法,允许他们为患者做适当的护理,使其在照料亲人的过程中获得心理慰藉。

2. **鼓励家属表达情感**

（1）要与家属积极沟通,建立良好的关系,取得家属的信任。

（2）倾听家属表达自己的感情,与家属会谈时提供安静、隐私的环境,鼓励家属说出内心的感受和遇到的困难。

（3）积极解释临终患者生理、心理变化的原因,减少家属的疑虑。

3. **协助维持家庭的完整性**

（1）劝说家属在患者面前控制悲伤的情绪。

（2）协助家属在医院安排日常的家庭活动,如共进晚餐、看电视、下棋等,以增进患者的心理调适,保持家庭的完整性。

4. **协助解决家属的实际困难**

（1）对家属多关心体贴,帮助其安排陪伴期间的生活,尽量解决实际困难。

（2）调动患者的社会关系,如亲朋好友、单位领导、同事等,关心家属,为家属分忧并解决他们的具体困难。

第四节　死亡后护理

死亡后护理包括死者的尸体护理和丧亲者的护理。

尸体护理是对临终患者实施整体护理的最后步骤,也是临终关怀的重要内容。做好尸体护理不仅是对死者人格的尊重,也是对死者家属心灵上的慰藉,体现了人道主义关怀。尸体护理应在确认患者死亡后,医生开具死亡诊断书后立即进行。

对于丧亲者,要求护理人员给予情感上的支持和心理疏导,缓解其身心痛苦,使他们早日从悲痛中解脱出来。

一、尸 体 护 理

【目的】

1. 使尸体无渗液,维持良好的外观,易于辨认。

2. 安慰家属,减轻哀痛。

【评估】

1. **一般情况**　患者诊断、治疗、抢救过程、死亡原因及时间。尸体清洁程度、体表有无伤口、引流管等。

2. **其他情况**　死者的遗愿、宗教信仰等,死者家属对死亡的态度。

【计划】

1. **操作者准备**　衣帽整洁,洗手,戴口罩,态度严肃认真。

2. **患者准备**　停止死者一切治疗和护理。

3. **用物准备**　治疗盘内备衣裤、尸单、血管钳、不脱脂棉球、剪刀、尸体识别卡3张(表18-1)、梳子、松节油、绷带。擦洗用具、屏风。有伤口者备换药敷料,必要时备隔离衣和手套。

表 18-1 尸体识别卡

姓名＿＿＿＿＿ 住院号＿＿＿＿＿ 年龄＿＿＿＿＿ 性别＿＿＿＿＿

病室＿＿＿＿＿ 床　号＿＿＿＿＿ 籍贯＿＿＿＿＿ 诊断＿＿＿＿＿

住址＿＿＿＿＿＿＿＿＿＿＿＿＿＿＿＿＿＿＿＿＿＿＿＿＿＿＿

死亡时间＿＿＿＿年＿＿＿＿月＿＿＿＿日＿＿＿＿时＿＿＿＿分

护士签名＿＿＿＿＿＿

＿＿＿＿＿＿＿ 医院

4. **环境准备**　安排单独房间或屏风遮挡,安静、肃穆。

【实施】

操作流程	操作步骤	要点与说明
1.备齐用物	洗手、戴口罩,备齐用物携至床旁,屏风遮挡	死者物品准备齐全,减少护士多次进出病房引起家属不安,屏风遮挡,维护死者的隐私
2. 劝慰家属	劝慰家属节哀,请家属暂离病房	若家属不在,医院应尽快通知家属来院探视遗体
3.撤去治疗	停止死者一切治疗,撤去治疗用物(如输液管、氧气管、导尿管等)便于尸体护理,保持尸体的完整性	
4.安置患者	将床放平,尸体仰卧,头下置一枕头,双臂放于身体两侧,大单遮盖尸体	仰卧、头下垫枕可防止面部淤血变色
5. 美化遗容	洗脸,闭合口、眼。有义齿者代为装上,嘴不能闭紧者,轻揉下颌或用四头带托起下颌	若眼睑不能闭合,可用毛巾湿敷或于上眼睑下垫少许棉花,使上眼睑下垂闭合
6.填塞孔道	用血管钳将棉花填塞于口、鼻、耳、肛门、阴道等孔道	防止体液外流,注意棉花勿外露
7.清洁全身	脱去衣裤,依次擦净全身,用松节油擦净胶布痕迹,有伤口者更换敷料,有引流管者应拔出后缝合伤口或用蝶形胶布封闭并包扎	保持尸体清洁,无渗液,维持良好的尸体外观
8.包裹尸体	系第一张尸体识别卡在尸体腕部,用尸单包裹尸体,胸部、腰部、踝部用绷带固定牢固;系第二张尸体识别卡在尸体腰部的尸单上	
9.运送尸体	移尸体于平车上,盖上大单,送往太平间,置于停尸屉内,将第三张尸体识别卡放尸屉外面	便于尸体运送及识别
10. 终末消毒	清洁、消毒、处理床单位及死者用过的一切物品	如死者为传染病患者,应按传染病终末消毒处理

续表

操作流程	操作步骤	要点与说明
11. 整理记录	护士洗手,整理病历,完成各项记录,按出院办理结账手续。体温单上记录死亡时间,注销各种执行单(治疗、药物、饮食卡)	停止一切药物、治疗、饮食等
12. 清点遗物	整理死者遗物交家属	若家属不在时,应由两人共同清点,将贵重物品列出清单,交护士长保存

【注意事项】

1. 患者死亡后,由医师开具死亡诊断书,护士尽快进行尸体护理,以防僵硬。若家属不在,医院应尽快通知家属来院探视遗体。

2. 认真系好三张尸体识别卡,便于运送和识别尸体。

3. 若家属不在时,应由两人共同清点死者遗物,将贵重物品列出清单,交护士长保存。

【操作后评价】

1. 尸体整洁、外观良好、易于鉴别。

2. 操作规范,家属对尸体护理满意。

3. 家属能节哀。

二、丧亲者的护理

丧亲者即死者家属,主要指临终患者关系最密切(如父母、配偶、子女、兄弟姐妹)的人。死亡对死者是痛苦的解脱,但其亲属悲哀达到高峰。失去亲人,是一个重大的生活事件,直接影响丧亲者的身心健康,因此对丧亲者做好护理工作是十分重要的。

(一)丧亲者的心理反应

悲伤是丧亲者心理的主要反应,丧亲者因社会背景、宗教信仰、对丧亲事件承受能力等的不同而产生不同的悲伤反应。根据学者派克斯的观点,可分为4个阶段:

1. 震惊与麻木阶段 这是丧失亲人后的第一个反应,无论死者的病程长短都会经历此过程。病程短或突发意外死亡,震惊与麻木程度严重。丧亲者出现发呆症状的时间长短不等。如果不能发泄自己的悲伤,极个别的人因经受不了这种致命打击而自杀。

2. 渴望与思念阶段 在震惊、麻木之后,丧亲者逐渐从麻木中解脱出来,意识到亲人确实死亡,哭泣是主要的悲伤表现方式。丧亲者伴有强烈的思念之情,表现出对亲人遗物的珍爱,有时仿佛看到亲人的身影,或听到他的声音,常常觉得亲人还在身边。

3. 颓丧阶段 随着时间的流逝,丧亲者能理智地认可亲人逝世的事实,由于亲人逝去而改变常规生活,伴随着无所适从的感觉,孤独、颓丧,对一切事物没有兴趣。

4. 恢复阶段 丧亲者认清亲人已逝世,折磨已成为过去,逐渐从颓丧中解脱出来,重新对新生活产生兴趣,寻找新的生活方向,将亲人永远怀念。

(二)丧亲者的心理护理

护士应清醒地认识到丧亲者的痛苦开始于患者死亡之前,其过程比逝去的人所经历的心理历程更为漫长和痛苦。死亡是临终患者痛苦的结束,但亲人的逝世是丧亲者悲伤的高峰,护士应对丧亲者予以同情、理解和疏导,给予心理支持和帮助。

1. 做好尸体护理　体现对死者的尊重,对家属心灵上的抚慰。

2. 鼓励家属宣泄感情　护士应认真倾听他们的诉说,鼓励他们尽情宣泄长期抑郁和痛苦的感情。

3. 疏导家属的困扰　提供有关知识,安慰家属面对现实,鼓励其将内心的痛苦和想法说出来,帮助其疏导悲痛,使其意识到安排好未来的工作和生活是对亲人最好的悼念。

4. 提供生活指导和建议　根据具体对象和情况,予以经济问题、家庭组合、社会支持系统等方面的指导和建议,使丧亲者感受到人世间的温暖。

5. 随访丧亲者　目前在国外,临终关怀机构通过信件、电话、访视等方式对死者家属进行追踪随访。我国在这个方面还有待进一步的探讨和发展。

讨论与思考

1. 脑死亡的判断标准。
2. 死亡过程分为几期,各期分别有什么特点?
3. 列出临终患者生理及心理变化,应给予怎样的护理?
4. 列出临终患者家属的主要护理措施。

（肖　红）

第 *19* 章

医疗护理文件的记录与保管

学习要点
1. 医疗护理文件的重要意义和书写要求
2. 医疗护理文件的保管要求
3. 医嘱的种类及处理方法
4. 护理记录单、病室交班报告的书写方法和要求

第一节　医疗和护理文件的记录和管理

医疗和护理文件是医院和患者的重要档案资料,也是医疗、教学、科研、医疗管理以及法律上的重要资料。医疗和护理文件记录了患者在住院期间疾病的诊断、治疗、护理、疾病的发展和转归,以及各项医疗护理措施的实施情况,由医生和护士共同完成。

一、医疗护理文件记录的意义

(一)获得患者资料的来源

护士与患者的接触最早,也最为密切,可获得其病情变化以及治疗、护理反应的第一手资料,如入院评估、住院评估以及护理病情观察记录等。因此护理记录的内容,是医生了解患者的病情进展、明确诊断的重要动态信息,是制定和调整治疗方案的重要参考依据。

(二)医护之间沟通的桥梁

护理文件的记录为各班医护人员提供患者的各种信息,以此达到医生与护士之间、医护人员与患者之间、护士与护士之间信息的交流与沟通,维持护理工作的连贯性和完整性。

(三)为科学研究提供资料

完整的医疗护理记录能反映患者病情变化、治疗经过、护理的全过程和影响疾病转归的因素,是护理科研的重要资料来源,对一些追溯性的研究更有参考价值。同时为一些传染性和流行性疾病提供了统计学方面的原始资料,为卫生机构制定方针政策提供重要依据。

(四)教学资源的原始资料

一份标准、完整的护理文件记录能具体地体现出护理理论在护理实践中的应用,是护理专

业教学的最好原始材料。一些特殊病例可进行个案分析与讨论,还可以为护理学科的研究提供资料。

(五) 医院考核评价的依据

各项医疗护理文件记录在一定程度上反映一个医院的医疗护理服务质量、医院管理、医疗技术水平及学术研究水平,它既是医院医疗护理管理的重要信息资料,也是医院等级评定和护理人员考核的参考资料。

(六) 法律上的证据性文件

医疗护理文件属合法文件,是法律认可的证据。它反映的是患者在住院期间接受医疗护理的具体情况,在法庭上可作为医疗纠纷、人身伤害、保险索赔、犯罪案及遗嘱查验的证明。因此医疗护理文件必须认真、及时、准确、真实、完整地书写,以维护护士自身的合法权益,也为患者和家属提供法律上的证明。

二、医疗护理文件的书写要求

1. 医疗护理文件记录的基本原则:及时、准确、完整、清晰、内容简明扼要。

2. 医疗护理文件记录时应遵守医疗机构对护理文件记录要求的时间。各种护理措施完成后应及时记录,患者的病情越严重越要及时详尽地记录。若因为抢救患者而耽误记录的时间,可在抢救的过程中对抢救过程做一些简单的记录,在抢救结束后 6h 内必须据实完成全部的记录,并加以注明。

3. 医学术语应用贴切、忌用口语。通用的外文缩写和无正式中文译名的症状、体征、疾病名称等可以使用外文。

4. 书写时字迹要清晰、端正,表述要准确,语句要通顺,标点符号要正确,不能滥用简化字或自造字,不能中英文混用。若有写错,应在错误处画双横线,以示删除,并签名,不可任意涂改、刀刮、胶粘或使用修正液等方法掩盖或去除原来的字迹。

5. 应当按照规定的内容书写,实事求是地记录各种文件,不能主观臆断地凭空捏造。实习、进修、未注册护士书写的各项记录要由有资质的带教护士审阅、修改并签名,修改用笔要与书写用笔一致。

6. 记录日期统一采用公历制,按“年、月、日”顺序书写;时间记录采用 24h 计时制。

7. 白班、夜班的护理文件分别用蓝、红墨水笔记录。眉栏、页码填写完整,格式规范,记录连续,不留空格,记录者签全名,以明确职责。

三、医疗护理文件的管理

病历是指医务人员在医疗活动过程中形成的文字、符号、图表、影像等资料的总和,包括门(急)诊病历和住院病历。患者病历一般按照规定的顺序排列和存放,以利于方便查阅和管理。住院病历包括首页、医疗记录、护理记录、检查记录和各种证明文件等。

(一) 住院期间病案排列顺序

1. 体温单。

2. 医嘱单(以上均按日期先后反排列,近期在前面)。

3. 特殊治疗记录单(如糖尿病、心力衰竭用药记录单)。

4. 入院记录。

5. 入院病历。

6. 病程记录(转科、接收记录,手术、分娩、会诊记录,阶段小结等按日期页码数顺排)。

7. 各种检验报告单(按日期先后粘贴整齐)。

8. 各种检查报告单(如心电图、超声心动图、B超、X线透视、照片、CT扫描、骨髓检查、肺功能检查等,按日期先后依次排列)。

9. 入院护理评估单。

10. 手术审批单。

11. 麻醉记录单。

12. 手术记录单。

13. 护理记录单。

14. 各项签字单。

15. 入院证。

16. 病案首页。

17. 门诊病案或上次住院病案。

18. 其他医院病情介绍或记录。

(二)出院(转院、死亡)后病案排列顺序

1. 病案首页。

2. 入院证(死亡者添加死亡报告单)。

3. 出院或死亡记录。

4. 全病历记录。

5. 病程记录。

6. 各种检验报告单。

7. 特殊检查报告单。

8. 手术及分娩者应有手术审批记录、麻醉记录、手术记录。

9. 入院护理评估单。

10. 护理记录文件(包括各种执行单、一般护理记录单、危重护理记录单)。

11. 各种护理执行单。

12. 尸体解剖报告单。

13. 长期医嘱记录单。

14. 临时医嘱记录单。

15. 体温单。

16. 其他(转院病情证明、患者申请记录、组织证明)。

(三)保管要求

1. 住院期间病历放于病区的病案柜中,存放有序,病历中各种表格均应排列整齐,记录和使用后及时放回原处。

2. 病历应保持清洁、完整,防止污染、破损、拆散和丢失,严禁任何人抢夺、撕毁、涂改、盗取医疗护理文件。

3. 患者和家属未经医生、护士同意不得翻阅,不得擅自带出病区,外出会诊或转院时带病历摘要。

4. 因教学、科研等需要查阅,须经有关部门批准,阅后及时归还原处。若患者及家属需要复印或者复制的病历资料,必须确认该医疗护理文件为可复印资料,并按相关要求进行申请,核对无误后,医疗机构应当加盖证明印记。

5. 患者出院或死亡后,病历按规定次序排列,1 周内送病案室,按卫生行政部门规定的保存期限保管。如患者家属对患者的抢救有异议,双方可以要求封存病历。病历封存有 2 期:一期为抢救前的记录立即封存;二期为抢救中的记录 6h 后封存。

第二节 医疗文件的书写

一、体 温 单

生命体征的绘制内容详见第 11 章第五节。体温单及填写说明见图 19-10。

二、医 嘱 单

医嘱是医生根据患者的病情在医疗活动中下达医学指令的书面嘱咐,由医护人员共同执行。医嘱单是护士执行治疗护理的重要依据,护士须及时、正确地执行医嘱。对有疑问的医嘱,护士应与主管医生沟通,确认无误后再执行。

(一)医嘱的种类

医嘱包括长期医嘱、临时医嘱和备用医嘱。

1. 长期医嘱 长期医嘱指医嘱有效时间在 24h 以上,当医生注明停止时间后即失效。如:二级护理、普食、维生素 C 1.0 tid 等。长期医嘱单书写格式(表 19-1)。

2. 临时医嘱 临时医嘱指医嘱有效时间在 24h 以内,应短时间或立即执行,通常只执行 1 次。如:地西泮 10mg im st。临时医嘱单书写格式(表 19-2)。

3. 备用医嘱

(1)长期备用医嘱(prn):长期备用医嘱指医嘱有效时间在 24h 以上,必要时用,2 次执行之间有间隔的时间限制,如:曲马朵 50mg im q6h prn。医生注明停止时间后失效,护士每次执行医嘱后应在临时医嘱栏内记录 1 次并在护士签名栏签名。

(2)临时备用医嘱(SOS):临时备用医嘱指医嘱在 12h 内有效,必要时用、只执行 1 次,过期未执行则失效。如地西泮 5mg sos,曲马朵 50mg im sos。

(二)医嘱的处理方法

1. 临时医嘱 由医生直接开在临时医嘱单上,需要即刻执行的医嘱(在医嘱后标明"st"字样),护士应当首先执行。如:阿托品 0.5mg im st。限定执行时间的医嘱,应在限定时间内执行,如手术、会诊、心电图、血液检查等。临时医嘱先执行后签字,执行后在临时医嘱单上注明执行时间并签名。尚未执行或须次日执行的临时医嘱,应在护理交班记录上注明,执行后按临时医嘱处理。出院、转科、死亡属于临时医嘱。

2. 长期医嘱 由医生直接开在长期医嘱单上,办公班护士将其分类转抄至各种执行单上,护士执行后在执行单上签名。长期医嘱停止时,护士根据医嘱内容将医嘱停止后,在"护士签名"栏内签名。

3. 备用医嘱 长期备用医嘱按长期医嘱处理,须注明每次用药的间隔时间,护士每次执行后在临时医嘱栏内记录1次,并签名,供下一班参考。临时备用医嘱12h内有效,日间的备用医嘱仅于日间有效,至下午7时自动失效;夜间的备用医嘱仅于夜间有效,如夜间未用,至次晨7时自动失效。临时备用医嘱执行后,执行者签上执行时间与全名。如12h内未用,则用红笔在该项医嘱栏内写明"未用"两字,并在"执行者签名"栏内签名。

4. 停止医嘱 医生停止医嘱后,护士应在有关执行单或各种卡片上此项目相应栏内用红笔写明停止的时间与日期,在医嘱记录单长期医嘱栏内原医嘱后面的停止栏上写明停止日期和时间,并签全名。

5. 重整医嘱 凡长期医嘱单超过2页,而有效医嘱很少的情况下,或医嘱项目较多时需要重整医嘱。重整时,在原医嘱最后一项医嘱下画一红色的横线(红线上下均不能空格),在红线下用红笔写上"重整医嘱",再将红线以上有效的长期医嘱,按原来的日期、时间及按排列顺序抄于红线下的栏内。抄录完毕须两人核对无误后,填写重整者姓名。

6. 手术、分娩、转科医嘱 在原医嘱最后一项医嘱下面画一红线,表示以前医嘱全部作废,并在其红线下面的栏内用红笔写"术后医嘱""转科医嘱"。红线以上的医嘱自动作废。

7. 出院、转科、死亡医嘱 患者出院、转科或死亡以后,护士应在所有执行单最后一栏医嘱下用红笔写上出院、转科或死亡,并注明日期和时间,执行者在护士签名栏内签名,并将其放入病历中保存。

(三)医嘱处理的注意事项

1. 医嘱处理原则先急后缓。即先执行临时医嘱,再执行长期医嘱。

2. 一般情况下,护士不得执行口头医嘱。因抢救患者需要执行口头医嘱时,执行护士应当复述一遍,双方确认无误后方可执行,并留下空安瓿备查。抢救结束后医生应当即刻据实补记医嘱。

3. 医嘱必须经有执照的医生签名后方可有效。

4. 护士在执行医嘱时必须认真仔细、及时准确、字迹清晰。对有疑问的医嘱,必须核对清楚后方可执行。如需交班的医嘱应做到书面、口头双交班,交代清楚,不能遗漏,并在护士交班记录上注明。

5. 严格查对制度,医嘱要每班查对,每日查对,每周总查对2次,查对后签全名。

6. 凡已写在医嘱单上而又不需执行的医嘱,不得贴盖、涂改。应由医生在该项医嘱的第2个字上用红笔重叠写上"取消"字样,并在医嘱后用红钢笔签全名。

7. 下达医嘱及执行时间均用24时制记录,午夜12时后则写第二天的时间,如0:30。

8. 护士在执行医嘱的过程中要认真、仔细。遇有疑问的医嘱一定要与医生确认后再执行。

重点提示

医嘱单是护士执行医嘱的重要依据,因此应该严格掌握各种医嘱的处理原则和方法。

三、医嘱执行单

医嘱执行单是护士根据医生医嘱的不同内容转抄到各种执行单上,是护士执行医嘱的书面体现。护士在使用各种医嘱执行单时,应认真负责,执行完每一项医嘱后应及时在执行单上签时间与全名。

四、护理记录单

护理记录分为一般患者护理记录和危重患者护理记录。

(一)一般患者护理记录单

一般患者护理记录单是指护士根据医嘱和患者的病情对一般患者的护理全过程所进行的连续性的客观记录,是护理人员对患者实施护理措施的原始证据。内容包括:患者姓名、性别、年龄、科别、床号、住院号、记录日期和时间、病情观察情况、护理措施和效果、护士签名等。

1. 眉栏各项填写应字迹清楚、内容真实、不空项。

2. 第一格日期应记录年、月、日,以下只写月、日,跨年的应加记年份。时间应填写记录时间,使用 24 时制,具体到分钟。

3. 内容要记录患者病情、重要的治疗、检查及时间、所给予的护理措施和效果等。能及时、准确、连续地反映患者住院过程中的护理和病情变化。生命体征应准确记录患者当时的生命体征情况,不得编造、提前记录或延后记录。

4. 新入院/转入患者的首次记录内容包括主诉、异常症状与体征、入院及转入方式、入院诊断、入院及转入当天给予的主要治疗、护理、特殊检查、抢救等情况、采取的主要护理措施及实施后的效果、与疾病有关的宣教内容。新入院及转入患者的首次记录应在本班内完成。

5. 产妇产前要记录孕次、胎次、产程、胎心、宫缩情况等;产后要记录分娩时间、婴儿性别、流血量、切口、恶露及排尿情况。

6. 患者出院及转出时应当记录出院及转出时间、目前情况、与疾病相关的重要告知内容、患者及家属掌握情况。

7. 记录次数:根据患者的病情变化进行记录,对病重患者每日至少记录一次;对病情稳定的患者,至少 3d 记录一次;对病情稳定的慢性病患者,至少 5d 记录一次;有病情变化或特殊检查治疗时应当随时记录。

8. 每次记录后,记录者在"签名"栏签名。

(二)危重患者护理记录单(表 19-3)

适用于病情危重、大手术后、特殊治疗、器官移植和需要严密观察病情的患者,是护士根据医嘱和病情对危重患者住院期间护理过程的客观记录。应当根据相应专科的护理特点书写。

1. 记录内容:包括患者姓名、性别、年龄、科别、床号、病案号(或住院病历号)、记录日期、时间、患者的体温、脉搏、呼吸、血压、氧饱和度、入量、出量、病情记录等。

2. 书写要求:"日期/时间"栏第一格应记录年、月、日,以下只写月、日,跨年的应加记年份;记录"时间"应当具体到分钟。日间用蓝笔,夜间用红笔记录。

3. "体温、脉搏、呼吸、血压、入量、出量"栏只需记录具体数值;药物、液体、血液制品的名称、剂量,应在项目栏内标明,引流液、痰液、排出物的颜色、性状要在"病情观察"栏中描述。

4. 病情观察、护理措施及效果:内容描述应当简明扼要、突出重点,体现专科特点,能反映病情动态变化;采用的治疗、护理措施要有效果评价。

5. 每次记录后,记录者在"护士签名"栏签名。应依据病情变化和护理过程随时记录,间隔时间最长不超过 2h。

记录要求:记录内容真实、准确、完整、使用医学术语。文字书写清晰,简练、无错别字。记录及时,不得涂改(发现记录错误时,在错字上画双横线,并签名)。数字一律用阿拉伯数字及公认的缩写。依时间顺序书写(应为实际给药、治疗及护理的时间)。

五、出入液量记录单

(一)目的

正常人液体的摄入量与排出量保持动态的平衡,当患者出现病情变化的时候,如休克、烧伤、手术、心脏疾病、肾脏疾病、大出血、肝硬化腹水等,就会发生体液的平衡失调。通过记录24h出入液量,可提供了解病情、协助诊断、决定治疗方案的重要依据。

(二)内容

1. 每日摄水量包括每日饮水量、食物中含水量、输液量、输血量等。

2. 每日排出量主要为尿量,其次为大便量和其他排出液,除大便记录次数外,液体以毫升为单位记录。

(三)方法

1. 用蓝黑笔填写表格眉栏各项及页码。

2. 记录要及时、准确,12h做小结,24h做总结,并将结果用蓝黑钢笔填写在体温单相应栏内。

六、病室报告

病室报告(表19-4)是护士对病室动态情况以及特殊患者(手术、危重患者)的病情所做的书面的交班报告。通过阅读交班报告,接班者可全面了解病室内患者的增减以及特殊患者的病情变化。现在由于护理模式的转变,交班报告的格式已成为备忘录式。只简单记录病房当天总体概况,详细内容记录在一般护理记录单和危重护理记录单上。

(一)书写要求

值班护士必须认真负责,实事求是记录,内容应简单明了。白班用蓝黑笔,夜班用红笔书写,并签全名。

(二)书写顺序

1. 先填写首页　概括记录科别、年、月、日、交班时间、实际开放病床数、原有患者总数、现有患者总数、入院、出院、转入、转出患者数、危重、手术、分娩、死亡患者数,按床号先后书写报告。

2. 再填写手术、危重患者　概括记录床号、姓名、诊断、麻醉方式、回病房的时间、生命体征、病情观察及护理。

3. 最后填写明日手术　概括记录床号、姓名、诊断、麻醉方式、明日手术时间、术前准备、术晨准备、生命体征、病情交班。

七、护理病历

在临床护理工作中,护理程序的应用已经很广泛,因此有关患者的健康资料、护理诊断、护理计划、护理实施、护理目标以及效果评价等,都需要进行书面的记录,这些记录就构成护理病历。护理病历表格的组成:入院患者护理评估表、住院患者评估表、护理计划单、护理记录单、健康教育计划单、患者出院计划单等。

讨论与思考

1. 医疗护理文件记录的意义有哪些,有哪些书写要求?
2. 简述医嘱的种类及各种不同医嘱的处理原则和方法。
3. 书写病室报告时应重点交接哪些内容?

(肖 红)

表 19-1 长期医嘱单

姓名 <u>李*</u>   科别 <u>泌尿外科</u>   床号 <u>26</u>   住院号 <u>56321</u>

日期	时间	长期医嘱	签名 医生	签名 护士	停止 日期	停止 时间	签名 医生	签名 护士
2012-8-10	9：00	泌尿外科护理常规	杨松	李颖				
	9：10	Ⅱ级护理	杨松	李颖				
		普食	杨松	李颖				
		头孢地尼 0.1bid	杨松	李颖				
8-12	15：00	全麻术后护理常规	杨松	周华				
8-13	8：00	Ⅰ级护理	杨松	李楠				
		禁食	杨松	李楠				
		保留导尿	杨松	李楠				
		低流量吸氧 2L/min	杨松	李楠				
		NS100ml 头孢替唑 4.0g ｝ivgtt q12h	杨松	李楠				
		5%GS 100ml 维生素 C 2.0g ｝ivgtt qd	杨松	李楠				

表 19-2 临时医嘱单

姓名 李*　　　科别 泌尿外科　　　床号 26　　　住院号 56321

日期	时间	临时医嘱	医生签名	执行时间	执行者签名
2012-08-10	8:00	三大常规、PT、APTT	杨松	8:10	李颖
		血生化、输血免疫全套、ECG、胸透	杨松	8:10	李颖
08-11	10:00	定于明日在全麻下经尿道行膀胱肿瘤等离子电切术	杨松	10:15	王雪
		头孢替唑皮试(-)	杨松	10:15	王雪
08-12	16:00	GNS 500ml 氯化钾 1.0g　}ivgtt st	杨松	16:20	周华

表 19-3 危重患者护理记录单

姓名 李*　　　科室 泌尿外科　　　床号 26　　　住院号 56321　　　诊断 胃窦癌

日期	时间	体温/℃	脉搏/(次/分)	呼吸/(次/分)	血压/mmHg	入量/ml	出量/ml	病情记录	签名
2012-08-13	12:00	37.5	84	19	120/80	术中补液1500	术中尿400	患者于8:00进入手术室,在硬膜外麻醉下行"胃窦根治术",手术顺利,现返回病房。胃管接减压器	王雪
								尿液引流通畅,补液顺利	王雪
	13:40	37.8	82	21	110/80	5%GS 500		补液顺利,安静入睡	王雪
						止血敏4			王雪
	15:30	37.5	85	20	115/75	5%GS 500		补液顺利,胃管引流通畅	王雪
						先锋霉素10			王雪

表 19-4　病室报告

2013 年 11 月 18 日

日夜班患者总报告		8am 时至 4pm 时		4pm 时至 12mn 时		12mn 时至 8am 时	
床号	姓名及诊断	接班时总人数　30	病危人数　2	接班时总人数　30	病危人数　2	接班时总人数　30	病危人数　2
		入院人数　1	手术数　0	入院人数　0	手术数　0	入院人数　0	手术数　0
		转入人数　0	婴儿数　0	转入人数　0	婴儿数　0	转入人数　0	婴儿数　0
		出院人数　1	死亡数　0	出院人数　0	死亡数　0	出院人数　0	死亡数　0
		转出人数　0	生产数　0	转出人数　0	生产数　0	转出人数　0	生产数　0
		交班时总人数　30	陪护数　0	交班时总人数　30	陪护数　0	交班时总人数　30	陪护数　0
2	张*	冠心病患者好转出院,于 9am 离开病房					
5	沈* 心肌梗死 新※	4pm T 37.2℃,P 78 次/分,R 18 次/分,BP 110/55mmHg。患者以"心前区疼痛 1h"为主诉于 11am 由平车推入病房,精神差,给予重症监护,低盐低脂饮食,静脉溶栓治疗,吸氧,注意观察心率、呼吸及血压的变化		12mn T 36.3℃,P 72 次/分,R 18 次/分,BP 95/55mmHg。患者精神差,未诉疼痛,高枕卧位,吸氧 3L/分,心电示波:窦性心率,心率 70～76 次/分,律齐,液体滴注顺利,夜间入眠好。请继续观察		7am T 36.5℃,P 76 次/分,R 20 次/分,BP 90/65mmHg。患者夜间睡眠好,晨起精神好,进食米汤 300ml,未诉心前不适,吸氧 3L/分,液体滴注顺利,心电示波:窦性心率,心率 70～76 次/分,律齐。继续观察心率、呼吸及血压的变化	
18	吴* 缺血性心肌病※	4pm T 36.2℃,P 72 次/分,R 18 次/分,BP 120/80mmHg。患者下肢水肿,主诉胸闷、心悸,3pm 在局麻下行胸腔穿刺术,抽出淡黄色液体 700ml,现胸闷缓解。心电示波:窦性心率,心率 70～74 次/分,律齐,注意观察呼吸、血压变化		12mn T 36℃,P 74 次/分,R 19 次/分,BP 100/70mmHg。患者高枕卧位、未诉胸闷不适,穿刺点敷料无渗出。心电示波:窦性心率,心率 69～74 次/分,律齐,能间断入眠。请继续观察		7am T 36.3℃,P 80 次/分,R 20 次/分,BP 125/90mmHg。患者夜间睡眠差、高枕卧位,晨起精神差,少量进食,未诉胸闷及心前区不适,心电示波:窦性心率,心率 72～80 次/分,律齐。继续观察呼吸、血压的变化	

"新"=新入院患者　　　　　签名:王娜　　　　　　签名:田丽　　　　　　签名:张玉红

"※"=病危

护士长签名:王玲

第20章

病区护理管理

学习要点

1. 病区护理管理的特点及任务
2. 病区组织行政管理的内容及要求
3. 护理人员的分工原则和方法
4. 护理质量管理的基本原则

病区(又称科室)是医院管理体制中的作业层,是在医院和职能部门的整体协调下共同完成医疗、护理、教学和科研的主体。病区管理水平既反映护理工作的质量,也反映了医院的综合管理水平。搞好病区管理是提高护理工作质量的关键,是每一位护士应尽的责任。病区护理管理分为护理行政管理、护理业务技术管理和护理教育管理3部分。

第一节　病区护理管理的特点和任务

世界卫生组织(WHO)将护理管理解释为"护理管理是为提高人类健康水平,系统地发挥护士的潜在能力及有关人员或设备、环境及社会活动作用的过程。"护士是临床第一线主力军,既是医院指挥系统及护理分系统的管理对象,又是临床护理管理工作的具体执行者。护士在病区管理工作中所负有的责任,决定了护理工作在医院管理中的地位和作用。

一、病区护理管理的特点

(一)患者的个体差异性

患者是一个特殊的社会群体,他们患病后既表现出疾病的专科性,又表现出个体的复杂性。护理工作的对象既是身患疾病的人,又是有思想和心理活动的社会人,每个患者都有自己的特异性,所以,病区护理管理中必须强调患者的个体差异性,根据具体情况,给予他们充分的个性化护理。

(二)护理工作的独立性和主动性

护理是诊断和处理人们现有的和潜在的健康问题的反应,是有别于医疗实践的独特领域。面对活生生的个体,护理人员必须谨慎思考,通过收集服务对象的各种健康资料,及时分析、判断、正确提出护理诊断、制定护理计划并付诸实施,以解决他们的健康问题。因此每位护士都必须充当管理者的角色,主动地对所管患者的各项治疗、护理工作进行周密的计划、组织、协调和控制,主动解决每位患者的健康问题,以保证护理质量。

(三)护理工作的科学性和技术性

病区护理管理要适应护理工作的科学性和技术性。人体本来就是一个复杂的系统,各脏器功能运作复杂,护理患者必须以现代医学和护理学理论为指导,必须遵循科学性的原则;另一方面,护理人员要利用各种技术为患者提供护理服务,在帮助患者恢复机体功能的同时,还要帮助患者从心理上恢复健康,帮助患者适应新的环境和完成角色转变,体现了护理工作的技术性。

(四)护理工作的艺术性和协调性

护理对象的特殊性决定了护理工作在实施的过程中必须给予个性化护理,其本身就是艺术性的体现。病区是医、药、护、技、工、管功能集中体现的场所,护理工作要与医生、医技、后勤、行政管理及患者、家属、单位等多方面发生联系。病区护理人员特别是护理管理者要有良好的协调能力,妥善协调各方面关系,才能完成繁重而复杂的诊疗护理工作。

(五)护理工作的时间性和连续性

护理工作中,时间管理是质量的保证。对住院患者的日常护理必须按时进行,对危重患者的抢救、治疗必须分秒必争、及时准确,要保证治疗护理工作 24h 连续不间断进行。这充分体现了护理工作的时间性和连续性。

重点提示

　护理管理工作具有个体差异性、独立性和主动性、科学性和技术性、艺术性和协调性、时间性和连续性的特点。

二、病区护理管理的任务

(一)组织管理

病区的护理组织管理通常是在科主任领导下和护理部的业务指导下实行护士长负责制。医护之间、护护之间、护士与护理员之间必须密切配合,相互协作,认真履行岗位职责,共同为患者服务。其组织管理内容包括以下几点。

1. 确定组织目标　将护理部和病区的工作目标相结合,分工给每位护理人员,使其建立个人目标,以充分发挥其积极性和主动性。

2. 合理调配人力资源　根据医院发展趋势、病区的工作情况和患者的实际需要,合理安排人力资源,做到人尽其才,才尽其用。

3. 进行质量监控　不定期检查护理人员工作任务完成情况,及时评价任务完成的时间、数量与质量,保证目标的顺利实现,并为下一步发展工作创造更好条件。

(二)技术管理

护理技术管理是指按护理技术工作的特点和规律,对技术工作进行计划、组织、协调、控制,达到准确、及时、安全、有效的目的。技术管理是病区管理的核心,也是衡量病区护理管理水平的重要标志。提高技术水平和操作效率,做到技术操作常规化、程序化和标准化,减少工作的盲目性和随意性,是确保护理安全的重要措施。

护理技术管理的范围包括诊疗操作技术管理、基础护理技术管理、专科疾病护理技术管理、急诊抢救技术管理、消毒隔离技术管理以及新业务、新技术应用的管理。

护理技术管理的措施有：①制定工作规程及技术规范；②制定护士业务训练计划；③制定专科疾病护理常规。

(三)质量管理

护理质量是病区护理工作的综合反映，也是护理管理的核心。护理质量管理的基本要求是对患者进行正确、有效、及时、完善的护理处置，最大限度地减轻患者痛苦，减低残疾率与死亡率，尽快恢复健康，提高康复率和出院率。要提高护理质量，必须做到质量管理的合理性、经常性和全员性，做到人人参与，常抓不懈，使护理质量持续改进。护理质量管理的任务有：①建立质量管理体系；②强化质量管理意识；③制定护理质量标准；④建立质量信息反馈系统；⑤持续改进护理质量。

(四)病房管理

病房是患者接受治疗、护理和进行休养的场所，其管理的优劣直接影响患者的康复。因此，病房管理具体要求有：①设置规格化 医院各病区的陈设、室内物品、设备及床单位要基本统一规格，使护理单元的陈设整齐划一、井然有序；②环境清洁化 建立病室清洁卫生制度，每日常规清扫，每周彻底清扫；③病室舒适化 病床之间应保持1m以上距离，适宜的温湿度、色彩和采光；④人员活动有序化 病区要保证良好的医疗、护理秩序，各类人员的活动必须按序进行。工作人员要做到说话轻、走路轻、操作轻、关门轻，控制或减少噪音源的产生，促进患者的舒适和安全；⑤管理制度化 制定并严格执行规章制度和病区管理制度，以制度为依据做好各项工作的管理，保障患者的生命安全，促进个体的康复。

> **重点提示**
>
> 病房护理管理应达到"五化"(设置规格化、环境清洁化、病室舒适化、人员活动有序化、管理制度化)、"十字"(安静、整洁、舒适、美观、安全)。

(五)设备管理

医疗设备、器械、材料等品种多、数量大，有的价格昂贵，因此，护理人员要认识产品的特殊性，了解有关的质量要求和管理法规。管好、用好、维修好设备，减少耗损，建立技术档案、建账、建卡，设备要求做到"五定"：定数量品种、定人管理、定点放置、定期检查维修、定期消毒灭菌。使其处于完好备用状态，提高效能，创造效益，顺利完成医疗、护理、教学和科研任务。

(六)信息管理

医院护理信息种类很多，主要有护理科技信息、护理业务信息、护理教育信息和护理管理信息。护理管理者要重视护理信息管理的重要性，自觉参与护理信息的收集、整理、分析和利用，做好信息管理，普及计算机知识，保障信息渠道的通畅，防止数据丢失。

(七)法规管理

医疗护理法律、法规可以直接规范护理行为，确定该行为是否合法，并对违法者追究法律责任。护理人员要熟悉并遵守国家的有关法律、法规，护士长还要知晓护理管理中的法律知识，组织全体护理人员认真学习并执行卫生法规和护理管理中有关法律、法规，如《医院护理人员制度》、《医院各级护理人员职责》、《医疗护理技术操作常规》及《中华人民共和国护士管理条例》(见附录 A)等。把遵守法律、法规纳入护士个人考核、晋升的内容,以保证护理工作在法律制度的约束下惯性运行,使护理人员依法执业并保证执业安全。

第二节　病区护理组织行政管理

病区护理组织行政管理,包括工作人员管理、患者及陪护管理2方面,做好这2方面的管理是提高病区护理质量的前提和保证。

一、工作人员的管理

病区由一定数量的医、护、工等人员组成。护士长在护理部与科护士长领导下,协助科主任负责病区管理工作。要管理好病区,护士长一定要取得医、护、工三者的配合,协调好与医生、医技及后勤部门的关系。护士长对护士负指导和监督的责任,护士应遵守纪律,服从护士长的工作安排与领导。

(一)管理要求

1. 确定管理目标　做到年有计划和总结,季、月有安排,周、日有重点,保证工作有计划、高效率运转。

2. 建立健全规章制度　制定病区护理常规、操作常规及各项规章制度,做到有章可循,使工作条理化,管理目标化。

3. 明确各班护士职责　根据病区的实际情况,按照各班护士的分工分别制定护士职责,做到各司其职,分工协作,保证护理工作的正常运行。

4. 建立严格的考核制度　病区要建立健全各项考核制度,每位护士都要有德、能、勤、绩的动态考核记录,依此作为提升、晋级、培养、奖惩的参考材料。

5. 建立各项信息、数据记录制度　病区内各种信息与数据,如工作量、差错事故、表扬、批评及各种护理质量达标率等应及时记录,并将数据存储于计算机中,能用科学的数据反映病区护理工作的数量和质量。

(二)护理人员的分工

护理人员的分工排班是病房护士长的重要职能之一,应根据病区护理任务与护士的年龄、职称、职务、技术水平,合理调配,充分发挥各级护理人员的潜力,落实岗位责任制度,调动其积极性,确保护理质量和安全。

1. 护理人员的分工原则

(1)必须适应护理工作24h连续性的特点,各班次间要密切衔接,绝对不允许出现脱节的现象。

(2)护士长必须掌握工作规律及特点,分清主次、缓急;必须知晓每一位护理人员的水平与能力,全面安排,新老、强弱搭配,使各班工作有序进行。

(3)保持各班工作量基本均衡,确保患者随时都能得到安全、有效、准确无误的治疗和护理。

(4)护理工作应常备机动人员,以供急需调度。

(5)各班人员相对稳定,避免轮换过频,节假日采取轮休制。

(6)为加强病区护理管理和业务指导,护士长一般不值夜班。

2. 护理人员分工的方法

(1)按照工作性质分工:功能制护理是最常用的分工方法。以岗位为中心,分段、分类完成任务,如治疗护士负责为患者进行药疗注射;临床护士负责临床护理;办公室护士负责处理医嘱等。其优点是:以最少的人力提供最基本的护理,节省人力、设备和时间;任务单一,责任明确,便于组织落实;有利于熟练掌握技能技巧。但对于每一位患者来说,由于没有固定的护士负责,对患者的病情和身心需求缺乏全面的了解,难以实现整体护理效应。

(2)按床位进行分工:指定一名护士负责若干患者,全面管理从入院到出院的身心整体护理、是责任制护理和整体护理常用的分工方法。

(3)按小组分工法:小组负责的方法又有两种。①医、护搭配组成一组,负责若干患者的医疗、护理工作;②根据病情轻重,将重症或大手术后患者相对集中,由一组护士负责他们的全部护理工作。分组负责的优点是:有利于观察病情;及时了解并满足患者的需求;有利于提高护理质量。但需要有相应的人力配备。

(4)"个案护理":是按病情需要分工。每班由一名护士完成一位患者的治疗、护理等全部工作。用于 ICU、CCU 病房和大手术、危重患者以及特殊患者的护理。

上述护士分工方法各有优缺点,护理管理者应该结合病区实际情况,灵活选择和应用。

3. 护士工作时间的安排

按国家规定,护士每周 5 个工作日,每日工作 8h,由于护理工作有连续性、继承性、服务性的特点,病区的护理必须是 24h 不间断地向患者提供护理服务,另一方面,护理是一个动态的、周而复始的护理过程。因此,护士工作时间的安排,必须符合护理工作的规律性。每日上班时间可实行为 8h 制、10h 制、12h 制,每周 40h 工作时间即可。

目前多采用每日 2 班或 3 班制排班。3 班为日班、小夜班、大夜班;2 班为日班和夜班。各种班次上下班时间应根据工作需要。在早晨及晚间或在重症、手术后患者较多的重点时段,可根据实际情况适当增加护士人力。

二、患者及陪护人员的管理

(一)患者的管理(详见第 8 章)

1. 患者入院和出院的管理。

2. 分级护理是根据对患者病情的轻、重、缓、急及患者自理能力的评估,给予不同级别的护理。可分为特级护理、一级护理、二级护理、三级护理。

(二)探视和陪护人员的管理

病区是患者休养和对患者进行集中诊治的场所,安静、舒适、美观、安全的病区环境有利于疾病的康复。因此,应加强对探视和陪护人员的指导与管理,教育他们自觉遵守病区的规章制度,保持良好的病区秩序。

陪护证由护士长根据患者的病情、年龄及生活自理程度签发。通常情况下,病情危重、大手术后、年老体弱、瘫痪及婴幼儿可留陪护人员,其他患者不留陪护,但允许家属和亲友探视。探视的时间一般为上午 11:00~12:00、下午 16:30~18:00,每次探视不超过 2 人,监护室、婴儿室、隔离病区、无菌护理室谢绝探视。

(三)召开座谈会

定时召开工作人员和休养人员座谈会,为患者与患者之间,患者与工作人员之间,搭建信息传递桥梁。通过病员间经验、感受的交流、征求患者的意见、健康教育的方式,密切了护患关系,让患者在住院期间能够得到更多的卫生保健知识。座谈会要有计划、有记录、有改进措施。

第三节　病区业务技术的管理

一、病区环境的管理

安静、整洁、舒适、美观、安全的休养环境,不仅是患者接受治疗时所不可缺少的外在条件,而且对患者的生理心理调节起着非常重要的作用。因此,护理人员在保证良好物理环境的同时,还应努力为患者创造一个温暖和谐的心理社会环境,以促进疾病的康复。

二、护理质量的管理

护理质量管理是病区护理管理的核心,是衡量护理人员医德医风、技术水平和管理效益的主要标志。控制质量的关键是建立质量控制系统,制定护理质量评价标准及严格的规章制度,护理质量管理应该达到规范化、标准化、科学化。

(一)护理质量管理的范围

护理质量管理包括诊疗操作技术质量管理、基础护理技术质量管理、专科疾病护理技术质量管理、急诊抢救技术质量管理、消毒隔离技术质量管理、新业务、新技术应用质量管理等方面。

(二)护理质量管理的基本原则

1. 预防为主的原则　在护理质量管理过程中,对护理质量产生、形成和实施全过程的每一个环节,都应充分重视预防为主的原则,做到"预想、预防、预查"的"三预"管理。经常分析影响护理质量的因素并制定相应的对策加以控制,将影响护理质量的因素消灭在萌芽状态。

2. 以患者为中心的原则　患者是医院医疗护理服务的中心,是医院赖以生存和发展的基础。护理管理者必须时刻关注患者的各种需求以及对现有护理服务的评价,持续改进护理质量,最终达到满足或超越患者的期望。

3. 全员参与的原则　护理管理并不仅仅是护理管理者的事情,每个护理人员的工作质量和服务质量都与全院的护理质量密切相关。

4. 基于事实的决策方法原则　用客观事实说话是质量管理科学性的体现,基于事实的决策方法是指各级管理者在做出决策时应有事实依据。护理管理工作中,为了减少决策不当和避免决策失误,必须以充分的数据和真实的信息为基础,以客观事实为依据。

5. 标准化的原则　质量标准化是质量管理的基础和法则。护理质量管理的第一步,就是要制定各种规章制度、工作质量标准及操作规程等,使护理人员在工作中有章可循,也便于护理管理者检查、督促,做到工作有标准,评价有依据。

(三)护理质量管理的评价指标

1. 要素质量指标　要素质量是指构成护理工作质量的基本元素,也是影响护理工作的基本因素。要素质量指标又称为结构质量指标,如护士配置、护士执业注册率、"三基"培训覆盖率、考核合格率等。

2. 环节质量指标　环节质量是各种要素通过组织管理所形成的各项工作能力、服务项目及工作程序或工序质量。环节质量指标又称为过程质量指标,如患者身份识别正确率、重点环节交接落实率、仪器设备规范操作合格率、医疗器械消毒灭菌合格率、急救物品完好率等。

3. 终末质量指标　终末质量是指患者所得到护理效果的综合质量。终末质量指标又称为结果质量指标,如住院患者压疮发生率、医院内跌倒/坠床发生率、人工气道非计划性拔管发生率、各类导管管路滑脱与再插管率等。

(四)常用护理质量管理方法

有 PDCA 循环、头脑风暴法、因果图法、查检表法、品管圈活动等。其中 PDCA 循环是护理质量管理最基本的方法之一。

(五)严格落实规章制度

规章制度是人们长期工作实践的经验总结,是评价各项工作的标准,是检查工作的依据和维护医院正常工作秩序的保证,也是提高护理质量和预防差错事故的重要措施。护理规章制度分为护理行政制度、护理工作制度和病区管理制度。病区护理质量管理相关的制度如护理人员考核制度、护士进修制度、护理质量检查考评制度、交接班制度、消毒隔离制度、查对制度、分级护理制度、危重患者护理抢救制度、护理不良事件报告制度、安全输血管理制度、探视陪护制度、物资管理制度等。本次重点介绍护理质量管理的 6 项核心制度,交接班制度、分级护理制度、查对制度、危重患者护理抢救制度、护理不良事件报告制度、安全输血管理制度。

1. 交接班制度　临床护理工作是日夜连续不间断的,值班人员必须坚守岗位,履行职责,保证各项治疗、护理工作准确及时地进行。护理人员必须严肃认真地执行交接班制度,病区应建立交接班记录本,及时记录交接班内容,交班内容应全面、有条理和重点突出。对危重、抢救及当天手术患者必须做到口头、书面和床边交接,对毒麻药品、精神药品及贵重医疗器械要重点交接。

2. 分级护理制度　2013 年 11 月 14 日,国家卫生计生委首次以行业标准的形式发布《护理分级(WS/T431-2013)》标准,于 2014 年 5 月 1 日起正式实施(见附录 B)。本标准规定了医院住院患者护理分级的方法、依据和实施要求。患者入院后应根据患者病情严重程度确定病情等级。根据患者 Barthel 指数总分确定自理能力的等级。依据病情等级和(或)自理能力等级,确定患者护理分级。临床医护人员应根据患者的病情和自理能力的变化动态调整患者护理分级。

3. 查对制度　查对制度包括医嘱查对制度、服药、注射、处置查对制度、输血查对制度、手术患者查对制度、供应室查对制度、饮食查对制度等。查对制度是保证患者安全,防止差错事故发生的一项重要措施。因此,护理人员在工作中必须严肃认真、一丝不苟,严格执行"三查八对一注意",才能保证患者安全和护理工作正常运行。

4. 危重患者护理抢救制度　患者生命危及之时,需要护士有条不紊地投入到抢救的工作中去,保证患者的生命安全。严格执行危重患者护理抢救制度,可以在最短的时间内为患者争取最佳抢救时机和实施最有效的抢救技术。护理工作者必须严格遵守操作规程,为患者的健康提供技术上的保障。

(1)抢救危重患者应按照病情严重程度和复杂情况决定抢救组织工作,一般抢救工作由值班医师和护士负责;危重患者抢救由科主任和护士长组织抢救;遇有大批患者严重多发伤等情况时,应立即报告医务科、护理部,由医院组织相关科室共同抢救。

(2)临床护士遇有危重患者,应及时通知值班医师,做好抢救准备工作,并给予必要的处理,如吸氧、吸痰、测体温、血压、脉搏、呼吸等。

(3)参加抢救的医护人员要严肃认真、积极主动、听从指挥,既要明确分工,又要密切协作。

(4)抢救工作中遇有治疗技术操作等方面的困难时,应及时请示上级护士或护士长,迅速予以解决,必要时上级护士或护士长迅速参加抢救工作。

(5)一切抢救工作均要做好记录,做到及时、准确、清楚、扼要、完整,并注明执行时间。

(6)口头医嘱要准确清楚,尤其是药名、剂量、给药途径与时间等,护士要复述一遍,双人确认无误后方可执行,及时记录于病历上,并补开医嘱和处方。

(7)各种急救药物的安瓿、输液空瓶、输血空袋等用完后应暂行保留,以便统计与查对,避免医疗差错。

(8)急救用品实行"五固定"管理:定物、定量、定位、定专人保管、定期检查,各类仪器要保证性能良好。急诊室抢救物品一律不外借,用后归放原处,清理补充。

(9)严格交接班,详细交接病情、治疗护理及注意事项等情况。

(10)急症科的患者经抢救病情稳定转入病房或需手术室治疗者,专人护送。病情不允许搬动者,应专人看护或经常巡视。

(11)抢救工作结束后,认真总结抢救的经过,并做好记录。

5. 护理不良事件报告制度　护理不良事件是指护理过程中,对患者及家属造成人身伤害或经济负担增加等不良后果的异常事件。是预期结果之外所发生的非正常事件,包括护理差错及事故、严重护理并发症(非难免压疮、静脉炎等)、严重输血、输液反应、特殊感染、跌倒、坠床、管路滑脱、意外事件(烫伤、自杀、走失等)等情况。

不良事件分级:①Ⅰ级事件(警告事件)。非预期的死亡,或是非疾病自然进展过程中造成永久性功能丧失。②Ⅱ级事件(不良后果事件)。在疾病医疗过程中是因诊疗活动而非疾病本身造成的患者机体与功能损害。③Ⅲ级事件(未造成后果事件)。虽然发生了错误事实,但未给患者机体与功能造成任何损害,或有轻微后果而不需任何处理可完全康复。④Ⅳ级事件(隐患事件)。由于及时发现错误,但未形成事实。

在护理活动中护理人员应严格遵守医疗卫生法律、法规、规章和诊疗护理常规,减少和防范护理不良事件的发生。

如发生不良事件,应采取以下措施:①发生护理不良事件后,应及时评估事件发生后的影响,并积极采取补救措施,尽量减少或消除不良后果。②当事人应立即报告护士长,护士长根据情节轻重、事件分类填写《护理不良事件上报表》,Ⅰ、Ⅱ级事件 24h 内科室讨论并上报护理部、医疗服务监管科;Ⅲ、Ⅳ级事件 48h 内科室讨论,一周内上报护理部。特别严重者护士长应立即报告护理部、医疗服务监管科。③与不良事件有关的记录、标本、化验结果及器械均应妥善保管,不得擅自涂改、销毁。④护士长按要求组织科内讨论、分析事件发生的原因并制定改进措施,同时确定事件的性质,根据情节轻重,提出处理意见。⑤护理部每季度组织医院护理质量管理委员会对护理不良事件进行根因分析,提出整改措施,减少类似事件发生。⑥对发现不良事件主动报告者,酌情给予奖励,未造成不良后果的事件无惩罚;发生护理不良事件的科室或个人,不按规定上报,有意隐瞒,事后发现按情节轻重给予处理。⑦对重大护理不良事件按医院的相关规定报告和处理。

6. 安全输血管理制度　详见第 15 章静脉输液和输血。

第四节 护理教育的管理

护理教育管理是提高护理质量、培养护理人才的一个重要途径,它可以引导护理工作走向现代化,使护理学科不断发展和完善。护理教育应在护理部统一领导下组织开展,结合护理人员及护生的知识结构,以多渠道、多层次、多样的方式对在职护士、进修护士、实习护士分层次、有计划地进行教育、培训和考核。

一、在职护士的教育管理

医学科学不断发展,护理人员也要不断地学习新理论、新知识、新技术和新方法("简称四新"),保持终身学习的兴趣,才能适应医疗发展的需要和胜任护理工作。

对在职护士,除了鼓励他们参加学历教育(函授、自学考试、夜大、网络、脱产分段及研究生教育等)提升学历层次外,还可采取在职培训、参加学习班、进修教育、专业访问、自学、学术活动及随堂听课等继续教育手段,完成护理人员的在职教育。

管理人员要解决好普及与提高的关系,针对知识水平参差不齐的在职护士,安排课程应照顾大多数护士的业务水平,同时兼顾学科带头人的学习需要;另外,也要处理好标准的设定和动态调整的关系,针对继续教育过程中出现的各种矛盾(如对学习、计分标准的设定与权重的分配、实施方案的可行性、达标率与临床能力的关系等),根据上级的要求与本单位的实际情况随时进行评估和调整。

二、进修护士的教育管理

进修教育是我国继续教育中的一个重要组成部分,它为已完成基础护理学教育并正在从事实际工作的各类护理人员提供了更新知识、更新技术的机会。进修教育的目的是为临床护理输送高质量、高水平的护理人才。护士进修后,要求理论和技术上有所创新,能解决原来不能解决的问题,能成为临床业务骨干。因此,医院护理部和病区护士长要制定专门的护士进修制度,带教老师要制定专门的带教计划,将病区的先进护理经验、先进仪器设备、先进护理技术传授给进修护士,以达到培养专科护士和技术骨干的目的。

三、护生的教育管理

护生的教育管理包括临床见习和临床实习两个方面。其中,临床见习是护生的课间实践性教学,他们在教师的指导下到医院的病房和相应病区,进行观察和学习,通过熟悉医院的环境,观察临床老师的操作而获得感性认识,以巩固理论知识并加深对所学知识的理解;临床实习是护生完成学校教育阶段的学习任务之后,按照教学任务安排,到医院的各个病区轮转实习。

作为实习医院及病区应为护生创造一个融洽的环境,除常规的岗前教育、医德医风教育、医院各项规章制度教育外,特别要加强实习前期、实习期、实习后期3个阶段的考核和管理,强化考核制度与安全制度,保证教学任务的顺利完成。

临床实习由护理部组织领导,可设专职或兼职的护理教学管理干事,负责临床实习工作,建立教学管理组织,制定相应的制度。在"教""学""管"3方面建立适应现代临床护理教学的体制。以学生为主体,以老师为主导,以管理为主线,充分发挥学生的能动性与创造性,培养高素质的护理人才。

病区由护士长或教学组长负责教学安排,根据护生的教育层次制定实习大纲和见习大纲,中专生侧重于临床护理实践能力的培养,大专生在中专的基础上侧重于急救护理、专科护理、整体护理能力的培养,本科生在大专的基础上侧重于护理教学、科研和管理能力的培养。根据实习大纲中规定的内容要求、时间分配、考核评估指标等严格执行,对各种基础护理和专科护理操作进行床旁示教,根据情况每 1~2 周安排带教老师进行小讲课和教学查房各 1 次,本科护生每轮转一个病区,要在老师指导下完成小讲课和教学查房各 1 次,每月进行 1 次病例讨论。护士长或带教组长定时检查带教情况,指导护生填写实习手册,做好实习日记和实习评估,并对护生实习情况进行总体评价。

讨论与思考

1. 如何理解病区护理管理的特点?
2. 如何你是一位护士长,你将如何为护士们排班?
3. 护理质量管理中应该遵循的原则有哪些?
4. 病区护理管理的核心制度有哪些?
5. 如何理解病区护理管理要"以患者为中心"? 你怎样配合护士长搞好病区护理管理?

(孙京文)

附录 A 中华人民共和国护士管理条例

2008 年 1 月 31 日中华人民共和国国务院令第 517 号

第一章 总 则

第一条 为了维护护士的合法权益,规范护理行为,促进护理事业发展,保障医疗安全和人体健康,制定本条例。

第二条 本条例所称护士,是指经执业注册取得护士执业证书,依照本条例规定从事护理活动,履行保护生命、减轻痛苦、增进健康职责的卫生技术人员。

第三条 护士人格尊严、人身安全不受侵犯。护士依法履行职责,受法律保护。全社会应当尊重护士。

第四条 国务院有关部门、县级以上地方人民政府及其有关部门以及乡(镇)人民政府应当采取措施,改善护士的工作条件,保障护士待遇,加强护士队伍建设,促进护理事业健康发展。国务院有关部门和县级以上地方人民政府应当采取措施,鼓励护士到农村、基层医疗卫生机构工作。

第五条 国务院卫生主管部门负责全国的护士监督管理工作。县级以上地方人民政府卫生主管部门负责本行政区域的护士监督管理工作。

第六条 国务院有关部门对在护理工作中做出杰出贡献的护士,应当授予全国卫生系统先进工作者荣誉称号或者颁发白求恩奖章,受到表彰、奖励的护士享受省部级劳动模范、先进工作者待遇;对长期从事护理工作的护士应当颁发荣誉证书。具体办法由国务院有关部门制定。县级以上地方人民政府及其有关部门对本行政区域内作出突出贡献的护士,按照省、自治区、直辖市人民政府的有关规定给予表彰、奖励。

第二章 执 业 注 册

第七条 护士执业,应当经执业注册取得护士执业证书。申请护士执业注册,应当具备下列条件:

(一)具有完全民事行为能力;

(二)在中等职业学校、高等学校完成国务院教育主管部门和国务院卫生主管部门规定的普通全日制 3 年以上的护理、助产专业课程学习,包括在教学、综合医院完成 8 个月以上护理临床实习,并取得相应学历证书;

(三)通过国务院卫生主管部门组织的护士执业资格考试;

(四)符合国务院卫生主管部门规定的健康标准。

护士执业注册申请,应当自通过护士执业资格考试之日起 3 年内提出;逾期提出申请的,除应当具备前款第(一)项、第(二)项和第(四)项规定条件外,还应当在符合国务院卫生主管部门规定条件的医疗卫生机构接受 3 个月临床护理培训并考核合格。

护士执业资格考试办法由国务院卫生主管部门会同国务院人事部门制定。

第八条 申请护士执业注册的,应当向拟执业地省、自治区、直辖市人民政府卫生主管部门提出申请。收到申请的卫生主管部门应当自收到申请之日起 20 个工作日内做出决定,对具备本条例规定条件的,准予注册,并发给护士执业证书;对不具备本条例规定条件的,不予注册,并书面说明理由。护士执业注册有效期为 5 年。

第九条　护士在其执业注册有效期内变更执业地点的,应当向拟执业地省、自治区、直辖市人民政府卫生主管部门报告。收到报告的卫生主管部门应当自收到报告之日起 7 个工作日内为其办理变更手续。护士跨省、自治区、直辖市变更执业地点的,收到报告的卫生主管部门还应当向其原执业地省、自治区、直辖市人民政府卫生主管部门通报。

第十条　护士执业注册有效期届满需要继续执业的,应当在护士执业注册有效期届满前30 日向执业地省、自治区、直辖市人民政府卫生主管部门申请延续注册。收到申请的卫生主管部门对具备本条例规定条件的,准予延续,延续执业注册有效期为 5 年;对不具备本条例规定条件的,不予延续,并书面说明理由。护士有行政许可法规定的应当予以注销执业注册情形的,原注册部门应当依照行政许可法的规定注销其执业注册。

第十一条　县级以上地方人民政府卫生主管部门应当建立本行政区域的护士执业良好记录和不良记录,并将该记录记入护士执业信息系统。护士执业良好记录包括护士受到的表彰、奖励以及完成政府指令性任务的情况等内容。护士执业不良记录包括护士因违反本条例以及其他卫生管理法律、法规、规章或者诊疗技术规范的规定受到行政处罚、处分的情况等内容。

第三章　权利和义务

第十二条　护士执业,有按照国家有关规定获取工资报酬、享受福利待遇、参加社会保险的权利。任何单位或者个人不得克扣护士工资,降低或者取消护士福利等待遇。

第十三条　护士执业,有获得与其所从事的护理工作相适应的卫生防护、医疗保健服务的权利。从事直接接触有毒有害物质、有感染传染病危险工作的护士,有依照有关法律、行政法规的规定接受职业健康监护的权利;患职业病的,有依照有关法律、行政法规的规定获得赔偿的权利。

第十四条　护士有按照国家有关规定获得与本人业务能力和学术水平相应的专业技术职务、职称的权利;有参加专业培训、从事学术研究和交流、参加行业协会和专业学术团体的权利。

第十五条　护士有获得疾病诊疗、护理相关信息的权利和其他与履行护理职责相关的权利,可以对医疗卫生机构和卫生主管部门的工作提出意见和建议。

第十六条　护士执业,应当遵守法律、法规、规章和诊疗技术规范的规定。

第十七条　护士在执业活动中,发现患者病情危急,应当立即通知医生;在紧急情况下为抢救垂危患者生命,应当先行实施必要的紧急救护。护士发现医嘱违反法律、法规、规章或者诊疗技术规范规定的,应当及时向开具医嘱的医生提出;必要时,应当向该医生所在科室的负责人或者医疗卫生机构负责医疗服务管理的人员报告。

第十八条　护士应当尊重、关心、爱护患者,保护患者的隐私。

第十九条　护士有义务参与公共卫生和疾病预防控制工作。发生自然灾害、公共卫生事件等严重威胁公众生命健康的突发事件,护士应当服从县级以上人民政府卫生主管部门或者所在医疗卫生机构的安排,参加医疗救护。

第四章　医疗卫生机构的职责

第二十条　医疗卫生机构配备护士的数量不得低于国务院卫生主管部门规定的护士配备标准。

第二十一条　医疗卫生机构不得允许下列人员在本机构从事诊疗技术规范规定的护理活动：

（一）未取得护士执业证书的人员；

（二）未依照本条例第九条的规定办理执业地点变更手续的护士；

（三）护士执业注册有效期届满未延续执业注册的护士。

在教学、综合医院进行护理临床实习的人员应当在护士指导下开展有关工作。

第二十二条　医疗卫生机构应当为护士提供卫生防护用品，并采取有效的卫生防护措施和医疗保健措施。

第二十三条　医疗卫生机构应当执行国家有关工资、福利待遇等规定，按照国家有关规定为在本机构从事护理工作的护士足额缴纳社会保险费用，保障护士的合法权益。对在艰苦边远地区工作，或者从事直接接触有毒有害物质、有感染传染病危险工作的护士，所在医疗卫生机构应当按照国家有关规定给予津贴。

第二十四条　医疗卫生机构应当制定、实施本机构护士在职培训计划，并保证护士接受培训。护士培训应当注重新知识、新技术的应用；根据临床专科护理发展和专科护理岗位的需要，开展对护士的专科护理培训。

第二十五条　医疗卫生机构应当按照国务院卫生主管部门的规定，设置专门机构或者配备专（兼）职人员负责护理管理工作。

第二十六条　医疗卫生机构应当建立护士岗位责任制并进行监督检查。护士因不履行职责或者违反职业道德受到投诉的，其所在医疗卫生机构应当进行调查。经查证属实的，医疗卫生机构应当对护士做出处理，并将调查处理情况告知投诉人。

第五章　法律责任

第二十七条　卫生主管部门的工作人员未依照本条例规定履行职责，在护士监督管理工作中滥用职权、徇私舞弊，或者有其他失职、渎职行为的，依法给予处分；构成犯罪的，依法追究刑事责任。

第二十八条　医疗卫生机构有下列情形之一的，由县级以上地方人民政府卫生主管部门依据职责分工责令限期改正，给予警告；逾期不改正的，根据国务院卫生主管部门规定的护士配备标准和在医疗卫生机构合法执业的护士数量核减其诊疗科目，或者暂停其6个月以上1年以下执业活动；国家举办的医疗卫生机构有下列情形之一、情节严重的，还应当对负有责任的主管人员和其他直接责任人员依法给予处分：

（一）违反本条例规定，护士的配备数量低于国务院卫生主管部门规定的护士配备标准的；

（二）允许未取得护士执业证书的人员或者允许未依照本条例规定办理执业地点变更手续、延续执业注册有效期的护士在本机构从事诊疗技术规范规定的护理活动的。

第二十九条　医疗卫生机构有下列情形之一的，依照有关法律、行政法规的规定给予处罚；国家举办的医疗卫生机构有下列情形之一、情节严重的，还应当对负有责任的主管人员和其他直接责任人员依法给予处分：

（一）未执行国家有关工资、福利待遇等规定的；

（二）对在本机构从事护理工作的护士，未按照国家有关规定足额缴纳社会保险费用的；

（三）未为护士提供卫生防护用品，或者未采取有效的卫生防护措施、医疗保健措施的；

（四）对在艰苦边远地区工作，或者从事直接接触有毒有害物质、有感染传染病危险工作的护士，未按照国家有关规定给予津贴的。

第三十条　医疗卫生机构有下列情形之一的，由县级以上地方人民政府卫生主管部门依据职责分工责令限期改正，给予警告：

（一）未制定、实施本机构护士在职培训计划或者未保证护士接受培训的；

（二）未依照本条例规定履行护士管理职责的。

第三十一条　护士在执业活动中有下列情形之一的，由县级以上地方人民政府卫生主管部门依据职责分工责令改正，给予警告；情节严重的，暂停其 6 个月以上 1 年以下执业活动，直至由原发证部门吊销其护士执业证书：

（一）发现患者病情危急未立即通知医生的；

（二）发现医嘱违反法律、法规、规章或者诊疗技术规范的规定，未依照本条例第十七条的规定提出或者报告的；

（三）泄露患者隐私的；

（四）发生自然灾害、公共卫生事件等严重威胁公众生命健康的突发事件，不服从安排参加医疗救护的。护士在执业活动中造成医疗事故的，依照医疗事故处理的有关规定承担法律责任。

第三十二条　护士被吊销执业证书的，自执业证书被吊销之日起 2 年内不得申请执业注册。

第三十三条　扰乱医疗秩序，阻碍护士依法开展执业活动，侮辱、威胁、殴打护士，或者有其他侵犯护士合法权益行为的，由公安机关依照治安管理处罚法的规定给予处罚；构成犯罪的，依法追究刑事责任。

附录 B 护理分级

卫生部 2014 年 5 月 1 日执行

1 范围

本标准规定了医院住院患者护理分级的方法、依据和实施要求。

本标准适用于各级综合医院。其他类别医疗机构可参照执行。

2 术语和定义

下列术语和定义适用于本文件。

2.1 护理分级(nursing classification)

患者在住院期间,医护人员根据患者病情和(或)自理能力进行评定而确定的护理级别。

2.2 自理能力(abmty of self_care)

在生活中个体照料自己的行为能力。

2.3 日常生活活动(activities of daily 1iving,ADL)

人们为了维持生存及适应生存环境而每天反复进行的、最基本的、具有共性的活动。

2.4 Barthel 指数(Barthel index,BI)

对患者日常生活活动的功能状态进行测量,个体得分取决于对一系列独立行为的测量,总分范围在 0~100。

3 护理分级

3.1 护理级别

依据患者病情和自理能力分为特级护理、一级护理、二级护理和三级护理四个级别。

3.2 分级方法

3.2.1 患者入院后应根据患者病情严重程度确定病情等级。

3.2.2 根据患者 Barthel 指数总分确定自理能力的等级(表 B-1)。

表 B-1　自理能力分级

自理能力等级	等级划分标准	需要照护程度
重度依赖	总分≤40 分	全部需要他人照护
中度依赖	总分 41~60 分	大部分需要他人照护
轻度依赖	总分 61~99 分	少部分需要他人照护
无需依赖	总分 100 分	无需他人照护

3.2.3 依据病情等级和(或)自理能力等级,确定患者护理分级。

3.2.4 临床医护人员应根据患者的病情和自理能力的变化动态调整患者护理分级。

3.3 分级依据

3.3.1 符合以下情况之一,可确定为特级护理:

a)维持生命,实施抢救性治疗的重症监护患者;

b)病情危重,随时可能发生病情变化需要进行监护、抢救的患者;

c）各种复杂或大手术后、严重创伤或大面积烧伤的患者。

3.3.2 符合以下情况之一，可确定为一级护理：

a）病情趋向稳定的重症患者；

b）病情不稳定或随时可能发生变化的患者；

c）手术后或者治疗期间需要严格卧床的患者；

d）自理能力重度依赖的患者。

3.3.3 符合以下情况之一，可确定为二级护理：

a）病情趋于稳定或未明确诊断前，仍需观察，且自理能力轻度依赖的患者；

b）病情稳定，仍需卧床，且自理能力轻度依赖的患者；

c）病情稳定或处于康复期，且自理能力中度依赖的患者。

3.3.4 病情稳定或处于康复期，且自理能力轻度依赖或无需依赖的患者，可确定为三级护理。

4 自理能力分级

4.1 分级依据

采用 Barthel 指数评定量表对日常生活活动进行评定，根据 Barthel 指数总分，确定自理能力等级。

4.2 分级

对进食、洗澡、修饰、穿衣、控制大便、控制小便、如厕、床椅转移、平地行走、上下楼梯 10 个项目进行评定，将各项得分相加即为总分。根据总分，将自理能力分为重度依赖、中度依赖、轻度依赖和无需依赖四个等级（表 B-1）。

5 实施要求

5.1 临床护士应根据患者的护理分级和医师制订的诊疗计划，为患者提供护理服务。

5.2 应根据患者护理分级安排具备相应能力的护士。

附（规范性附录）

1 Barthel 指数评定量表（附表-1）

附表-1 Barthel 指数（BI）评定量表

序号	项目	完全独立	需部分帮助	需极大帮助	完全依赖
1	进食	10	5	0	-
2	洗澡	5	0	-	-
3	修饰	5	0	-	-
4	穿衣	10	5	0	-
5	控制大便	10	5	0	-
6	控制小便	10	5	0	-
7	如厕	10	5	0	-
8	床椅转移	15	10	5	0
9	平地行走	15	10	5	0
10	上下楼梯	10	5	0	-

Barthel 指数总分：--分

注：根据患者的实际情况，在每个项目对应的得分上划"√"

2 Barthel 指数评定细则

2.1 进食

用合适的餐具将食物由容器送到口中,包括用筷子(勺子或叉子)取食物、对碗(碟)的把持、咀嚼、吞咽等过程。

10分:可独立进食。

5分:需部分帮助。

0分:需极大帮助或完全依赖他人,或留置胃管。

2.2 洗澡

5分:准备好洗澡水后,可自己独立完成洗澡过程。

0分:在洗澡过程中需他人帮助。

2.3 修饰

包括洗脸、刷牙、梳头、刮脸等。

5分:可自己独立完成。

0分:需他人帮助。

2.4 穿衣

包括穿(脱)衣服、系扣子、拉拉链、穿(脱)鞋袜、系鞋带等。

10分:可独立完成。

5分:需部分帮助。

0分:需极大帮助或完全依赖他人。

2.5 控制大便

10分:可控制大便。

5分:偶尔失控,或需要他人提示。

0分:完全失控。

2.6 控制小便

10分:可控制小便。

5分:偶尔失控,或需要他人提示。

0分:完全失控,或留置导尿管。

2.7 如厕

包括去厕所、解开衣裤、擦净、整理衣裤、冲水等过程。

10分:可独立完成。

5分:需部分帮助。

0分:需极大帮助或完全依赖他人。

2.8 床椅转移

15分:可独立完成。

10分:需部分帮助。

5分:需极大帮助。

0分:完全依赖他人。

2.9 平地行走

15分:可独立在平地上行走45m。

10 分:需部分帮助。

5 分:需极大帮助。

0 分:完全依赖他人。

2. 10 上下楼梯

10 分:可独立上下楼梯。

5 分:需部分帮助。

0 分:需极大帮助或完全依赖他人。

《护理学基础》数字化辅助教学资料

一、网络教学资料

1. 网址 www.ecsponline.com/topic.php? topic_id＝29

2. 内容

（1）教学大纲及学时安排

（2）教学用 PPT 课件

二、手机版数字化辅助学习资料

1. 网址（二维码）

2. 内容

（1）知识点/考点标注

（2）练习题:每本教材一套,含问答题、填空题、选择题等多种形式

（3）模拟试卷

三、相关选择题答案

第1章

一、单选题

1. A　2. E　3. A　4. D　5. E　6. B　7. C　8. D　9. D　10. B　11. E　12. E　13. A
14. D　15. B　16. A　17. A　18. C

第2章

一、单选题

1. C　2. B　3. A　4. E　5. A　6. E　7. B　8. D　9. D　10. A　11. C　12. D　13. E
14. D　15. D　16. C　17. D　18. C

第3章

一、单选题

1. C　2. D　3. D　4. D　5. B　6. A　7. C　8. C　9. B　10. D　11. E　12. B　13. A
14. B　15. C　16. B　17. A　18. D　19. B　20. A　21. C　22. B　23. A　24. C　25. B

第4章

一、单选题

1. E　2. B　3. A　4. A　5. A　6. D　7. D　8. B　9. C　10. B　11. C　12. C　13. A
14. C　15. C　16. C　17. C　18. A　19. D　20. D　21. B　22. A　23. A　24. D　25. C
26. A　27. A　28. B　29. E　30. A　31. B

第5章

二、单选题

1. D　2. D　3. C　4. A　5. C　6. C　7. C　8. A　9. A　10. A　11. B　12. B　13. C

14. A　15. E　16. E　17. E　18. A　19. C　20. C　21. C　22. B　23. E

第6章

一、选择题

1. D　2. E　3. E　4. D　5. E　6. D　7. B　8. C　9. B　10. A　11. D　12. C　13. C

14. C　15. C　16. A　17. C　18. C　19. A

第7章

二、单选题

1. D　2. D　3. E　4. D　5. E　6. A　7. E　8. B　9. D　10. C　11. B　12. C　13. C

14. E　15. B　16. B　17. D　18. A　19. A　20. C　21. A　22. C　23. C　24. A　25. A

26. A　27. B　28. E　29. E　30. E　31. E　32. C　33. A　34. E　35. B　36. D　37. D

38. E　39. C　40. E　41. E　42. E　43. E　44. D　45. B　46. E　47. C　48. D　49. D

50. B　51. D　52. D　53. C　54. B　55. A　56. C　57. E　58. E　59. C　60. B　61. A

62. B

第8章

一、单选题

1. B　2. D　3. D　4. C　5. C　6. C　7. E　8. E　9. C　10. D　11. A　12. B　13. C

14. C　15. A　16. B　17. C　18. A　19. D　20. E

第9章

一、选择题

1. C　2. A　3. E　4. D　5. D　6. B　7. A　8. B　9. D　10. D　11. E　12. E　13. D

14. B　15. C　16. A　17. B　18. A　19. B　20. A　21. C　22. B　23. A　24. E　25. E

26. E　27. C　28. E　29. A　30. A　31. E　32. B　33. D　34. E　35. A　36. C　37. E

38. D　39. A　40. B　41. E　42. B　43. D　44. D　45. A　46. A　47. D　48. D　49. E

50. C　51. C　52. A　53. C　54. E　55. B　56. E　57. B　58. E　59. A　60. E　61. D

62. D

第10章

一、单选题

1. A　2. E　3. E　4. B　5. A　6. D　7. E　8. E　9. C　10. B　11. D　12. E　13. E

第11章

一、选择题

1. C　2. E　3. A　4. B　5. B　6. C　7. E　8. E　9. C　10. E　11. B　12. B　13. B

14. E　15. B　16. C　17. D　18. C　19. E　20. E　21. B　22. A　23. D　24. C　25. D

26. A　27. A　28. A　29. B　30. B　31. B　32. A　33. C　34. A　35. C　36. E　37. E

38. A　39. C　40. C　41. E　42. A　43. C　44. A　45. A　46. C　47. D　48. E　49. C

50. B　51. C　52. C　53. C　54. C　55. D　56. C　57. D　58. D

第12章

一、单选题

1. C　2. B　3. A　4. C　5. C　6. B　7. B　8. A　9. C　10. B　11. C　12. D　13. B

14. B　15. C　16. E　17. A　18. C　19. A　20. C　21. D　22. D　23. B

第13章

一、选择题

1. A   2. B   3. B   4. C   5. C   6. B   7. E   8. B   9. C   10. D   11. D   12. B   13. E
14. B   15. A

第14章

一、选择题

1. B   2. D   3. A   4. C   5. D   6. D   7. C   8. A   9. E   10. D   11. D   12. B   13. A
14. C   15. D   16. E   17. B   18. E   19. E   20. B   21. A   22. E   23. C   24. D   25. D
26. B   27. B   28. B   29. C   30. B   31. B   32. C   33. E   34. C   35. A   36. C   37. B
38. D   39. B   40. B   41. C   42. A   43. A   44. C   45. B   46. A   47. B   48. B
49. A   50. A   51. C   52. C

第15章

一、选择题

1. D   2. C   3. D   4. D   5. C   6. C   7. C   8. A   9. C   10. D   11. C   12. C   13. E
14. D   15. A   16. D   17. E   18. D   19. C   20. E   21. E   22. E   23. C   24. E   25. D
26. D   27. E   28. E   29. D   30. A   31. D   32. C   33. E   34. A   35. E   36. B   37. A
38. C   39. E   40. D   41. B   42. D   43. C   44. C   45. D   46. C   47. C   48. D   49. A
50. D   51. E   52. E   53. D   54. B   55. D   56. E   57. D

第16章

一、单选题

1. B   2. A   3. B   4. B   5. A   6. D   7. B   8. C   9. E   10. D   11. E   12. E   13. E
14. B   15. D   16. C   17. E   18. B   19. E   20. C   21. B   22. D   23. B   24. A

第17章

一、选择题

1. B   2. B   3. D   4. A   5. B   6. B   7. E   8. B   9. E   10. A   11. D   12. A   13. D
14. C   15. D   16. A   17. D   18. C   19. D   20. D   21. D   22. C   23. D   24. E   25. B
26. D   27. D   28. C   29. C   30. D   31. C   32. C   33. C   34. D   35. D   36. B   37. A
38. D   39. E   40. C   41. B   42. C   43. D   44. B   45. B   46. B   47. B   48. A   49. D
50. D   51. E   52. D   53. D   54. E   55. E   56. B   57. A   58. A   59. C   60. D   61. A
62. D   63. E   64. D   65. C   66. C   67. C   68. A   69. C   70. B   71. E   72. E   73. A
74. B   75. E   76. B   77. A   78. D   79. D   80. A   81. D   82. E   83. B   84. C   85. D
86. B   87. E   88. A   89. E   90. A   91. A   92. C   93. E   94. D   95. B   96. E   97. B
98. B   99. B   100. E   101. C   102. C   103. C   104. A   105. C   106. B   107. B
108. C   109. A   110. D   111. A   112. B   113. E   114. D   115. C   116. C   117. A
118. D   119. D   120. A

第18章

一、单选题

1. D   2. C   3. C   4. E   5. B   6. C   7. B   8. E   9. C   10. D   11. E

第 19 章

二、单选题

1. D　2. A　3. D　4. E　5. C　6. C　7. C　8. A　9. A　10. C

第 20 章

二、单选题

1. B　2. B　3. C　4. A　5. A

参 考 文 献

白继荣. 2003. 护理学基础. 北京:中国协和医科大学出版社.

陈维英. 1993. 护理学基础. 上海:上海科学技术出版社.

崔焱. 2002. 护理学基础. 北京:人民卫生出版社.

丁淑贞,王春梅. 2007. 基础护理学. 北京:人民军医出版社.

丁言雯. 2002. 护理学基础. 北京:人民卫生出版社.

甘兰君. 1986. 护理学基础. 北京:人民卫生出版社.

黄建萍. 2006. 现代护士实用礼仪. 北京:人民军医出版社.

黄建萍. 2007. 临床护理礼仪. 北京:人民军医出版社.

姜安丽. 2006. 新编护理学基础. 北京:人民卫生出版社.

姜安丽. 2012. 新编护理学基础. 2 版. 北京:人民卫生出版社.

姜小鹰. 2011. 护理管理理论与实践. 北京:人民卫生出版社:292-309.

李长明. 1993. 卫生防疫技术手册. 北京:北京环境科学出版社.

李继平. 2003. 护理人际关系与沟通. 北京:北京科学技术出版社.

李继平. 2008. 护理管理学. 2 版. 北京:人民卫生出版社.

李继平. 2012. 护理管理学. 3 版. 北京:人民卫生出版社:221-242.

李如竹. 2005. 护理学基础. 北京:人民卫生出版社.

李如竹. 2010. 护理学导论. 北京:人民卫生出版社.

李小寒,尚少梅. 2006. 基础护理学. 4 版. 北京:人民卫生出版社.

李小寒,尚少梅. 2012. 基础护理学. 5 版. 北京:人民卫生出版社:15-17.

李小寒. 2012. 基础护理学. 5 版. 北京:人民卫生出版社.

李小萍. 2007. 基础护理学. 2 版. 北京:人民卫生出版社.

李晓松,2004. 基础护理技术. 北京:人民卫生出版社.

李晓松. 2011. 基础护理技术. 2 版. 北京:人民卫生出版社.

刘登蕉. 2006. 基础护理技术. 北京:人民卫生出版社.

刘经蕾. 2006. 实用护理人际关系与沟通. 太原:山西科学技术出版社.

柳丰萍,沙丽艳. 2012. 基础护理技术实训. 北京:人民军医出版社.

龙霖. 2011. 护理学基础. 北京:人民军医出版社.

吕式媛. 1990. 护理学基础. 北京:光明日报出版社.

马如娅. 2003. 护理技术. 北京:人民卫生出版社.

马玉萍. 2009. 基础护理学. 北京:人民卫生出版社.

钱晓路,姜安丽. 2009. 2009 年版国家护士执业考试与护理专业初级(士)资格考试、考点精编. 北京:人民卫
    生出版社.

曲维香. 1999. 标准护理计划. 北京:北京医科大学中国协和医科大学联合出版社.

邵阿末. 2007. 护理学基础. 北京:人民卫生出版社.

史瑞分. 2006. 护理人际学. 2 版. 北京:人民军医出版社.

史先辉. 2006. 护理学导论. 北京:人民卫生出版社.

孙建萍,马树平. 2009. 护理学(护师)资格考试应试指导. 北京:人民军医出版社.

王建荣,王社芬. 2008. 护理规范性用语与实践. 北京:人民军医出版社.

王建荣,张稚君. 2008. 基本护理技术操作规程与图解. 2 版. 北京:人民军医出版社.

王晶,等.1996.护士修养与礼仪规范.北京:科普教育出版社.

王平,罗晨玲.2009.护理学(士)与护士执业应试指导及历年考点串讲.北京:人民军医出版社.

王平.2012.2013护士执业资格考试护考急救包.4版.北京:人民军医出版社:4-8.

王瑞敏.2006.护理概论及基础护理技术.重庆:重庆大学出版社.

谢田.2005.护理概论与护理技术.北京:高等教育出版社.

徐淑秀.2006.护理学基础.南京:东南大学出版社.

徐小兰.2005.护理学基础.北京:高等教育出版社.

严鹏霄,王玉升.2008.外科护理.北京:人民卫生出版社.

杨辉.2001.当代护士的语言与技巧.太原:山西科学技术出版社.

杨顺秋,吴殿源.2003.现代实用护理管理.北京:军事医学科学出版社.

殷磊.2002.护理学基础.3版.北京:人民卫生出版社.

余剑珍.2012.基础护理技术.3版.北京:科学出版社.

俞国英.1996.基础护理学.2版.成都:四川科学出版社.

喻思红.2002.护理技术.北京:高等教育出版社.

张景龙.2000.护理学基础.北京:人民卫生出版社.

张新平.2004.护理技术.北京:科学出版社.

张新平.2008.护理技术.2版.北京:科学出版社.

章晓幸.2013.基本护理技术.北京:人民卫生出版社.

赵万华.2006.医院护理管理规范.成都:四川省卫生厅、四川省护理学会.

郑修霞.1998.护理学基础.北京:北京医科大学,中国协和医科大学联合出版社.

周春美.2007.护理学基础.上海:上海科学技术出版社.

周更苏,李晓莉.2009.护理学基础.西安:第四军医大学出版社.

周更苏.2009.基础护理技术.西安:第四军医大学出版社.

周意丹.2008.护理学基础.北京:中国科学技术出版社.